臟腑經絡學

장부경락학
臟腑經絡學

지은이 신흥묵
펴낸이 최봉규

1판 1쇄 발행_ 2016년 3월 30일

책임편집 최상아
북코디 밥순갈(최수영)
편집&교정교열 주항아
일러스트레이터 박종호 박신연
본문디자인 이성자
표지디자인 이오디자인
마케팅 김낙현

발행처_ 청홍(지상사)
등록번호_ 제2001-000155호
등록일자_ 1999. 1. 27.

서울특별시 강남구 언주로79길 7(역삼동 730-1) 모두빌 502호
우편번호 06225
전화번호 02)3453-6111, 팩시밀리 02)3452-1440
홈페이지 www.cheonghong.com
이메일 jhj-9020@hanmail.net

ISBN 978-89-90116-75-8 93510

이 도서의 국립중앙도서관 출판시도서목록(CIP)은 e-CIP홈페이지(http://www.nl.go.kr/ecip)와
국가자료공동목록시스템(http://www.nl.go.kr/kolisnet)에서 이용하실 수 있습니다.
(CIP제어번호: CIP2016006386)

장부경락학
臟腑經絡學

신흥묵 지음

청홍

저자 소개

신흥묵 (한의학 박사)

동국대학교 한의과대학 교수
한약진흥재단 원장

동국대학교 한의과대학 학장 역임
동국대학교 한의학연구소 소장 역임
미국 하버드의대(BBRI) 초빙교수 역임
미국 Boston University 초빙교수 역임
한국보건의료인국가시험원 위원 역임
한국한방산업진흥원 원장 역임

저서로는 《동의생리학》(공저)이 있다.
세계인명사전(IBC, Who's Who)에 등재되었다.

생명현상을 全一의 관점에서 체계적으로 설명

韓醫學은 무엇인가? 의학으로서 생명의 본질을 어떻게 이해하는가? 모든 학문은 궁극적으로 인간을 위한 것이나, 저마다 추구하는 목표와 방법을 달리한다. 한의학은 인류의 건강과 보건을 위하여 수천 년 전, 의학의 태동과 더불어 大自然을 인식하는 당시의 우주관(宇宙觀)에 기초하여 생명의 본질을 연구해 왔다. 그러나 종종 학문의 다양성이 존중되지 못하고 실험적 증명과 물질의 분석만이 절대적 진리에 접근하는 유일한 방법이라는 착각에 빠져 자연과학을 무조건적으로 신봉하는 것이 오늘을 사는 우리의 자아상은 아닐까?

자연은 생명의 근원으로 스스로 생성하고 발전하는 원리(힘)를 내포하고 인간과 하나의 개방계통으로서 氣의 교감을 통하여 서로 감응(感應)한다. 따라서 사람의 몸은 자연의 동태(動態)에 부합하는 생명현상을 발현하며, 이러한 맥락에서 한의학은 생명의 원리를 자연현상에 유비(類比)하여 설명하는 천인상응(天人相應)의 보편적 생명관을 중요시하고, 인체를 '小宇宙'로 인식한다.

이로써 한의학은 우주의 만물을 상대성과 양면성으로 파악하는 '陰陽'과 사물의 보편적 관계와 속성을 반영하는 범주(category)로서의 '五行'을 바탕으로 생명현상을 '氣化(기의 운동변화)기능'의 관점에서 연구한다. 한의학의 正體性(identity)은 바로 대자연의 법칙을 설명하는 음양오행(陰陽五行)의 사유체계에 기초한 생명현상의 이해와 더불어 건강을 증진하고, 질병을 치료하는 원리를 총체적으로 이해하는데 있는 것이다. 반면 서양의학은 인체의 생명현상을 해부생리에 기초한 '구조기능'의 관계로 설명한다.

臟腑經絡學은 한의학의 핵심인 장부(臟腑)와 경락(經絡)을 중심으로 생명의 본질 · 병태 및 임상을 이해하고자 했다. 총론에서는 한의학의 생명관, 생명활동의 기본 단위로서 精 · 神 · 氣 · 血 및 장부와 경락의 체계를 개괄적으로 파악하도록 했다. 각론에서는 인체 복잡계(complex system)의 생명현상을 전일적(全一的) 관점에서 五臟의 기능계를 중심으로 이해하도록 했다. 즉 인체를 구성하는 각 부분이 장부와 경락을 중심으로 어떻게 유기적으로 협력하여 정상적인 생명활동을 유지하는지를 설명함으로써 병태와 진단 · 치료 등의 기본 지식을 함양하는데 목표를 두었다. 특히 經絡의 생리와 병태를 육경(六經)의 기화(氣化)를 바탕으로 밝힘으로써 임상활용의 새로운 장을 열어가고자 했다.

이 책은 해부나 물질의 분석방법을 사용하는 서양의학과는 달리 음양오행의 이론 체계를 바탕으로 장부와 경락을 중심으로 생리 · 병리 · 진단 · 치료의 원리를 총체적으로 기술했다. 이를 통하여 저자는 그 동안 서양문명을 지배해온 자연과학의 기계적이고 국소적인 생리 · 병리관에 기초한 서양의학의 한계에 대한 새로운 방법을 제시하고, 한의학의 전일적 생명관과 인문 의학에 바탕하여 설명하고자 했다. 부족한 점과 보완이 필요한 부분이 있다면, 독자들의 아낌없는 비판과 충고를 기대하며, 한의학을 공부하는 모든 분들에게 도움이 되었으면 한다.

2016년 3월 25일

동국대학교 한의과대학 생리학교실에서

신흥묵

제4장 經絡論

제2편 각론各論

제1장 肺機能系 (Pulmonary Systems)

제2장 脾機能系 (Splenic/Pancreatic Systems)

제5장 心包와 三焦의 機能系

제6장 肝機能系(Hepatic Systems)

제7장 臟腑의 상호관계

제8장 奇恒之腑

제9장 奇經8脈

제 1 편

총론

사람은 인체를 구성하는 각 부분이 유기적 통일체를 이루어 완전한 생명현상을 영위한다. 총론에서는 韓醫學의 생명관, 생명의 기본 요소로서 精神氣血 및 臟腑와 經絡의 생리체계에 대하여 개괄적으로 설명한다.

臟 腑 經 絡 學

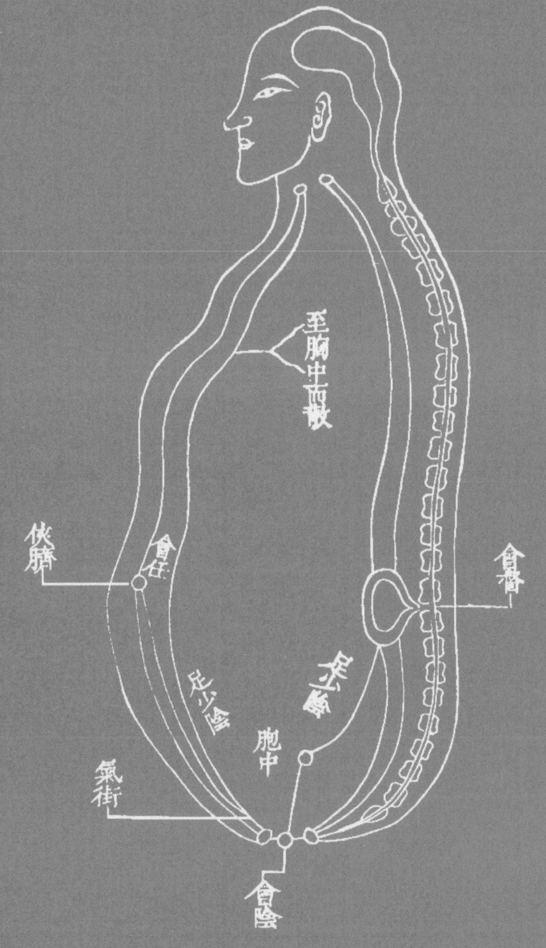

제1장 한의학의 臟腑經絡

韓醫學은 자연과 인간의 관계를 중요시하는 우리 민족 고유의 전통의학으로 한의학적 원리와 치료기술을 바탕으로 질병의 예방 · 치료 및 건강의 증진을 목표로 한다. 여기서 한의학적 원리는 陰陽 · 五行 · 六氣의 사유체계를 말하며, 치료기술은 한약과 침, 뜸, 추나 등을 기본으로 한다. 물론 한의학(동양의학)과 양의학(서양의학)이 인체의 구조와 기능을 파악하여 인류의 보건, 질병이나 상해의 치료 및 예방에 관한 방법과 기술을 연구한다는 점에서 동일하다. 하지만 한의학은 사유체계에 기초한 형이상학적 학문구조로 자연과학에 바탕을 둔 형이하학적 학문구조의 서양의학과는 그 방법과 이론을 달리한다.[1)]

臟腑經絡은 한의학의 생리 · 병리 · 진단 · 치료 및 양생을 설명하는 핵심 내용이다. 인체의 장기를 대표하는 臟腑는 장부생리의 중심이 되며, 장부의 氣가 운행하는 경로인 經絡은 경락생리의 중심으로 이들은 약물과 침구치료의 표적이 된다.

1) 形而上學은 사물의 본질, 존재의 원리를 사유나 직관에 의하여 탐구하며, 形而下學은 유물론적 세계관에 기초한 연구로 주로 자연 과학을 이른다.

제1절 韓醫學의 생명관

1. 인신소우주

자연과 인간은 동일한 근원과 구조로 氣가 서로 感應한다. 이를《黃帝內經》에서는 "인간은 天地와 상응한다." 또는 "천지의 변화 법칙과 인체의 생명활동은 상통하여 부합한다."고 했다.[2)] 즉 인간은 자연으로부터 독립된 별개의 개체가 아니라 자연과 끊임없이 氣를 매개로 교감하는 하나의 유기체이다. 따라서 사람의 생명활동은 자연의 질서에 순응하고 자연

2)《靈樞 · 邪客71》: 人與天地相應也.《素問 · 至眞要大論74》: 天地之大紀 人神之通應也; 여기서 '大紀'는 법칙을 '人神'은 인체의 생명활동을 가리킨다.

과 더불어 그 내재적 덕성을 같이하며, 우주의 변화에 관철되어 있다.[3)] 인체는 대자연의 체계에 부합하는 '小宇宙'인 것이다. 다시 말하면 생명의 기원, 인류의 생존조건 및 생명활동은 자연과 相參 · 相應관계에 놓여 있다. 이에 《四聖心源》에서는 "자연과 인간은 그 이치가 하나로 자연의 법칙을 모르면 어찌 인체의 생리를 알 수 있겠는가!"[4)]라고 하여, 자연의 변화원리는 인체의 생명현상을 인식하는 기준이 됨을 제시했다.

小宇宙로서 인간의 생명활동은 자연의 법칙을 따르고 자연의 변화에 순응한다. 실재 우리 몸의 내부 환경은 외부 환경의 변화에 의해 조절된다. 더위와 추위 · 습도 · 바람 등의 외부 환경이 급격히 변하면 생리적 변화가 일어난다. 추위로 체온이 떨어지면 체온의 정상 회복을 위하여 근육을 수축시키고, 혈액의 순환을 촉진하게 된다. 또 봄에는 生氣가 충만하여 만물이 소생하는 계절이다. 겨우내 움츠렸던 우리 몸에도 봄이 되면 서서히 활발한 활동을 시작한다. 이러한 변화에 우리 몸이 적응을 못하면 春困證이 나타난다. 봄의 기운에 반응하는 장기인 肝의 疏泄기능에 이상이 생겼기 때문이다. 이처럼 한의학은 인간의 생명현상을 자연의 법칙에 기초하여 설명하는 '天人同理'와 '天人相應'의 독특한 의학이론을 구축하고, '人身小宇宙'의 생명관을 정립했다. 다시 말하면 생명현상에 대한 계통적인 설명을 당시의 우주관인 陰陽, 五行의 법칙에 기초하여 논술한다.[5)] 생리학(physiology)이란 용어의 뜻이 '자연에 대한 지식'을 의미하는 것도 바로 天人相應의 생명관을 시사한다.

수리구조에 있어서도 인체의 五臟은 五音 · 五色 · 五時 · 五方 · 五氣 · 五化의 현상에 부합하며, 六腑는 六律[6)]에 부합한다. 六律은 다시 6개의 陽律과 6개의 陰律로 나뉘어져 十二月 · 十二辰 · 十二節 · 十二經水 · 十二時 · 十二經脈에 합치되는데, 五臟六腑가 五와 六의 수리구조에 상응함을 보여주는 것이다.[7)] 이와 같이 한의학은 자연과 사람의 동일한 구조와 氣의 상호 교감하는 관계를 밝힘으로서 우리 몸이 '小宇宙'라는 생명관을 정립했다. 곧 인간은 자연의 개체이고 그 생명활동은 자연의 법칙에 따른다.

3) 《素問 · 六節臟象論9》: 夫自古通天者 生之本 本於陰陽 其氣九州九竅 皆通乎天氣; 생물은 자연과 끊임없이 상통하고, 자연계 음양의 변화는 생명유지의 근본이 된다.

4) 《黃元御醫書十一種 · 下冊 · 四聖心源 · 卷1》: 善言天者 必有驗於人 然則善言人者 必有驗於天矣 天人一也 未識天道 焉知人理!

5) 《素問 · 陰陽應象對論5》: 天有四時五行 以生長收藏 以生寒暑燥濕風 人有五臟 化五氣 以生喜怒思憂恐; 《素問 · 六節臟象論9》: 夫自古通天者 生之本 本於陰陽 其氣九州九竅 皆通乎天氣 其生五 其氣三 三而成天 三而成地 三而成人 三而三之 合則爲九 九分爲九野 九野爲九臟成 故形藏四 神臟五 合爲九臟以應之也.

6) 律은 고대 각종 악기의 음조를 정하는 기구로, 陽律의 六律과 陰律의 六呂을 합쳐 12律로 되어 있다.

7) 《靈樞 · 經別11》: 余聞人之合於天道也 內有五臟 以應五音五色五時五位也 外有六腑 以應六律 六律建陰陽諸經而合之十二月 十二辰 十二節 十二經水 十二時 十二經脈者 此五臟六腑之所以應天道也; 《黃帝內經太素 · 卷9 · 經脈正別》: 天地變化之理 謂之天道也 人從天生 故人合天道也 天道大數有二 謂五與六 故人亦應之 內有五臟 以應音色時味位等 主陰也 外有六腑 以應六律 主陰也.

제2절 韓醫學의 특징

한의학은 인간 생명의 본질과 다양한 생명현상을 陰陽 · 五行 · 六氣의 원리에 기초하여, 全一的 · 恒動的 · 調和的 관점에서, 생리 · 병리 · 진단 · 치료 및 예방을 연구한다.

1. 전일관(Holism)

한의학에서는 생명현상을 기술 · 분석 · 분류함에 있어서 전체적인 관점에서 생물학적 기능의 유기성 · 통일성 · 완전성에 대한 연구를 중요시한다.

인체는 인체를 구성하는 장부 · 조직 · 기관은 물론 정신까지도 모두 서로 밀접하게 연계하고 있는 전일적 유기체(holistic organisms)이다. 따라서 인체는 그 구성 요소들이 독립적으로 존재하여 기능하는 것이 아니라, 유기적으로 작용하여 하나의 완전한 생명현상을 발현하게 된다. 이러한 통합적 인식의 기본 관점을 全一觀 또는 整體觀이라고 한다.

全一觀에서 인체의 생명현상은 부분적으로 관찰되지 않고, 장부 · 조직 · 기관은 물론 정신작용의 총화로서 단순히 이들 작용의 합 이상의 의미를 지닌다. 부분이 모여 전체로서의 생명현상을 나타낼 때 부분 작용의 합으로 관찰할 수 없는 고유의 속성, 즉 創發性(emergent property)이 존재함을 의미한다. 따라서 韓醫學에서 생명현상의 연구는 인체를 각 부분으로 환원시켜 이들 작용의 합으로 관찰하는 환원주의에 바탕으로 하지 않고, 인체를 하나의 유기체로 인식하여 전체 기능계(whole function system)가 가지는 완전한 생명현상을 파악하는데 있다. 곧 한의학은 전일관적 의학(holistic medicine)을 목표로 한다.

다시 말해 환원주의적 연구 방식의 한계를 극복하고, 전제적인 관점에서 인체를 하나의 시스템과 네트워크로 해석하여 상호작용과 상호관계에 의한 생물학적 기능의 탐구를 도모한다.

2. 항동관(Homeostasis)

인체의 생명현상은 끊임없이 운동하고 변화하는 力動的 상태에서 관찰되고, 쉼 없이 운동, 변화한다는 것은 살아 있는 생명체의 가장 유력한 징후이다. 우리의 몸이 알려주는 심장의 고동 · 맥박 · 호흡 · 수면 · 체온 등의 많은 정보는 고정되어 있지 않다. 이는 리듬을 가지고 움직이고 늘 변화하는 상태에서 관찰된다. 생명의 본질은 이처럼 살아서 움직이는 연속적인 변화의 과정에 있는 몸을 어떻게 파악하느냐에 있다. 이를 恒動觀이라고 한다.

부단한 운동변화의 주체는 氣이다. 한의학에서는 장기의 위치나 형태를 정확히 이해하고 있었지만 고정적인 장기나 소화관, 골격의 형태 파악이 의료의 목표가 아니라 그 속을 흐르는 氣의 인식이 주된 관심사였다. 체내를 유동하는 氣가 머무는 장소로서의 장부를 인식하고자 했다. 생명의 본질은 고정적인 場으로서의 공간이 아닌, 구체적인 형상이 없는 그 무엇이지만 氣가 흐르고 살아 움직이는 그 자체이기 때문이다. 氣가 빠져 나가면 우리 몸은 기능을 멈춘다. 따라서 恒動觀은 해부 · 조직학에 기초한 서양의학의 형체 중심의 생명연구에 대한 한계성을 극복할 수 있는 것이다. 단순히 사체의 해부만을 통해서는 氣의 운동변화를 인식할 수 없기 때문이다. 또한 氣의 운행에 기초한 생명현상의 관찰은 체내 氣의 흐름을 인식하는 주요 좌표로서 經絡의 인식을 가능하게 했다.

3. 조화관

모든 사물은 조화에 의하여 생성 · 발전 · 변화하고 인체의 생명활동은 본래의 정상적 기능을 유지하게 된다.

우리 몸은 건강을 유지하기 위하여 시시각각으로 변하는 환경에 대하여, 체온 · 혈압 · 맥박 · 혈당 · 산염기평형 등의 내적 환경이 늘 일정한 상태로 유지되어야 한다. 이렇듯 내적 환경이 조화로운 상태를 유지하는 것을 恒常性(homeostasis)이라고 하며, 한의학에서는 이러한 항상성의 유지를 陰陽과 五行의 작용으로 설명한다. 예컨대 체온의 寒熱, 맥박의 動靜, 호흡의 出入을 살피는 것은 陰陽의 상대성에 의한 생명현상의 조화를 관찰하는 것이다. 이외 精과 氣, 氣와 血의 인식은 陰陽의 상호전화로 조화를 설명하는 내용이다. 《素問 · 生氣通天論》의 "陰平陽秘 精神乃治"[8]는 陰陽대사의 조화와 평형이 정상적 생명활동의 유지에 중요함을 강조한 것이다. 또 五行 사이에는 자생의 관계로 生을 돕는 相生과 제약의 관계로 克하는 相克의 순서가 있는데, 역시 생명활동의 조화와 평형을 해석하는 한의학의 중요한 법칙이다. 예를 들어 "肝은 筋을 생하고 筋은 心을 생한다(肝生筋 筋生心.《素問 · 陰陽應象大論》)."에서 木生火의 이치가 설명되고 있으며, "心은 血脈과 상합하고 그 영화는 얼굴색으로 나타나며 腎의 제약을 받는다(心之合脈也 其榮色也 其主腎也.《素問 · 五臟生成論》)"에서 '腎의 제약을 받는다.'는 것은 水克火하는 상극의 관계를 설명하는 것이다. 이와 같이 五臟 사이에 존재하는 오행의 相生相克의 법칙은 생명활동의 조화를 설명하는 한 방법이다.

인체의 부조화는 질병의 발생으로 이어지며, 질병의 치료에 있어서도 한의학은 에너지가 많은 곳은 덜어내고 적은 곳은 채워주면서 평형을 만드는 '조화'를 중요시한다. 陽氣가 성하면 덜어내서 陰氣를 고르고, 陰氣가 성하면 덜어내서 陽氣를 고른다. 또 五行의 相生相克에 의한 질병의 傳變을 고려하여 생리활동의 평형을 회복시킨다. '亢則害 承乃制'[9]의 이론은 바로 五行의 相生相克의 법칙에 의한 인체의 항상성을 설명하는 기제이다.

이렇듯 한의학에서 가장 중요한 것은 병의 원인을 파악하여, 陰陽의 허실과 五行의 불균형을 조절하는 것이다. 그 결과 인체는 內外 · 左右 · 前後의 조화를 엮어나가는 깊은 울림을 만든다. 반면 서양의학은 박테리아와 바이러스를 확인하고 죽여서 질병을 극복한다.

제3절 臟腑經絡學의 내용

본 臟腑經絡學에서는 인체의 생리 · 병태 · 진단 · 치료 및 예방의 기본 지식을 陰陽五行 · 精神氣血 · 臟腑 · 經絡 · 運氣 및 體質의 내용에 기초하여 설명하고자 했다.

陰陽五行은 동양철학의 근간으로 자연현상을 인식하고 그 규율을 탐구

8) '陰平陽秘'는 생명활동의 유지에 있어 陰陽 조화의 관건을 설명한 것이다. 陰平의 '平'은 靜, 陽秘의 '秘'는 閉密의 의미로 陰氣는 藏하고 陽氣는 固密하게 하여 마구 배설하거나 고갈됨이 없도록 하라는 말이다.

9) '亢則害 承乃制'는 오행의 生克制約에 의한 조화와 평형을 의미한다. 亢則害의 '亢'은 오행의 氣가 태과한 것을 말하며, '害'는 태과한 오행이 克하는 오행에 해를 미침을 말한다. 承乃制의 '承'은 克을 당하는 오행이 生하는 오행을 의미하며, '制'는 克을 당한 오행이 生한 오행이 태과한 오행을 제약함으로서 평형을 유지함을 말한다. 木氣의 태과를 예로 들면, 태과한 木氣가 상극관계에 있는 土氣를 침해하면 土氣는 자기가 生하는 金氣를 조장하여 金氣로 하여금 태과한 木氣를 제약하게 하여 평형을 이룬다.

하는 방법이며 변증법 사상을 담고 있다. 陰陽論은 사물의 상대적 속성과 변화를 陰氣와 陽氣의 對立·互根·消長·轉化의 관점에서 설명하고 연구한다. 五行論은 자연현상의 상호관계와 협조평형을 木·火·土·金·水의 특성과 그 相生(相乘)·相克(相侮)의 규율로 해석하고 법칙을 탐구하는 우주관이다. 이는 인체의 생리기능, 질병의 발생과 발전 규율 및 임상의 진단과 치료에 운용되는 한의학 이론체계의 중요한 부분이다.

精氣神血은 생명의 기본 요소로 이들의 개념·작용·상호전화·임상적 의의 및 精·神·氣·血과 臟腑·經絡활동의 관계를 인식한다.

臟腑는 장부생리의 핵심으로 五臟(肝·心·脾·肺·腎), 六腑(膽·胃·小腸·大腸·膀胱·三焦) 및 奇恒之腑(腦·髓·骨·脈·膽·女子胞)로 구성된다. 陰陽五行의 이론에 기초하여, 그 개념·생리·병태 및 임상을 臟腑와 經絡·조직·기관의 유기적 관점에서 파악한다.

經絡은 인체 氣순환의 좌표로서, 12經脈·12經別·15絡脈·12經筋 및 12皮部로 구성된다. 三陰三陽의 六經체계를 바탕으로 氣의 운행과 변화를 인식하고, 특히 12經脈의 氣化에 의한 寒熱旣濟·燥濕相濟·風火相生의 관점에서 인체의 항상성을 이해한다. 아울러 經絡의 분포와 연락에 의한 인체의 네트워킹(networking)을 파악한다.

運氣는 순환하는 계절의 변화 규율과 특징을 五運(木運·火運·土運·金運·水運)과 六氣(風·寒·暑·濕·燥·火)로 개괄한 자연과 인간의 상응관계를 연구하는 중요한 이론으로 기후변화에 따른 질병의 발생·치료 및 예방을 논한다. 나아가 五運의 인식은 五臟을 축으로 생명활동의 시스템적 인식을 가능하게 했고, 六氣의 인식은 12經脈의 氣化에 의한 인체의 항상성을 寒熱·燥濕·風火의 기화조절로 설명하는 단서가 되었다. 또 運氣는 인간·동물·식물과 환경의 관계 및 이들 관계의 조화를 연구하는 생태학(ecology)의 내용을 포함한다. 생태학에서 기상 변화와 생태계의 파괴가 생체리듬의 변화 및 질병 발생에 미치는 영향은 의학적으로도 매우 중요한 의의가 있다.

體質은 五臟 기운의 특성에 따른 인체의 생리·병변 및 치료의 특징과 차이점을 다룬다.《靈樞·陰陽二十五人》에서는 陰陽五行의 이론에 근거하여 사람을 25가지 유형으로 나누어, 형질·체형·성격·피부색·氣血의 성쇠 및 치료의 원칙을 설명하는 체질의 기본 관점을 제시했다. 東武 李濟馬는《東醫壽世保元》에서 선천적으로 타고난 사람의 체질을 腎·脾·肝·肺의 장기의 특징에 따라 少陰人·少陽人·太陰人·太陽人의 四象體質로 분류하여, 생리·병리·진단 및 치료의 차이를 설명했다. 少陰人은 腎이 크고 脾가 작게 타고 났으며, 少陽人은 脾가 크고 腎이 작은 것을 특징으로 하고, 太陰人은 肝이 크고 肺가 작으며, 太陽人은 肺가 크고 肝이 작은 것을 특징으로 한다고 했다. 인간의 체질을 臟腑의 大小 차이라고 주장했다. 단 여기서 크고 작음은 장기의 大小가 아닌 기능의 강약을 의미한다.

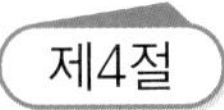

臟腑經絡의 인식과 발전

1. 인식

한의학의 臟腑와 經絡에 대한 인식은 고대의 해부지식·생활관찰·의료경험 및 철학사상을 바탕으로 형성되어 왔다.

1.1. 해부지식

해부지식은 의학의 가장 기본이 되는 지식으로 인체의 구조와 생리를 파악하는 기초이다.

殷墟에서 출토된 甲骨文의 耳·目·口·鼻·首 등 명칭은 기원전 1400여 년 전에 이미 인체의 다양한 기관에 대한 인식이 있었음을 보여주며,《史記·扁鵲倉公列傳》에서 兪跗가 수술로 질병을 치료한 다음의 기록은 인체 해부의 일면을 보여준다.

> "병을 치료함에 있어서 湯液·醴酒·鑱石(鑱針)·撟引(活法)·案扤(按摩)·毒熨(藥熨)를 사용하지 않고, 병의 정황을 한번 살피고 五臟의 輸穴 상태를 보아 皮膚와 肌肉을 절개했다. 脈을 소통시키고 筋을 묶고, 腦髓를 파악하며, 膏肓을 잡고 隔膜을 자르고, 腸胃를 씻어내며, 五臟을

세척하고 精氣를 다스리고 形體를 바꾸어 놓았다."[10]

"精을 단련하여 形體를 바꾼다."는 내용은 도가사상과 의학의 결합을 보여주는 예이다. 인체의 해부실측에 대한 기록은《黃帝內經》에서도 구체적 내용을 살펴볼 수 있는데, 예를 들면 다음과 같다.

> "보통 사람의 皮膚와 肌肉은 살아있으면 자로 재고 손으로 만져서 가늠할 수 있고, 죽은 후에는 해부를 통하여 관찰할 수 있다. 五臟의 견실함과 연약함, 六腑의 大小, 음식 수납양의 多少, 脈의 長短, 血液의 淸濁, 氣의 多少 등은 모두 대강의 규율이 있다."[11]

> "목구멍(咽門)에서 胃까지 길이가 1尺 6寸이고, 胃의 형태는 구부러져 있으며 펼치면 길이가 2尺 6寸이고, 둘레는 1尺 5寸이며, 직경은 5寸이고, 용량은 3斗 5升의 음식물을 받아들일 수 있다. (중략) 腸胃에 음식물이 들어가서 배출되기까지의 길이는 총 6丈 4寸 4分이다."[12]

이는 해부에 의한 인체의 사실적 관찰과 식도와 소화기계의 실측을 파악할 수 있는 내용이다. 또한《素問 · 刺禁論》에서는 鍼치료를 할 때는 장기 · 척추 · 뇌 및 동맥의 손상에 따른 예후를 다음과 같이 설명하면서 주의를 환기시키고 있다.

> "臟器에는 중요한 급소가 있으니 반드시 살펴야 한다. … 심장을 찌르면 하루 만에 죽고 그 변동은 한숨을 쉰다. 간을 찌르면 5일 만에 죽는데 그 증상은 망언을 많이 하게 된다. 신장을 찌르면 6일 만에 죽고 그 나타나는 증상은 재채기를 한다. 폐를 찌르면 3일 만에 죽고 그 증상은 기침을 한다. 비장을 찌르면 10일 만에 죽고 그 증상은 음식물을 삼키지 못한다. 담을 찌르면 하루 반 만에 죽는데 그 증상은 구토를 한다.
>
> (중략)
>
> 얼굴에 자침할 때 눈으로 통하는 溜脈을 찌르면 불행히도 실명하게 된다. 머리에 자침할 때 뇌로 통하는 腦戶를 잘못 찔러 뇌 속으로 들어가면 즉사한다. 혀 아래의 金津 · 玉液의 穴에 자침할 때 혈관을 깊숙이 찔러 출혈이 그치지 않으면 失音한다. … 척추의 사이를 자침할 때 척수를 손상하면 구루병이 된다. … 대퇴내측에 자침할 때 대퇴동맥을 찔러

10)《史記 · 扁鵲倉公列傳》: 臣聞上古之時 醫有兪跗 治病不以湯液醴灑 鑱石撟引 案抗毒熨 一拔見病之應 因五臟之輸 乃割皮解肌 決脈結筋 搦髓腦 揲荒爪幕 湔浣腸胃 漱滌五臟 練精易形.

11)《靈樞 · 經水12》: 若夫八尺之士 皮肉在此 其生可度量切循而得之 其死可解剖而視之 其臟之堅脆 腑之大小 谷之多少 脈之長短 血之淸濁 氣之多少 十二經之多血少氣 與其少血多氣 與其皆多血氣 與其皆少血氣 皆有大數.

12)《靈樞 · 腸胃31》: 咽門重十兩 廣一寸半 至胃長一尺六寸 胃紆曲屈 伸之 長二尺六寸 大一尺五寸 徑五寸 大容三斗五升 … 腸胃所入至所出 長六丈四寸四分.

출혈이 그치지 않으면 죽는다. … 가슴에 자침할 때 폐장을 손상하면 氣喘과 仰息의 증상이 나타난다."[13]고 했다.

이러한 내용은 당시 상당한 해부지식의 일면을 반영하는 것으로《素問·診要經終論》에서도 "凡刺胸腹者 必避五臟 中心者環死 中脾者五日死 中腎者七日死 中肺者五日死"라고 하여, 흉복부에 침을 놓을 때 장기를 찔러 실질 장기에 손상을 주어서는 안 되는 금기사항을 지적하고 있다.

이후 해부지식은 더욱 발전하여《難經》에서 臟腑는 물론 조직과 기관의 길이·용적·중량·형태 및 經絡에 대한 내용이 구체적으로 기록되어 있음을 볼 수 있다.[14] 그러나 육안으로 관찰을 통한 해부자료는 당시의 과학 수준이나 사회적 배경으로 볼 때 제한적일 수밖에 없었으며, 이러한 사회적 배경으로 臟腑·經絡에 대한 인식은 해부적 실체의 파악과 더불어, 陰陽·五行·六氣의 이론을 결합하여 한의학 고유의 생명활동의 주체로 발전하게 되었다.

1.2. 생활관찰

의학의 기원은 인류의 생활 그리고 생산 활동과 밀접하게 연계되어 있다. 오랜 일상생활을 통하여 체험한 인체의 변화를 觀察하여, 생리·병리의 규율을 파악하게 되었다.

매일 섭취한 음식이 들어가는 곳은 밥통을 뜻하는 '胃'로 명명하고 물이 흘러 바다에 모이는 것처럼 음식이 胃에 저장되므로 胃를 '水穀之海'라고 정의했다. 또 "음식을 반나절 굶으면 기운이 쇠약해지고, 하루를 먹지 않으면 기운이 부족해진다."[15]는 현상을 발견하고, 음식물이 생명활동의 동력원인 氣를 생성하는 근원이 됨을 '人受氣於穀'이라고 했다. 나아가 이러한 氣의 생성은 胃의 소화기능이 근본이 되는 것을 관찰하고 "사람은 胃氣를 근본으로 삼는다(人以胃氣爲本)."는 이론을 확립하게 되었다. 또한 기후변화에 대한 인체의 적응현상으로 겨울에 소변의 배출이 많아지고 땀이 적으며, 여름에는 땀이 많고 소변의 배출이 적은 생리현상을 관찰하여 수액대사와 기후변화의 밀접한 관계를 인식했다.[16] 춘곤증은 봄의 환경변화에 인체가 적응하지 못해 일어나는 신체의 자연스런 반

13)《素問·刺禁論52》: 藏有要害不可不察 … 刺中心 一日死 其動爲噫 刺中肝 五日死 其動爲語 刺中腎 六一死 其動爲嚔 刺中肺 三日死 其動爲欬 刺中脾 十日死 其動爲呑 刺中膽 一日半死 其動爲嘔 刺跗上中大脈 血出不止死 … 刺面中溜脈 不幸爲盲 刺頭中腦戶入腦立死 刺舌下中脈太過 血出不止爲瘖 … 刺脊間中髓爲傴 … 刺陰股中大脈 血出不止死 … 刺膺中陷中肺 爲喘逆仰息.

14)《難經·42難》: 四十二難曰 人腸胃長短 受水穀多少 各幾何? 然胃大一尺五寸 徑五寸 長二尺六寸 橫屈受水穀三斗五升 其中常留穀二鬥 水一斗五升. 小腸大二寸半 徑八分 分之少半 長三丈二尺 受穀二斗四升 水六升三合 合之大半. 迴腸大四寸 徑一寸半 長二丈一尺 受穀一鬥 水七升半. 廣場大八寸 徑二寸半 長二尺八寸 受穀九升三合 八分合之一. 故腸胃凡長五丈八尺四寸 合受水穀八斗七升六合八分合之一. 此腸胃長短受水穀之數也. 肝重四斤四兩 左三葉右四葉 凡七葉 主藏魂. 心重十二兩 中有七孔三毛 盛精汁三合主藏神. 脾重二斤三兩 扁廣三寸長五寸 有散膏半斤 主裹血 溫五臟 主藏意. 肺重三斤三兩 六葉兩耳 凡八葉 主藏魄. 腎有兩枚 重一斤一兩 主藏志. 膽在肝之短葉間重三兩三銖 盛精汁三合. 胃重二斤二兩 紆曲屈伸 長二尺六寸 大一尺五寸 徑五寸 盛穀二鬥 水一斗五升. 小腸重二斤十四兩 長三丈二尺 廣二寸半 徑八分 分之少半 左回疊積十六曲 盛穀二斗四升水六升三合 合之大半. 大腸重二斤十二兩 長二丈一尺 廣四寸 徑一寸 當齊右回十六曲 盛穀一鬥水七升半. 膀胱重九兩二銖 縱廣九寸 盛溺九升九合. 口廣二寸半脣至齒長九分 齒以後至會厭 深三寸半 大容五合. 舌重十兩 長七寸廣二寸半. 咽門重十兩 廣二寸半至胃長一尺六寸. 喉嚨重十二兩廣二寸 長一尺二寸 九節. 肛門重十廣兩 大八寸 徑二寸大半 長二

응으로 자연의 기상변화가 생리과정에 영향을 미치는 하나의 예이다. 이처럼 기후변화가 인체의 생리 · 병리에 미치는 영향에 대한 깊은 이해는 후에 기후변화가 인체에 미치는 영향을 연구하는 運氣學說로 발전했고 현대의 '기상의학'의 모태로 볼 수 있다.

한편 체표의 어느 부위에 자극이 가해질 경우 酸 · 麻 · 重 · 脹의 감각이 발생하고, 이러한 감각이 일정한 방향으로 전도 · 방산되는 현상을 귀납하여 체표에는 자극에 대하여 감각을 전달하는 일정한 경로(通路)가 있음을 연상하게 되었다. 자극에 대하여 酸 · 麻 · 重 · 脹의 감각이 발생하는 부위는 후에 침을 놓고 뜸을 뜨는 腧穴(經穴)로, 이들 감각의 전도경로는 經脈과 經脈의 循經感傳 현상[17]을 이해하는 기초가 되었다.

1.3. 의료경험

오랜 의료경험의 누적은 인체의 생리 · 병리현상을 이해하는 객관적 기초가 되었다. 반복된 의료와 병리현상의 경험을 통하여 장부의 기능은 물론 장부와 조직, 기관 사이의 내재하는 보편적 연계를 파악하게 되었다.

먹은 음식이 脾胃에서 소화가 잘 안되어 속이 더부룩하면 四肢가 나른하고, 이러한 증상이 오래도록 지속되면 살이 빠져 몸이 瘦瘠해지는 것을 관찰하여 脾와 四肢 · 肌肉의 연계를 확인하고 '脾主四肢', '脾主肌肉'의 이론을 설정하게 되었다.

風과 寒의 邪氣가 호흡을 통하여 肺에 손상을 미치면 체표로부터 열이 나고(發熱), 추위를 느끼며(惡寒), 코가 막히고(鼻塞), 콧물이 흐르며(鼻涕), 기침(咳嗽)과 호흡이 가쁜 증상(氣急)이 나타남을 관찰하고, 肺와 피부 · 코 · 호흡 및 기침의 상관성을 '肺合皮毛', '肺主鼻', '肺主呼吸', '其變動爲咳'의 생리와 병리로 체계화했다. 또 몸이 허약한 사람은 평소 바람과 찬 기운을 싫어하고 땀을 잘 흘리며 외부의 환경변화에 적응하지 못하고 쉽게 질병에 이환됨을 관찰하고, 인체는 체온을 보호하고 외부의 邪氣를 방어하는 일종의 氣가 존재하는데, 이를 '衛氣'로 명명했다. 특히 정신활동과 五臟의 관계를 정립하게 되었는데, 생각이 지나치거나 한곳에 몰두하면 食慾이 감퇴하고 소화가 잘되지 않아 명치 밑이 답답하고(痞

尺八寸 受穀九升三合八分合之一.

15) 《靈樞 · 五味56》: 穀不入半日則氣衰 一日則氣少矣.

16) 《靈樞 · 五癃津液別36》: 天暑衣厚則腠理開故汗出 寒留於分肉之間 聚沫則爲痛 天寒則腠理閉氣濕不行 水下留於膀胱 則爲溺與氣.

17) 循經感傳은 鍼刺치료에 있어서 鍼感이 특정한 경로를 따라 전도되는 현상을 말한다.

塞), 복부가 팽만(脹滿)한 증상이 나타남을 관찰하고, 이로부터 思慮와 脾의 상관성을 인식하여 '脾主思'와 '思慮傷脾'의 생리 및 병태 · 생리적 관점을 이해했다. 또 기쁜 일이 있거나 긴장하게 되면 심박동이 빨라지고 혹은 당황하며(心慌), 가슴이 두근거리는(心悸) 현상을 관찰하여 정서 변화와 心臟의 관련성을 이해하게 되었다.

한편 일상생활에서 관찰된 循經感傳의 현상에 기초하여 체표의 특정 부위의 자극을 통해 체내 장기의 질환을 치료할 수 있음을 알고, 이로부터 체표의 어떤 부위와 장기를 연계한 線으로부터 經脈의 모형은 물론 經脈과 臟腑의 屬絡관계를 발견했다. 이처럼 반복된 의료경험은 臟腑經絡의 생리나 병리 이론을 형성하는 중요한 기초가 되었다.

1.4. 철학사상의 흡수

해부를 통한 인체 구조에 대한 이해와 오랜 일상생활이나 의료경험을 통하여 체득한 의학지식은 당시의 철학사상인 氣哲學, 陰陽五行論[18]과 결합하여 臟腑經絡에 대한 이론체계를 형성했다.

氣哲學은 인간을 포함한 만물을 구성하는 우주의 本源이 氣라는 '氣一元論'의 사상에 기초하여 氣醫學으로서 한의학을 성립시켰다. 한의학은 인간의 복잡한 생명현상의 시스템적 작용을 氣의 작용으로 인식하고, 氣가 모든 사물의 생성과 변화의 근원이 됨은 물론 臟腑經絡 활동의 본질로 인식했다. 즉 氣는 인체의 생리 · 병리 및 자연과의 유기적인 관계를 밝히는 매체로서 그 광범위하고 구체적인 의미를 지닌다. 《周易》에서는 우주 본체로서 氣의 지위를 '無極而太極'이라고 했다. 無極은 陰陽의 氣가 뒤섞여 그 형상을 드러내지는 않지만 만물의 근원이 되는 본체로서 곧 太極이 된다는 의미이다. 氣가 모든 것의 시초가 됨은 《東醫寶鑑》의 太易(未見氣也)→太初(氣之始也)→太始(形之始也)→太素(質之始也)의 4단계로 만물 생성과정을 설명한 것에서도 잘 나타나며, 특히 '形氣已具而痾'라 하여 形과 氣가 갖추어지면 질병이 발생한다고 했다.

陰陽論은 사물의 생성과 변화를 대립 · 통일 · 성쇠 등의 상대성과 양면성으로 파악하는 원리로, 인체의 臟腑 · 經絡 · 氣血의 구성과 기능은

[18] 陰陽은 太極의 動靜으로, 動하여 陽을 生하고 靜하여 陰을 生하는 일원적 본체의 상대성으로 인식된다. 五行은 만물의 升達 · 炎上 · 濡濕 · 燥凉 · 潤下의 五象으로 사물의 보편적 상호관계와 속성을 파악하는 범주가 된다. 《周易 · 繫辭》: 易有太極 是生兩儀 兩儀生四象 四象生八卦.

물론 생리 · 병리 · 진단 · 치료를 설명하는 기본 원리가 되었다. 구체적으로 우리 몸의 陰陽 구분을 背는 陽, 腹은 陰이라 하고, 五臟은 陰, 六腑는 陽이라고 하여 장기에 대한 陰陽의 관점을 제시했다. 또 신진대사의 陰陽 인식으로서 이화작용을 '陽化氣', 동화작용을 '陰成形'으로 설명한다. 한편 陰陽은 三陰三陽의 六經으로 발전하여 臟腑의 氣의 운행과 유주를 手足의 三陰三陽으로 설명하는 經絡體系의 원리로서도 중요한 의의를 지닌다. 이에 《素問 · 寶命全形論》에서 "사람이 태어나서 형체가 있게 되면 陰陽을 떠나지 아니한다(人生有形 不離陰陽)."고 했다.

五行論은 木 · 火 · 土 · 金 · 水의 五行 속성에 기초하여 만물의 조화와 복잡한 상호관계를 귀납하는 사유체계다. 한의학에서는 五臟의 생리를 인식하고, 五臟과 자연은 물론 인체 조직 · 기관과의 관계를 귀납하여 五臟의 생리체계를 구축하는 중요한 원리가 되었다. 예를 들어 肝은 木의 장기로 그 疏泄의 작용은 木의 條達하는 특성에 상응하고 東 · 風 · 木 · 酸 · 青 · 角 · 春 · 生의 자연현상과 인체의 目 · 筋 · 爪 · 淚 · 魂 · 怒 등을 肝에 귀속시켜 肝氣能系를 형성시켰다. [도표1-1-01] 나아가 五行의 生 · 克 · 乘 · 侮의 규율을 운용하여 五臟의 생리 · 병리적 상호관계를 설명한다. 이에 《靈樞 · 陰陽二十五人》에서 "天地之間 六合之內 不離於五 人亦應之"라고 했다.

도표 1-1-01. 五臟의 범주와 계통

자연계									인체							
구분	方位	六氣	五行	五味	五色	五音	時令	五化	五官	五體	五華	五神	情志	六腑	五液	經脈
肝	東	風	木	酸	青	角	春	生	目	筋	爪	魂	怒	膽	淚	足厥陰 · 少陽
心	南	熱	火	苦	赤	徵	夏	長	舌	脈	面	神	喜	小腸	汗	手少陰 · 太陽
脾	中央	濕	土	甘	黃	宮	長夏	化	口	肉	唇	意	思	胃	涎	足太陰 · 陽明
肺	西	燥	金	辛	白	商	秋	收	鼻	皮	毛	魄	悲	大腸	涕	手太陰 · 陽明
腎	北	寒	水	鹹	黑	羽	冬	臟	耳	骨	髮	志	恐	膀胱	唾	足少陰 · 太陽

이렇듯 氣哲學과 陰陽五行論은 臟腑經絡의 구성은 물론 다양한 생명 현상을 체계적으로 설명하는 원리가 되었다.

2. 발전

臟腑經絡은 인체 생명활동의 주체로 陰陽五行의 변증법 사상을 기초로 수천 년에 걸쳐 체계적으로 발전되어 왔다.

전문 의학서가 없던 《黃帝內經》 이전의 의학 내용은 商代의 甲骨文 속에서 鍼灸에 관한 상형문자가 나타난다. 기원전 7세기경의 《管子 · 水地篇》에서는 五臟 · 九竅 · 五肉(膈骨腦革肉)의 인체 기관에 대한 언급이 있고, 《周禮 · 天官》에서는 五臟과 胃 · 大腸 · 小腸 · 膀胱을 합하여 '九臟'이라고 했고, 《呂氏春秋 · 達鬱》에는 인체의 360관절 · 九竅 · 五臟 · 六腑(凡人三百六十節 九竅五臟六腑)에 대한 내용이 있다. 또 馬王堆 漢墓에서 출토된 《足臂十一脈灸經》과 《陰陽十一脈灸經》의 의학 자료는 초기 經絡의 모형으로서 '十一脈'을 제공하고 있다. 이처럼 《黃帝內經》 이전부터 이미 臟腑經絡의 기초 이론이 싹트기 시작했음을 알 수 있는데, 그 시대적 발달과정을 살펴본다.

2.1. 戰國~西漢時代

《黃帝內經》은 全國시대(B.C.475~221)부터 西漢시대(B.C.206~A.D.8)까지의 의학이론을 집대성한 經典으로 예방 · 진단 · 치료 · 양생의 이론을 망라하고 있다. 《黃帝內經》에서는 우주의 구성 원리와 인체의 구성 원리가 동일하다는 天人相應의 사상에 바탕을 하여 인체의 생명현상과 병리변화 및 질병의 치료를 비교적 전면적이고 체계적으로 기술했다. 또 臟腑 · 經絡의 구조와 기능을 陰陽 · 五行 · 六氣의 원리를 바탕으로 심도 있게 설명하고, 體質 · 運氣 · 精氣神血에 대해서도 자세하게 기술함으로서 한의학의 기초를 정립했다.

《素問 · 六節臟象論》에서 체내 臟腑의 상태가 반영되는 다방면의 변수로서 '象'의 개념을 제시하여 한의학의 독특한 '藏象'이론을 제시했고, 《素問 · 五臟別論》에는 《黃帝內經》 이전의 모호한 臟腑개념을 "신선의 술법을 닦는 사람(方士)에게 듣기를 혹은 腦髓를 臟이라 하고 혹은 腸胃를 臟이라 하고 혹은 腑라 하니….”로 지적했고, 于鬯은《素問 · 金匱眞言論》에 이르러 臟腑의 개념이 체계화되었음을 설명했다.[19] 또한 六經에 대한 이해를 바탕으로, 經脈 · 經別 · 絡脈 · 經筋 · 皮部 및 奇經8脈 등 經絡의 개념과 범주에 대한 인식이 풍부했으며, 氣血多少 · 開闔樞 · 標本根結 등의 氣化에 대해서도 상세히 기록하고 있다.

[19]《素問 · 五臟別論11》: 余聞方士 或以腦髓爲藏 或以腸胃爲藏 或以爲府….《香草續校書》: 臟腑之說 今醫工一從〈金匱眞言論〉而在古則初無定論.

《難經》은 漢나라 이전의 의학을 계승하고 후세 의학의 발전에 주요한 영향을 미쳤다.《黃帝內經》의 요지를 81難의 문답 형식으로 설정하여, 생리 · 병리 · 진단 · 치료의 내용을 밝히고 있다. 주요 臟腑經絡에 관한 내용으로는 臟腑의 위치 · 형태 · 기능은 물론 左腎右命의 새로운 관점을 제시하여 후세 命門學說의 기반을 마련했으며, 三焦理論에 대해서도 비교적 상세한 설명을 했다. 아울러 經絡, 奇經8脈의 순행 · 기능 · 병증 및 腧穴 · 原穴 · 募穴의 침자 치료를 상세하게 기록하고 있다.

2.2. 後漢 · 晋 · 唐 · 宋時代

後漢(A.D.25～220)의 張仲景은《傷寒雜病論》에서 六經分證에 기초하여 六經辨證과 臟腑辨證을 확립하고, 臟腑와 經絡이론을 진단과 치료 영역으로까지 확대시켰다.

晋代(A.D.265～420)의 皇甫謐은 최초의 침구경전인《針灸甲乙經》을 저술하여 349개에 달하는 穴位의 명칭 · 위치 · 刺針의 깊이 및 치료할 수 있는 병증 등을 상세하게 소개함으로써 經絡學의 발달에 공헌했다. 王淑和는 脈學 전문서로서《脈經》을 저술하여 300여 가지의 脈象을 제시했는데, 신라 효소왕 692년에는 의학교육의 교과서로서 채택되기도 했다.

隋 · 唐代(A.D.581～907)의 孫思邈은《千金要方》에서 五臟六腑의 무게 · 크기 · 길이 · 폭 · 용량 등의 자세한 해부학적 관찰을 기재했다. 또《黃帝內經》의 天人相應의 사상을 발전시키고, 임상적으로 臟腑의 변증을 寒熱虛實로 개괄했다. 또한《明堂三人圖》라는 최초의 彩色經絡經穴圖(逸失)를 그리기도 했다.

宋代(A.D.960～1279)의 王維一은《新鑄銅人腧穴鍼灸圖經》에서 침구

수혈의 새로운 표준을 세우고 주치 병증을 증보했다. 또 王執中은 腧穴 전문서인《鍼灸資生經》을 편찬했다. 宋慈는《洗冤綠》에서 骨骼의 명칭과 수량 · 형태를 상세히 기술하고, 檢骨圖를 첨부하여 골학의 발달에 기여했다. 北宋의 陽介는《存眞環中圖稻》에서 정교한 經絡圖를 밝혀 후대 經脈學 발전에 큰 영향을 미쳤다. 錢乙은 소아과 전문의서인《小兒藥證直訣》을 저술하여 소아의 신체적 특징에 따른 생리 · 병리의 특성을 '臟腑柔弱 易虛易實 易寒易熱'로 개괄하고, 虛 · 實 · 寒 · 熱의 변화를 임상의 지침으로 삼아 五臟의 辨證論治를 창립했다.

2.3. 金元時代

金元時代(A.D.1115~1368)에는 한의학사의 르네상스기로, 4명의 의가가 인체의 생리 · 병리 및 치료에 대한 각각의 독특한 견해를 제시함으로서 생리학 발달에 큰 공헌을 했다.

劉完素는 '天人相參'이란 관점에 의거하여 생리적으로 '五臟六腑 應五運六氣'의 說을 제시했다. 병리적으로는 主火論의 이론을 전개하여 火熱로 인한 병기를 발전시켜 치료에 있어 寒凉한 약물을 주로 사용했으므로 후에 寒凉派라고 불렀다. 아울러 인체 생리활동의 항상성 조절을 운기학설의 '亢害承制'의 법칙[20]으로 설명했다.

李東垣은《脾胃論》을 저술하고 생리 · 병리에 있어서 五行의 중앙 土에 속하는 脾胃의 중요성을 강조하여 '人以脾胃元氣爲本'의 이론을 제시함으로서 후에 補土派라 불렀다. 또 脾胃는 氣機에 있어서 升降出入의 지도리(樞紐)가 됨을 강조했다.

朱丹溪는 相火論을 창안하여 臟腑의 활동이 相火의 작용에 의존하며, 모든 병은 '陽常有餘 陰常不足'에서 비롯된다는 이론을 정립하고 滋陰降火하는 약물을 사용하여 질병을 치료했으므로 후에 滋陰派라고 불렀다. 張從正은 병을 일으키는 邪氣를 제거하는 방법으로 汗 · 吐 · 下의 세 가지 치법을 제시하여 攻下派의 효시가 되었다. 滑壽는《十四經發揮》에서 14經脈이 순환하는 경로와 위치를 고증하고, 氣血이 經絡을 운행하는 원리에 대해 새로운 의견을 제시했다.

20) 運氣學說에서 '亢則害 承乃制'라 하여 一氣가 지나치면 반드시 克하는 氣를 勝하여 폐해가 발생하는데, 이때 克을 당하는 氣가 生하는 承氣가 克하는 氣를 제어하여 조화를 이루는 기제를 말한다.

2.4. 明淸時代

明代(A.D.1368～1644)의 孫一奎는《難經》의 '左腎右命門'의 주장에서 진일보하여 命門을 兩腎 사이에 있는 '動氣'라 했고, 이를 坎卦(☵)의 陽爻에 비유하여 生命 본래의 始原이 된다고 했다. 趙獻可는《醫貫》에서 '形影圖說'을 열거하고 전편에 걸쳐 장부, 기관의 형태·위치·상호관계 및 기능적 특징을 서술했다. 특히 命門은 생명의 始原인 太極이 되며 先天(출생 전)과 後天(출생 후)의 생리를 주도한다고 했다.

張景岳은《類經》에서《黃帝內經》의 내용을 종합하여 12類로 분류했는데, '藏象'을 열거하고《黃帝內經》의 심오한 의미를 서술했다. 命門은 水火之宅이나 火의 작용을 중시했으며, 腎陰과 腎陽의 의미와 역할에 대하여 많은 의견을 제시했다. 李梴은《醫學入門》에서 "腦者髓之海 諸髓皆屬於腦 故上至腦 下至尾骶 皆精髓升降之道路也."라고 하여 대뇌와 척추신경의 상통을 설명했다. 李時珍은《奇經八脈考》에서 奇經의 순행·작용·병증에 대해 체계적으로 서술했다.

高武는《針灸聚英》을 저술하여 明代 이전의 鍼灸이론, 歌賦 등을 수집하여 穴位와 主治, 각종 질병의 取穴방법, 침구의 手技法에 대한 독특한 견해를 밝혔다 李中梓는《醫宗必讀》에서 인체 내부의 臟腑圖說을 개정하고, 臟腑의 구조와 형태를 상술했다. 또 先天의 本인 腎에 대하여 脾胃를 後天의 근본이라고 하여 脾胃의 역할을 강조했으며, 乙癸同源의 관점에서 肝腎同治를 주장했다. 楊繼洲는《針灸大成》에서 역대의 경락학설에 대한 문헌을 집대성하고, "寧失其穴 毋失其經"라고 하여 穴位의 이해보다 經絡의 유주와 분포의 파악에 중요한 논점을 두었다.

한편 우리나라의 의학사 중 臟腑經絡의 발전에 영향을 미친 저술은 다음과 같다.

高麗의 鄭道傳(1389)은《診脈圖訣》을 저술하여 정확한 맥의 진단과 치료를 설명했으나 망실되어 정확힌 내용이 진해지지 않는다. 朝鮮의 許浚(1610)은 역대의 동아시아 의학 문헌을 집대성하여《東醫寶鑑》을 편찬했다. 당시 복잡하고 다양한 의학체계를 정리하여 중국과 구별되는 독자적

의학체계로 한의학의 전통을 명백히 함은 물론 고유한 임상경험이 축적된 민족의학의 새로운 위상을 수립했다. 그 내용은 인체의 내부 내용을 다룬 內景篇, 외부 내용을 다룬 外景篇, 질병에 관한 내용을 다룬 雜病篇, 약물을 다룬 湯液編, 침구의 내용을 기술한 鍼灸篇으로 구성되어 있다. 許任(1644)은 穴位와 치료법에 관해 독창적인 견해와 경험을 수록한 《鍼灸經驗方》을 저술하여 침구학 발전에 큰 업적을 남겼다.

淸代(A.D.1644～1911)는 동양의학사에서 氣化학설이 가장 발달했다. 葉天士는 脾胃의 생리특성에 대하여 '脾主升淸 胃主降濁'의 氣機를 설명했고, 또 '脾喜剛燥 胃喜柔潤'의 독자적인 견해를 제시했다. 王淸任(1830)은 《醫林改錯》에서 시체해부를 중시하고 臟腑에 대한 옛 의가들의 그릇된 견해를 과감하게 지적하면서 '業醫診病 當先明臟腑'할 것을 강조였다. 또 전통적 心의 정신작용을 의미하는 '心主思'의 생리를 부정하고, 정신과 기억이 뇌의 작용이라는 '靈機記性在腦'의 이론을 주장했다. 이러한 그의 주장은 당시 서양의학의 영향을 받아 해부를 통한 형태적 관찰을 추구하는 등 한의학 발전에 많은 기여를 했으나, 한편으로는 동양의학의 정체성을 손상시킨 면도 적지 않다. 陳惠疇(1878)가 편찬한 침구경맥 전문서인 《經脈圖考》에서는 골격의 위치로써 穴의 위치를 고증하고 橫骨取穴의 방법을 제시하여 穴의 고정된 위치에 대한 비교적 명확한 표지를 창안했다.

朝鮮의 李濟馬(1894)는 사람의 타고난 체질을 太陽人 · 太陰人 · 少陰人 · 少陽人의 四象으로 구분하고, 그 생리 · 병리 및 치료에 대한 새로운 의학이론을 창시하여 《東醫壽世保元》을 저술했다. 즉 肺脾肝腎 4臟의 大小를 근거로 체질을 구분하여, 성질 · 체격 · 용모의 차이는 물론 평소에 걸리기 쉬운 병이 있으며 같은 질병이라도 증상이 다르고 약물에 대한 반응도 다르다는 것을 밝혔다. 인간의 타고난 생리 · 병리적 특징을 서술하여 체질의학의 발달에 막대한 공헌을 했다.

한편 黃度淵(1885)은 처방서인 《方藥合編》을 저술하여 임상의 실용적 편리함을 제공했다. 周命新(1724)은 《醫門寶鑑》을 지어 病證을 중심으로 病門을 들고 병문에 해당되는 병의 원인을 기술함에 생리 · 병리 · 경락 및 운기이론을 제외시켰으며, 진단부분도 간략화를 시켰다. 또 康命吉(1799)은《東醫寶鑑》을 임상에 응용하기에 편리하도록 간명히 하여《濟衆新編》을 저술했다. 그러나 이들 저서는 임상 활용의 편리함을 제공했지만, 의학이론을 지나치게 간편화함으로서 학문 발전에 부정적인 면도 없지 않다.

청대 이후 한국과 중국은 臟腑經絡을 바탕으로 동양의학의 의료기술 · 교수법 · 분야별 다양한 연구를 진행함으로써 서양의학과 더불어 인류의 보건의료에 기여하고 있다.

제2장
精氣神血과 津液

精 · 氣 · 神 · 血과 津液은 한의학에서 생명의 기본 요소로 생리 · 병리 · 진단 · 치료의 근간이 된다. 이에《靈樞 · 本臟》에서는 "사람의 血氣精神은 생명을 받들어 천성과 천명에 두루 미친다."[1]라고 했다.

精 · 氣 · 神 · 血을 陰陽의 속성으로 나누면 精과 血은 形化하는 세력으로 陰, 神과 氣는 氣化하는 세력으로 陽에 해당한다.[2] 나아가 精과 血은 다시 陰中의 陰인 精과 陰中의 陽인 血로 구분되고, 神은 陽中의 陽, 氣는 陽中의 陰으로 그 작용과 성질을 구분할 수 있다. 그러나 이들은 모두 穀氣로부터 화생된 하나의 氣로 서로 전화하는 관계에 있다.[3]

한편 생명의 기본 요소를 陰精 · 陽氣 · 人神의 3요소로 관찰하여, 精 · 氣 · 神을 人身의 '三寶'라 하기도 하는데,[4] 여기에서 '陰精'은 血과 津液을 포함한다. 精 · 氣 · 神 · 血 및 津液의 개념 · 생성 · 작용 · 상호관계 및 임상적 의의를 이해하기로 한다.

1) 《靈樞 · 本臟47》: 人之血氣精神者 所以奉生 而周於性命者也.

2) 陰陽의 속성은 '陽化氣 陰成形'에 의하여 구분된다. 즉 陽은 기화의 상태, 陰은 형화의 상태로 진행하는 세력이다.

3) 《靈樞 · 決氣30》: 人有精氣津液血脈 余意以爲一氣耳.

4) 《類經 · 攝生類》: 故先天之氣 氣化爲精 後天之氣 精化爲氣 精之與氣 本自互生 精氣旣足 神自生矣 雖神由精氣而生 然所以統馭精氣 而爲運用主者 則又在吾心之神 三者合一 可言道矣.

제1절 精

精은 인체의 생식 · 성장 · 발육의 원천이 되는 물질의 정수(精髓)를 말한다.[5] 그 유래와 작용에 따라 先天의 精과 後天의 精으로 구분을 하나, 양생과 임상에서는 '絶慾貯精(욕정의 절제로 인한 정액의 저장)'을 강조하는 등 주로 남자의 정액과 관련되어 있다.

①先天의 精

선천의 精은 생명을 잉태시키는 父精(정자)과 母血(난자)로서 생식능력과 유전적 특성을 갖추고 있다. 태어나면서 부모에게서 부여받는다는

5) 《素問 · 金匱眞言論4》: 夫精者 身之本也. 《類經》: 精者 天之一 地之六也 天以一生水 地以六成之 … 故萬物初生 其來皆水 如果核未實猶水也 胎卵未成猶水也 卽凡人之有生 以及昆蟲草木 無不皆然 易曰男女構精 萬物化生 此謂也. 蓋精之爲物 重濁有質 形體因之而成也 … 精生於氣 故氣聚則精盈 魄幷於精 故形强則魄壯. 道家曰 水是三才之母 精爲元氣之根 … 成形始於精 養形在於穀.

의미에서 '선천의 精'이라고 한다. 평상시에 선천의 精은 혈중에 잠겨 형체가 없으나 성교 시 흥분(慾火)이 절정에 달하면 온몸을 유행하는 血이 命門(정소와 정낭)에 이르러 정자와 정액으로 전화하여 배설된다.[6)]

《黃帝內經》에서 생명은 精에서 유래하고, 사람이 처음 출생할 때 먼저 精이 형성된다고 했다.[7)] 여기서 精은 정자와 난자로서 생명을 잉태시키는 원시물질이 되므로 '생식의 精'이라고도 한다. 생식의 精인 父精(정자)과 母血(난자)은 天癸(생식기능을 촉진하는 물질)의 작용에 의하여 성숙되고 생식능력을 구비하며, 사정과 배란이 가능하게 되어 생명을 잉태하게 된다. 《素問 · 上古天眞論》에 의하면 여자는 14세, 남자는 16세를 전후하여 天癸가 분비됨으로서 여자는 월경이 시작되고 남자는 정자의 생성과 정액의 분비가 왕성하여 생식력을 갖추게 된다.[8)] 이러한 선천의 精의 생성, 저장 및 배설은 한의학에서 腎이 주관하며, 출생 후에 선천의 精은 후천의 精(穀氣)에 의하여 끊임없이 보충된다.

②後天의 精

후천의 精은 출생 후 음식물의 소화흡수에 의하여 생성된 영양물질(穀氣)을 말한다.[9)] 인체 성장발육의 물질적 기초가 되며, 생명을 주재하는 臟腑를 영양하고 그 생리활동의 근원이 되므로 '臟腑의 精'이라고도 한다. 후천의 精은 氣 · 血 · 津液으로 전화하기도 한다.

《景岳全書》에서는 "人의 출생은 精血(父精母血)에 근본을 두고, 출생이후에는 음식물의 영양에 의존한다. 精血이 없으면 形體의 기초가 서지 않고, 음식물의 자양이 없으면 형체가 健壯해 질 수 없다. 精血의 주관은 命門에 있고 水穀의 주관은 脾胃에 있으니 命門은 先天의 氣를 얻고 脾胃는 後天의 氣를 얻는다. 이로써 水穀의 海가 되는 비위의 기능은 선천에 의지하고, 精血의 海인 命門은 반드시 후천의 자양에 의존한다."[10)]고 했다. 곧 生身(생명)의 원천이 되는 선천의 精은 후천의 精에 의하여 끊임없이 보충되고, 養身의 근원이 되는 후친의 精은 신천의 작용에 의하여 부단히 생성됨을 알 수 있다.

6) 《東醫寶鑑 · 內景篇》: 五臟各有藏精 幷無停泊於其所 盖人未交感 精涵於血中 未有形狀 交感之後 慾火動極 而周身流行之血 至命門而 變爲精以泄焉.

7) 《靈樞 · 本神8》: 故生之來 謂之精 兩精相搏謂之神. 《靈樞 · 經脈10》: 人始生先成精 精成而腦髓生 骨爲幹. 《靈樞 · 決氣30》: 兩神相搏 合而成形 常先身生 是謂精.

8) 《素問 · 上古天眞論1》: 女子七歲 腎氣盛 齒更髮長 二七而天癸至 任脈通 太沖脈盛 月事以時下 故有子 … 七七任脈虛 太衝脈衰少 天癸竭 地道不通 故形壞而無子也. 丈夫八歲腎氣實 髮長齒更 二八腎氣盛 天癸至 精氣溢瀉 陰陽和 故能有子 … 七八肝氣衰 筋不能動 天癸竭 精少 腎臟衰 形體皆極.

9) 《素問 · 經脈別論21》: 食氣入胃 散精於肝 淫氣於筋 食氣入胃 濁氣歸心 淫精於脈 脈氣流經 經氣歸於肺 肺朝百脈 輸精於皮毛 … 飮入於胃 游溢精氣 上輸於脾 脾氣散精 上歸於肺 通調水道 下輸膀胱 輸精四布 五經幷行. 《素問 · 奇病論47》: 夫五味入口 藏於胃 脾爲之行其精氣.

10) 《景岳全書》: 人之始生本乎精血之原 人之旣生 由乎水穀之養 非精血無以立形體之基 非水穀無以成形體之壯 精血之司在命門 水穀之司在脾胃 故命門得先天之氣 脾胃得後天之氣也 是以水穀之海本賴先天之爲主 而精血之海 又必賴後天爲之資.

1. 정의 작용

精은 첫째, 生殖에 관여하고 인체의 성장과 발육을 촉진한다. 腎이 관장하는 선천의 精은 생명을 잉태하여 후대를 존속 · 계승시키고, 출생 후 음식물로부터 흡수한 후천의 精은 성장발육의 물질적 기초가 된다.《靈樞 · 經脈》[11]에 의하면 생명의 잉태 후, 뇌수 · 骨 · 脈 · 筋 · 肉 · 皮膚 · 毛髮의 형체가 점차 형성되는 발생학적 내용을 볼 수 있고, 출생 후 음식을 받아들여 脈道가 통하면 血氣가 운행되어 전신을 영양함을 알 수 있다

둘째, 精은 氣와 血의 생성원이 된다. 精은 기화작용에 의하여 氣나 血로 전화하고,[12] 뇌를 자양하여 뇌의 운동 · 언어 및 감각기능에 관여한다.

셋째, 精은 건강과 면역기능을 증진시킨다. 평소 가공하거나 오염되지 않은 음식의 영양물질을 섭취하여 精을 기르면 氣와 血의 생성이 왕성하여 안으로 五臟의 활동이 건강하게 되므로 몸이 가볍고 동작에 힘이 있고, 밖으로는 외부 邪氣(기후변화와 바이러스 · 세균 등)에 대한 저항력을 강화시켜 질병의 발생을 억제한다. 이에《素問 · 金匱眞言論》에서는 "精은 인체의 근본으로 精을 저장한 사람은 봄에 溫病에 걸리지 않는다."[13]고 했다. 반면 精을 충분히 기르지 못하거나 손상시키면 氣의 생성이 부족하여 장부의 기능이 약해지고 질병에 대한 저항력이 떨어진다.

2. 보정과 절정

精은 인체에 있어서 가장 귀하고 그의 분량 또한 적은 것이니 늘 충만하도록 유지하고 손상됨이 없이 보전해야 한다. 왜냐면 이는 양생의 기본이 됨은 물론 질병과 노화의 예방에 매우 중요하기 때문이다.[14] 精을 補하는 가장 좋은 방법은 穀味(음식의 기미)를 섭취하는 것이다. 독한 술(醇酒)과 기름진 맛(厚味)은 精을 생성하지 못하니, 기름지고 정제되고 가공된 식품이 아닌 오직 담백한 음식이 능히 精을 보할 수 있다. 이렇듯 매일 먹는 음식의 진액이 精이 되는 고로 '米'자와 '靑'자를 합한 것이 '精'이다. 죽이나 밥을 지을 때 한가운데 진한 즙이 모이는데, 이것이 곡식의 진액이므로 먹으면 精을 생성한다.

11)《靈樞 · 經脈10》: 人始生 先成精 精成而腦髓生 骨爲干 脈爲營 筋爲剛 肉爲墻 皮膚堅而毛髮長 谷入於胃 脈道以通 血氣乃行.

12)《素問 · 陰陽應象大論5》: 精化爲氣.《景岳全書》: 血卽精之屬也.《張氏醫通》: 精不泄 歸精於肝而化淸血.

13)《素問 · 金匱眞言論4》: 夫精者身之本也 故藏於精者 春不溫病.

14)《東醫寶鑑 · 精》: 仙書曰 陰陽之道 精液爲寶 謹而守之 後天而老; 黃庭經曰 急守精室勿妄泄 閉而寶之可長活.

象川翁이 말하기를 양생하는 사람은 먼저 精을 보배롭게 여겨야 한다. 精이 충만하면 氣가 충실해지고, 氣가 충실하면 정신작용이 왕성하여 몸이 건강하게 된다. 몸이 건강하면 병이 적고, 안으로는 五臟이 편안하고 밖으로는 피부가 윤택하며 얼굴에 광체가 돌고 눈과 귀가 밝아지며 늙어도 더욱 건장하게 되기 때문이다.[15] 그래서 양생에서는 節慾貯精을 중요시하고, 남자의 精을 보하는 가장 중요한 방법으로 성생활의 절제를 통한 정액의 배설을 최소화할 것을 강조했다.

일반적으로 성생활을 하기 전인 2×8의 16세의 남자는 1升 6合의 정액을 지니는데 무게가 1근이 된다. 쌓여서 가득차면 3升이 되지만 손상하면 1升에도 못 미친다. 나이 16세가 되어 사정하면 일회의 交合으로 半合의 정액을 상실하므로 보익해 주지 않으면 精이 고갈되어 몸이 피곤해진다. 사람이 5×8의 40세 이전에 방탕한 성생활을 하면 40세가 지나서 갑자기 氣力이 쇠약해짐을 깨닫게 되고 氣力이 쇠퇴하면 많은 질병이 생기니 오랫동안 치료하지 않으면 생명을 잃게 된다. 또 8×8의 64세가 되면 자연적으로 精氣와 骨髓가 고갈하는 시기이므로 이때 반드시 房事(성생활 · 성욕)를 절제하여 腎精의 손상을 예방하도록 해야 한다.[16]

《千金方》에 의하면 60세가 되면 精을 간직하여 배설하지 말라고 했으니 이것은 節慾(성욕의 절제)을 하라는 것이다. 節慾해야 할 때 節慾하지 않으면 이로 말미암아 생명이 위태로울 수 있다. 왜냐하면 精은 능히 氣로 전화하고 氣는 神을 化生하니, 精은 氣와 神의 물질적 기초로 양생에 있어 保精과 節精을 제일로 하는 것이다. 이처럼 성욕을 절제하지 않고 精을 소모하면 기운이 쇠약하여 많은 질병이 발생하여 몸이 위태롭게 되기 때문에 양생에서는 節慾貯精이라 하여 필요가 없는 정액의 배설을 금기한다. 곧 精이란 우리 몸의 지극한 보배라고 할 수 있다.

3. 정의 병증과 임상

精의 병태 · 생리는 정액의 유출과 관련된 내용이 주를 이루고, 소아의 경우에는 발육부전과 관련되어 인식되고 있다.

15) 《東醫寶鑑 · 精 · 精爲至寶》: 象川翁曰 精能生氣 氣能生神 榮衛一身 莫大於此 養生之士先寶其精 精滿則氣壯 氣壯則神旺 神旺則身健 身健而少病 內則五臟敷華 外則肌膚潤澤 容顔光彩 耳目聰明 老當益壯矣.

16) 한의학에서 인체 성장발육의 과정을 남자는 8년, 여자는 7년을 주기로 변화의 단계를 구분한다. 이는 남자는 陽(少陽)으로 少陰의 수인 8과 짝하고, 여자는 陰(少陰)으로 少陽의 수인 7과 짝하기 때문이다.

丹溪에 의하면 精의 갈무리는 腎이 주관하고 배설하는 작용은 肝에 있다. 이 두 장기에는 모두 相火가 있고, 위로 心의 君火에 연계되어 있다. 따라서 사물에 感應하여 心의 君火(慾火나 욕정)가 동하면, 肝과 腎의 相火가 함께 동요되어 성교를 하지 않아도 정액이 저절로 흘러나오게 된다. 또 心은 精을 주재하고 腎은 精의 저장을 제어한다. 그러므로 心과 腎의 氣가 虛하여 정을 제대로 다스리지 못하면 정액이 새어 나간다. 心氣가 허하여 精을 주재하지 못하거나, 心이 熱邪를 받아 陽氣를 수렴하지 못하여 정액이 나오는 것은 병이 기울어져 물이 흘러내리는 경우와 같은데 가벼운 병이다. 그러나 장부의 허약으로 精氣의 허손이 오래되거나, 心이 욕정을 수습하지 못하고 腎이 精을 攝納하지 못하여 정액이 흘러나오는 것은 병에 금이 가 그 틈으로 물이 새어 나오는 것과 유사하다. 그 병은 중하며 반드시 補하는 치료를 해야 한다.

이처럼 心腎의 氣가 허하거나 慾火(相火)가 동하여 精을 제어하지 못하면 정액이 유출되는 증상이 나타나는데, 소변에 따라 나오는 것을 尿精이라 하고, 성에 관련된 사진이나 이야기를 보거나 듣기만 해도 정액이 나오는 것을 漏精이라고 한다. 또 꿈에 귀신과 교접하여 사정하는 것을 夢精(夢遺)라고 하며, 꿈을 꾸지 않고도 정액이 저절로 새어 나오는 것을 精滑이라고 한다.

尿精 · 漏精 · 夢精 · 白淫의 정액 유출 증상은 일차적으로 心의 君火가 안정되지 못하고 동요하여 발생하지만, 오래되면 相火가 멋대로 일어나 정액이 멈추지 않고 흘러내리며 심하면 밤마다 계속 나오고 낮에도 흘러 멈추지 않게 된다. 그러나 성의 욕구를 해결하지 못해서 오는 鬱滯에 속하는 경우도 있다. 어떤 경우이던 精液의 과도한 유출은 腰背痛 · 脛酸 · 骨酸 · 痿厥 · 腦轉 · 耳鳴 · 眩冒의 증상을 초래한다.[17] 왜냐하면 생리적으로 腎精은 髓의 생성원으로 骨과 腦를 채우고 영양하기 때문이다.

치료는 熱로 인한 夢遺의 경우에 黃柏 · 知母 · 牡蠣 · 蛤粉을 사용하나, 만약 氣血을 손상하여 精을 굳게 지키지 못하는 경우에는 五倍子(1兩)와 白茯苓(2兩)으로 丸을 만들어 복용하거나 八物湯을 가감하여 사용

17) 《靈樞 · 本神8》: 恐懼而不解 則傷精 精傷則骨酸痿厥精時自下. 《靈樞 · 決氣30》: 精脫者 耳聾 氣脫者 目不明. 《東醫寶鑑》: 髓者骨之充 腦爲髓海 髓海不足 則腦轉耳鳴胻痠眩冒.

한다. 또 遺精이 심하여 밤낮으로 새어 나와 멈추지 않을 때는 黃連淸心飮 · 坎离丸을 사용한다. 精滑에는 巴戟丸 · 固精丸 · 芡實丸 · 桂枝龍骨牡蠣湯 · 治小便白濁出髓條方을 적절하게 이용한다. 또 과도한 성생활로 음경이 아프고 소변으로 정액이 새어 나가는 白淫에는 淸心蓮子飮을 처방한다. 더불어 收心과 養心에 힘쓰도록 한다.[18)]

18) 《東醫寶鑑 · 精 · 遺泄精屬心》: 夢泄屬心 精滑脫屬虛.

한편 태어나면서 부모로부터의 先天의 精의 품부가 부족하면 소아에게서 五遲(立遲 · 行遲 · 齒遲 · 髮遲 · 語遲), 五軟(頭項軟 · 口軟 · 手軟 · 脚軟 · 身軟)의 발육부전과 신체의 허약을 초래하기도 한다.

桂枝龍骨牡蠣湯: 治失精

- 桂枝 · 白芍藥 · 龍骨煆 · 牡蠣煆 · 生薑 各12g, 甘草 8g, 대추 2개.

黃連淸心飮: 治心火而遺泄精

- 黃連 · 生地黃 · 當歸 · 甘草 · 白茯神 · 酸棗仁 · 遠志 · 人蔘 · 蓮肉 各등분.

坎离丸: 治遺泄精夜甚

- 黃柏 · 知母를 같은 분량으로 가루내기하여 地黃煎膏로 반죽하여 환으로 복용.

淸心蓮子飮: 治心火上炎, 小便赤澁, 白淫

- 蓮子 8g, 赤茯苓 · 人蔘 · 黃芪 各4g, 黃芩 · 車前子 · 麥門冬 · 地骨皮 · 甘草 各2.8g.

제2절 氣

동양학에서 氣는 우주의 변화는 물론 인체의 생명현상을 설명하기 위하여 도입된 보편적 관념이었다. 옛 사람들은 氣가 우주는 물론 인체에 충만해 있어, 만물의 생성 · 발전 · 운동 · 변화의 근본으로 인식하는 동시에 인체를 구성하고 생명활동을 유지하는 근원으로 이해했다.[19)] 그러나 氣는 無形 · 無象이기 때문에 직접 관찰하기가 어렵고 다만 감각이나 사물의 각종 변화에 근거하여 그 실재를 느낀다.

19) 《宋 · 楊士瀛 · 仁齊直指方》: 人以氣爲主 … 陰陽之所以升降者 氣也 血脈之所以流行者 亦氣也 營衛之所以轉運者 氣也 五臟六腑所以升降者 亦此氣也 盛則盈 衰則虛 順則平 逆則病 氣者也 非獨人身之根本乎. 《素問 · 寶命全形論25》: 天地合氣 命之曰人. 《素問 · 六節臟象論9》: 天食人以五氣 地食人以五味 五氣入鼻 藏於心肺 上使五色攸明 音聲能彰 五味入口 藏於腸胃 味有所藏 以養五氣 氣和而生 津液相成 神乃自生. 《素問 · 寶命全形論25》: 人以天地之氣生 四時之法成. 《醫門法律》: 氣聚則形成 氣散則形亡. 《公羊傳 · 解詁》: 元者氣也 無形以起 有形以分 造起天地 天地之始也. 《難經 · 8難》: 氣者人之根本也. 《論衡 · 自然》: 天地合氣 萬物自生. 《管子》: 有氣則生 無氣則死 生者以其氣. 《呂氏春秋》; 精氣集也 必有入死也 集於羽鳥欬 爲飛揚 集於走獸欬 爲流行 集於珠玉欬 爲精朗 集於樹木欬 爲茂長 集於聖人欬 爲璟明 精氣之來也 因輕而揚之 因走而行之 因美而良之 因長而養之 因智而明之. 《國語 · 周語》: 氣在口爲言 在目爲明.

한의학에서 氣는 물질적, 기능적, 에너지적, 의식적(정서적) 특성을 포괄하는 생명활동의 기본이 되는 에너지이다. 즉 氣는 생명력(생명에너지)으로 정의할 수 있다.[20] 체내를 순환하는 營氣 · 衛氣나 穀氣(수곡의 정미)는 생명활동을 유지하는 기본 물질로 물질적 속성이며, 臟腑나 經絡의 기능을 설명하는 臟腑의 氣와 經脈의 氣는 기능적 속성에 속한다. 또 기운의 의미로서 에너지적 속성과 기분 · 분위기 등 정서적 측면은 의식적 속성을 나타낸다. 이러한 氣는 근원적으로 부모로부터 부여받고, 출생 후 음식물의 영양에 의하여 끊임없이 보충되며 經絡을 통하여 전신으로 운행하면서 생명활동을 관장하게 된다.

20) 《東醫寶鑑 · 氣》: 丹溪曰 周流乎一身 以爲生者 氣也 苟內無所傷 外無所感 何氣病之有哉.

1. 기의 작용

氣는 인체를 끊임없이 순환하면서[21] 생명활동에 대하여, 推動 · 溫熱 · 防禦 · 固攝 · 氣化 · 營養의 작용을 발휘한다.

21) 《靈樞 · 脈度17》: 氣不得無行也 如水之流 … 其流溢之氣 內漑臟腑 外濡腠理.

1.1. 推動作用

氣는 매우 강한 활성으로 臟腑 · 經絡의 기능을 추동하여 생장발육, 혈액의 운행, 津液의 산포 및 노폐물의 배설을 촉진한다. 氣의 추동작용이 약하면 臟腑 · 經絡의 기능이 쇠퇴하고, 氣의 순환이 원활하지 못하여 氣鬱 · 氣滯의 병태가 나타남은 물론 혈액의 운행과 津液의 수포 및 배설의 장애를 초래하여 血瘀와 水濕의 정체를 일으키는 원인이 된다.

1.2. 溫熱作用

氣의 燻蒸과 溫暖의 작용을 말한다. 인체의 열 생산과 일정한 체온의 유지는 氣의 온열작용에 의존한다.[22] 氣의 온열작용에 의한 정상적 체온의 유지는 臟腑 · 經絡의 기능을 유지시키고, 精 · 血 · 津液 등 액체상의 물질이 순조롭게 운행할 수 있는 기초가 된다. 만약 氣가 온열작용을 상실하면, 畏寒 · 肢冷의 寒症과 혈맥이 응체하여 혈액과 진액의 운행이 지체되는 증상이 나타난다.

22) 《難經 · 22難》: 氣主煦之. 《靈樞 · 本臟47》: 衛氣者 所以溫分肉.

1.3. 防禦作用

氣는 인체를 호위하여 외부로부터 邪氣(六淫)의 침입을 방어하는 작용이 있다.[23] 이를 《素問 · 刺法論》에서는 "正氣存內 邪不相干"이라고 했다. 인체의 방어에 관여하는 氣를 특별히 衛氣라고 칭한다. 만약 衛氣가 虛하여 방어 작용이 약해지면 邪氣가 침입하게 되니, 邪氣가 침입하는 곳은 그 氣가 반드시 虛하다고 한다.[24] 이처럼 氣는 인체의 면역에 관여하므로, 氣가 약해지면 면역기능이 떨어져 질병의 이환이 용이하게 된다.

1.4. 固攝作用

固攝이란 단단하게 붙들어 준다는 뜻으로 氣의 固攝작용은 체내 정액 · 혈액 · 진액의 운행 · 수포 및 배설을 통제하고 조절하여 유실을 방지한다. 즉 血液의 흐름을 제어하여 脈外로 넘치지 못하게 하고(脾統血), 정액의 배설을 조절하여 妄泄하지 않도록 하며(腎藏精), 땀과 소변을 조절하여 津液의 과도한 유실을 막는다. 또한 복강 내 臟器의 위치를 고정시켜 下垂하지 못하게 한다. 固攝에 문제가 발생하면 정액 · 혈액 · 진액이 과도하게 밖으로 빠져나가고 장기가 하수하는 병리상태가 나타난다. 혈액의 순환을 제어하지 못하면 出血의 증상을 유발하고, 腎精을 제어하지 못하면 滑精 · 早泄이 나타나며, 津液을 統攝하지 못하면 自汗 · 多尿 · 요실금의 증상이 발생한다. 固攝의 실조로 中氣가 下陷하면, 子宮 · 胃 · 腎 등의 장기하수와 脫肛을 초래하기도 한다.

1.5. 氣化作用

氣化는 氣의 운동으로 나타나는 변화를 가리키며, 체내 물질대사는 氣化작용의 구체적 표현으로 볼 수 있다. 水穀의 정미로부터의 氣 · 血 · 精 · 津液의 생성 · 전화 · 운행 · 산포 및 대사 후의 땀이나 소변의 배설은 모두 氣化의 결과이다. 이러한 氣化의 과정이나 세력의 변화를 한의학에서는 '陽化氣 陰成形'으로 개괄한다. 인체에서의 形과 氣의 상호전화를 보면 形은 氣化를 통해 氣로 전화되어 에너지를 생산하고, 氣는 形을 이루어 필요한 물질을 합성한다. 곧 물질대사에 있어서 물질의 분해를 의미하는 이화작용과 합성을 의미하는 동화작용은 氣化의 결과이다. 《素問 · 靈蘭秘典論》에서는 "膀胱者 州都之官 津液藏焉 氣化則能出矣"라 하여, 氣化에 의한 방광의 배뇨작용을 설명했다. 임상적으로 氣化작용의 쇠퇴

[23] 《衛生寶鑑》: 蓋陽氣爲衛 衛氣者 所以溫分肉 充皮膚 肥腠理 司開闔 此皆衛外而爲固也. 《醫旨緖餘》: 衛氣者 爲言護衛周身 溫分肉 肥腠理 不使外邪侵犯也.

[24] 《素問 · 評熱病論33》: 邪之所湊 其氣必虛.

도표 1-2-01. 氣의 분류와 작용

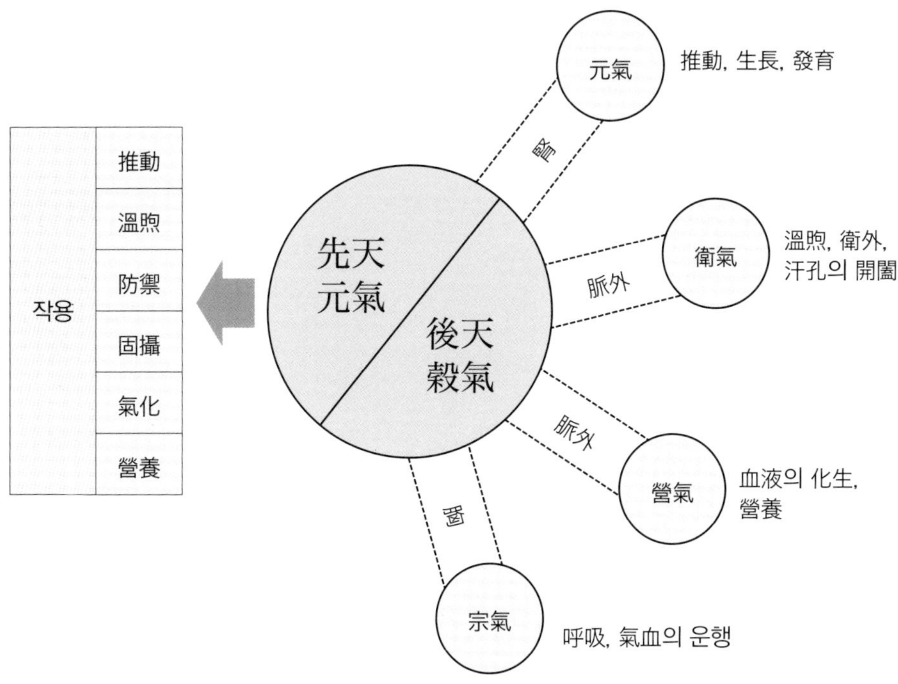

는 신진대사의 저하를 초래하여 氣·血·精·津液과 관련된 다양한 질환을 유발할 수 있다.

1.6. 營養作用

氣는 인체에 대하여 영양작용을 발휘한다. 衛氣는 肌肉을 따듯하게 하고 皮膚를 충실하게 하고 腠理를 肥厚하게 하며, 營氣는 진액을 분비하여 오장육부와 사지를 영양한다.[25] 《婦人良方》에서는 營氣의 영양작용에 의한 耳의 청각, 目의 시각, 手의 물건을 쥐는 힘, 足의 보행을 설명했다.[26]

2. 기의 분류

氣는 일반적으로 유래에 따라 先天의 氣, 後天의 氣 및 淸氣로 구분된다.

先天의 氣는 부모로부터 받아 생명의 원동력이 되는 元氣를 말하며, 後天의 氣는 출생 후 음식물을 섭취하여 형성된 宗氣·營氣·衛氣를 포괄

25) 《靈樞·本臟47》: 衛氣者 所以溫分肉 充皮膚 肥腠理. 《靈樞·邪客71》: 營氣者 泌其津液 注之於脈 化以爲血 以營四末 內注五臟六腑. 《素問·痺論43》: 營者 水谷之精氣也 和調於五臟 洒陳於六腑 乃能入於脈也 故循脈上下 貫五臟 絡六腑也.

26) 《婦人良方》: 營者水穀之精 和調於五臟 灑陳於六腑 乃能入於脈也 源源而來 化生於脾 總統於心 藏受於肝 宣布於肺 施泄於腎 灌漑一身 目得之而能視 耳得之而能聽 手得之而能握 足得之而能步 臟得之而能液 腑得之而能氣.

한다. 淸氣는 肺가 흡입한 산소를 말한다. 그러나 유래, 분포 및 기능에 따라 先天之氣 · 後天之氣 · 陽氣 · 陰氣 · 衛氣 · 營氣 · 充氣 · 胃氣 · 宗氣 · 中氣 · 元陰之氣 · 元陽之氣 등 다양하게 구분하기도 한다.[27)]

27) 《類經 · 疾病類; 卷13 · 邪變無窮》: 眞氣則元氣也 氣在天者 受於天 而喉主之 在水穀者 而咽主之 然鍾於未生之初者 曰先天之氣 成於已生之後者 曰後天之氣 氣在陽分卽陽氣, 在陰卽陰氣 在表曰衛氣 在裏曰營氣 在脾曰充氣 在胃曰胃氣 在上焦曰宗氣 在中焦曰中氣 在下焦曰元陰元陽之氣 皆無非其別名耳.

2.1. 元氣

元氣의 元은 원시 · 최초 · 근본의 뜻으로 부모로부터 품수한 생명활동의 원천이 되는 동력을 말한다. 별칭으로 原氣 · 眞氣 · 腎間動氣라고 한다.

운행과 작용

元氣는 생식의 精으로부터 형성되므로 腎에서 發源하고 上焦의 膻中, 中焦의 中脘 및 下焦의 氣海를 통하여 장부 · 경락 · 조직 · 기관으로 운행되어 그 기능을 격발하고 생명활동을 유지한다.[28)] 이처럼 元氣는 三焦의 세 기점을 통하여 전신에 운행되므로 三焦를 '元氣의 別使'라고 한다. 출생 후 元氣는 脾胃의 소화흡수에 의한 穀氣의 자양에 의하여 끊임없이 보충되므로 소화기능을 건강하게 유지하고,[29)] 평소에 음식(穀氣)을 잘 섭취하여 元氣를 保養하는 것은 면역의 증진을 통한 질병의 예방과 치료에 중요한 의의가 있다. 元氣가 왕성하면 장부 · 경락의 작용이 왕성하여 건강 무병하나, 稟賦의 부족이나 오랜 질병으로 元氣가 손상되면 장부 · 경락의 기능이 쇠퇴하여 몸이 쇠약하게 되고 邪氣에 대한 저항력이 떨어지게 된다.

28) 《難經 · 8難》: 所謂生氣之原者 謂十二經之根本也 謂腎間動氣也 此五臟六腑之本 十二經脈之根 呼吸之門 三焦之原 一名守邪之神. 《難經 · 66難》: 臍下腎間動氣者 人之生命也 十二經之根本也 故曰原 三焦者 原氣之別使也 主通行三氣 經歷於五臟六腑. 《金匱要略》: 若五臟元眞通暢 人卽安和.

29) 《脾胃論》: 元氣之充足 皆因脾胃之氣無所傷 而後能滋養元氣 若胃氣之本弱 飮食自倍 則脾胃之氣旣傷 而元氣亦不能充. 《靈樞 · 刺節眞邪75》: 眞氣者 所稟受於天 與穀氣幷而充身也.

2.2. 宗氣

宗氣의 '宗'이 마루, 근본(本) 및 높음(尊)을 의미하듯 宗氣는 인체의 마루가 되는 흉중의 氣海(膻中)에 쌓인 氣를 말한다. 인체의 가장 높은 위치에서 肺의 호흡과 心의 혈액순환을 추동하므로 動氣 또는 大氣라고도 한다.[30)] 動氣는 宗氣의 추동작용을 지칭하는 것으로, 심장의 박동을 일으키는 동방결절(박동원)의 주기적 흥분을 촉진하여 혈액을 전신으로 순환시킨다. 대부분의 한의서에서 宗氣를 脾胃의 소화흡수에 의한 곡기와 肺가 흡입한 산소가 결합하여 흉중에 축적된 것으로 설명하고 있는데, 그 근거가 확실하지 않다.

30) 《醫門法律 · 大氣論》: 大氣卽宗氣之別名 宗者尊也主也 十二經脈奉之爲尊主也.

운행과 작용

宗氣는 흉중의 氣海(膻中)를 기점으로 세 방향으로 운행된다.

첫째, 위로는 흉중의 膻中에서 기도(喉嚨)로 나와 호흡과 발성을 주관하고, 鼻로 나와 후각에 관여한다.[31] 宗氣가 왕성하면 호흡이 고르고 조화로우며 음성이 크고 맑고, 반대로 宗氣가 부족하면 호흡이 미약하고 음성이 작고 약하며 후각기능이 저하된다.

둘째, 心脈을 관통하여 심박동과 혈액의 운행을 추동한다. 따라서 혈액의 운행과 심박동의 정상 여부는 宗氣의 성쇠와 밀접한 관계가 있다.[32] 宗氣가 왕성하면 혈액이 정상적으로 운행되고 맥박이 규칙적으로 나타난다. 만약 宗氣가 부족하면 심박동의 무력으로 血脈이 응체하여 순환장애가 발생하고, 맥박이 불규칙하고 미약하거나 무력하게 된다. 따라서 협심증이나 심근경색 등의 심혈관 질환은 한의학적으로 宗氣의 기능장애로 이해할 수 있다. 평소 生脈散(麥門冬 8g, 人蔘 · 五味子 各4g, 或加黃芪 · 甘草 各4g, 或加 黃柏 0.8g)을 복용하여 宗氣를 기르는 것은 脈을 생하고 관상동맥 질환의 예방에 좋다.[33]

셋째, 아래로는 丹田(關元)에 모이고 足陽明胃經의 氣街(足陽明胃經의 氣衝穴, 臍下 5寸의 복부 정중선 좌우 각 2寸 부위)에 주입되어 하지로

31) 《靈樞 · 邪客71》: 五穀入於胃也 其糟粕津液宗氣 分爲三隧 故宗氣積於胸中 出於喉嚨 以貫心肺 而行呼吸焉.《靈樞 · 五味56》: 其大氣之摶而不行者 積於胸中 命曰氣海 出於肺 循咽喉 故呼則出 吸則入.《靈樞 · 邪氣臟腑病形4》: 其宗氣上出於鼻而爲嗅.《靈樞 · 刺節眞邪75》: 宗氣留於海 其下者注於氣街 其上者走於息道.

32) 《素問 · 平人氣象論18》: 胃之大絡 名曰虛里 貫膈絡肺 出於左乳下 其動應衣 脈宗氣也 盛喘數絶者 其病在中 結而橫 有積矣 絶不至曰死 乳之下 其動應衣 宗氣泄也.

33) 《東醫寶鑑 · 暑》: 人蔘麥門冬五味子 生脈 脈者 元氣也.

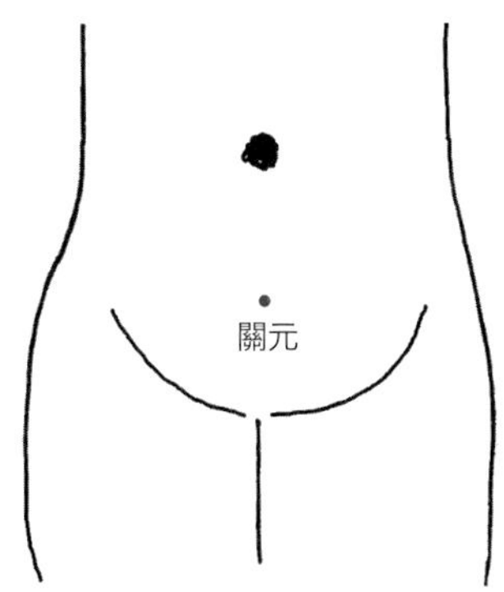

그림 1-2-01. 丹田과 氣街穴

참고: 丹田은 일반적으로 臍下 3촌(6cm쯤)의 부위를 말한다. 그러나 肘肱의 活人書에서는 臍下 2촌을 丹田이라 하였다. 仙經에 의하면 丹田을 上中下의 부위로 구분하여 뇌는 수해(髓海)로서 上丹田이 되며, 心은 강궁(絳宮)으로서 中丹田이 되고, 臍下 3치의 부위를 下丹田이라고 한다. 下丹田은 藏精의 府이며, 中丹田은 藏氣의 부이고, 上丹田은 藏神의 부라고 했다.

운행한다. 그러므로 발에서 氣가 거슬러 宗氣가 하행하지 못하면 하지의 혈행장애로 血瘀나 정맥류가 나타날 수 있다.[34)]

이상에서 宗氣는 肺의 기능을 추동하여 호흡 · 음성 및 코의 후각에 관여하고, 心의 박동을 추동하여 정상적 혈액순환에 관여함을 알 수 있다. 周學海는 宗氣의 작용을 "무릇 호흡과 음성 및 肢體의 운동, 筋骨의 강건함은 宗氣의 작용에 의한다."고 했다.[35)]

34)《靈樞 · 刺節眞邪75》: 宗氣留於海 其下者 注於氣街 其上者 走於息道 故厥在足 宗氣不下 脈中之血 凝而留止; 張景岳, 其下者 蓄於丹田 注足陽明之氣街 而下行於足 其上者 積於胸中 出於息道 而爲呼吸.

35)《讀書隨筆》: 宗氣者動氣也 凡呼吸聲音 以及肢體運動 筋骨强健者 宗氣之功用也 虛則短促少氣 實則喘喝脹滿.

2.3. 營氣

營氣의 '營'은 영양 · 운영의 뜻으로 營氣는 穀氣 중에서 脈內를 운행하는 영양작용이 풍부하고 그 성질이 맑고 부드러운 淸柔한 氣를 말한다. 《素問 · 痺論》에서 이를 "水穀之精氣"라 하고, 《靈樞 · 營衛生會》에서는 "淸者爲營"이라고 했다.[36)] 淸은 穀氣 가운데 맑고 정미한 부분 곧 精專을 뜻한다. 營氣는 陰의 속성으로 脈內를 운행하므로 '營陰'이라 하고, 또 혈액과 함께 순환하면서 전신을 영양하고 혈액의 조성성분이 되는 등 혈액과 불가분의 관계로 '營血'이라고 칭하기도 한다.

36)《素問 · 痺論43》: 營者 水谷之精氣也 和調於五臟 灑陳於六腑 乃能入於脈也 故循脈上下 貫五臟 絡六腑也 衛者 水谷之悍氣也 其氣慓疾滑利 不能入於脈也 故循皮膚之中 分肉之間 熏於肓膜 散於胸腹. 《靈樞 · 營衛生會18》: 人受氣於穀 穀入於胃 以傳於肺 五臟六腑 皆以受氣 其淸者爲營 濁者爲衛 營在脈中 衛在脈外 營周不休.

운행과 작용

營氣는 脈內로 분비되고 혈액으로 전화하여 사지와 오장육부를 영양한다. 營氣의 脈內 운행, 혈액의 생성 및 영양작용을 《靈樞 · 邪客》에서 "營氣는 津液을 脈內로 분비하여 血液을 화생하고 사지를 영양하며 오장육부로 灌注한다."[37)]고 했다. 營氣의 晝夜 운행은 經絡論의 '營氣의 운행'을 참고하기 바란다. 營氣의 대사는 五臟이 모두 관여하는데, 脾에서 생성되고, 心의 통솔을 받으며, 肝에 받아들여져 저장되고, 肺에서 퍼지며, 腎이 나누어 보내 온몸을 灌漑한다.[38)] 따라서 營氣의 대사 이상은 五臟을 모두 고려해야 하며, 임상에서 營氣가 부족하여 혈액의 생성원이 부족하면, 頭暈 · 目眩 · 經少 혹은 經閉 · 舌淡 · 脈細澁 등 血虛의 증상을 초래한다.

37)《靈樞 · 邪客71》: 營氣者 泌其津液 注之於脈 化以爲血 以營四末 內注五臟六腑. 《素問 · 痺論43》: 營者 水谷之精氣也 和調於五臟 灑陳於六腑 乃能入於脈也 故循脈上下 貫五臟 絡六腑也. 《靈樞 · 營衛生會18》: 人受氣於穀 穀入於胃 以傳於肺 五臟六腑 皆以受氣 其淸者爲營 濁者爲衛 營在脈中 衛在脈外 營周不休也.

38)《東醫寶鑑》: 營者 水谷之精氣也 生化於脾 總統於心 藏受於肝 宣布於肺 施泄於腎 灌漑一身.

2.4. 衛氣

衛氣는 穀氣 중 그 성질이 빠르고 매끄러운 부분으로 脈外를 운행하는 氣를 말한다. 《素問 · 痺論》에서 "水穀之悍氣"라 하고, 《靈樞 · 營衛生會》

에서는 "濁者爲衛"라고 했다. 여기서 '悍'과 '濁'은 輕浮 · 慓悍 · 滑利한 성질을 말한다. 衛氣의 이러한 성질은 陽의 속성에 해당함으로 '營陰'에 상대하여 '衛陽'이라고 말한다.

운행과 작용

衛氣는 그 성질이 빠르고 미끄러우며 침투 · 확산하는 능력이 강하다. 外로는 피부, 肌肉의 사이 및 사지의 말단을 운행하고, 內로는 흉복의 肓膜[39]으로 산포한다.[40] 衛氣가 脈外를 운행한다는 것은 이를 의미하는데, 衛氣의 성질과 운행 · 산포에 대한 보편적인 인식을 잘 나타내고 있다.

衛氣의 작용은 첫째, 피부 · 肌肉 및 肓膜을 溫養하여 따뜻하게 데워주고, 충실하게 한다.[41] 衛氣가 虛하여 피부와 肌肉을 溫煦하지 못하면 몸이 차고, 寒氣를 싫어하게 된다.

둘째, 外邪의 침습을 방어한다. 衛氣의 '衛'는 호위 · 보위의 뜻으로 衛氣가 조화로우면 肌肉의 문리가 잘 소통되어 氣의 운행이 원활하게 되므로 피부가 충실하고 부드러우며 腠理[42]가 치밀하게 되어 邪氣의 침입을 방어한다.[43] 따라서 衛氣가 虛하면 면역기능이 저하되어 외부의 邪氣가 쉽게 침범하게 된다.

셋째, 땀구멍(汗孔)의 開闔을 조절한다. 衛氣는 氣의 固攝작용으로 땀구멍의 개폐를 조절하여 땀의 분비를 조절한다. 임상적으로 衛氣가 虛하면 피부의 땀구멍이 지나치게 열려 自汗이 있고, 寒邪의 침습으로 衛氣가 속박을 당하면 腠理가 막혀 땀이 나지 않는 無汗의 증상이 나타난다. 傷寒에서 太陽病의 傷風으로 인한 自汗과 傷寒으로 인한 無汗은 衛氣가 汗孔에 대한 開闔을 실조하여 나타나는 증상이다.

넷째, 衛氣의 순행은 수면에 관여한다. 낮에는 陽分(體表: 몸의 외부)을 순행하여 陽氣가 盛한 각성상태를 유도하고, 밤에는 陰分(體內: 몸의 내부)을 순행하여 陰氣가 盛한 수면을 유도하게 된다.[44] 따라서 衛氣의 주야 순행에 이상이 생기면 수면장애가 초래된다.

만약 사기가 장부에 침입하면 衛氣가 홀로 체표를 호위하여 陽分으로만 운행하고 陰分으로 들어가지 못한다. 陽分으로 운행하면 陽氣가 편성

39) 흉막 · 복막을 지칭하는 것으로 보인다.

40) 《素問 · 痺論43》: 衛者 水穀之悍氣也 其氣慓疾滑利 不能入於脈也 故循皮膚之中 分肉之間 熏於肓膜 散於胸腹; 張志聰曰: 衛者水穀之悍氣 其氣慓疾滑利 不能入於脈也 不入於脈 故在外則循於皮膚分肉之間 在內則行於絡臟絡腑之膜原 絡小腸之脂膜 謂之肓 是以在中焦則熏蒸於肓膜 行於胸膈之上 則熇散於心肺之膜理 行於腹中散於腸胃肝腎之膜原 是外內上下皮肉臟腑 皆以受氣; 《靈樞 · 邪客71》: 衛氣者 出其悍氣之慓疾 而先行於四末 分肉皮膚之間 而不休者也 晝日行於陽 夜行於陰 常從足少陰之分間 行於五臟六腑.

41) 《靈樞 · 本臟47》: 衛氣者 所以溫分肉 充皮膚 肥腠理 司開闔者也.

42) 피부 · 肌肉 · 장부의 紋理 및 피부와 肌肉 사이의 결합조직 혹은 땀구멍(汗孔)을 가리킨다. 체액을 배설시키고 기혈을 유통시키는 문호이며, 外邪의 침입을 막는 기능이 있다.

43) 《靈樞 · 本臟47》: 衛氣和則 分肉解利 皮膚調柔 腠理致密矣; 여기서 '分肉解利'는 기육의 문리가 잘 소통된다는 의미이다.

44) 《黃元御醫書十一種》: 衛氣入於陰則寐 出於陽則寤. 《靈樞 · 本臟47》: 陽氣盡 陰氣盛則目瞑 陰氣盡而陽氣盛則寤矣. 《靈樞 · 營衛生會18》: 衛氣行於陰二十五度 日行陽二十五度 分爲晝夜 故氣至陽而起 至陰而止.

도표 1-2-02. 營氣와 衛氣의 비교

구분	來源	性情	運行散布	作用
營氣	水穀精微	專精: 精純, 淸柔	脈中(經脈): 四肢, 五臟六腑	營內
衛氣		悍氣: 慓疾滑利	脈外(絡脈): 皮膚, 分肉, 肓膜	衛外

해지고 陽氣가 편성해지면 전신의 陽氣를 주관하는 陽蹻脈이 충만하고 陰氣가 허해져 不眠의 증상이 나타난다.[45] 衛氣의 운행은 낮에는 足太陽膀胱經에서 시작하여 인체의 陽分을 운행하고, 밤에는 足少陰腎經을 기점으로 하여 陰分을 운행한다. 자세한 주야 운행은 經絡論의 衛氣의 운행을 참고하기 바란다.

45) 《靈樞 · 邪客71》: 今厥氣客於五臟六腑 則衛氣獨衛其外 行於陽不得入於陰 行於陽則陽氣盛 陽氣盛則陽蹻滿 不得入於陰 陰虛故目不瞑.

3. 기의 운동형식(氣機)

氣의 정상적인 운동 형식을 氣機라고 한다. 氣機는 升降出入으로 개괄되며 생명활동의 근본이 된다. 升降은 물질이동과 기능 활동에 있어서 상승과 하강의 경향을 말하며, 出入은 물질교환(섭취 · 배설)과 기능 활동의 向內와 向外의 경향을 말한다. 氣의 升降出入은 생명유지의 관건으로 생명활동의 과정 중에 구체적으로 나타나는데, 《素問 · 六微旨大論》[46]에서는 다음과 같이 말했다.

46) 《素問 · 六微旨大論68》: 出入廢則神機化滅 升降息則氣立孤危 故非出入則無以生長壯老已 非升降則無以生長化收藏 是以升降出入 無器不有.

> 出入이 중지되면 神機(생명활동)가 소멸하여 동물은 태어남 · 성장함 · 건장해짐 · 노쇠함 · 죽음의 과정이 없고, 升降이 그치면 氣立하여 위태로워지는 故로 식물은 발아 · 성장 · 결실 · 수확 · 저장의 과정이 없다. 따라서 升降出入은 우주 간의 만물(器)이 모두 구비하고 있다.

즉 氣機는 만물의 생성과 발전 변화의 근원일 뿐 아니라, 생명활동의 상반된 두 속성으로 상호 제어와 협조의 관계로 정상적 생명현상을 발휘하게 한다. 예를 들어 肺의 呼吸은 외계로부터 산소를 받아들이는 吸入과 체내의 이산화탄소를 배출하는 呼出의 出入작용에 의하여 이루어진다. 호흡생리에 있어서 肺가 呼氣를 주관하고 腎이 納氣를 주관하는 肺와 腎의 협력은 氣의 出入에 의한 작용이다. 또 肺氣의 宣散과 肅降, 心

火의 하강과 腎水의 상승에 의한 水火旣濟의 생리, 脾氣의 升淸과 胃氣의 降濁에 의한 소화흡수 및 肝氣의 升達과 肺氣의 肅降에 의한 氣의 조화는 升降의 구체적 표현으로 升降에 의한 상호 의존과 제약의 관계를 나타낸다. 이처럼 臟腑와 經絡은 인체의 氣가 升降하고 出入하는 구체적인 場이 된다.

임상에서 肺氣上逆, 肺失宣降, 腎不納氣, 心腎不交, 脾氣下陷, 胃氣上逆, 肝氣鬱結, 心火上炎 등은 氣機의 실조로 인한 장부의 병변을 보여준다. 이렇듯 氣機는 생리활동과 병태생리의 관건으로 정상적인 氣의 升降出入을 氣機調暢이라 하고, 升降出入의 失調를 氣機失調 혹은 氣機不暢이라고 한다.

4. 조기와 건강

氣는 쉼 없이 체내를 순환하고 운행하면서 생명을 유지시켜 준다. 氣의 흐름이 원활해야 정신작용이 일어나고, 精이 생성되며, 혈액이 몸의 구석구석까지 순환하면서 영양분을 공급하게 되어 생명을 유지할 수 있다. 인체의 氣는 穀氣에 의하여 부단히 보충되는데, 일반적으로 소모되는 것이 많고 생성되는 것은 적기 때문에 반나절을 음식 먹지 않으면 氣가 쇠약해지고, 하루를 먹지 않으면 氣가 부족해진다.[47]

氣순환의 시작은 호흡이며 숨을 내쉬고 들이쉬는 것은 열고 닫히는 작용이다. 숨을 내쉴 때 氣가 나가는 것은 陽이 열리는 작용이고, 숨을 들이쉴 때 氣가 들어오는 것은 陰이 닫히는 작용이다. "대개 氣가 下焦에 있으면 호흡이 길고, 氣가 上焦에 있으면 호흡이 가쁘다."[48]고 한 것은 이와 같은 복식호흡의 중요성을 강조한 것이다.

한편 한가하고 편안한 사람은 움직여 힘을 쓰지 않고 배불리 먹고 앉아 있거나 잠을 자기 때문에 經絡이 통하지 않고 血脈이 응체되어 勞倦의 증상이 발생한다. 따라서 항상 운동을 하되 피곤하지 않을 정도로 하여 營衛가 소통되고 혈맥이 고르고 막힘이 없도록 해야 한다. 이를 비유하면 흐르는 물은 썩지 않고 문지도리에는 좀이 먹지 않는 것과 같다.[49]

47) 《素問 · 平人氣象論18》: 平人之常氣稟於胃 胃者平人之常氣也. 《靈樞 · 五味論63》: 胃者五臟六腑之海也 水穀皆入於胃 五臟六腑皆稟氣於胃 … 天地之精氣 其大數常出三入一 故穀不入 半日則氣衰 一日則氣少矣.

48) 《東醫寶鑑 · 氣爲呼吸之根》: 蓋氣在下焦 其息遠 氣在上焦 其息促.

49) 《東醫寶鑑 · 氣逸則滯》: 故常須用力 但不至疲極 所貴營衛疏通 血脈調暢 譬如流水不汚 戶樞不蠹也.

즉 평소 균형 잡힌 식생활, 가벼운 운동과 즐거운 마음으로 氣의 소통과 순환을 원활히 하는 것이 건강을 유지하는 중요한 방법이다. 또《論語》에서는 "君子에게는 세 가지 경계해야 하는 것이 있다. 젊어서는 혈기가 안정되지 않았으므로 色을 경계해야 하고, 장년이 되어서는 혈기가 막 왕성해지므로 싸움에 빠지는 것을 경계해야 하며, 늙어서는 혈기가 이미 쇠약해졌으므로 탐욕에 빠지는 것을 경계해야 한다."고 하여, 연령에 따른 氣의 특징과 양생법을 제시했다.[50)]

50)《論語 · 季氏》: 君子有三戒 少之時 血氣未定 戒之在色 及其壯也 血氣方剛 戒之在鬪 及其老也 血氣已衰 戒之在得.

5. 기의 병태

氣의 병태는 風寒暑濕燥火의 六淫, 喜怒憂思悲恐驚의 七情 및 勞倦에 의한 氣機의 실조가 중요한 원인이 된다.[51)]

51)《類經》: 夫百病皆生於氣 正以氣之爲用無所不至 一有不調則無所不病 故氣在外 則有六氣之侵 在內則有九氣之亂 而凡病之爲虛爲實爲熱爲寒 至其變態莫可名狀 欲求其本 則止一氣字足以盡之.

일반적으로 氣의 소통이 원활하지 못하고 한곳에 모이거나 어떤 부위에 정체되어 통하지 않는 것을 氣滯라 하고, 오래되어 한곳에 맺히면 氣結이라고 한다. 또 氣의 상승이 지나치면 氣逆, 氣의 하강이 지나치면 氣陷, 氣의 外泄이 태과하면 氣脫이라고 한다. 이러한 氣의 병태는 많은 병의 원인이 된다.《萬病回春》[52)]에서는 六淫에 의한 氣의 손상과 특징적인 증상에 대하여 다음과 같이 설명했다.

52)《萬病回春 · 諸氣》: 外感六淫者 風寒暑濕燥火也. 風傷氣者爲疼痛 寒傷氣者爲戰慄 暑傷氣者爲熱悶 濕傷氣者爲腫滿 燥傷氣者爲閉結. 有虛氣 有實氣 虛者 正氣虛 用四君子湯 實者 邪氣實 用分心氣飮.

> "風邪가 氣를 손상시키면 통증이 있고, 寒邪가 氣를 손상하면 오한이 들면서 몸이 떨린다. 暑邪가 氣를 손상시키면 열이 나서 답답하며, 濕邪가 氣를 손상시키면 부종과 복부의 창만이 나타나고, 燥邪로 氣가 손상되면 대소변이 나오지 않는다. … 正氣가 허하면 四君子湯을 활용하고 邪氣가 실하면 分心氣飮을 쓴다."

四君子湯: 治氣虛症

- 人蔘 · 白朮 · 砂仁 · 茯笭 · 陳皮 · 厚朴 · 當歸 · 甘草 各등분, 생강 1조각, 대추 2개.

分心氣飮: 憂愁 · 思慮 · 忿怒로 神을 손상하여, 心胸痞悶, 胸脇虛脹, 噎塞不通, 呑酸噯氣, 嘔噦惡心, 頭目昏眩, 四肢倦怠, 面色痿黃, 口苦舌乾, 飮食減少, 日見羸瘦 등의 증상을 다스린다.

• 木通 · 肉桂 · 茯笒 · 半夏 各7g, 桑白皮 · 大腹皮 · 青皮 · 陳皮 各 10g, 紫蘇 40g, 羌活 10g, 甘草 5g, 赤芍藥 6g, 생강 3조각, 대추 1개, 등심 1團.

氣의 주요 병증으로는 七氣 · 九氣 · 中氣 · 上氣 · 下氣 · 短氣 · 少氣 · 氣痛 · 氣逆 · 氣鬱의 증이 있다.

5.1. 七氣

七氣는 七情의 氣가 원인이 되어 발생하는 병증으로 喜 · 怒 · 悲 · 思 · 憂 · 驚 · 恐 혹은 寒 · 熱 · 恚 · 怒 · 喜 · 憂 · 愁를 말한다. 七氣가 서로 간섭하거나 병이 되어 氣가 結하면 痰飮이 형성되어 솜 같기도 하고 엷은 막 같기도 하며, 심하면 매실씨 같은 것이 인후를 막아 뱉어도 나오지 않고 삼켜도 넘어가지 않는다. 혹은 상복부가 팽만하여 음식 먹기가 어려우며, 혹은 氣가 위(上)로 치밀어 숨이 가쁜 증상이 나타난다. 이를 氣隔 · 氣滯 · 氣秘 · 氣中이라고 한다.

이로 인하여 복부에 積聚 · 痃癖 · 癥瘕의 腫塊가 발생하면 명치의 絞痛, 흉격의 痞滿, 中脘 · 脇腹의 脹滿 증상이 있다. 여기에는 七氣湯(治七情鬱結 心腹絞痛: 半夏 12g, 人蔘 · 肉桂 · 甘草炙 各2.4g, 생강 3조각), 四七湯(治七氣凝結 狀如破絮 或如梅核 窒碍咽喉 咯不出 嚥不下 或胸膈痞滿 痰涎壅盛: 半夏 8g, 赤茯苓 6.4g, 厚朴 4.8g, 蘇葉 · 半夏 各 3.2g, 생강 5조각, 대추 2개), 分心氣飮, 香橘湯으로 다스린다.

香橘湯: 七情에 傷하여 中脘 · 脇腹의 脹滿을 다스린다.

• 香附子炒 · 半夏 · 陳皮 各6g, 甘草炙 2g, 생강 5조각, 대추 2개.

分心氣飮: 憂愁 · 思慮 · 忿怒로 傷神하거나, 억울하여 氣가 흉격에 맺혀 心胸痞悶, 胸脇脹滿, 噎塞不通, 呑酸噯氣, 頭目昏眩, 四肢倦怠, 面色痿黃, 飮食減少, 日見羸瘦의 증상을 다스린다.

• 紫蘇 5g, 甘草 2.8g, 半夏 · 枳殼 各2.4g, 青皮 · 陳皮 · 木通 · 大腹皮 · 桑白皮 · 木香 · 茯笒 · 檳榔 · 蓬朮 · 麥門冬 · 桔梗 · 桂枝 · 香附子 · 藿香 各2g, 생강 3조각, 대추 2개, 등심 10莖.

5.2. 九氣

九氣는 과도한 정서나 寒熱의 변화 및 과로로 인한 氣의 실조를 말한다. 즉 지나친 분노는 氣의 逆上을 초래하고(怒則氣上), 지나친 기쁨은 氣의 과도한 이완을 초래하고(喜則氣緩), 지나친 슬픔은 氣를 소모시키고(悲則氣消), 과도한 두려움은 氣를 하강시키고(恐則氣下), 지나친 생각은 氣를 맺히게 하며(思則氣結), 과도한 놀람은 氣를 혼란하게 한다(驚則氣亂). 또한 추우면 腠理가 닫혀서 氣가 수렴되고, 더우면 腠理가 열려 땀을 따라 氣가 새고, 과로하면 氣가 소모된다.[53] 九氣의 증상은 제3절 神의 '情志'부분을 참고하기 바란다.

53) 《靈樞 · 百病始生66》: 喜怒不節則傷臟. 《素問 · 擧痛論39》: 百病生於氣也 怒則氣上 喜則氣緩 悲則氣消 恐則氣下 寒則氣收 炅則氣泄 驚則氣亂 勞則氣耗 思則氣結 九氣不同 何病之生?

5.3. 中氣

中氣는 갑자기 성을 내거나 기뻐하거나 근심 등의 급격한 정서변화로 氣가 막히거나 逆上하여 의식을 잃고 쓰러져 입을 악물고(牙關緊急), 수족의 拘急과 경련이 발생하는 증상을 말하며 얼마가지 않아 곧 깨어난다. 반드시 중풍과 구별해야 하는데, 중풍은 脈浮 · 身溫 · 口多痰涎의 증상이 있으나, 中氣는 脈沈 · 身凉 · 口無痰涎의 차이가 있다. 蘇合香元(人蔘 · 白朮 · 白茯令 · 靑皮 · 白芷 · 烏藥 各2.8g, 甘草 1.2g)을 먼저 투여하고 후에 七氣湯에 石菖蒲를 추가하여 치료한다. 또 八味順氣散, 木香順氣散을 사용하며, 남과 다투다가 화를 내어 갑자기 어지러워하며 쓰러지는 경우에 활용한다. 中風은 中氣에 사용하는 약을 쓸 수 있지만, 中氣는 中風에 사용하는 약을 투약하면 흔히 사람을 죽인다.

5.4. 上氣 · 短氣 · 少氣 · 下氣

上氣는 氣가 위로 치밀어 내쉬는 숨이 많고 들이쉬는 숨이 적어서 호흡이 몹시 가쁜 것이다. 이는 肺에 邪氣가 있기 때문이다. 여기에는 蘇子降氣湯으로 다스린다.

短氣는 호흡이 급하고 짧아서 이어지지 못하는 것이다. 따라서 호흡이 잦아 숨이 가쁘나 어깨를 들먹이지 않고 통증도 없다. 痰飮으로 인하면 苓桂朮甘湯(茯笭 8g, 桂枝 · 白朮 各6g, 甘草 2g)으로 소변을 통하게 하고, 痰飮의 聖藥인 腎氣丸(六味地黃元+五味子 4兩)으로 肺를 滋養한다.

소변이 원활하면 四君子湯에 茯笭을 제거하고 黃芪를 추가하여 補한다. 中氣가 허하여 倦怠無力의 증상이 있으면 調中益氣湯, 人蔘養榮湯을 처방한다.

少氣는 氣가 허하고 부족한 증상으로 호흡이 약하고 촉박하며 말소리가 미약하고 말을 하기 싫어한다. 여기에는 生脈散(麥門冬 8g, 人蔘 · 五味子 各4g), 黃芪湯, 人蔘黃芪湯, 益氣丸, 補中益氣湯을 사용한다.

下氣는 방귀로 腸胃의 주리가 막혀 穀氣가 흡수되지 못하고 腸胃를 따라 아래로 새어 나가는 것이다. 腸胃가 울결되어 곡기가 퍼져 나가지 못하기 때문에 트림이 나고 방귀가 나간다. 특히 眞氣가 끊어지면 氣의 固攝작용을 상실하여 항문이 열려서 방귀가 계속 나오는데, 위험한 징조이다.

5.5. 氣痛 · 氣逆 · 氣鬱

氣痛은 氣滯로 통증이 생기는 것이다. 氣가 막히면 온몸이 쑤시고 아프거나 부종이 나타나면 流氣飮子(治氣注疼痛: 大腹皮 4g, 陳皮 · 赤茯苓 · 當歸 · 白芍藥 · 川芎 · 黃芪 · 枳實 · 半夏 · 防風 · 甘草 各2.8g, 蘇葉 · 烏藥 · 靑皮 · 桔梗 各2g, 木香 1g, 생강 3쪽, 대추 2개), 三和散(治諸氣鬱滯 或脹或痛: 川芎 · 沈香 · 蘇葉 · 大腹皮 · 羌活 · 木瓜 各2.8g, 木香 · 白朮 · 檳榔 · 陳皮 · 甘草炙 各1.2g), 木香流氣飮으로 다스린다. 上焦에 氣가 막혀 心胸의 痞痛이 나타나면 枳橘湯(橘皮 32g, 枳殼 6g, 생강 4쪽)을 처방한다. 中焦에 氣가 막혀 복부와 옆구리에 刺痛이 있으면 木香破氣散(治氣痛: 香附子 160g, 烏藥 · 薑黃 各80g, 木香 · 甘草炙 各20g)을 가루내어 8g씩 복용한다. 下焦에 氣가 막혀 腰痛과 疝瘕가 있으면 蟠葱散(蒼朮 · 甘草 各4g, 三稜 · 蓬朮 · 白茯苓 · 靑皮 各2.8g, 砂仁 · 丁香 · 檳榔 各2g, 玄胡索 · 肉桂 · 乾薑 各1.2g, 葱白 1莖)을 처방한다.

氣逆이란 火邪로 氣의 상승이 지나쳐 치밀어 오르는 것이다. 氣가 가슴에서 逆亂하면 가슴이 답답하고 아무 말도 못하고 머리를 숙이고 있게 된다. 肺에서 逆亂하면 몸을 굽혔다 젖혔다하며 喘鳴이 있고 손으로 가슴을 누르고 숨을 내쉰다. 腸胃에서 逆亂하면 霍亂이 생기고, 팔다리에서 逆亂하면 사지의 厥冷이 생긴다. 머리에서 逆亂하면 머리가 무겁고 어지러워 쓰러지게 된다.[54]

氣鬱은 氣가 맺혀서 풀리지 않는 병이다. 七情이나 六淫 혹은 음식상으로 인해 氣가 울체하게 되면 津液이 운행되지 못하고 청탁이 서로 섞여 積(積聚 · 癥瘕)이나 痰이 형성되기도 하고 濕이 정체하여 부종과 脹滿을 초래하기도 한다. 交感丹(治諸氣鬱滯: 香附子炒 600g, 白茯神 120g, 꿀로 탄자대의 丸으로 조제)을 降氣湯(香附子 · 白茯神 · 甘草 各 4g)으로 복용하게 한다.

한편 臟腑의 氣가 실조되어 나타나는 병태를 보면 心氣가 실조되면 (心經이 위로 인후를 연계하기 때문에) 한숨을 내쉬고, 肺氣가 실조되면 기침이 나며, 肝氣가 실조되면 말이 많고, 脾氣가 실조되면 신물이 넘어오며, 腎氣가 실조되면 하품이 난다. 또 六腑의 경우 膽氣가 실조되면 화를 잘 내고, 胃氣가 실조되면 氣가 逆上하여 딸꾹질이 나며, 대장과 소장의 氣가 실조되면 설사를 일으키고, 방광의 氣가 허약하면 소변을 지리며, 下焦의 氣가 실조되면 水氣가 넘쳐 부종이 발생한다.[55]

제3절 神

神은 신앙의 대상으로서 대체로 초자연적인 능력을 가진 존재를 말한다.[56] 다양한 종교와 민간신앙에서 숭배되며, 대부분 인간과 유사한 인격과 의식 · 지성 · 감정을 가진 것으로 묘사된다. 또한 벼락이나 홍수와 같은 거대한 자연현상은 물론, 인간의 탄생이나 사후의 운명 등을 결정하는 존재로 모든 변화의 주제자로 여겨지기도 한다.

이러한 내용은 《周易》의 "知變化之道者 其知神之所爲乎"와 《素問 · 氣交變大論》의 "善言化言變者 通神明之理"에서 神이 사물의 모든 변화를 주재하는 존재로 나타나는데서 찾아볼 수 있다. 여기에서는 종교적 의미나 민간신앙에서의 神이 아닌 정신작용의 관점에서 神을 논하고자 한다.

54) 《東醫寶鑑 · 氣逆》: 故氣亂於心 則煩心密黙 俯首靜伏 亂於肺 則俯仰喘喝 按手以呼 亂於腸胃 則爲霍亂 亂於臂脛 則爲四厥 亂於頭 則爲厥逆頭重眩仆.

55) 《靈樞 · 九鍼論78》: 五臟氣 心主噫 肺主咳 肝主語 脾主呑 腎主欠 六腑氣 膽爲怒 胃爲氣逆爲噦 大腸小腸爲泄 膀胱不約爲遺溺 下焦溢爲水. 《素問》의 〈宣明五氣23〉, 〈刺禁論52〉를 참고.

56) 《素問 · 天元紀大論66》: 陰陽不測之爲神.

1. 신의 개념

神은《黃帝內經》에서 오묘함, 만물의 생성, 정신 등 다양한 의미로 사용되었다. 예컨대《靈樞 · 本神》의 "生命은 精에서 유래하고 男女의 精이 합침을 神이라고 한다."[57]고 한 것에서 神은 생명의 잉태를 나타낸 것이고,[58]《靈樞 · 天年》의 "氣血이 조화롭고 營衛가 소통하고 五臟이 생성된 이후 神氣(정신)가 심장에 깃들고 혼백이 갖추어 비로소 사람이 형성된다."[59]에서 神은 정신을 의미한다. 또《素問 · 天元紀大論》의 "陰陽의 이치로 예측할 수 없는 변화를 神이라고 한다."[60]에서 神은 오묘함을 말한다.

이렇듯 한의학적 관점에서 神은 넓은 의미와 좁은 의미로 구분된다. 넓은 의미의 神은 인간의 精神 · 形象 · 面色 · 眼光 · 言語 · 氣息(호흡) · 動作 · 脈象 · 舌象 등 생명활동이 밖으로 드러나는 모든 현상을 말한다. 좁은 의미의 神은 의식 · 사유 · 정서 · 기억 · 행동 · 지능 · 인지 등의 고차원적인 정신작용을 의미한다.[61]

57)《靈樞 · 本神8》: 生之來謂之精 兩精相搏謂之神.

58)《類經》: 神者 靈明之化也 無非理氣而已 理依氣行 氣從形見 凡理氣所至 卽陰陽之所居 陰陽之所居 卽神明之所在 故曰 陰陽者神明之腑也; 萬物生成之道 莫不陰陽交 而後神明見 故人之生也 必合陰陽之氣 構父母之精 兩精相搏 形神乃成.

59)《靈樞 · 天年54》: 黃帝曰 何者爲神? 岐伯曰 血氣已和 營衛已通 五臟已成 神氣舍心 魂魄畢具 乃成爲人.

60)《素問 · 天元紀大論66》: 陰陽不測謂之神.

61)《素問 · 靈蘭秘典論8》: 心者君主之官 神明出焉.

2. 형신일체

形神一體는 心身一如라고도 하는데, 인간은 육체와 정신이 하나로 연계된 전체라는 것으로 形은 육체, 神은 정신(마음)을 의미한다. 육체와 정신의 일체에 대한 관점은《荀子 · 天論》에서 "形體가 갖추어지면 神이 生한다(形具而神生)"하고, 동양의 전통의학에서는 일찍이 "形與神俱 而盡終其天年"이라고 하여 생명 존재의 관건으로서 정신과 육체의 결합을 강조했다.[62]

62)《素問 · 上古天眞論1》: 形與神俱 而盡終其天年.

張介賓은 신체와 정신의 관계를 "形者神之體 神者形之用"이라고 하여, 形(신체)은 神(정신)의 본체이고 정신은 신체의 작용이 됨을 설명했다. 이러한 形神一體의 관점은 정신작용이 신체에 영향을 미치고, 신체의 상태는 정신활동에 영향을 미치는 '心身醫學' 즉 정신신체의학의 모태이다. 다시 말하면 신체의 질병은 정신적 증상을 동반하여 나타날 수 있고, 정신적 요인은 종종 다양한 신체의 장애를 유발하는 원인 또는 소인으로 작용하여 질병의 진행·악화·회복지연 및 재발에 영향을 미치는 것을 알 수 있다.

《素問·脈要精微論》에서 "머리를 숙이고 한곳을 직시하거나 눈이 쑥 들어가고 광택이 없는 것은 장차 정신을 잃을 징후이다."고 하여, 신체의 이상 상태로 정신활동의 예후를 판단할 수 있음을 설명했다.[63] 또 감정의 절도가 없으면 장기를 손상할 수 있는데, 특히 과도한 분노·근심·슬픔·두려움의 정서변화는 臟腑의 손상을 초래한다.[64] 이는 정신과 신체 사이의 상관성을 시사하는 것으로 心身醫學의 일면을 엿볼 수 있는 내용이다.

63) 《素問·脈要精微論17》: 頭者 精明之府 頭傾視深 精神將奪矣.

64) 《靈樞·邪氣臟腑病形4》: 愁憂恐懼則傷心. 《靈樞·口問28》: 悲哀愁憂則心動 心動則五臟六腑皆搖. 《靈樞·百病始生66》: 喜怒不節則傷臟.

3. 정신의 소재

3.1. 心藏神과 정신

한의학에서 心은 생명의 최고 주재자로 정신을 총괄한다.[65] 心이 주도하는 정신작용은 神·魂·魄·意·志의 五神으로 구분되고, 이는 五臟과 밀접하게 연계되어 있다. 즉 心과 神(心藏神), 肺와 魄(肺藏魄), 肝과 魂(肝藏魂), 脾와 意(脾藏意), 腎과 志(腎藏志)를 대응시켜 五臟의 정신활동을 설명하는 五臟局在論的 사고방식을 정립했다.[66] 이처럼 내경의학의 정신생리는 심장을 중심으로 정신활동을 五臟에 연계하여 인식하므로 이를 '五神臟' 또는 '五臟神'이라고 한다.[67] 이러한 정신 작용은 血·脈·營·氣·精이 물질적 기초가 되므로, 血舍魂·營舍意·脈舍神·氣舍魄·精舍志라고 했다.[68] 이는 정신활동의 조절은 물론 정신장애의 구체적인 치료의 대상으로서 血·脈·營·氣·精을 제시했다는 점에서 중요한 의미를 지닌다.

65) 《素問·靈蘭秘典論8》: 心者 君主之官 神明出焉. 《靈樞·邪客71》: 心者 五臟六腑之大主也 精神之所舍也. 《靈樞·天年54》: 神氣舍心 魂魄畢具 乃成爲人.

66) 《素問·宣明五氣23》: 五臟所藏 心藏神 肺藏魄 肝藏魂 脾藏意 腎藏志. 《靈樞·九針論78》: 五臟 心藏神 肺藏魄 肝藏魂 脾藏意 腎藏志.

67) 《素問次注集疏; 卷一·金匱眞言論4》: 藏謂五神藏 府謂六化府. 《靈樞·衛氣52》: 五臟者 所以藏精神魂魄者也. 《靈樞·經水12》: 五臟者 合神氣魂魄而藏之. 《靈樞·本神8》: 五臟者 所以藏精神血氣魂魄者也.

68) 《靈樞·本神8》: 肝藏血 血舍魂 … 脾藏營 營舍意 … 心藏脈 脈舍神 … 肺藏氣 氣舍魄 … 腎藏精 精舍志.

3.2. 精明之府와 정신

일부 醫家는 《素問·脈要精微論》의 "頭者 精明之府"의 '精明'을 정신으로 해석하여 뇌의 정신작용을 주장하기도 한다. 그러나 精明이 눈의 시각작용을 가리킴을 본편에서는 다음과 같이 분명하게 밝히고 있다.

"진찰의 방법은 어떻게 하는가? … 맥박의 동정을 진맥하고, 눈의 광채(精明)를 보고, 얼굴의 오색을 관찰하고, 五臟의 유여와 부족, 六腑의 강약과 형체의 성쇠를 관찰하여 이를 비교 · 종합하여 생사를 결정한다. (중략) 精明이라는 것은 사물을 보고 흑백을 구별하고 장단을 살피는데, 긴 것을 짧다하고 흰 것을 검다고 하면 正氣가 쇠약해진 것이다."[69]

그러므로 "頭者 精明之府"의 '精明'은 시각작용을 말하는 것이며, 이어지는 "머리를 기울이고(頭傾) 한곳을 빤히 응시하거나 눈이 퀭하게 꺼져 광채가 없으면 정신이 장차 쇠퇴할 징후이다."[70]의 내용은 눈의 상태로 정신의 예후를 판단할 수 있음을 설명한 것이다. 이는《靈樞 · 大惑》[71]의 五臟六腑의 精氣가 눈으로 灌注하여 시각작용이 가능하므로 精이 흩어지면 시선이 갈라지고 시선이 갈라지면 물체가 둘로 보인다거나, 눈은 魂魄이 항상 운영하는 곳이고 神氣가 생하는 곳이며 心의 기능이 반영되는 곳으로 정신이 과로하면 이상한 곳을 쳐다보며 정신과 혼백이 흩어져 眩惑된다고 한 내용과 일치한다.

한편 '頭者 精明之府'의 '精'을 장부의 精氣, '明'을 머리에 위치한 耳目口鼻의 神明(작용)으로 해석하여, 뇌는 장부 精氣의 자양을 받아 耳目口鼻의 감각기능을 발현하게 하는 곳으로 해석하기도 한다.

이상에서 '頭者 精明之府'의 精明은 눈의 시각작용이나 耳目口鼻의 감각기능을 의미하는 것으로 머리(뇌)가 이들 감각기능의 장소임을 말한 것이지, 뇌의 정신활동을 직접적으로 언급한 것이 아님을 알 수 있다.

4. 정신의 인식론

동서의학의 정신작용에 대한 인식은 매우 상이하다. 서양의 뇌 중심사상(腦主神明)에 반하여 한의학은 심장을 정신활동의 주인으로 인식한다.

4.1. 體用이론과 정신

철학에서는 마음(심)이 정신을 통괄하는 주체로 본다. 정신활동의 주인이 마음이라는 것이다. 그렇다면 이 마음의 소재는 어디에 있을까? 한의학은 심장을 마음의 소재처로 보았으나, 서양의학에서는 뇌로 보고 있다.

69) 《素問 · 脈要精微論17》: 診法何如? … 切脈動靜 而視精明 察五色 觀五臟有餘不足 六腑強弱 形之盛衰 以此參伍 決死生之分 … 夫精明五色者 氣之華也 … 精明者 所以視萬物 別白黑 審長短 以長爲短 以白爲黑 如是則精衰矣.

70) 《素問 · 脈要精微論17》: 頭者 精明之府 頭傾視深 精神將奪矣.

71) 《靈樞 · 大惑80》: 五臟六腑之精氣 皆上於目而為之睛 精之窠為眼 骨之精爲瞳子 筋之精為黑眼 血之精為絡 氣之精為白眼 肌肉之精為約 裏擷筋骨血氣之精而與脈並為系 上屬於腦 後出於項中 故邪中於項 因逢其身之虛 其入深 則隨眼系以入於腦 入於腦則腦轉 腦轉則引目系急 目系急則目眩以轉矣. 邪其精 其精所中不相比也 則精散 精散則視岐 視岐見兩物. 目者 五臟六腑之精也 營衛魂魄之所常營也 神氣之所生也 故神勞則魂魄散 志意亂 是故瞳子黑眼法於陰 白眼赤脈法於陽也. 故陰陽合摶而精明也. 目者 心使也 心者 神之舍也 故神精亂而不轉 卒然見非常處 精神魂魄 散不相得 故曰惑也.

모든 존재를 본체와 작용으로 설명하는 體用의 논리에 의하면, 정신작용은 본질적 부분으로서 體(본체)와 현상적인 측면으로서 用(작용)으로 구분하여 설명할 수 있다. 현상적인 면에서 동서양이 인식하는 정신은 보편성 · 동일성을 지니지만, 본질적으로 각각 心과 腦에서 그 소재를 찾으려는 개별성을 갖고 있다. 즉 동일한 정신작용을 한의학은 심장의 작용으로 설명하고, 서양의학은 뇌의 작용으로 설명하는 차이를 볼 수 있다.

정신의 주체로서 이러한 心과 腦에 대한 인식의 차이를 體用의 관점으로 분석하면 心臟은 정신활동의 근원으로 體에 해당하고, 腦는 심장의 정신활동을 반영하는 用으로 설명할 수 있다. 이는 죽음의 인정을 '腦死로 하느냐 心臟死로 인식하느냐'와도 관련이 있다. 뇌사로 인한 식물인간에 있어서 심장은 기능하고 있으나 의식이 없는 것은 腦가 정신활동의 用으로 심장의 정신작용을 반영할 수 없기 때문으로 이해할 수 있다. 그러나 심장사의 경우 심장의 정지는 곧 죽음으로 정신활동 자체가 일어나지 않는다.

腦과학에서 감각이나 인식의 과정이 최초로 체표의 감각기관을 통해 접수되고 뇌로 전달되어 정신작용이 일어난다는 것은 정신의 본체 규정의 시점을 어디에 두어야 하는가를 고민하게 하는 내용이다. 체표의 감각기관을 정신작용의 시점으로 볼 수도 있다는 것이다. 뇌과학이 발달하지 못한 시대에 죽음의 판단은 심장박동의 중지(심장사)가 기준이 되었다. 심장은 생명의 가장 중요한 기관으로 임금에 비유될 뿐 아니라, 사유 · 의식 등의 정신작용을 주도하는 장기로 인식되었던 것이다. 곧 '心者君主之官 神明出焉'인 것이다. 이처럼 한의학에서 정신의 소재를 심장으로 보는 것은 당시의 문화적, 시대적 상황에서 당연한 귀결이었을 것이다. 결국 인간은 유기체로서 心과 腦의 상호작용은 體와 用의 관점에서 정신활동을 이해하는 중요한 관건이 된다.

4.2. 심리학에서의 정신

과학이 발전하면서 과학자들은 분자 수준으로까지 몸의 비밀을 밝혀내는데 기여하고 있지만, 마음에 대한 연구는 상대적으로 매우 부족한 것이 사실이다. 21세기에 들어서 자연과학은 인간의 육체를 넘어 마음의 실체를 '뇌인지과학(Brain & Cognitive Science)'으로 밝혀내려 하고 있다.

마음의 병이라 일컬어지는 우울증과 같은 정신질환이 급격하게 증가하는 가운데 그 원인과 기전의 이해를 위하여 뇌와 인지과학의 융합을 통한 학문의 발전을 꾀하고 있는 것이다. 이러한 노력은 최첨단 기술과 분자생물학의 눈부신 발전으로 뇌의 구조와 작용을 둘러싼 신비들을 속속 풀어내고 있다. 그러나 인간의 마음 · 의식 등의 정신작용을 뇌의 작용으로 완전히 설명할 수는 없다. 정신의 작용은 여전히 미지의 세계이다.

정신작용의 하나로 인지과정은 뇌의 작용만으로 설명하기 어려운데, 최근 심리학계에서는 지능이 뇌에만 있는 것이 아니라 몸 전체의 움직임이나 환경자극에 연결되어 있다는 이른바 '體化된 인지(embodied cognition) 이론'이 각광을 받고 있다. 즉 지능은 일차적으로 몸의 움직임을 바탕으로 발달했고, 이후 진화과정에서 추상적 개념과 언어로 발전했다는 것이다. 이에 의하면 腦 중심만의 정신작용에 대한 보완과 진전된 연구가 요구된다고 하겠다.

최근에는 심리치료기법에서 심장과 뇌의 소통이나, 심장과 뇌의 조화가 이루어질 때 사고가 증진되고, 심장의 조화는 신체 시스템의 조화에 매우 중요하다는 사실이 밝혀졌다. 나아가 심장의 전기 에너지가 상대방의 뇌에 영향을 미친다는 사실은 뇌와 심장에 대한 새로운 관계를 말해준다. 특히, 심장은 지능이 있는 것이어서 정보를 받아들이고 처리하며, 다른 장기보다 파동을 전달할 수 있는 강력한 힘을 소유하여 뇌보다 60배나 강하다고 한다. 이러한 실험적 결과는 정신활동을 단순히 뇌의 작용만으로 설명할 수 없는 사실을 방증한다.

따라서 정신활동은 뇌와 심장의 상호 조화와 소통의 측면에서 이해할 때, 보다 완벽하게 파악될 수 있을 것이다. 이는 한의학의 심장중추설(心主神明)에 기초한 정신생리의 인식과 최근 심리치료에서 확인되고 있는 심장과 뇌의 소통에서 그 가능성을 확인할 수 있다.

5. 정신의 분류, 작용 및 병태

한의학에서 정신활동은 神 · 魂 · 魄 · 意 · 志의 五神, 喜 · 怒 · 思 · 悲 · 恐의 五志(정서 · 감정) 및 心 · 意 · 志 · 思 · 慮 · 智의 인지과정으로 분류한다. 이들 정신활동의 내용, 五臟에 미치는 영향 및 손상에 대하여 이해하기로 한다.

5.1. 五神

정신활동은 心이 총괄하지만 五臟의 기능에 배당시켜 神 · 魂 · 魄 · 意 · 志의 五神으로 파악한다.[72)]

《醫學探源》에서는 "五神이 化하니 五氣를 生하여 外衛하고, 五精을 생산하여 內守하며 五臟과 결합하여 궁성으로 삼고 五官을 열어 門戶로 삼는다."고 하여, 五神의 생성 · 작용 · 소재 및 출입을 설명했다.[73)] 五神의 작용은 五臟의 精氣 즉 血 · 脈 · 營 · 氣 · 精이 바탕이 된다. 즉 肝의 精氣인 血은 魂을 깃들게 하고, 脾의 精氣인 營은 意를 깃들게 하며, 心의 精氣인 脈은 神을 깃들게 하고, 肺의 精氣인 氣는 魄을 깃들게 하고, 腎의 精氣인 精은 志를 깃들게 한다.[74)] 따라서 정상적 정신활동을 위해서는 五臟의 精氣를 잘 보전해야 하며 색욕과 방탕한 생활로 오장의 정기를 손상하면 혼백이 사라지고 志意가 혼란해져 智慮(사고와 대처능력)를 상실하게 된다.

1 神

'神'은 心의 정신활동으로 총명, 지혜 및 인식을 관장한다. 이를 '心藏神'이라고 한다.[75)] 神의 작용은 心血의 운행이 기초가 되므로 '心藏脈 脈舍神'이라 하고, 임상적으로 心의 氣血 이상은 心神의 병변을 초래한다. 즉 心氣가 虛하면 슬퍼하고 實하면 웃음이 그치지 않으며,[76)] 心血이 부족하면 怔忡, 心悸의 心神不安을 초래한다(四物安神湯).

또한 心火는 병리적으로 心神의 병변을 야기하는데, 痰火가 心神을 동요시키면 癲狂 · 神昏 · 譫語하고, 心火가 아래로 腎水와 相交하지 못하면 心神이 浮越하여, 驚悸 · 驚惕 · 夢遺의 증상이 나타난다(桂枝龍骨牡蠣湯). 또 心의 虛火로 정신이 맑지 못하고 가슴이 답답하고 열감이 있어

72) 《靈樞 · 本神8》: 生之來 謂之精 兩精相搏謂之神 隨神往來者謂之魂 并精而出入者謂之魄 所以任物者謂之心 心有所憶謂之意 意之所存謂之志 因志而存變謂之思 因思而遠慕謂之慮 因慮而處物謂之智.

73) 《醫學探源》: 五神旣化 爰生五氣以爲外衛 産五精以爲內守 結五臟以爲宮城 開五官以爲門戶.

74) 《靈樞 · 本神8》: 血脈營氣精神 此五臟之所藏也 至其淫佚離藏則精失 魂魄飛揚 志意恍亂 志慮去身者 何因而然乎 … 肝藏血 血舍魂 … 脾藏營 營舍意 … 心藏脈 脈舍神 … 肺藏氣 氣舍魄 … 腎藏精 精舍志.

75) 《素問 · 宣明五氣23》: 心藏神.

76) 《靈樞 · 本神8》: 心氣虛則悲 實則笑不休. 《素問 · 調經論62》: 神有餘則笑不休 不足則悲.

잠을 못 이루는 虛煩不眠에는 酸棗仁湯으로 心神을 청정하게 한다.

② 魂

'魂'은 肝의 정신활동으로 神을 보필하며, 꿈 · 황홀 · 變幻 및 두려움과 분노의 정서를 관장한다. 魂의 작용은 肝血의 자양에 의존하므로 '肝藏血 血舍魂'이라고 한다.[77] 병태 · 생리적으로 肝血이 부족하면 '魂不守舍'하여, 善恐 · 不安 · 驚悸 · 多夢 · 夢遊 · 잠꼬대 등의 膽怯證이 나타나며, 溫膽湯(方藥合編 中統94) · 加味溫膽湯(方藥合編 中統91)을 처방한다. 또 肝氣가 虛하여 두려워하며 홀로 잠을 자지 못하는 膽虛冷證에는 仁熟散(方藥合編 上統44)으로 다스리며, 肝氣가 實하면 분노의 감정이 일어난다.[78] 한편 魂은 神을 따라 왕래하므로 心血虛로 心神이 혼미하면, 魂이 동요하여[79] 心膽虛怯의 證이 나타난다. 그 증상은 膽怯證 외에 虛煩不眠이 있으며, 歸脾湯에 溫膽湯을 合하여 처방한다.

77) 《素問 · 宣明五氣23》: 肝藏魂. 《靈樞 · 本神8》: 隨神往來者 謂之魂. 《類經》: 魂之爲言 如夢寐恍惚 變幻遊行之境 皆是也. 《靈樞 · 本神8》: 肝藏血 血舍魂.

78) 《靈樞 · 本神8》: 肝藏血 血舍魂 肝氣虛則恐 實則怒.

79) 《類經 · 臟象類》: 神之與魂皆陽也 … 神藏於心 故心靜則神淸 魂隨乎神 故神昏則魂蕩.

③ 魄

'魄'은 肺의 정신작용으로 皮膚의 冷熱 · 痛痒 등 본능적인 감각이나 肢體의 동작 등 각종 반사기능을 관장한다.[80] 또 氣魄으로서 膽力과 果斷 및 識見을 지칭하기도 한다. 《靈樞 · 本神》에서는 "幷精而出入者 謂之魄"이라고 하여, 형체를 형성하는 원시물질인 情과 함께 들락거리는 것으로 인식하기도 했다. 魄의 작용은 肺의 精氣가 바탕이 되므로[81] 임상에서 肺氣虛로 魄의 작용에 이상이 생기면 피부의 감각이 둔해지는 痲木의 증상이 나타나는데, 補中益氣湯으로 益氣시킨다.

80) 《素問 · 宣明五氣23》: 肺藏魄. 《類經》: 魄之爲用 能動能作 痛痒由之而覺也.

81) 《靈樞 · 本神8》: 肺藏氣 氣舍魄; 幷精而出入者 謂之魄. 《類經》: 魄之爲用 能動能作 痛痒由之而覺也 … 精生於氣 故氣聚則精盈 魄幷於精 故形强則魄壯.

④ 意

'意'는 脾의 정신작용으로 기억을 관장하며, 脾의 營氣를 물질적 기초로 한다.[82] 營氣가 부족하면 意의 작용이 원활하지 못하여 健忘症이 나타나며, 성격이 소심해져 사소한 일에도 생각과 근심 걱정이 많고 의지력이 약하게 된다. 주로 心脾血虛에 기인하며 歸脾湯을 위주로 치료한다.

82) 《素問 · 宣明五氣23》: 脾藏意. 《靈樞 · 本神8》: 心有所憶 謂之意; 脾藏營 營舍意. 《類經》: 憶思憶也 謂一念之生 心有所嚮而未定者 曰意. 《東醫寶鑑》: 意者 記而不忘者也. 《新編黃帝內經綱目》: 念也 包括意愿 思念等印象.

⑤ 志

'志'는 腎의 정신작용으로 기억의 유지를 관장한다.[83] 志의 활동은 腎精에 기초하므로 '腎藏精 精舍志'라 한다. 腎精의 부족은 志의 활동에 영

83) 《素問 · 宣明五氣23》: 腎藏志. 《靈樞 · 本神8》: 意之所存 謂之志. 《類經》: 意之所存 謂意已決而卓有所立者 曰志. 《黃帝內經素問》: 專意而不移者也.

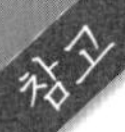

● 精神魂魄

精神과 魂魄의 정신작용을 陰陽의 속성으로 구분하면 神은 陽이 되고 精은 陰이 된다. 魄을 魂에 대비하여 말하면 魂은 陽이고 魄은 陰에 해당한다.[84] 그러므로《靈樞 · 本神》에서 "魂은 神을 따라 왕래한다."하고, "魄은 精과 아울러 출입한다."고 했다.

魂魄을 形氣의 관계에서 구분하면, 形의 靈은 魄이 되고, 氣의 神은 魂이 되니, 이를 '魂魄神靈'이라고 한다. 곧 魂은 氣之神이며, 魄은 形之神으로 魂은 氣를 따라 變하며, 魄은 形을 따라 化한다. 따라서 形氣가 왕성하면 魂魄의 활동도 왕성하고, 形氣가 쇠퇴하면 魂魄의 활동 역시 저하되고, 죽으면 魂飛魄散한다.

태어날 때 耳目의 心識과 手足의 동작, 즉 본능적 활동은 '形之靈'으로 張介賓은 "魄之爲用能動能作 痛痒由之而覺也"(類經 · 臟象類)이라고 했다. 따라서 魄이 盛하면 耳目이 총명하고 기억할 수 있으며, 老人의 눈이 어둡고(目昏), 귀가 먹고(耳聵), 기억력이 감퇴하는 것은 魄의 쇠약에 원인이 있음을 알 수 있다. 반면 精神의 性識(의식)과 점차 지각이 있게 됨은 '氣之神'인 魂의 작용이다.

향을 記憶力 감퇴와 健忘症을 초래한다.[85]

5.2. 情志

情志는 五志와 七情을 말하는데, 감정(정서)의 구체적인 표현으로 시시각각 발생하는 심리상태를 반영한다. 五志는 喜(기쁨) · 怒(분노) · 思(생각) · 悲(슬픔) · 恐(두려움)의 감정 상태를 말하고, 憂(근심)와 驚(놀람)을 추가하여 七情이라 한다. 七情은 五臟의 활동으로 형성되는 정서 변화로 '喜-心, 怒-肝, 思-脾, 悲 · 憂-肺, 恐 · 驚-腎'의 상응관계가 있다.[86] 적당한 감정의 표현은 氣순환을 조절하여 五臟의 생리에 유익하나, 과도한 감정의 변화는 氣의 변화를 초래하여 질병의 원인이 된다.

즉, 지나친 분노는 氣의 逆上을 초래하여(怒則氣上) 肝臟을 손상시키고, 지나친 기쁨은 氣를 이완시켜(喜則氣緩) 心臟을 손상한다. 지나친 슬픔은 氣를 소모시켜(悲則氣消) 肺기능의 이상을 초래하고, 과도한 두려움은 氣를 하강시켜(恐則氣下) 腎기능을 손상시키며, 지나친 생각은 氣를 맺히게 하여(思則氣結) 脾기능의 이상을 초래한다. 또 과도한 놀람은 氣를 혼란케 하며,(驚則氣亂) 愁憂의 정서는 氣순환의 閉塞을 초래한다. 寒氣가 침범하면 腠理가 닫혀서 氣가 밖으로 운행되지 못하여 안으로 收斂되고, 熱氣가 침범하면 腠理가 열리고 과도한 땀과 함께 氣가 새어 나

84) 《類經》: 注, 精對神而言 則神爲陽而精爲陰 魄對魂而言 則魂爲陽而魄爲陰 故魂則隨神而往來 魄則幷精而出入; 神爲陽中之陽 而魂則陽中之陰也 精爲陰中之陰 而魄則陰中之陽者乎.

85) 《靈樞 · 本神8》: 腎藏精 精舍志; 腎盛怒而不止則傷志 志傷則喜忘其前言 腰脊不可以俯仰屈伸 毛悴色夭.

86) 《素問 · 天元紀大論66》: 人有五臟化五氣 以生喜怒思憂恐.

가게 되므로 氣가 泄하고, 과로하면 숨이 차고 땀을 많이 흘리게 되어 內外의 氣가 모두 빠져나가게 되므로 氣가 소모된다.[87]

87)《靈樞·百病始生66》: 喜怒不節則傷臟.《素問·擧痛論39》: 百病生於氣也 怒則氣上 喜則氣緩 悲則氣消 恐則氣下 寒則氣收 炅則氣泄 驚則氣亂 勞則氣耗 思則氣結 九氣不同 何病之生?《素問·陰陽應象大論5》: 在志爲怒 怒傷肝 … 在志爲喜 喜傷心 … 在志爲思 思傷脾 … 在志爲憂 憂傷肺 … 在志爲恐 恐傷腎.

1 喜

'喜'는 기쁨을 말하는데, 유쾌한 심정의 표현으로 心이 주관한다. 기쁨은 氣의 소통을 조화롭게 하고 뜻을 통하게 하며 營衛의 순환을 순조롭게 하므로 氣가 느슨해진다. 이른바 '喜則氣緩'이다. 이처럼 적당한 기쁨은 몸과 마음의 긴장을 풀어주어 유익하나, 과도한 喜樂은 오히려 心氣를 散亂하게 하고 허탈을 일으킬 수 있으니 '喜傷心'이 되는 것이다.[88] 반대로 心氣의 상태가 정서변화에 영향을 미치기도 하는데, 心氣가 虛하면 슬퍼지고 實하면 웃음이 그치지 않는다. 또 지나친 기쁨은 肺氣의 收斂에도 손상을 미치는데, 이는 火克金의 병태생리이다.[89]

88)《素問·擧痛論39》: 喜則氣緩 … 喜則氣和志達 營衛通利 故氣緩矣.《素問·陰陽應象大論5》: 在志爲喜 喜傷心.

89)《靈樞·本神8》: 喜樂者 神蕩散而不藏; 心氣虛則悲 實則笑不休.《素問·調經論62》: 神有餘則笑不休 神不足則悲.《東醫寶鑑》: 皇甫謐曰 喜發於心而成肺 故過節則二臟俱傷.

2 怒

'怒'는 분노로 마음에 거슬리는 상황으로 정신이 흥분되어 발현하는 감정의 폭발을 말하는데 肝과 밀접한 관계에 있다. 적당한 분노는 肝氣의 소통에 유익하게 작용한다. 그러나 과도한 분노는 肝氣의 逆上을 일으키므로 '怒則氣上'이라 하고, 또 肝氣橫逆·肝火上炎·肝陽上亢의 病證을 유발하므로 '怒傷肝'이라고 한다. 그 증상은 面紅·目赤·頭暈·胸滿·脇痛이 있으며, 심하면 피를 토(吐血)하고 혈액이 頭部로 몰려 뇌압이 상승하면 실신하는데 薄厥이라고 한다.[90]

90)《素問·擧痛論39》: 怒則氣上 … 怒則氣逆 甚則嘔血及飧泄 故氣上矣.《素問·生氣通天論3》: 陽氣者 大怒則形氣絶 而血菀於上 使人薄厥 有傷於筋縱 其若不容 汗出偏沮 使人偏枯.《素問·脈要精微論17》: 肝氣盛則夢怒.

또한 肝氣가 實하면 자기도 모르게 화를 잘 내거나 화내는 꿈을 꾸기도 하며, 虛하면 두려움이 많은 것은 肝과 怒의 상관성을 보여주는 것이다.[91] 한편 분노로 인한 氣의 逆上은 脾의 運化에도 영향을 미쳐 飧泄, 惡心, 泛酸의 증상을 초래하는데, 木克土의 병태생리이다.

91)《靈樞·本神8》: 肝氣實則怒 虛則恐.《素問·脈要精微論17》: 肝氣盛則夢怒.

3 思

'思'는 정신을 집중하여 사물을 분석하고 사고하는 상태로 脾에 영향을 미친다. 생각을 하면 마음이 한곳으로 쏠리고 정신이 한곳으로 집중되어 氣가 운행하지 못하고 맺힌다. 즉 '思則氣結'이다.[92] 임상적으로 생각이 지나치면 脾胃의 氣가 울결되어, 소화불량·식욕부진·痞滿 등의 소화

92)《素問·擧痛論39》: 思則氣結 … 思則心有所存 神有所歸 正氣留而不行 故氣結矣.

장애를 야기한다. 이른바 '思傷脾'의 병태이다.[93] 또 지나친 생각으로 인한 소화흡수의 장애는 이차적으로 心血虛를 초래하여, 怔忡 · 健忘 등의 心의 병변을 일으키므로 '思傷心脾'라고 한다.

4 悲

'悲'는 상실감으로 인한 슬픔의 정서로 肺와 밀접한 관계가 있다. 슬픔이 지나치면 心系가 당기고 폐엽이 팽창하여 上焦가 통하지 못하므로 營衛의 氣가 운행하지 못하고 흉중에 오래 머물러 열로 변해 氣의 소모를 초래하므로 '悲則氣消'라고 한다.[94] 지나친 슬픔은 肺氣를 소모시켜 의지의 소침과 식욕의 감퇴를 초래하고, 슬픔이 오래도록 유지되면, 氣短 · 乏力 · 神疲 · 倦怠의 증상이 발생하므로 '悲傷肺'라고 한다. 또 肺氣가 盛하면 우는 꿈을 꾸는데, 이는 肺와 悲의 상관성을 시사하는 것이다.[95]

5 恐

'恐'은 정신이 극도로 긴장될 때 발생하는 두려움이나 공포를 말한다. 두려움을 느끼면 腎精이 상승하지 못하고 정기가 가라앉으면 上焦가 막혀 상하가 교류하지 못하고 腎氣가 아래로 내려와 下焦가 창만해지므로 '恐則氣下'라고 한다.[96] 두려움은 腎에 대하여 영향력이 가장 크며 氣를 하행시켜 대변 · 소변을 금하지 못하고, 腎精을 손상시켜, 骨痠 · 痿厥 · 遺精의 증상을 초래한다. 이를 '恐傷腎'이라고 한다.[97]

恐의 정서는 腎을 손상할 뿐만 아니라 心神을 손상시켜 정신을 추스르지 못하게 하는데, 이는 水克火의 병태생리이다. 또 恐은 肝膽의 氣가 허한 상태를 나타내기도 하며, 지속되면 기육이 마르고 안색이 초췌해진다.[98]

6 驚

'驚'은 갑자기 의외의 사건을 당하여 놀라 마음이 안정되지 않는 것이다.[99] 腎과 밀접한 관계에 있으나, 心에도 영향을 미친다(水克火). 놀라면 心氣가 의지할 곳이 없고 神이 머물 곳이 없게 되며 생각을 결정할 수 없어 氣가 어지럽게 된다. 곧 '驚則氣亂'의 병태생리다.[100]

뜻밖에 놀라면 氣가 어지러워져 당황하고 어쩔 줄 모르게 되며 痴呆의

93) 《素問 · 陰陽應象大論5》: 在志爲思 思傷脾.

94) 《素問 · 擧痛論39》: 悲則心系急 肺布葉擧 而上焦不通 營衛不散 熱氣在中 故氣消矣.

95) 《素問 · 脈要精微論17》: 肺氣盛則夢哭.

96) 《素問 · 擧痛論39》: 恐則氣下 … 恐則精却 却則上焦閉 閉則氣還 還則下焦脹 故氣下行矣.

97) 《素問 · 陰陽應象大論5》: 在志爲恐 恐傷腎. 《靈樞 · 本神8》: 怵惕思慮者則傷神 神傷則恐懼流淫而不止 恐懼而不解則傷精 精傷則骨痠痿厥 精時自下.

98) 《東醫寶鑑 · 神》: 子和曰 肝藏血 血不足則恐 盖肝膽實則怒而勇敢 虛則善恐而不敢也. 《靈樞 · 本神8》: 恐懼者 神蕩憚而不收, 心怵惕思慮則傷神 神傷則恐懼自失 破䐃脫肉 毛悴色夭.

99) 《東醫寶鑑 · 神》: 綱目曰 驚者心卒動而不寧也, 綱目曰 恐與驚相似 然驚者爲自不知也 恐者爲自知也 盖驚者 聞響乃驚 恐者 自知如人將捕之狀 及不能獨自坐臥 必須人爲伴侶方不恐懼 或夜必用燈照 無燈燭亦恐懼者是也.

100) 《素問 · 擧痛論39》: 驚則氣亂 … 驚則心無所倚 神無所歸 慮無所定 故氣亂矣.

원인이 되기도 한다. 소아가 驚으로 氣가 亂하게 되면 깜짝 깜짝 놀라 자지러지게 울고 심하면 경기(驚風)나 간질발작(癲癇)의 원인이 되기도 한다.[101]

7 憂

'憂'는 해결하기 어려운 사정으로 근심(憂愁)이 생겨 心情이 유쾌하지 못하고 우울한 상태를 말한다. 근심은 肺에 영향을 미치는데, 근심이 지속되면 氣가 막혀 肺氣가 펴지지 못하여 가슴이 답답하고 호흡이 짧아지며, 기가 가라앉아(沈) 맥이 풀리고 정신이 진작되지 않는다. 이른바 '憂傷肺'의 병태이다.[102]

5.3. 인지과정

한의학에서 사물에 대해 인간이 반응하는 認知의 과정은 《靈樞 · 本神》에 의하면, 心 · 意 · 志 · 思 · 慮 · 智의 6단계로 구분된다.[103] 인지는 지각 · 행동 · 기억 · 학습 · 사고 · 의사결정 등 모든 의식적 과정의 고등 정신기능을 총칭한다. 인지의 과정은 사실의 기억과 인식(意 · 志), 자료의 해석과 미래의 변화 예측(思 · 慮), 문제의 판단과 해결(智)의 단계로 개괄된다.

1 心

'心'은 외부의 사물이나 상황을 접하고 이에 대한 사유 활동을 준비하고 지배한다. 《靈樞 · 本神》에서는 "所以任物者 謂之心"이라고 했다.

2 意

'意'는 사물이나 현상에 대한 기억을 말한다. 《靈樞 · 本神》에서는 "心有所憶 謂之意"라고 했다.

3 志

'志'는 사유에 있어서 意를 바탕으로 기억을 유지하여 대상을 인식하는 과정을 말한다. 《靈樞 · 本神》에서 "意之所存 謂之志"라고 했다.

4 思

'思'는 志에 바탕을 두고 반복해서 사물의 변화를 생각하고 추리 · 비교하는 과정을 말한다. 《靈樞 · 本神》에서 "因志而存變 謂之思"라고 했다.

101) 《壽世保元》: 蓋 癎疾之原 得之驚 或在母腹之時 或在有生之後 必以驚恐而致疾.

102) 《素問 · 陰陽應象大論5》: 在志爲憂 憂傷肺. 《東醫寶鑑 · 神》: 愁憂者 氣閉塞而不行 蓋憂則隔塞否閉 氣脈斷絶而上下不通也 氣固於內 則大小便道偏 不得通泄也.

103) 認知는 자극을 받아들이고, 저장하고, 인출하는 일련의 정신과정을 뜻한다. 지각 · 기억 · 상상 · 개념 · 판단 · 추리를 포함하여 무엇을 안다는 것을 나타내는 포괄적 용어로 보면 된다. 《靈樞 · 本神8》: 所以任物者 謂之心 心有所憶 謂之意 意之所存 謂之志 因志而存變謂之思 因思而遠慕謂之慮 因慮而處物謂之智. 《類經》: 憶 思憶也 謂一念之生 心有所嚮而未定者 曰意; 意之所存 謂意已決而卓有所立者 曰志; 因志而存變 謂意志雖定而復有反覆計度者 曰思; 深思遠慕 必生憂疑 故曰慮; 疑慮旣生 而處得其善者 曰智.

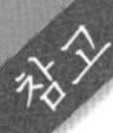

● 꿈과 臟氣의 盛衰

정신 생리와 관련하여 '꿈'은 인체의 생리와 병리변화를 민감하게 반영한다.《素問 · 脈要精微論》,《素問 · 方盛衰論》,《靈樞 · 淫邪發夢》에서는 五臟의 氣의 성쇠에 따른 꿈의 분석을 아래와 같이 설명하고 있다.

> 肝氣가 盛하면 화를 내는 꿈을 꾸고, 肺氣가 성하면 두려워하거나 우는 꿈을 꾸며, 心氣가 성하면 잘 웃는 꿈을 꾸고, 脾氣가 성하면 노래를 부르면서 즐기거나 몸이 무거워 手足을 잘 움직이지 못하는 꿈을 꾸며, 腎氣가 성하면 허리와 척추가 분리되어 연결되지 않는 꿈을 꾼다.
>
> 肝氣가 허하면 草木이 자라는 꿈을 꾸며, (木氣)가 왕성하면 나무 아래에 엎드려 일어나지 못하는 꿈을 꾼다. 心氣가 허하면 꿈에 불이나 천둥 · 번개를 보고, (火氣)가 왕성하면 큰 불길이 타오르는 꿈을 꾼다. 脾氣가 허하면 음식이 부족한 꿈을 꾸고, (土氣)가 왕성하면 담을 쌓고 집을 짓는 꿈을 꾼다.[104]

5 慮

'慮'는 思의 기초 위에서 미래의 변화를 예측하고 분석하는 思惟과정이다.《靈樞 · 本神》에서 "因思而遠慕 謂之慮"라고 했다. 張景岳은 "깊이 생각하고 멀리 도모하면 반드시 근심과 의심이 생기므로 '慮'라 이른다."고 하여, 지나친 慮는 근심과 걱정으로 이어질 수 있음을 시사했다.

6 智

'智'는 慮를 기초로 하여 사물의 실재에 부합하도록 판단하고 문제를 해결하는 지혜를 말한다.《靈樞 · 本神》에서는 "因慮而處物謂之智"라고 했다. 여기서 '智'는 聰明 · 智慧를 말하며 사물을 정확하게 처리하는 근원이 된다. 張景岳은 "疑慮旣生 而處得其善者 曰智"라고 했다.

제4절 血

血은 氣의 에너지적 작용에 대하여 영양작용을 하는 '혈액'을 말한다. 혈액은 온몸 구석구석 산소를 공급하고 영양소를 운반한다.

1. 혈액의 생성

혈액의 생성은 첫째, 水穀의 精微(津液 · 營氣)가 脈中으로 스며들어 적색으로 변화하여 이루어진다.[105] 둘째, 혈액은 腎精으로부터 화생하여

104) 《素問 · 脈要精微論17》: 肝氣盛則夢怒 肺氣盛則夢哭.《靈樞 · 淫邪發夢43》: 肝氣盛則夢怒 肺氣盛則夢恐懼哭泣 心氣盛則夢善笑 脾氣盛則夢歌樂身體重不擧 腎氣盛則夢腰脊兩解不屬; … 厥氣客於心則夢見丘山煙火 客於肺則夢飛揚 見金鐵之奇物 客於肝則夢山林樹木 客於脾則夢見丘陵大澤 壞屋風雨 客手腎則夢臨淵 沒居於水中 客於膀優則夢遊行 客於胃則夢飮食 客於大腸則夢田野 客手小腸則夢聚邑沖密 客於膽則夢鬪訟自刳 客於陰器則夢接內 客於項則夢斬首 客於脛勝則夢行走而不能前 及居深地窌苑中 客於股肱則夢禮節拜起 客於胞脯則夢溲便.

105) 《靈樞 · 決氣30》: 中焦受氣取汁 變化而赤 是謂血.《靈樞 · 癰疽81》: 津液和調 變化以赤爲血.《靈樞 · 邪客71》: 營氣者 泌其津液 注之於脈 化以爲血.《景岳全書》: 血者 水穀之精氣也 源源而來 而實生化於脾.《靈樞 · 癰疽81》: 中焦出氣如霧 上注溪谷 而滲孫脈 津液和調 變化而赤爲血.《讀書隨筆》: 夫生血之氣 營氣也 營盛則血盛 營衰則血衰 相依爲命 不可不離者也.《靈樞 · 營衛生會18》: 中焦亦幷胃中 出上焦之後 此所受氣者 泌糟粕 蒸津液 化其精微 上注於肺脈 乃化而爲血.

생성되기도 한다. 즉 腎精은 골수를 생성하는데, 골수는 혈구를 생성하는 기관이다.

《張氏醫通》[106]에서 "精이 새어 나가지 않으면 肝으로 돌아가 淸血로 변한다."고 한 것은 精이 혈액의 생성원이 됨을 말한 것이다.

2. 혈액의 작용

血液은 첫째 全身의 조직과 기관을 영양하고 생리작용을 조절한다. 예를 들어 耳目口鼻의 기능, 四肢의 운동, 筋骨의 强健, 관절의 굴신, 肌肉의 풍만 및 안색의 紅潤은 모두 血의 작용이 아닌 것이 없다.[107] 또 남자 정액의 형성, 여자의 월경과 乳汁 형성의 근원이 된다.[108]

임상적으로 혈액의 생성이 부족하거나 손실이 많으면 전신 혹은 국부의 血虛를 야기하여, 頭暈 · 目眩 · 眼球乾澁(안구건조증) · 面色萎黃(안색이 누런색을 띠며 윤기가 없음) 등의 증상을 볼 수 있다.

둘째, 血液은 정신활동에 영향을 미친다.[109] 정신활동의 물질적 기초로 血氣가 왕성하면 뇌에서의 혈류가 원활하여 정신활동이 왕성하고, 血虛하면 易驚 · 心悸 · 失眠 · 多夢 · 健忘이 나타나며, 血熱하면 煩躁 · 不安 · 神昏 · 譫語 등의 정신증상이 발현된다.

3. 혈액의 순환

血液은 심장의 박동과 五臟의 상호작용에 의하여 血脈을 따라 정상적으로 순환한다. 心은 혈액의 운행을 추동하고(心主血脈), 肝은 血流量을 조절하며(肝藏血), 脾는 혈액이 脈外로 넘치지 않고 脈內로 순행하게 하고(脾統血), 肺는 혈액을 전신으로 산포시킨다(肺主氣). 전신을 순행한 혈액은 肺에서 산소(淸氣)와 결합하고 肺氣의 宣散에 의하여 다시 전신으로 운행되는데, 이러한 과정을 '肺朝百脈'이라고 한다.

병태 · 생리적으로 혈액 운행의 장애는 血瘀(혈전은 어혈의 범주에 해당함)를 야기한다. 血瘀의 형성 부위에 따라 나타나는 장기의 병증은 다음과 같다.

106) 《張氏醫通》: 氣不耗 歸情於腎而爲精 精不泄 歸精於肝而化淸血 血不瀉 歸精於心 得離火之化而爲眞血 以養脾臟 以司運動 以奉生身 莫貴於此.

107) 《難經 · 22難》: 血者濡之; 張景岳: 凡爲七竅之靈 爲四肢之用 爲筋骨之和柔 爲肌肉之豊盛 以至滋臟腑 安神魂 潤顔色 充營衛 津液得以通行 二陰得以調暢 凡形質所在 無非血之用也.《素問 · 五臟生成10》: 肝受血而能視 足受血而能步 掌受血而能握 指受血而能攝.《靈樞 · 本臟47》: 血和則筋骨勁强 關節淸利矣.

108) 《赤水玄珠》: 婦人之於血也 經水蓄而爲胞胎; 夫血者水穀之精氣也 和調五臟灑陳六腑 男子化而爲精 女子上爲乳汁 下爲經水.

109) 《靈樞 · 本神8》: 心藏脈 脈舍神.

도표 1-2-03. 血의 생성과 운행

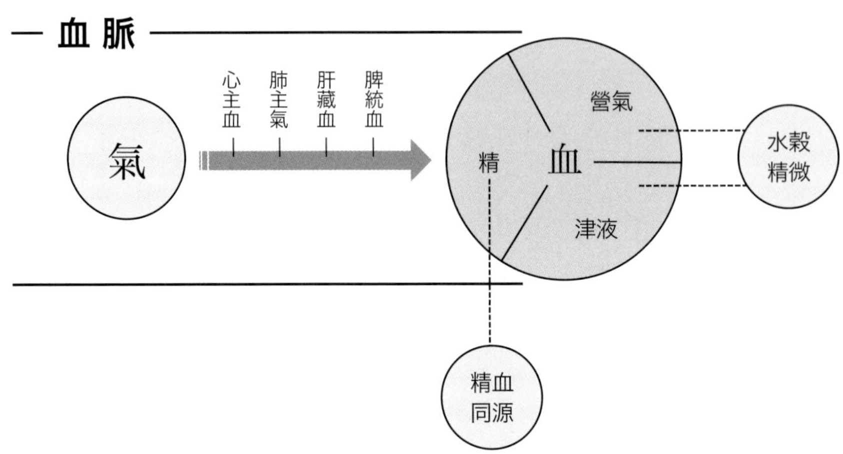

心에 瘀血이 있으면, 心痛 · 胸悶 · 口唇青紫의 증상(관상동맥질환)이 나타난다.

肺에 瘀血이 있으면, 胸悶 · 喀血 · 咳血의 증상(폐색전증)이 나타난다.

肝에 瘀血이 있으면, 脇痛 · 痞塊의 증상이 나타난다.

胃에 瘀血이 있으면, 嘔血 · 便血의 증상이 나타난다.

胞宮에 瘀血이 있으면, 小腹痛 · 月經不調 · 痛經 · 經閉의 증상이 있고, 생리의 성상이 紫黑色을 띠고 덩어리가 섞여 있거나, 하혈(崩漏)이 나타나기도 한다.

제5절 津液

津液은 체내 수액의 총칭으로 장부 · 조직 · 기관 내의 수액과 각종 분비물 및 수액의 대사산물을 포괄한다. 예를 들어 뇌척수액 · 관절액 · 위액 · 장액 · 침(唾-涎) · 콧물(涕液) · 눈물(淚液)은 물론 땀과 소변은 모두 津液의 범주에 속한다.[110]

110) 《東醫寶鑑 · 津液》: 難經曰 腎主五液 分化五臟 入肝爲淚 入心爲汗 入脾爲涎 入肺爲涕 自入爲唾. 《素問 · 宣明五氣23》: 五臟化液 心爲汗 肺爲涕 肝爲淚 脾爲涎 腎爲唾是謂五液. 《靈樞 · 九針78》: 五液 心主汗 肝主淚 肺主涕 腎主唾 脾主涎 此五液所出也.

1. 진액의 대사

津液의 생성, 산포 및 배설의 대사는 脾의 運化, 肺의 宣肅, 腎의 蒸化 및 小腸의 泌別淸濁과 三焦의 決瀆 등의 복잡한 작용에 의하여 이루어진다.

《黃帝內經》에 의하면 수액이 胃에 들어와 소화 · 흡수된 津液은 脾의 運化와 肺의 宣肅을 거친 전신으로 산포된다. 津液의 대사산물은 肺氣의 宣散에 의하여 땀으로 배출되고 호흡을 통하여 증발되며 肅降의 작용으로 膀胱으로 보내어진 후 腎陽의 蒸化에 의하여 소변으로 배출된다. 이러한 과정을 肺의 '通調水道'라고 하며, 특히 肺氣의 肅降에 의하여 소변이 膀胱으로 보내어지는 과정을 '下輸膀胱'이라고 한다.[111]

이상에서 肺의 宣肅, 脾의 運化, 腎의 氣化는 각각 상 · 중 · 하의 三焦의 기능을 대표하는 장기로 유기적으로 작용하여 津液대사의 중요한 축을 이루는데, 이를 三焦의 '水道出焉'이라고 한다.[112] 또 수액대사에 있어 肺를 '水之上源'이라 하고, 腎을 '水之下源'이라고 하는 것은 肺가 上焦에 위치하고 腎이 下焦에 위치하는 데서 연유한다.

2. 진액의 작용

津液은 성상과 작용에 따라 津과 液으로 구분된다. 津은 농도가 묽고 유동성이 커서 皮膚 · 肌肉 · 官竅로 삼투하고 침윤하여, 이들을 습윤 · 윤택 · 영양한다. 液은 비교적 농도가 짙고 유동성이 적은 것으로 關節 · 腦髓 · 骨髓로 침윤하여 이들을 보익하고 윤활과 영양작용을 나타낸다. 그러나 津과 液은 음식의 精微로부터 생성되며 상호전화의 불가분 관계로 津液이라고 통칭한다. 津液의 작용은 다음과 같이 요약할 수 있다.

2.1. 濡潤

濡潤은 津液의 습윤 · 윤택 · 윤활 · 영양의 작용을 말한다. 津液은 체표의 피부와 肌肉을 윤택하게 하고, 五官으로 유주하여 官竅를 촉촉이 적셔주며, 또 관절에 주입되어 윤활작용을 도우며 이들을 영양한다.[113]

2.2. 혈액과 골수의 생성

津液은 血脈으로 滲入하여 혈액의 조성 성분이 되고, 혈액 중의 혈장 성분은 조직으로 나와 津液(조직액)이 된다.[114] 이처럼 津液과 혈액은 상호 의존하고, 穀氣가 그 생성원이 穀氣로 동일하므로 '津血同源'이라고 한다. 따라서 津液의 손실은 혈액의 부족을 초래하는데, 이를 津枯血燥

111) 《素問 · 經脈別論21》: 飮入於胃 游溢精氣 上輸於脾 脾氣散精 上歸於肺 通調水道 下輸膀胱 輸精四布 五經幷行. 《素問 · 靈蘭秘典論8》: 膀胱者 洲都之官 津液藏焉 氣化則能出矣. 《素問 · 厥論45》: 脾主爲胃行其津液者也. 《靈樞 · 決氣30》: 何謂津? 岐伯曰 腠理發泄 汗出溱溱 是謂津 何謂液? 岐伯曰 穀入氣滿 淖澤 注於骨 骨屬屈伸 洩澤 補益髓 皮膚潤澤 是謂液.

112) 《素問 · 靈蘭秘典論8》: 三焦者 決瀆之官 水道出焉.

113) 《靈樞 · 口問28》: 液者 所以灌精濡空竅者也. 《靈樞 · 五癃津液別36》: 水穀皆入於口 其味有五 各注其海 津液各注其道 故三焦出氣 以溫肌肉 充皮膚 爲其津 其流而不行者 爲液. 《靈樞 · 決氣30》: 何謂液? 岐伯曰 穀入氣滿 淖澤 注於骨 骨屬屈伸 洩澤 補益腦髓 皮膚潤澤 是謂液.

114) 《靈樞 · 邪客71》: 營氣者 泌其津液 注之於脈 化以爲血. 《靈樞 · 癰疽81》: 津液和調 變化以赤爲血.

라 하고, 과도한 출혈 역시 津液의 손상을 야기하는로 '耗血傷津'이라고 한다. 또한 津液은 뼈 속으로 滲透하여 골수와 뇌수를 滋養하고 보익하기도 한다.[115)]

115) 《靈樞 · 五癃津液別36》: 五穀之津液 和合以膏者 內滲入於骨空 補益腦髓.

2.3. 체액과 체온의 항상성 조절

津液은 체액의 평형을 유지하고 체온을 조절하는 중요한 역할을 한다. 생리적으로 여름에는 땀이 많고 소변양이 적으며(汗多尿少), 겨울에는 소변양이 많고 땀이 적은(尿多汗少) 것은 津液에 의한 체온과 체액의 항상성 조절의 예이다.[116)] 또 津液이 脈內로 滲透하여 혈액을 희석시키고 혈액 중의 津液이 조직으로 滲出하는 것은 체액의 평형을 조절하는 예이다.

116) 《靈樞 · 五癃津液別36》: 天暑衣厚則腠理開 故汗出 … 天寒則腠理閉 氣濕不行 水下流於膀胱 則爲溺與氣.

3. 진액의 병태와 병증

津液의 병태는 과도한 유출로 인한 부족과 일정한 부위에서의 정체로 인하여 나타난다.

첫째, 심한 발한 · 구토 · 설사 · 출혈로 인한 津脫, 液脫이다. 津脫은 津이 빠져나간다는 뜻으로 땀구멍이 열려 땀이 매우 많이 나는 것이며, 液이 빠져나가는 液脫은 관절의 굴신이 부드럽지 못하고 얼굴색이 좋지 않으며 腦髓가 줄어들고 정강이가 시큰거리며 귀가 자주 우는 것이다. 亡陽으로 津液을 손상하여 四肢가 미미하게 당기고 관절의 굴신이 불리하면 桂枝加附子湯을 처방한다.[117)] 津液의 손실이나 부족으로 나타나는 주요 증상은 피부의 燥裂 · 唇의 燥裂 · 口渴 · 咽燥 · 目澁 · 鼻乾 · 大便秘結 · 小便短少 등이 있다.

117) 《東醫寶鑑 · 津液》: 津脫者 腠理開 汗大泄 … 液脫者 骨屬屈伸不利 色夭 腦髓消 脛痠 耳數鳴. 《注解傷寒論》: 太陽病 發汗 遂漏不止 其人惡風 小便難 四肢未急 難以屈伸者 桂枝加附子湯主之; 成無已注, 鍼經曰 液脫者 骨屬屈伸不利 與桂枝加附子湯 以溫經復陽.

둘째, 津液의 저류로 인한 水濕의 형성과 부종이다. 수습이 腸에 정체하면 痰飮이 되고, 脇下에 있으면 懸飮, 四肢로 나오면 溢飮, 위로 胸腔으로 들어가면 支飮이라고 한다.

셋째, 津液의 병증은 땀으로 반영되며, 그 분비 상태나 부위에 따라 다음과 같이 구분한다. 氣虛나 胃熱로 인한 自汗, 陰虛의 有火로 인한 盜汗, 땀이 그치지 않는 亡陽證, 일정한 부위에 국한되어 나타나는 頭汗 · 心汗 · 手足汗 · 陰汗 및 漏風 등의 증상이 있다.

自汗의 변증과 치료는 外感의 風邪에 桂枝湯, 外感의 氣虛로 인한 경우는 黃芪健中湯, 內傷의 氣虛에 補中益氣湯 · 玉屛風散을 처방한다. 胃熱의 自汗에는 二甘湯을 쓴다. 津液의 經脈 병후로는 手太陽小腸經의 '是主液所生病'과 手陽明大腸經의 '是主津所生病'이 있다.

桂枝加附子湯(傷寒論): 發汗의 과도로 陽氣를 손상하여 汗漏不止 · 小便難하고, 진액을 손상하여 四肢의 微急과 屈伸不利에 활용한다.

桂枝 · 芍藥 各6g, 甘草 · 附子炮 各4g, 생강 6g, 대추 2개.

桂枝附子湯(入門): 發汗의 과도로 汗漏不止 · 四肢拘急 · 難以屈伸을 치료한다.

桂枝 · 附子炮 各12g, 芍藥 8g, 甘草炙 4g, 생강 5편, 대추 2개.

二甘湯: 治胃熱 食後汗出如雨

生甘草 · 炙甘草 · 五味子 · 烏梅肉 各5g, 생강 2편, 대추 2개.

제6절 精神氣血 및 津液의 상호관계

精 · 神 · 氣 · 血 · 津液은 상호의존 · 資生 · 제약의 관계에 있다.[118]

1. 신과 정 · 기 · 혈 · 진액의 관계

神(정신)의 활동은 음식의 精微로부터 化生된 精 · 氣 · 血 · 津液의 영양에 의존한다.[119]

神의 작용은 精 · 氣의 자양에 의하여 발휘되지만, 精 · 氣를 부리고 운용하는 주인이 된다. 精 · 氣가 충만하면 정신활동이 왕성하고, 精 · 氣가 부족하면 정신이 위축된다. 氣는 精神의 根蒂로서 氣가 쇠약하면 말소리가 미약하고, 종일했던 말을 되풀이하는데, 氣의 허탈로 인한 정신혼란의 예이다.[120]

血이 盛하면 神의 활동이 왕성하게 되고, 血이 虛하면 잘 두려워한다. 출혈이 많은 사람의 정신이 恍惚하고 昏迷하며 煩躁한 것은 血脫로 인한 정신혼란의 증후이다.

118) 《靈樞 · 決氣30》: 人有精氣津液血脈 余意以爲一氣耳 … 兩神相搏 合而成形 常先身生 是謂精 何謂氣 … 上焦開發 宣五穀味 熏膚 充身澤毛 若霧露之漑 是謂氣 … 何謂津 腠理發泄 汗出溱溱 是謂津 何謂液 … 穀入氣滿 淖澤注於骨 骨屬屈伸 泄澤 補益腦髓 皮膚潤澤 是謂液 何謂血 … 中焦受氣取汁 變化而赤 是謂血 何謂脈 … 壅遏營氣 令無所避 是謂脈. 《黃元御醫書十一種下冊 · 素靈微蘊》: 六腑者 所以受水穀而行化物者也 水穀入胃 脾氣消磨 渣滓下傳 精微上奉 化爲霧氣 歸之於肺 肺司氣而主皮毛 將此霧氣 由臟而經由經而絡 由絡而播宣皮腠 熏膚充身澤毛 是謂六經之氣霧氣降灑化而爲水 津液精血於是生焉 陰性親內 自皮而絡 自絡而經 自經而歸趨臟腑.

119) 《靈樞 · 平人絶穀32》: 神者水穀之精氣也. 《素問 · 六節臟象論9》: 五味入口 藏於腸胃 味有所藏 以養五氣 氣和而生 津液相成 神乃自生.

120) 《脾胃論》: 氣者 精神之根蒂. 《素問 · 脈要精微論17》: 言而微終日乃復言者 此脫氣也.

津液 역시 정신활동의 바탕으로《素問 · 六節臟象論》에 "津液相成 神乃自生"이라 하여, 津液이 충족하면 정신활동이 온전하게 됨을 설명했고, 汗 · 吐 · 下로 인한 津液의 과도한 상실은 탈수로 인한 驚悸 · 神昏 · 譫語 등의 정신혼란을 야기한다.

2. 정과 기혈의 관계

精과 氣는 상호전화를 한다. 精은 氣로 전화하고, 氣가 聚合하면 精이 형성된다.[121] 氣의 취합은 성질에 따라 형상을 달리하게 된다.

精과 血은 상호 資生 · 전화의 관계에 있다.《張氏醫通》에서 "精을 배설하지 않으면 肝으로 돌아가 맑은 피로 변한다."고 했고,《侶山堂類辯》에서도 "腎은 水의 臟으로 精을 저장하고 血의 생성을 주관한다."고 하여 精으로부터의 血의 전화를 설명했다.[122] 반대로 血 역시 精의 생성원이 되므로《諸病源候論》에서는 "精은 血이 생성한 것이다."고 했다. 이처럼 精과 血은 상호 전화하고, 穀氣로부터 화생되어 그 근원이 같으므로 '精血同源'이라 한다.

3. 기와 혈의 관계

氣와 血의 상호의존은 생명의 중요한 조건이 된다.《素問 · 八正神明論》에서 "血氣는 사람의 神(생명활동의 근원)이니 삼가 기르지 않으면 안된다."고 했고,《調經論》에서는 "사람이 소유한 것은 血과 氣일 뿐이다."고 했다.[123]

氣와 血은 생명활동의 두 표현으로 氣는 陽에 속하여 臟腑의 기능을 추동하고, 血은 陰의 속성으로 臟腑를 영양하고 형체의 물질적 기초가 된다. 氣와 血의 상호관계는 '氣爲血帥' 즉 氣는 血의 인솔자가 되고, '血爲氣母' 즉 血은 氣의 어머니로 설명할 수 있다.

3.1. 氣爲血帥

1 氣能生血

氣는 음식의 精微가 혈액으로 轉化하는 과정에 중요한 매개 역할을 한

121)《類經》: 人身精血 由氣化生 故氣歸於精.《素問 · 陰陽應象大論5》: 氣歸精.

122)《諸病源候論》: 精者血之所成也.《張氏醫通》: 精不泄 歸精於肝而化清血.《呂山堂類辯》: 腎爲水臟 主藏精而化血.

123)《素問 · 八正神明論26》: 血氣者 人之神 不可不謹養.《素問 · 調經論62》: 人之所有者 血與氣耳.

다. 氣가 왕성하면 혈액의 생성이 왕성하며, 氣가 虛하면 氣短 · 乏力의 氣虛證은 물론 혈액의 생성이 부족하여 안색이 밝지 못하며(面色不華), 頭暈 · 眼花 · 心悸 등의 血虛證을 야기한다. 임상에서 血虛證의 치료에 補血藥 중에 益氣藥을 배합하는 것은 '氣能生血'의 이치이다.[124]

124)《溫病條辨》: 故善治血者 不求之有形之血 而求之無形之氣.

2 氣能行血

氣는 혈액의 운행을 추동한다.《血證論》에서 "運血者卽是氣" 또는 "氣爲血之帥 血隨氣運行"이라고 했다. 이른바 '氣行則血行'이다. 구체적으로 心氣의 推動, 肺氣의 散布(宣肅), 肝氣의 疏泄 및 脾氣의 統血에 의한다.

병리적으로 氣가 정체되면 혈액의 운행 역시 막혀 瘀血을 유발하기도 한다. 이를 '氣滯血瘀'라고 하는데, 심하면 瘀斑이나 癥瘕나 積聚의 원인이 된다. 또 氣의 역행으로 血이 氣를 따라 下陷하면 崩漏의 증상이 나타나고, 血이 氣를 따라 逆上하면, 面紅 · 目赤 · 頭暈 · 頭脹이 발생하고, 심하면 吐血 · 衄血한다. 임상에서 氣血兩虛에 補氣養血하고, 氣滯血瘀에 行氣活血하며, 氣逆出血에 降氣止血하는 등 血證의 치료에 겸하여 補氣 · 行氣 · 降氣의 약을 가미하는 것은 '氣能行血'의 이치이다.

3 氣能攝血

氣의 固攝작용은 血液이 脈外로 넘치지 않고 脈中을 운행하게 하는데, 脾氣의 統攝작용이 위주가 된다.

병태 · 생리적으로 氣의 固攝작용이 실조되면, 血液이 脈外로 나와 각종 출혈의 증상이 발생한다. 임상에서 脾氣가 虛하여 혈액을 統攝하지 못하면, 崩漏(자궁출혈) · 便血 · 衄血 · 紫斑(피하출혈)이 나타나기도 한다. 이러한 병태를 '氣不攝血' 혹은 '脾不統血'이라고 하며, '補氣攝血'의 치법을 적용한다.

3.2. 血爲氣母

혈액은 氣의 운반체이며, 氣의 생성과 작용에 관여한다. 이에《血證論》에 "守氣者 卽是血"이라고 했다. 일반적으로 혈액이 盛하면 氣의 활동도 왕성하고, 혈액이 虛하면 氣의 활동 역시 쇠약해진다.

병리적으로 血瘀는 쉽게 氣滯를 야기하고, 血虛證에서 호흡이 약하고 말하기가 싫어지며(少氣), 출혈의 과도로 인한 氣脫(기의 탈진)은 '血爲氣母'의 이치에 따른 현상이다.

4. 기와 진액의 관계

氣의 推動 · 溫煦 · 固攝의 작용은 津液의 운행 · 수포 · 배설에 영향을 미친다. 推動에 의한 정상적인 운행, 溫煦에 의한 유동성의 향상 및 固攝에 의한 유실의 방지는 체내 津液의 일정한 평형을 유지하는데 중요하다.

임상적으로 氣의 推動과 溫煦 작용의 상실은 津液의 정체를 일으켜 水濕과 痰飮의 병태산물을 형성하는 원인이 된다. 반대로 水濕과 痰飮의 형성은 氣운행의 장애요소가 되므로 '水停則氣阻(水液이 정체하면 氣가 막히게 된다)'라고 한다. 또 固攝의 작용이 원활하지 못하면 땀과 소변의 배출을 제어하지 못하여, 自汗 · 多汗 · 多尿 · 遺尿 등 진액의 유실 과다증상이 발생한다. 한편 津液은 혈과 마찬가지로 氣를 실어 나르기 때문에 과도한 汗의 배출이나 심한 吐瀉로 인한 津液의 손상은 氣의 일탈과 부족을 유발한다. 이를 '氣隨液脫' 즉 氣가 진액을 따라 빠져나간다고 한다.

5. 혈과 진액의 관계

조직 중의 津液은 脈內로 滲入하여 혈액의 구성성분이 되고,[125] 혈액 중의 혈장성분은 脈外로 滲出하여 津液이 되는 등의 상호 전화를 '津血同源'이라고 한다.

병태 · 생리적으로 지나친 구토 · 설사 · 發汗으로 인한 津液의 과도한 소모는 혈액의 부족을 초래하여, 心悸 · 心慌의 '津枯血燥'의 현상을 일으킨다. 반대로 과도한 혈액의 소실 역시 津液의 결핍을 초래하여, 口乾 · 咽燥 · 尿少 · 피부건조 등 津液 부족의 증상을 초래한다.

따라서 출혈 환자에게 發汗시키는 약물을 사용하여 津液을 더욱 손상하게 하거나, 땀을 많이 흘려 津液이 손상된 환자에게 溫燥한 약제를 사용하여 거듭 혈액의 생성원인 津液을 손상하게 해서는 안 된다. 이에《靈

125)《靈樞 · 癰疽81》: 中焦出氣如露 上注溪谷 而滲孫脈 津液和調 變化而赤爲血 血和則孫脈先滿溢 乃注於絡脈 皆盈乃注於經脈.

樞 · 營衛生會》에서 "奪血者無汗 奪汗者無血"이라 하고, 《傷寒論》에서 "衄家不可發汗", "亡血家不可發汗"이라고 하여, 津液의 손실이 많거나 출혈이 많은 환자에게 發汗의 치법이 적당하지 않음을 지적했다.[126]

126) 《傷寒論》: 衄家不可發汗 汗出必額上陷脈急緊 直視不能眴 不得眠; 亡血家不可發汗 發汗則寒慄而振.

도표 1-2-04. 氣血津液의 상호관계

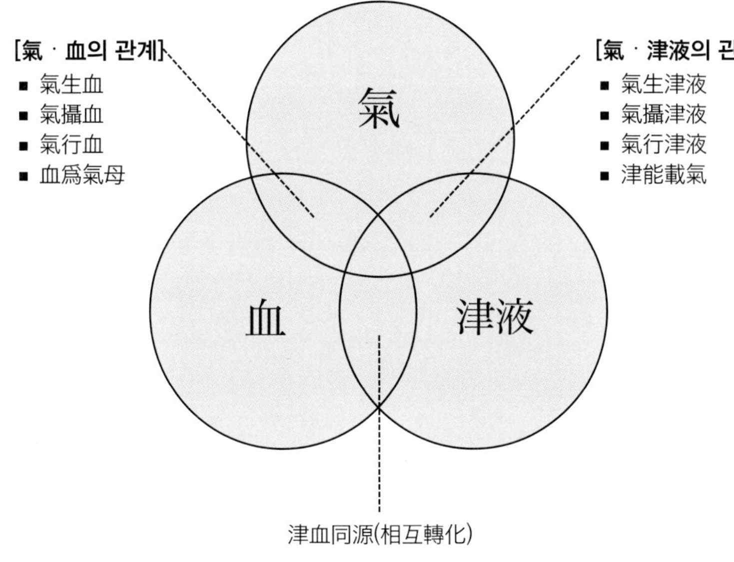

제3장
臟腑總論

臟腑總論에서는 장부의 인식과 그 생리체계를 이해한다. 經絡論과 더불어 생명현상을 연구하는 한의학의 주요 이론이다.

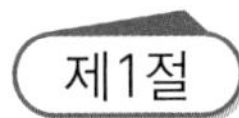

제1절 臟腑論의 이해

1. 장부의 인식

한의학에서 臟腑는 고대의 발달한 해부학적 지식에 기초하여 五臟六腑 및 奇恒之腑로 구별한다.

五臟은 간 · 심장 · 비장(췌장 포함) · 폐 · 신장을 말하고, 六腑는 담 · 위 · 대장 · 소장 · 방광 · 삼초를 말하며, 奇恒之腑는 腦 · 髓 · 骨 · 脈 · 膽 · 女子胞를 가리킨다.

臟腑에 대한 인식은《管子 · 水地篇》에 五臟,《周禮 · 天官》에 五臟과 胃 · 大腸 · 小腸 · 膀胱을 합한 九臟 및《呂氏春秋 · 達鬱》의 五臟六腑의 기록에서 보듯이《黃帝內經》이전에는 통일된 개념이 정립되지 않았다. 이는《素問 · 五臟別論》에서 "어떤 의사가 腦 · 髓를 臟이라 칭하고, 혹은 腸 · 胃를 臟이라 하고, 또는 腑라고 한다."[1]는 지적에서도 알 수 있다.

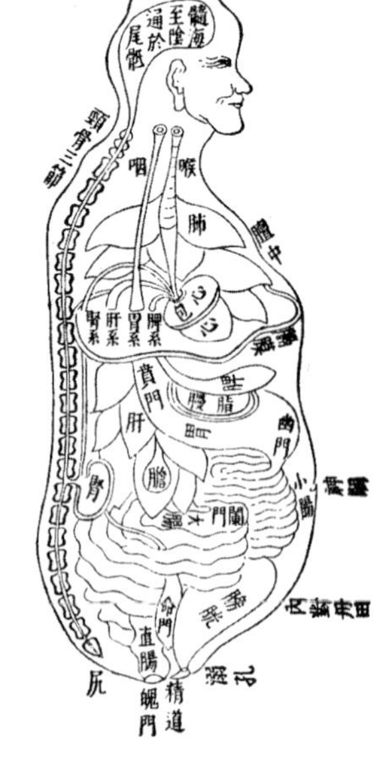

그림 1-3-01. 內景圖

1)《素問 · 五臟別論11》: 余聞方士或以腦髓爲藏 或以腸胃爲藏 或以爲府….

이처럼 정론이 없는 臟腑 인식에 대하여 于鬯은 《香草續校書》에서 《素問 · 金匱眞言論》에 이르러 정립되었음을 지적했다. 일반적으로 臟腑는 五臟과 六腑를 말하지만, 經絡論에서는 三焦를 추가하여 六臟과 六腑로 인식하기도 한다.

1.1. 해부학적 臟器

臟腑는 인체 내부의 해부학적 臟器를 지칭하는 것으로 서양의학의 장기와 동일하다. 다만 한의학의 독특한 생리체계인 三焦는 예외로 한다.

한의학 최고의 원전인 《黃帝內經》에서는 당시 臟腑의 해부와 형태에 대한 연구를 비교적 자세하게 기록하고 있으며, 《黃帝內經》 이후에도 실질 장기로서 臟腑의 무게 · 크기 · 길이 · 폭 · 용량 등 해부학적 인식은 지속되어 왔다. 그러나 당시 과학 수준의 한계로 해부를 통한 형태나 구조의 파악은 육안적인 관찰 수준을 벗어날 수 없었다.

대신 자연과학이 발달하지 못한 시대적 상황으로 臟腑에 대한 연구는 서양 해부생리학의 '구조-기능'의 상관관계가 아닌 우주변화를 설명하는 陰陽 · 五行의 이론을 바탕으로 '기화-기능'의 관점에서 五臟의 생리를 설명했다. 나아가 五行학설에 바탕을 하여 五臟과 유기적인 관계에 있는 일련의 조직 · 기관 · 정신 · 경락 등을 밝혀, 五臟에 이들을 대표하는 단위 장기로서의 의미를 부여했다. 이를테면 肝은 실질 장기인 liver(肝臟)와 동일하다. 하지만 肝은 생리 · 병리적으로 눈(目) · 근막(筋) · 손톱(爪) · 분노(怒) · 足少陽膽經 등과 밀접한 관계가 있으므로 이들을 대표하는 기능적 단위가 된다. 肝을 중심으로 구성된 이러한 기능적 시스템(계통)을 肝機能系라고 한다.

결론적으로 한의학에서 臟腑는 해부학적 실질 장기를 가리킨다. 다만 五臟은 단순히 해부학적 장기만을 의미하는 것이 아니라, 조직 · 기관 · 神志 · 經絡 등과 연계로 이들 일련의 계통을 대표하는 장기로서 중요한 의미가 있다. 이로써 한의학은 해부학적 한계를 넘어 五臟의 독특한 기능과 작용을 인식하게 되었다. 그러나 일부 의가는 五臟의 이러한 기능적 단위 개념을 오해하여 서양의학의 장기와 상이한 것으로 설명하기도

하는데, 이는 옳지 않다. 五臟은 해부학적 심장(heart), 간(liver), 비장(spleen, 췌장pancreas 포함), 폐(lung), 신장(kidney)의 다섯 장기를 가리키며, 다만 기능의 인식에 차이가 있을 뿐이다.

1.2. 臟腑의 陰陽五行

陰陽五行은 한의학에서 장부(장기)의 구성과 생리적 특징을 인식하는 기본이다. 五臟은 陰의 속성으로 '藏'하는 특징이 있어 精氣를 저장하고, 六腑는 陽의 속성으로 '瀉'의 특징이 있어 水穀을 순차적으로 운송하여 소화시키고 소화 후의 노폐물을 배설한다. 이렇듯 五臟과 六腑의 생리적 특징을 陰陽의 속성에 근거하여 인식하는데, 이에 臟腑를 '陰臟陽腑'라고 한다.[2)]

또한 五行의 속성은 五臟의 생리특성을 설명하는 기준이 된다. 곧 肝의 기운은 木의 속성으로 升達하고, 心의 기운은 火의 속성으로 炎上·推動하며, 脾의 기운은 土의 속성으로 化育하고, 肺의 기운은 金의 속성으로 燥涼·肅降하며, 腎의 기운은 水의 속성으로 潤下한다.

한편 天干을 五行과 陰陽으로 부호화하여 臟腑의 표리관계를 설명하기도 한다. 즉 甲·乙·丙·丁·戊·己·庚·辛·壬·癸의 10개 天干을 순서대로 짝을 지워 甲乙을 木, 丙丁을 火, 戊己를 土, 庚辛을 金, 壬癸를 水에 배속하여 天干의 五行을 정한다. 다시 순서상 홀수와 짝수를 구분하면 甲·丙·戊·庚·壬은 홀수에 해당하는 陽干으로 五腑을 배속하고, 짝수에 해당하는 乙·丁·己·辛·癸의 陰干에 五臟을 배속하면 臟腑의 표리를 10天干의 陰陽五行으로 부호화할 수 있다.[3)][도표 1-3-01]

즉 木의 장기인 膽은 陽으로 甲木에 속하고, 肝은 陰으로 乙木에 속하는 肝-膽의 표리관계를 구축한다. 火의 장기인 小腸은 陽으로 丙火에 속하고, 心은 陰으로 丁火에 해당하는 心-小腸의 표리관계를 구축한다. 土의 장기인 胃는 陽으로 戊土에 속하고, 脾는 陰으로 己土에 해당하는 脾-胃의 표리관계를 구축한다. 金의 장기인 大腸은 陽으로 庚金에 속하고, 肺는 陰으로 辛金에 속하는 肺-大腸의 표리관계를 구축한다. 水의 장기

2) 《素問·金匱眞言論4》: 言人身之臟腑中陰陽 則臟者爲陰 腑者爲陽 肝腎脾肺腎爲陰 膽胃大腸小腸膀胱三焦六腑皆爲陽.

3) 《黃元御醫書十一種·下冊·素靈微蘊》: 人與天地相參也 感五行之氣 而生臟腑焉.《四聖心源》: 五行之中各有陰陽 陰生五臟 陽生六腑 腎爲癸水 膀胱爲壬水 心爲丁火 小腸爲丙火 肝爲乙木 膽爲甲木 肺爲辛金 大腸爲庚金 五行各一 而火分君相 臟有心主相火之陰 腑有三焦相火之陽也.

도표 1-3-01. 臟腑의 陰陽 · 五行 · 天干 배속

臟腑	膽-肝	小腸-心	胃-脾	大腸-肺	膀胱-腎
陰陽	陽-陰	陽-陰	陽-陰	陽-陰	陽-陰
五行(속성)	木(升達)	火(炎上)	土(化育)	金(燥凉)	水(潤下)
天干	甲-乙	丙-丁	戊-己	庚-辛	壬-癸

인 膀胱은 陽으로 壬水에 속하고, 腎은 陰으로 癸水에 해당하여 腎-膀胱의 표리관계를 구축한다.

이러한 臟腑의 五行 배합은 臟腑의 성질 · 특성 · 형태를 인식하는 기초가 되므로 이를 臟腑의 '應象'이라 하고, 또 '人之五行'[4]이라고 하기도 한다. 따라서 臟腑의 陰陽 · 五行배속은 생리인식의 기본 관점을 반영하는 것이며, 나아가 서양의학의 해부학적 한계를 넘어선 인체생리를 정립한 배경이기도 하다.

1.3. 臟腑의 同氣異形

표리의 臟腑는 同氣異形의 관계에 있다. 同氣는 표리가 되는 臟과 腑의 五行 속성이 같음을 말하고, 異形은 臟과 腑가 五行 속성은 동일하지만 陰臟과 陽腑로 형태와 기능이 달리함을 의미한다.[5]

예를 들어 표리의 肺와 大腸은 동일한 金의 기운을 품부했으나 陰干인 辛金의 肺는 手太陰肺經의 濕化로 肺의 진액을 조절하고, 大腸의 燥化를 제어한다. 大腸은 庚金으로 手陽明大腸經의 燥化에 의하여 대장에서 수분 · 흡수가 일어나고, 肺의 과도한 濕化를 제어한다.

心과 小腸은 오행의 火에 속하여 同氣로서 표리가 되지만, 心(丁火)의 陰臟과 小腸의 陽腑(丙火)는 서로 기능과 형태를 달리한다. 心은 手少陰心經의 熱化에 의하여 心陽을 추동시켜 전신으로 혈액을 보내고, 小腸의 寒化를 제어한다. 小腸은 手太陽小腸經의 寒化에 의하여 小腸의 火가 지나치지 않도록 조절하고, 心火의 치성을 제어한다. 이처럼 臟腑의 표리는 五行의 속성이 동일한 同氣의 관계에 있지만, 五行의 氣化 차이로 인하여 상호협조와 제약의 생리활동을 영위한다.

4) 《黃元御醫書十一種 · 下冊 · 素靈微蘊》: 人與天地相參也 感五行之氣 而生臟腑焉. 《四聖心源》: 祖氣者 人身之太極也 … 祖氣之內含抱陰陽 陰陽之間 是謂中氣 中者土也 土分戊己 中氣左旋 則爲己土 中氣右轉 則爲戊土 戊土爲胃 己土爲脾 己土上行 陰升而化陽 陽升於左則爲肝 升於上則爲心 戊土下行 陽降而化陰 陰降於右則爲肺 降於下則爲腎 肝屬木而心屬火 肺屬金而腎屬水 是人之五行也. 《諸病源候論》: 夫五臟者 肝象木 心象火 脾象土 肺象金 腎象水.

5) 《醫學入門 · 臟腑總論》: 臟腑兄弟也 同氣而異形耳.

2. 장부의 생리특징

臟腑의 五臟·六腑 및 奇恒之腑는 각각 공통의 생리특징을 발휘한다.

2.1. 五臟의 특징

五臟은 五神을 간직하고 精氣의 저장과 流通을 조절함으로써 음양의 화평을 유지한다.[6] 이러한 五臟의 특성을 '藏而不瀉' 또는 '滿而不實'이라고 한다.[7] 여기서 滿實은 精氣의 滿實을 말하는데, 五臟은 精氣로 가득 차있으나 생리적 수요에 따라 공급해야 하므로 항상 實한 상태를 유지할 수 없음을 의미한다.

《素問·刺禁論》에서는 五臟의 특성을 "肝의 升發之氣는 左로 상승하고, 肺의 肅降之氣는 右로 하강한다. 心은 陽의 장기로 火에 속하여 체표의 양기를 조절하고, 腎은 陰의 장기로 水를 관장하여 체내의 음기를 다스린다. 脾는 穀氣를 운반하여 肝·肺·心·腎을 자양하니 使라 한다."고 했다.[8]

6) 《醫學入門·臟腑總論》: 臟者藏平也 藏諸神而精氣流通也.《靈樞·本神8》: 血脈營氣精神 此五臟之所藏也.《靈樞·本臟47》: 五臟主藏精者也 不可傷 傷則失守而陰虛 陰虛則無氣 無氣則死矣.

7) 《素問·五臟別論11》: 所謂五臟者 藏精氣而不瀉也 故滿而不能實.

8) 《素問·刺禁論52》: 臟有要害 不可不察 肝生於左 肺藏於右 心部於表 腎治於裏 脾爲之使 胃爲之市 鬲肓之上 中有父母 七節之傍 中有小心.

도표 1-3-02. 臟腑의 구분과 특징

臟腑	장기/기관	屬性	應象	생리특징
五臟	肝, 心, 脾, 肺, 腎	陰	地	藏精氣神, 藏而不瀉(滿而不實)
六腑(傳化之府)	胃, 大腸, 小腸, 三焦, 膀胱	陽	天	傳化水穀, 瀉而不藏(實而不滿)
奇恒之腑	腦, 髓, 骨, 脈, 膽, 女子胞	陰	地	藏而不瀉, 似臟非臟 似腑非腑

2.2. 六腑의 특징

六腑는 음식물의 소화와 轉輸를 특징으로 하는 공통적 기능이 있다. 단 膽은 예외로 한다.

六腑는 섭취한 음식물을 위(上)에서 아래(下)로 순차적으로 운송하여 소화시키고, 영양물질을 흡수하여 五臟으로 보내며, 대사 후의 쓸모없는 수액이나 糟粕(찌끼)을 배출한다. 이에《素問·五臟別論》에서는 "六腑는 水穀을 運化하여 저장하지 않고 전도하므로 實하지만 滿한 상태를 유지할 수 없다고 한다. 이는 胃에 음식물이 가득차면(實) 腸은 비어 있고(虛),

소화되어 아래로 내려가면 腸이 음식물의 찌꺼기로 가득차고 胃는 공허하게 되는 虛實의 부단한 교체로 머무르지 않고 통과하기 때문이다. 즉 위 · 대장 · 소장 · 삼초 · 방광의 五腑는 天의 기운(陽氣)을 닮아 '瀉而不藏'하는 속성으로 음식물을 전수하므로 '傳化之府'라 하고, 음식물이나 소화 후의 찌꺼기가 쌓이지만 곧 통과하므로 이를 '實而不滿'이라고 한다.[9] 때문에 임상에서 六腑의 질환을 치료하는 대강은 음식물의 運輸와 소화의 촉진을 통한 소통이 위주가 되므로 '六腑以通爲用'이라고 한다.

2.3. 奇恒之腑의 특성

奇恒之腑는 腦 · 髓 · 骨 · 脈 · 膽 · 女子胞의 여섯 개의 기관을 말한다.[10] 奇恒之腑의 '奇'는 異(다르다), '恒'은 常(일정하다)의 뜻으로 일반적인 腑와는 다름을 말한다. 이들의 地氣(陰氣)를 형상하여 陰精의 물질을 저장하고 배출하지 않는 藏而不瀉의 작용은 五臟의 기능과 유사하나, 형태적으로는 가운데가 비어 있어 六腑와 유사하다. 그러나 그 저장하는 陰精의 물질은 청정하여 濁한 물질을 운반하는 六腑와 구별되기에 奇恒之腑라고 한다.

奇恒之腑는 장부와 직접적인 배합 관계를 이루고 있지 않으나 骨과 髓는 腎精의 자양에 의존하고 女子胞는 腎氣에 의하여 성장 · 발육함으로 腎과 유관하다.

3. 장부와 십이관

한의학에서는 생리 · 병리방면에서 나타나는 장부의 생리적 특징을 봉건시대 관직(官職)의 성정에 비유하여 인식하기도 했다. 이를 장부의 十二官이라고 한다.[11]

心은 인체의 가장 중요한 장기로 생명을 主宰하는 역할이 최고 통치자인 君主에 비유되므로 '君主之官'이라고 했다. 肺는 心과 함께 흉중에 위치하여 君主인 심장의 작용을 보좌하므로, 이를 재상에 비유하여 '相傅之官'이라고 한다. 肝은 風의 속성을 부여받아 그 기질이 好動하고 躁急하며 불의에 항거하여 화를 잘 내는 것이 마치 강직한 성정과 智勇을 겸

9) 《素問 · 五臟別論11》: 六腑者 傳化物而不藏 故實而不能滿 所以然者 水谷入口 則胃實而腸虛 食下則腸實而胃虛 故曰實而不滿 滿而不實也. 《醫學入門 · 臟腑總論》: 腑者 府庫也 出納轉輸之謂也.

10) 《素問 · 五臟別論11》: 腦髓骨脈膽女子胞 此六者 地氣之所生也 皆藏於陰而象於地 故藏而不寫 名曰奇恒之腑 夫胃大腸小腸三焦膀胱 此五者 天氣之所生也 其氣象天 故寫而不藏 此受五臟濁氣 名曰傳化之府 此不能久留 輸瀉者也.

11) 《素問 · 靈蘭秘典論8》: 心者 君主之官 神明出焉 肺者相傅之官 治節出焉 肝者將軍之官 謀慮出焉 膽者中正之官 決斷出焉 膻中者 臣使之官 喜樂出焉 脾胃者倉廩之官 五味出焉 大腸者傳道之官 變化出焉 小腸者受盛之官 化物出焉 腎者作强之官 伎巧出焉 三焦者決瀆之官 水道出焉 膀胱者 州都之官 津液藏焉 氣化則能出矣. 《靈樞 · 脹論35》: 膻中者 心主之宮城也. 《素靈微蘊, P.261》: 肝者將軍之官 謀慮出焉 肝合膽 膽者 中正之府 木也 心者君主之官 神明出焉 心合小腸 小腸者受盛之府 火也 脾者倉廩之官 五味出焉 脾合胃 胃者五穀之府 土也 肺者相傅之官 治節出焉 肺合大腸 大腸者傳道之府金也 腎者作强之官 伎巧出焉 腎合膀胱 膀胱者津液之府 水也 膻中者臣使之官 喜樂出焉 膻中合三焦 三焦者決瀆之府 相火也. 《靈樞 · 本輸2》: 肺合大腸 大腸者傳道之府 心合小腸 小腸者受盛之府 肝合膽 膽者 中精之府 脾合胃 胃者五穀之府 腎合膀胱 膀胱者津液之府也 … 三焦者 中瀆之府也 水道出焉.

비한 將軍의 형상에 비유되므로 '將軍之官'이라고 한다. 膽은 사물의 판단과 결정에 있어 치우침이 없이 공평정대(公平正大)한 역할을 담당하는데, 이를 '中正之官'이라고 한다. 膻中은 心包絡을 말하는데, 心(임금)의 宮城으로 心을 보호하고 그 명령과 의지를 전달하는 역할을 內臣에 비유하여 '臣使之官'이라고 한다. 脾·胃는 음식물을 소화·흡수하여 수곡정미를 운반하는데, 이 작용은 糧食창고의 출납을 관리하는 '倉廩之官'에 비유된다. 또 脾의 주도면밀한 思考작용을 신하가 심사숙고하여 임금에게 옳지 못하거나 잘못된 일을 고치도록 말하고 정치를 의논하는 '諫議之官'에 비유하기도 한다. 大腸은 小腸에서 보내온 음식물의 찌꺼기를 받아 그 중 수분은 재흡수하고 대변을 체외로 배출시키는 작용이 운송을 담당하는 관리인 '傳道之官'에 비유된다. 小腸은 胃에서 일차적으로 소화된 음식물을 받아들이는데, 이는 '受盛之官'에 비유된다. 受는 接受의 뜻이고, 盛은 容納의 의미이다. 腎이 관장하는 精은 뼈를 자양하여 몸을 强하게 하고 뇌를 자양하여 智力을 왕성하게 하므로 腎을 '作强之官'이라고 한다. 作强의 作은 作用, 强은 强壯有力의 뜻이다. 膀胱은 대사 후의 水液이 집결하는 곳으로, 이를 사람이 많이 모이는 都會를 관리하는 직위인 '州都之官'에 비유했다. 州都는 水液이 모이는 곳을 의미한다. 三焦는 水道를 소통하고 물길을 터주는 인체의 수액대사를 다스리는데, 이를 당시의 관직인 '決瀆之官'에 비유했다. 決은 疏通, 瀆은 水道의 뜻이므로, 決瀆은 수액대사에 대한 조절을 의미한다.

제2절 臟腑論의 체계

1. 장상

臟象은 내재하는 臟器와 그 밖으로 드러내는 현상 사이의 관계를 밝혀 생명현상의 규율과 특징을 연구하는 방법이다. 이는 '인체'라는 유기체가 가지고 있는 필연적 상관성에 바탕을 두고 있다.

《素問·六節臟象論》에서 "臟象何如?"라고 하여 처음으로 臟象을 언급했다. 張景岳은 이에 대하여 "象은 형상이다. 臟은 체내에 있고 그 형상은 밖으로 드러난다."고 했고, 王冰은 "象은 밖으로 드러나는 바를 이르니 가히 살필 수 있는 것이다."고 했다.[12] 곧, 臟象의 '臟'은 체내의 장부로서 象의 본질이 되고, '象'은 장부의 상황이 일련의 계통(system)으로 반영되는 징후(병증 포함)를 말한다. 또한 《靈樞 · 本臟》에서는 "밖으로 그 상응함을 보아서 내부 臟器의 정황을 알면 병든 곳을 알 수 있다."[13] 하여 臟象의 이론은 특정 장기의 생리는 물론 병리변화를 파악하는 진단의 중요한 의의가 있음을 설명했다.

12) 《類經 · 臟象類》: 象形象也 藏居於內 形見於外 故曰臟象也; 王冰: 象謂所見於外 可閱者也.

13) 《靈樞 · 本臟47》: 視其外應 以知其內臟 則知所病矣.

이처럼 인체는 내외가 유기적으로 연계되어 내부 장기의 변화가 반드시 밖으로 표출되기 때문에 외부의 여러 현상을 살펴 내부의 변화를 알 수 있다. 이러한 분석과 귀납의 방법으로 한의학을 포함한 동양의학은 '以表知裏'하는 辨證論治의 기초를 확립하게 되었다.

臟象의 이론은 인체라는 흑상(black box)에서 출력되는 정보를 개괄하고 객관화하는 한의학의 핵심이론으로, 생리 · 병리 · 해부 · 진단 · 치료 · 예방(양생)의 각 방면에 일관되어 있다.

2. 오장의 기능계

五臟의 기능계는 인체 유기체의 통제된 생명활동을 五臟을 중심으로 계통화한 생리체계이다. 이는 五臟과 六腑 · 五官 · 五體 · 五華 · 五液 · 五神 · 五志 · 經脈 사이의 관계를 밝혀 생명현상을 파악하는 인체의 시스템으로 각 기능계의 구성은 다음과 같다.

肝기능계는 肝과 기능적으로 관계하는 膽-目-筋-爪-淚-魂-怒-足厥陰 · 少陽經으로 구성된다. 心기능계는 心과 연계하는 小腸-舌-脈-(面)色-汗-神-喜-手少陰 · 太陽經으로 구성되고, 脾기능계는 脾와 연계하는 胃-口-肉-唇-涎-意-思-足太陰 · 陽明經으로 구성되고, 肺기능계는 肺와 연계하는 大腸-鼻-皮-毛-涕-魄-憂(悲)-手太陰 · 陽明經으로 구성되고, 腎기능계는 腎과 연계하는 膀胱-耳-骨-髮-唾-志-恐(恐 · 驚)-足少陰 · 太陽經으로 구성되어 있다.

이들 五臟의 기능계는 인체의 생명현상을 시스템적으로 기술・분석・분류하는 기본도식이며, 생리・병리・진단・치료의 기초가 된다.

3. 오장의 상변수

臟象의 관점에서 五臟의 기능은 그 기능계를 통하여 외부로 반영되며, 五臟의 기능을 반영하는 기능계는 五臟과 변수의 관계에 있다. 왜냐하면 五臟의 기능계를 구성하는 六腑・五官・五體・五華・五液・五神・五志・經脈은 五臟의 생리・병리적 징후를 시시각각으로 반영하기 때문이다. 즉 五臟을 X, 五臟의 기능계를 Y로 설정하면, 두 개의 변수 X, Y의 사이에는 일정한 관계가 성립되어 五臟(X)의 생리・병리적 징후(象)가 五臟의 기능계(Y)에 반영된다. 이처럼 五臟의 기능계는 五臟의 변화(象)를 관찰할 수 있는 변수의 역할을 하므로, 이들 일련의 계통을 五臟의 '象變數' 또는 '機能發顯系'로 정의한다.

五臟의 象變數에 관한 설명은 《素問・六節臟象論》[14]과 《黃帝內經》의 여러 편에서 찾아볼 수 있다. 즉 五臟은 六腑와 표리로 相合하고, 五官으로 開竅하여 氣를 보내고, 五體를 기르고, 五華로 그 영화를 반영하며, 五液의 분비나 성상에 영향을 미치며, 五神・五志의 정신정지 변화에 영향을 미치고, 經脈의 是動病과 所生病의 病機格式으로 그 병후를 살핀다.[15] 따라서 六腑・五官・五體・五華・五液・五神・五志・經脈은 五臟의 생리・병리적 정황을 파악하는 일련의 계통이 되므로 '五臟有外候'라고 한다.

肝은 目(눈)의 시력상태, 筋(인대나 근막)의 충실여부, 爪(손톱)의 색택이나 형태, 魂의 활동과 怒의 정서변화, 淚(눈물)의 성상이나 분비상태 및 足厥陰肝・少陽膽의 경락병후를 관찰하여 그 건강상태를 파악할 수 있다.

心은 舌(혀)의 미각・형태・舌苔, 脈의 충실여부, 面色, 정신작용과 喜의 정서변화, 汗(땀)의 분비상태 및 手少陰心・太陽小腸의 경락병후를 관찰하여 그 상태를 파악할 수 있다.

[14] 《素問・六節臟象論9》: 臟象何如? 岐伯曰 心者 生之本 神之變也 其華在面 其充在血脈 爲陽中之太陽 通於夏氣; 肺者 氣之本 魄之處也 其華在毛 其充在皮 爲陽中之太陰 通於秋氣; 腎者 主蟄封藏之本 精之處也 其華在髮 其充在骨 爲陰中之少陰 通於冬氣; 肝者 罷極之本 魂之居也 其華在爪 其充在筋 … 此爲陽中之少陽通於春氣; 脾 … 倉廩之本 … 其華在唇四白 其充在肌 … 此至陰之類 通於土氣.

[15] 五官으로 五臟의 상태를 살필 수 있음을 《靈樞・五閱五使37》: 五官者 五臟之閱也 … 以官何候以候五臟이라고 했다. 《素問》의 〈五臟生成10〉과 〈六節臟象論9〉에서도 五官과 五臟의 관계를 '其榮□' 혹은 《素問・六節臟象論9》의 '其華在□'라고 했다.

도표 1-3-03. 五臟의 象變數

象變數 / 五臟	表裏	開竅	其充	其華	藏神	在志	化液	病候	五臟 기능계
	六腑	五官	五體	五華	五神	五志	五液	經脈(始動所生)	
肝	膽	目	筋	爪	魂	怒	淚	足厥陰少陽	肝기능계
心	小腸	舌	脈	面	神	喜	汗	手少陰太陽	心기능계
脾	胃	口	肉	脣	意	思	涎	足太陰陽明	脾기능계
肺	大腸	鼻	皮	毛	魄	悲	涕	手太陰陽明	肺기능계
腎	膀胱	耳	骨	髮	志	恐	唾	足少陰太陽	腎기능계

脾은 口味, 肉(기육)의 충실여부, 脣(입술)의 색택, 意의 활동과 思의 정서변화, 涎(침)의 상태 및 足太陰脾 · 陽明胃의 경락병후를 관찰하여 그 상태를 파악할 수 있다.

肺은 鼻(코)의 통기 · 후각, 皮(피부)의 충실과 윤택여부, 毛(체모)의 윤택, 魄의 활동과 悲의 정서변화, 涕(콧물)의 분비상태 및 手太陰肺 · 陽明大腸의 경락병후를 관찰하여 그 상태를 파악할 수 있다.

腎은 耳(귀)의 청각상태, 骨의 충실여부, 髮(머리털)의 윤택여부나 색의 변화, 志의 활동과 恐의 정서변화, 唾(침)의 분비상태 및 足少陰腎 · 太陽膀胱의 경락병후를 관찰하여 그 상태를 파악할 수 있다. 이처럼 五臟의 象變數는 臟象의 관점에서 五臟의 생리 · 병리적 상태를 반영하므로 진단과 辨證論治의 기초가 된다.[16]

16) 김관도 · 유청봉, 《중국문화의 시스템론적 解釋》, 천지, 1994, pp.205-236.

3.1. 五腑

五腑는 膽 · 小腸 · 胃 · 大腸 · 膀胱으로 肝 · 心 · 脾 · 肺 · 腎의 五臟과 相合의 관계를 형성한다.

五臟과 五腑의 相合은 경락의 屬絡에 의하여 肝合膽, 心合小腸, 脾合胃, 肺合大腸, 腎合膀胱으로 짝지워지며 이러한 장부의 상호관계를 兄弟 또는 表裏의 臟腑라고 한다.[17]

17) 臟腑는 《靈樞 · 本輸2》의 "是爲心包 合爲六臟 臟爲陰 腑爲陽 陰陽相合 則爲表裏"에 의하면 六臟六腑로 육경체계에 의한 12경락의 틀을 형성한다.

表裏의 臟腑는 상호의존과 제약의 관계로 상호보완하고 협조하는 생리기능을 발휘한다. 예를 들면 胃는 음식물을 받아들여 소화하고(受納腐熟), 脾는 영양분을 흡수 · 운반하는 運化의 기능을 담당한다. 또 胃는 소화 후의 노폐물을 내려 보내는 降濁을 주도하고, 脾는 흡수한 영양물질을 전신으로 운송하는 升淸의 작용을 주도하는 등 腐熟-運化, 降濁-升淸의 협조관계로 음식물의 소화와 흡수의 기능을 완성한다.

3.2. 五官

五官은 耳 · 目 · 口 · 鼻 · 舌을 가리킨다. 이들은 五臟과 밀접한 관계로 그 변화를 살필 수 있는 곳이다. 즉 肺氣는 코로 통하므로 肺의 기능이 조화로우면 냄새를 잘 분별할 수 있고, 통기가 순조롭게 된다. 心氣는 혀로 통하여 心의 기능이 조화로우면 五味를 잘 감별할 수 있고, 肝氣는 눈으로 통하여 肝의 기능이 조화로우면 五色을 잘 분별할 수 있게 된다. 脾氣는 口로 통하여 脾의 기능이 조화로우면 음식을 잘 먹고 입맛이 좋으며, 腎氣는 귀로 통하여 腎의 기능이 조화로우면 소리를 잘 분별할 수 있게 된다. 때문에 五臟의 기능이 조화롭지 못하면 五官의 작용이 불리하게 된다.[18)]

곧 肝기능이 허하면 시력이 떨어지고, 腎臟이 허하면 청력이 약해지거나 귀에서 소리가 나기도 한다. 脾의 소하기능이 약해지면 입맛이 없어지고 설태에 변화가 나타난다. 心臟의 기능에 이상이 생기면 혀의 형태, 색깔 및 미각에 이상이 생기고, 肺의 기능이 약해지면 후각이나 호흡이 약해진다. 이처럼 미각 · 시각 · 청각 · 후각 · 입맛 등 五官의 감각기능은 五臟의 기능변화를 살피는 근거가 된다.

따라서 임상에서 五官을 관찰하여 五臟의 병변을 추단하기도 하는데, 肺에 병변이 있으면 숨이 차고 코가 벌렁거리며, 肝病은 눈초리에 청색이 나타나며, 脾病은 입술이 황색으로 변하고, 心病은 혀가 말려 짧아지고, 腎病은 광대뼈 부위와 이마가 검게 보이는데, 이러한 것은 五官으로 五臟의 병변을 살피는 예이다.[19)]

18) 《靈樞 · 五閱五使37》: 願聞五官 鼻者肺之官也 目者肝之官也 口脣者脾之官也 舌者心之官也 耳者腎之官也. 《靈樞 · 脈度17》: 五臟常內閱於上七竅也 故肺氣通於鼻 肺和則鼻能知臭香矣 心氣通於舌 心和則舌能知五味矣 肝氣通於目 肝和則目能知五色矣 脾氣通於口 脾和則口能知五穀矣 腎氣通於耳 腎和則耳能知五音矣 五臟不和則七竅不通.

19) 《靈樞 · 五閱五使37》: 五官者五臟之閱也 … 以官何候 以候五臟 故肺病者 喘息鼻脹 肝病者 眥靑 脾病者 脣黃 心病者 舌卷短顴赤 腎病者 顴與顔黑.

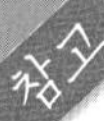

● 官竅

官竅는 五官 · 七竅 및 九竅를 말한다. 五官은 耳 · 目 · 口 · 鼻 · 舌을 가리키며, 七竅는 耳 · 目 · 口 · 鼻의 구멍(竅)을 합친 것이고, 九竅는 七竅에 前陰(생식기)과 後陰(항문)을 합쳐서 말한다.

官竅 역시 인체가 외부와 소통하는 중요한 기관으로 자연과 感應하는 門戶가 된다. 예를 들어 "동방의 氣色인 청색은 肝으로 통하여 눈으로 開竅하고 肝에 그 정기를 저장한다. … 북방의 氣色인 흑색은 腎臟으로 통하고 二陰으로 開竅하며 腎에 그 精氣를 저장한다."[20]

3.3. 五體

五體는 皮 · 肉 · 筋 · 骨 · 脈을 가리키며, 五臟과의 밀접한 연계를 가리켜 '五臟所主'라고 한다.[21]

피부는 외부의 자극이나 邪氣로부터 인체를 보호하고 체온을 조절하는데, 肺가 주관하는 氣(衛氣)의 온양과 충실에 의존한다. 따라서 肺의 기능이 왕성하여 衛氣의 산포가 충실하면 피부가 윤택하고 치밀해져 신체를 보호하는 기능이 강하게 된다. 또 피부가 金의 장기인 肺에 짝하는 것은 金의 속성이 堅定한데, 皮의 형상 역시 그러하기 때문이다. 肉은 뼈를 싸서 몸을 이루는 부드러운 살을 말하는 것으로 脾의 기능 상태를 반영한다. 脾의 소화흡수 기능이 왕성하면 肉이 발달하고 풍만하게 된다. 肉이 土의 장기인 脾에 짝하는 것은 土의 속성이 柔厚한데, 肉의 형상 역시 그러하기 때문이다. 筋은 근막과 腱(tendon, 힘줄)을 말하며 근육의 겉을 싸고 관절을 연결시켜 굴신작용을 하는 기관이다.[22] 肉과 결합하여 筋肉이라고 하며 운동을 담당한다. 肝은 木에 속하고 筋은 木의 曲直하면서 유연한 속성을 형상했으므로 筋과 肝이 짝한다. 筋의 작용은 肝血의 상태를 반영한다. 肝血이 충족하면 筋을 자양하여 근력이 왕성하여 힘이 있고 피로를 인내하게 된다. 이처럼 肝의 藏血기능은 筋을 영양하고 충실하게 하므로 肝主筋이라고 한다.

骨은 골수를 생성하고 신체를 지탱하는데, 腎기능의 상태를 반영한다. 즉 腎精은 골수를 생성하여 골격을 자양하고 충실하게 하므로 腎主骨이

20) 《素問 · 金匱眞言論4》: 五臟應四時 各有收受乎? … 東方青色 入通於肝 開竅於目 藏精於肝 其病發驚駭 其味酸 其類草木 … 北方黑色 入通於腎 開竅於二陰 藏精於腎 故病在谿 其味鹹 其類水.

21) 《素問 · 宣明五氣23》: 五臟所主 心主脈 肺主皮 肝主筋 脾主肉 腎主骨 是爲五主. 《靈樞 · 九針78》: 五主 心主脈 肺主皮 肝主筋 脾主肌 腎主骨. 《素問 · 五臟生成10》: 心之合脈也 其榮色也 肺之合皮也 其榮毛也 肝之合筋也 其榮爪也 脾之合肉也 其榮唇也 腎之合骨也 其榮髮也; 王冰注, 火氣動躁脈類齊同 心臟應火 故合脈也, 金氣堅定 皮象亦然 肺臟應金 故合脈也.

22) 《素問 · 五臟生成10》: 諸筋者 皆屬於節.

라고 한다. 또 骨이 水의 장기인 腎에 짝하는 것은 水의 속성이 流濕한데, 骨髓 역시 동일한 속성으로 뼈 속으로 유통하기 때문이다. 血脈은 혈액의 운행 통로로 心의 혈액운행 상태를 반영한다. 심장의 혈액 추동의 기능은 脈象으로 관찰할 수 있다. 火의 기운은 躁動하는데 脈의 속성 또한 이와 같으므로 脈은 火의 장기인 心과 짝한다.[23]

3.4. 五華

五華는 面・體毛・頭髮・爪・唇의 색태로 五臟의 정화를 반영한다. 心臟의 기능이나 精氣의 상태는 안색의 榮枯로 나타나고, 肺의 기능이나 정기의 상태는 體毛, 肝의 기능이나 정기의 상태는 爪(손톱), 脾의 기능이나 정기의 상태는 唇(입술), 腎의 기능이나 정기의 상태는 頭髮의 윤택을 살펴 추론할 수 있다. 이를 '其華在□' 혹은 '其榮□'라고 한다.[24]

3.5. 五液

五液은 진액으로 官竅로 분비되는 汗・涕・淚・涎・唾의 분비물을 말한다. 이들 분비물은 空竅를 적시고 윤택하게 하는 것으로 心은 땀구멍을 통한 汗(땀), 肺는 비강내의 涕(콧물), 肝은 안구에서의 淚(눈물), 脾는 구강내의 涎(농도가 옅은 침), 腎은 구강내의 唾(농도가 짙은 침)의 분비에 관여한다.[25] 이들 五液의 분비상태와 성상은 五臟의 기능을 판단하는 중요한 단서가 된다.

땀은 외부의 기온이 높거나 체온이 상승하면 체내의 津液이 증발하여 땀구멍(腠理)으로 배출되어 나오는 것이다. 심장은 火의 속성으로 땀의 분비를 관장하므로 心主汗이라고 한다. 콧물(涕)은 진액이 코로 분비된 것으로 비강을 적셔주고 윤택하게 하는 작용이 있다. 그 분비는 肺의 작용에 의존하므로 肺主涕라 한다. 눈물(淚)은 진액이 눈으로 분비되는 액체로 안구를 윤택하게 하고 안압을 유지하는 작용이 있다. 또 외부의 이물이 침입하면 대량으로 분비되어 눈을 청결하게 하고 이물을 제거한다. 그 분비는 肝의 작용에 의존하므로 肝主淚라 한다. 涎은 구강에서 분비되는 침으로 비교적 맑고 농도가 옅은 것을 말한다. 구강을 윤택하게 하고 음식물의 연하와 소화를 돕는데, 진액이 脾氣의 升淸작용에 의하여 구

23) 《素問・六節臟象論9》: 臟象何如 … 心者生之本 … 其充在血脈; 肺者氣之本 … 其充在皮; 腎者主蟄封藏之本 … 其充在骨; 肝者罷極之本 … 其充在筋; 脾胃大小腸三焦膀胱者 倉廩之本 … 其充在肌.

24) 《素問・五臟生成10》: 心之合脈也 其榮色也 肺之合皮也 其榮毛也 肝之合筋也 其榮爪也 脾之合肉也 其榮唇也 腎之合骨也 其榮髮也. 《素問・六節臟象論9》: 其華在面 … 其華在毛 … 其華在髮 … 其華在爪 … 其華在脣四白.

25) 《素問・宣明五氣23》: 五臟化液 心爲汗 肺爲涕 肝漏爲淚 脾爲涎 腎爲唾是謂五液. 《靈樞・口問28》: 液者 所以灌精濡空竅者也. 《靈樞・九針78》: 五液 心主汗 肝主淚 肺主涕 腎主唾 脾主涎 此五液所出也; 高士宗注: 化液者 水穀入口 津液各走其道 五臟受水穀之精注於竅 化而爲液; 張志聰注: 水穀入口 其味有五 津液各走其道 五臟受水穀之津 淖注於外竅 而化爲五液; 楊上善曰 汗者水也 遍身腠理之液也 心者火也 人因熱飮熱食 及因時熱 蒸於濕氣 液出腠理謂之汗也, 肺爲涕 鼻爲肺之竅 肺的津液上出於鼻爲涕 以潤鼻竅, 肝爲淚 目得肝血的濡養 而能視物 肝血中的津液滿溢 則雙目潤澤 所以淚爲肝液所化, 脾爲涎 涎爲口中津液 其中較淸稀的爲涎, 脾爲胃行其津液 胃中津液 賴脾氣的升淸作用 才能上出於口 潤澤口腔, 腎爲唾 口中較稠厚的爲部分, 所以腎液 可循腎脈上注於舌下 出廉泉 玉英而爲唾 潤澤口舌. 王子律, 腎爲水臟 受五臟之精而藏之 腎之液復入心爲血 入肝爲淚 入肺爲涕 入脾爲涎 自入爲唾 故曰液者所以灌精濡空竅者也 此謂腎臟之液也. 《靈樞・脹論35》: 廉泉玉英者 津液之道也.

강으로 분비되므로 脾主涎이라고 한다. 唾는 혀 밑의 廉泉穴로 분비되는 농도가 짙은 침으로 口舌을 윤택하게 한다. 그 분비는 腎의 작용에 의존하므로 腎主唾라고 한다.

3.6. 五神

五神은 정신활동을 神 · 魂 · 魄 · 意 · 志의 다섯으로 분류하여 五臟과의 연계를 밝힌 것이다. 이는 한의학에서 정신활동을 五臟생리의 총화로 인식한 결과로 五臟所藏 또는 神藏五라고 한다.[26)]

구체적으로 心은 神, 肺는 魄, 肝은 魂, 脾는 意, 腎은 志의 정신활동을 지배한다. 따라서 五神의 상태를 관찰하여 五臟의 기능을 진단할 수 있을 뿐만 아니라, 五臟의 병변은 상응하는 정신작용의 변화를 초래한다.

3.7. 五志

五志는 喜(기쁨) · 怒(분노) · 思(생각) · 憂(근심) 및 恐(두려움)의 다섯 가지 감정(정서)변화를 말한다. 이러한 감정변화는 五神과 마찬가지로 五臟의 작용에 의하여 나타나며,[27)] 心은 喜(心在志爲喜), 肝은 怒(肝在志爲怒), 脾는 思(脾在志爲思), 肺는 憂(肺在志爲憂), 腎은 恐(腎在志爲恐)의 정서변화와 밀접한 관계에 있다.

지나친 감정의 변화는 대응관계에 있는 五臟의 氣機를 변화시킨다. 예를 들어 과도한 기쁨(喜)은 心氣의 허탈을 초래하여 心을 손상시키고, 급격한 분노(怒)는 肝氣의 역상으로 吐血을 초래하는 등 해당 臟腑의 병변

참고

● 五臟所惡(五惡)

五臟은 각각 肝惡風 · 心惡熱 · 脾惡濕 · 肺惡寒 · 腎惡燥로 싫어하는 六氣가 있는데, 이를 五惡라고 한다.[28)]

六氣의 편성은 五臟이 주관하는 筋 · 氣 · 脈 · 肉 · 精을 손상시킨다. 즉 風氣가 지나치면 筋을 손상하므로 '肝惡風'이라 하고, 火熱은 脈을 손상하므로 '心惡熱'이라 하며, 脾의 濕이 지나치면 肉을 손상하므로 '脾惡濕'이라고 한다. 肺는 氣를 주관하는데 寒하면 氣가 滯하므로 '肺惡寒'이라 하며, 腎은 水의 潤下하는 속성으로 精을 자양하는데 燥하면 腎精이 고갈되므로 '腎惡燥'라고 한다.[29)]

26) 《素問 · 六節臟象論9》: 形藏四 神藏五 合爲九藏以應也; 여기서 '形藏四'란 유형의 物을 저장하는 위 · 대장 · 소장 · 방광을 말한다.

27) 《素問 · 陰陽應象大論5》: 人有五臟 化五氣以生喜怒悲憂恐. 《素問 · 天元氣大論66》: 人有五臟 化五氣以生喜怒思憂恐.

28) 《靈樞 · 九針論78》: 肝惡風 心惡熱 肺惡寒 腎惡燥 脾惡濕 此五臟氣所惡也. 《素問 · 宣明五氣23》: 五臟所惡 心惡熱 肺惡寒 肝惡風 脾惡濕 腎惡燥.

29) 《黃帝內經素問》: 王氷注, 寒則氣留滯 風則筋躁急 濕則肉萎腫 燥則精竭枯; 馬蒔注, 心屬少陰火 其性與暑氣相通而受熱則傷脈故惡熱 肺屬手太陰金 其性本寒故惡寒 腎屬足少陰水 其性喜潤 故惡燥.

을 일으킨다. 한편 五志에 悲(슬픔)와 驚(놀람)을 합하여 七情이라 하는데, 悲는 肺, 驚은 腎의 생리에 영향을 미친다.

제3절 五臟生理의 인식

한의학에서 인체시스템의 생명연구는 五臟을 중심으로 인체는 물론 자연과의 관계를 중요시한다. 특히 자연과 인간이 동일한 근원과 구조로 氣交를 통하여 서로 감응한다는 인식은 '天人相應'의 학술적 관점에서 생명현상을 관찰하는 독특한 理論을 구축했다.[30] 자연의 법칙을 개괄하는 陰陽五行과 五運六氣의 이론을 바탕으로 五臟의 생리를 살펴보자.

1. 음양오행과 오장의 생리

한의학은 인체의 생명과 五臟의 생리를 陰陽五行의 속성으로 설명한다. 즉 자연의 陰陽 변화에 상응하는 양생으로《素問 · 四氣調神大論》에 "春夏에는 陽을 기르고 秋冬에는 陰을 길러 양생의 근본에 따르니 … 陰陽의 법칙을 따르면 生하고 거스르면 死한다."[31]하고,《靈樞 · 本臟》에서는 "五臟은 陽의 속성으로 정신과 精氣를 저장하고, 六腑는 陽의 속성으로 음식물을 운송하고 소화한다."[32]하여, 臟腑의 생리적 특징을 陰陽의 속성에 근거하여 개괄적으로 설명했다.

나아가 五臟의 氣化특성을 心은 陽中之太陽, 肺를 陽中之少陰, 肝을 陰中之少陽, 脾를 陰中之至陰, 腎을 陰中之太陰으로 구분하기도 했다.[33] 또한 五臟의 특성을 五行에 비유하여 肝氣는 木을 형상하여 曲直하고, 心氣는 火를 형상하여 炎上하며, 脾氣는 土를 형상하여 化育(몸을 기르고 자양)하고, 肺氣는 金을 형상하여 從革(순종하고 개혁함)하며, 腎氣는 水를 형상하여 潤下하는 것으로 인식했다.[34] 이에《金匱要略》에서는 '人稟五常'이라고 했다.

2. 계절과 오장의 생리

五行의 속성에 기초한 五臟의 생리인식은 계절의 기화규율을 중심으

30)《黃元御醫書十一種 · 下冊 · 四聖心源 · 卷1》: 天人一也 未識天道焉知人理!《素問 · 寶命全形論25》: 人以天地之氣生 四時之法成.

31)《素問 · 四氣調神大論2》: 夫四時陰陽者 萬物之根本也 所以聖人春夏養陽 秋冬養陰 以從其根 … 從陰陽則生 逆之則死 從之則治 逆之則亂 反順為逆 是為內格.

32)《靈樞 · 本臟47》: 五臟者 所以藏精神血氣魂魄者也 六腑者 所以化水穀而行津液者也 此人之所以具受於天也.《素問 · 五臟別論11》: 所謂五臟者 藏精氣而不瀉也 故滿而不能實六腑者 傳化物而不藏 故實而不能滿.

33)《靈樞 · 陰陽繫日月41》: 五臟也 心爲陽中之太陽 肺爲陽中之少陰 肝爲陰中之少陽 脾爲陰中之至陰 腎爲陰中之太陰.

34)《尙書 · 洪範》: 水曰潤下 火曰炎上 木曰曲直 金曰從革 土爰稼穡 潤下作鹹 炎上作苦 曲直作酸 從革作辛 稼穡作甘.

로 보다 구체적으로 발전했다.

《黃帝內經》에서는 "五臟은 천지와 상응하고 陰陽과 부합하며 四時와 연계하고 五季와 상응하는 것이다."[35]고 했다. 따라서 五臟의 양생 역시 春溫의 氣로 肝을 기르고, 夏熱의 氣로 心을 기르며, 長夏의 氣로 脾를 기르고, 秋凉의 氣로 肺를 기르며, 冬寒의 氣로 腎을 기른다. 또 계절의 氣化에 근거하여 五臟의 생리를 설명하면 肝氣는 봄의 '生'의 氣化에 상응하는 升發의 기운으로 氣의 소통을 원활히 하고, 心氣는 여름의 '長'의 氣化에 상응하는 推動의 기운으로 혈액의 순환을 가능하게 하며, 脾氣는 長夏의 '化'의 氣化에 상응하는 化育의 기운으로 精微를 운수하여 전신을 영양한다. 肺氣는 가을의 '收'의 氣化에 상응하는 淸肅의 기운으로 氣를 收斂하고, 腎氣는 겨울의 '藏의 氣化에 상응하는 閉藏의 기운으로 精氣를 갈무리한다.[36]

이러한 관점은《素問 · 水熱穴論》[37]의 "봄은 木氣를 다스리고 인체에서는 이에 상응하는 肝氣가 발생(生)하기 시작한다. … 肝氣의 性은 急하여 그 변동이 바람처럼 신속하다. … 여름은 火氣를 다스리는 계절로서 心氣가 이에 상응하여 왕성(長)하기 시작한다. … 가을은 金氣를 다스리는 계절로서 肺氣가 이에 상응하여 수렴(收)하기 시작한다. … 겨울은 水氣를 다스리는 계절로서 腎氣가 바야흐로 閉藏의 작용을 시작한다."는 설명에서 살펴볼 수 있다. 곧 인간은 계절의 寒熱溫凉의 변화에 의한 生 · 長 · 化 · 收 · 藏의 법칙에 상응하는 생명활동을 영위한다. 이처럼 五臟의 생리활동은 계절의 生 · 長 · 化 · 收 · 藏의 氣化에 부합하므로 한의학을 '시간동의학' 또는 '계절동의학'이라고 하기도 한다.

35)《靈樞 · 本臟47》: 五臟者 所以參天地 副陰陽而連四時 化五節者也.

36)《靈樞 · 順氣一日分爲四時44》: 春生夏長 秋收冬藏 是氣之常也 人亦應之.《素問 · 金匱眞言論4》: 五臟應四時 各有收受.《素問 · 氣交變大論69》: 夫五運之政 猶權衡也 高者抑之 下者擧之 化者應之 變者復之 此生長化成收藏之理 氣之常也.

37)《素問 · 水熱穴論61》: 春者木始治 肝氣始生 肝氣急 其風疾 … 夏者火始治 心氣始長 … 秋者金始治 肺將收殺 … 冬者水始治 腎方閉.

3. 오운과 오장생리

계절의 氣化와 五臟생리의 상관성 연구는《黃帝內經》의 運氣七篇에서 '運氣學說'로 발전하여 인체의 생리 · 병리 및 임상응용에 많은 영향을 미쳤다.

《素問 · 四氣調神大論》에서는 "春氣를 거스르면 少陽의 氣가 生(升發)

하지 못하므로 肝氣가 鬱하여 병이 발생하고, 夏氣를 거스르면 太陽의 氣가 長하지 못하여 心氣가 空虛하게 되고, 秋氣를 거스르면 太陰의 氣가 收斂하지 못하므로 肺의 津液이 마르고 胸悶의 병증이 나타나고, 冬氣에 거스르게 되면 少陰의 氣를 藏하지 못하여 腎氣가 쇠약하게 된다."[38]고 하여, 生長收藏의 법칙을 거스르면 해당 장기의 병변이 발생함을 설명했다.

이렇듯 五臟의 생리·병리와 五運 사이에는 보편적 연관성이 있다. 더욱이《醫學入門》에서는 "所以具五臟六腑 以應五運六氣之數"라 하여, 인체의 장부가 五臟六腑로 구성되는 것은 자연의 변화법칙인 五運六氣의 數에 상응하는 것이라는 天人相應의 이치를 제시했다.[39]

天人相應의 생명관은 인체와 우주를 하나의 거대한 개방계통으로 인식하여 계절의 변화에 상응하는 五臟의 생리활동을 밝힘으로써 우주의 氣化와 장부의 氣化[40]가 상통한다는 運氣생리[41]를 형성했다. 그러므로 자연법칙에 대한 선행된 통찰은 생명현상을 연구하는 근원이 된다.

오늘날 기상조건이 인체의 생리기능에 미치는 여러 영향을 연구하는 기상의학(meteorological medicine)이나, 계절에 따라 자연계의 동식물이 나타내는 여러 가지 현상을 시간적 변화 및 기후나 기상과 관련지어 연구하는 생물계절학(phenology)은 運氣생리의 확대된 내용으로 볼 수 있다.

또한 余朋千[42]은 "인체의 규칙을 연구하는 데는 결국 時序를 떠나지 못하니, 계절은 동양의학에서 실재로 氣化를 총괄하는 작용을 했다. 때문에 사람과 자연의 연계는 사람의 기능변화와 계절의 관계에서 구현되며 설명된다. 그리하여 계절은 동양의학 연구의 중요한 수단으로 형성되었으며 時序(돌아가는 계절의 순서, 철의 바뀜)는 이 이론에 일관된 강령으로 동양의학이 인체 생명규칙을 연구하는 열쇠로 되었다."고 하여 五運은 五臟의 生理는 물론 생명에 대한 인식론의 기저로서 중요한 의의가 있음을 지적했다.

이러한 학문적 배경으로 한의학과 서양의학에서 장부에 대한 인식과

38)《素問·四氣調神大論2》: 逆春氣則少陽不生 肝氣內變 逆夏氣則太陽不長 心氣內洞 逆秋氣則太陰不收 肺氣焦滿 逆冬氣則少陰不藏 腎氣獨沈.

39)《醫學入門》: 天干取運 地支取氣 天干有十 配合則爲五運 地支十二對衝則爲六氣; 所以具五臟六腑 以應五運六氣之數.

40) 氣化는 氣의 운동변화에 의해 각종 현상이 나타나는 것을 말한다.

41) 運氣의 '運'은 五運을 말하며, '氣'는 六氣를 뜻한다. 즉 五運은 순환하는 계절의 주기적 변화를 五行의 속성에 기초하여 春·夏·長夏·秋·冬의 요소로 구분한 것이며, 六氣는 五運의 변화에 따르는 風·寒·暑·濕·燥·火의 기후요소를 말한다. 運氣 생리는 고대 동양에서 五運과 六氣의 의미요소를 결합하여 자연의 법칙과 인간 생명현상의 상관관계를 논한 것이다.

42) 新東洋醫學概論(趙慧仁譯), pp.326-327.

도표 1-3-04. 자연계의 五種세력과 五臟生理

天			類比取象	人		
五行	五時	五運		臟腑	生理	病理
木 曲直	春生 發生	敷和 發散	→	肝	主疏泄	肝氣內變, 裏急
火 炎上	夏長 推動	升明 明曜	→	心	主血脈 主神明	心氣內洞, 瞤瘈
土 稼穡	長夏化 化育	備化 安靜	→	脾	主運化	痞
金 從革	秋收 肅殺	審平 勁肅	→	肺	主宣肅	肺氣焦滿, 咳
水 潤下	冬藏 封藏	靜順 流演	→	腎	主藏精	腎氣獨沈, 厥

기능은 상이한 점이 많다. 肝의 주요 기능인 '疏泄'은 봄에 만물이 소생하고 나무가 자라는 生發의 기운에 상응하는 기능이다. 하지만, 서양의학에서는 肝의 이러한 疏泄기능을 다루지 않는다. 때문에 한의학에서 '肝이 나쁘다'고 하는 경우 서양의학적인 검진으론 관찰되지 않는 경우가 많다.

또한 肝은 눈 · 손톱 · 근막 · 분노 등과 밀접한 연계로 이들의 작용을 대표하는 대표적 장기로서 肝氣能系를 구성하며, 이들 구성원은 肝의 상태를 관찰할 수 있는 주요한 요소가 된다.

제4절 五臟生理의 源流

運氣學에서 五運의 氣는 德 · 化 · 政 · 令 · 災 · 變[43]의 변동으로 인간은 물론 만물의 생성 · 발전 및 변화를 초래한다. 특히 "五運之紀 內合五臟"이라고 하여, 五運의 법칙과 五臟의 생리 · 병리의 상관성을 다음과 같이 설명한다.

肝의 기운은 봄의 德인 '敷和'에 상응하여 發散하고 그 筋을 養하며 그 病은 裏急支滿(肝氣內變)하고, 心의 기운은 여름의 德인 '升明'에 상응하여 火性의 動急으로 推動의 작용이 있고 그 血을 養하며 그 病은 經脈이

43) 《素問 · 氣交變大論69》: 今夫德化政令 災眚變易 非常而有也 卒然而動 其亦為之變乎 … 德化者氣之祥 政令者氣之章 變易者復之紀 災眚者傷之始 氣相勝者和 不相勝者病 重感於邪則甚也.

도표 1-3-05. 五運의 特性과 主時

氣化 / 五運(平氣)	特性					主時	代謝
	德	化	政	令	기타		
木運(敷和)	敷和	生榮	發散 舒啓	風 宣發	氣端, 性隨, 暄, 用爲動, 曲直, 候溫和	春	發陳-發生力
火運(升明)	彰顯	蕃茂	明曜	熱	溫熱, 升炎, 性速, 氣高, 用燔灼, 躁動	夏	蕃秀-推進力
土運(備化)	溽蒸	豊備 豊滿	安靜 謐	濕 風雨	平, 順, 用高下	長夏	豊滿-統合力
金運(審平)	清潔	緊斂 堅斂	勁切 勁肅	燥	氣潔, 性剛, 用散絡, 候清切, 清肅, 肅殺,	秋	容平-抑制力
水運(靜順)	凄滄 寒	清謐 肅 凝堅	凝肅 靜 流演	寒	氣爲堅, 性爲凜下, 用爲藏, 沃衍, 候凝肅	冬	閉藏-沈靜力

*《素問》의 〈五常政大論〉·〈五運行大論〉·〈氣交變大論〉 참고.

火氣를 받아 瞤瘈(경련)가 발생한다. 脾의 기운은 늦여름(우기)의 德인 '備化'에 상응하여 土性의 化生으로 升清 · 生化하고 그 肉을 養하며 그 病은 痞(脾胃의 氣가 不交)로 나타나고, 肺의 기운은 가을의 德인 '審平'에 상응하여 金性의 清肅으로 燥凉 · 수렴하고 그 皮毛를 養하며 그 病은 咳嗽로 나타나고, 腎의 기운은 겨울의 德인 '靜順'에 상응하여 水性의 就下와 寒冷으로 閉藏하고 그 骨髓를 기르며 그 病은 수족의 厥冷으로 나타난다.[44]

이에 尹吉永은 五時에 의한 자연계 生長化收藏의 세력 분화는 發生力 · 推進力 · 統合力 · 抑制力 · 沈靜力의 다섯 세력으로 관찰되고, 이 다섯 세력의 각각을 五臟과 연계하여 肝은 발생기능, 心은 추진기능, 脾는 통합기능, 肺는 억제기능, 腎은 침정기능을 대표한다고 설명하였다.[45] 그러므로 五臟生理의 본래 바탕은 五運의 氣化 특성을 중심으로 파악한 것으로, 인체와 우주는 시시각각 氣를 매개로 감응하는 하나의 거대한 개방계통이라는 天人相應의 생명관을 잘 보여준다. 자연계 계절의 변화법칙을 개괄하는 五運의 氣化를 중심으로 五臟의 생리적 원류를 살펴보기로 한다.

44) 《素問 · 五常政大論70》: 願聞平氣何如而名? 何如而紀也? 岐伯對曰 昭乎哉問也! 木曰敷和 火曰升明 土曰備化 金曰審平 水曰靜順; 敷和之紀 … 其政發散 … 其臟肝 … 其養筋 其病裏急支滿; 升明之紀 … 其政明曜 … 其臟心 … 其養血 … 其病瞤瘈; 備化之紀 … 其政安靜 … 其臟脾 … 其病痞; 審平之紀 … 其政勁肅 … 其臟肺 … 其養皮毛 … 其病欬; 靜順之紀 … 其政流演 … 其臟腎 … 其養骨髓 … 其病厥.

45) 尹吉永, 東醫學의 方法論研究, 서울 成輔社, 1983, pp.29-42.

1. 간의 생리와 목운

肝의 생리는 五行의 木과 六氣의 風의 속성에 상응하므로 肝을 '風木之臟'이라고 한다. 《素問 · 水熱穴論》에서 "봄에 木의 기운이 나타나고 인체에서는 肝氣가 始生한다."고 했다. 이는 木運을 대표하는 봄의 氣化에 상응하는 肝氣의 변화를 말한 것이다. 곧 肝의 기운이 소통하고 升發하는 '疏泄'의 작용은 봄에 生氣가 널리 퍼져 만물이 소생하고 나무 가지가 條達하는 현상에 상응한다. 이에 肝은 木의 臟器로서 春氣와 상통한다고 한다.

1.1. 木運의 특성

木運의 특성은 德化政令[46]으로 개괄되며, 《素問 · 氣交變大論》에 "其德敷和 其化生榮 其政舒啓 其令風"이라고 했다.

敷和의 敷는 敷布, 和는 봄의 溫暖한 기후를 의미하므로 부화는 봄에 따뜻한 기후가 퍼져나감을 말한다. 生榮의 生은 태어남을 의미하며, 榮은 꽃이 무성하게 피워 아름답다는 뜻으로 봄에 꽃이 피어 영화로운 현상을 말한다. 舒啓는 '發散'으로 표시되기도 하며, 舒는 舒展 · 疏通 · 流暢, 啓는 打開 · 折啓 · 開啓를 의미한다.[47] 모두 봄에 陽氣가 발생하여 얼어붙은 물이 녹기 시작하고 식물이 싹터 생장하기 시작하는 자연현상을 의미한다. 風은 공기의 흐름으로 그 특성은 動이다. 이외 '端' · '隨' · '曲直'의 氣化특성이 있다.[48] 端은 正直 · 端正함을 가리키며, 隨는 柔順 ·

46) 德化政令은 五運의 特性 · 生化 · 職權 · 氣象의 표현으로 사람을 포함한 만물은 이와 相隨하고 相應한다. 德은 사물의 본보기로 이로운 영향을 미치는 특징, 化는 자연계 생화현상의 특징, 政은 직능의 특징, 令은 계절의 기후특징을 말한다. 《素問》의 〈六元正紀大論71〉, 〈五運行大論67〉, 〈五常政大論70〉, 〈四氣調神大論2〉을 참조.

47) 《素問》의 〈五常政大論70〉에서 '發散', 〈五運行大論67〉에서는 '其政爲散'이라고 했다.

48) 《素問》의 〈五運行大論67〉에서 '其用爲動', '風以動之'라 하고, 〈風論42〉에서 '風者 善行數變'이라고 했다. 〈五常政大論70〉에서 '其氣端', '其性隨', '其用曲直'

도표 1-3-06. 木運의 특성과 현상

<table>
<tr><th>木運</th><th colspan="2">特性</th><th colspan="2">現象</th><th>비고</th></tr>
<tr><td>德</td><td colspan="2">敷和</td><td colspan="2">敷布陽和之氣而生萬物</td><td rowspan="6">春季
發陳
發生力</td></tr>
<tr><td>化</td><td colspan="2">生榮</td><td colspan="2">萌芽生長, 繁盛</td></tr>
<tr><td>政</td><td colspan="2">舒啓</td><td colspan="2">升發, 宣發, 舒展, 疏通, 發散</td></tr>
<tr><td>令</td><td colspan="2">風</td><td colspan="2">好動, 善行數變</td></tr>
<tr><td rowspan="2">用</td><td>端</td><td rowspan="2">曲直</td><td>正直, 端正</td><td rowspan="2">能曲能直
屈伸</td></tr>
<tr><td>隨</td><td>柔順, 柔和</td></tr>
</table>

柔和를 의미한다. 曲直은 能曲能直으로 굴신이 자유로움을 형용한 것이다. 그러므로 端과 隨는 곧 木性의 伸直과 유연함을 의미하는 曲直으로 이해할 수 있다.

이상에서 木運은 봄의 生發 · 舒展의 특성으로 만물이 소생하고 날로 번성해가는 현상에 상응함을 알 수 있는데, 이를 發陳이라고 한다.

1.2. 肝의 생리와 木運의 상관성

肝은 升發(條達) 및 剛藏의 생리특성이 있다. 升發은 肝氣의 暢達을 말하는 것으로 봄에 만물이 舒啓 · 宣發 · 敷和하는 현상에 상응한다. 이러한 특성으로 肝은 疎泄과 藏血의 기능을 발휘하여 氣의 소통과 혈류량을 조절하게 된다.

肝은 風과 木의 好動 · 變急 · 正直하는 속성으로 그 성정이 강직하고 조급하기 때문에 剛藏이라고 한다. 나아가 肝의 躁動 · 易怒하는 특성은 장군의 성격에 비유되므로 '將軍之官'이라고 한다. 이러한 특성으로 肝질환자는 성격이 躁急하고 易怒하는 증상이 나타난다.

한편 肝은 봄에 초목이 싹트고 만물이 소생하는 '春生之氣'에 상응하는 生發 · 舒展의 기운을 소유하고 있으므로 인체의 '發生機能'을 대표하는 장기로 인식되기도 한다. 이를 肝主春이라 하고, 木運의 氣化는 肝의 생리를 인식하는 기초가 됨을 알 수 있다.

도표 1-3-07. 木運의 氣化와 肝의 생리

肝의 生理 / 木運의 氣化	特性	機能	비고
敷和, 發散, 舒啓, 宣發	升發條達	肝主疏泄 肝藏血	發生機能
好動, 變急, 氣端, 曲直	剛藏		將軍之官, 體陰用陽

2. 심의 생리와 화운

心의 생리인식은 火運의 특성에 바탕을 두고 있다. 心의 기운은 火에 상응하고 火의 속성은 熱하므로 心을 '火熱之臟'이라고 한다. 이러한 현상은 계절적으로 여름의 長하는 기운에 相應하므로 '心主夏'라 하고, 《素

問 · 水熱穴論》에서 "여름은 火의 기운이 다스리고 인체에서는 이에 상응하는 心氣가 왕성해진다."고 했다.

2.1. 火運의 특성

《素問 · 氣交變大論》에서 火運의 특성을 "其德彰顯 其化蕃茂 其政明曜 其令熱"이라고 했다. 각각의 의미와 작용은 다음과 같다.

彰顯은 양기가 충만하여 밝고 火熱의 특성이 뚜렷이 나타남을 말한다. 蕃茂의 茂는 茂盛함을 가리키는 것으로 火의 생화작용으로 만물이 번성함을 이른다. 곧 여름의 炎熱한 기후에 초목의 성장이 가속화되어 무성함을 말한다. 明曜의 明은 明亮, 曜는 太陽을 가리키는 것으로 햇볕이 두루 비춰 밝고 빛남(明亮光耀)을 말한다. 熱은 여름의 기후 특징으로 염열(炎熱)함을 이른다. 이외 '高' · '速' · '燔灼' · '躁'의 특성이 있다.[49] 高는 陽氣가 升을 主하고 充盛함을, 速은 생물의 생장이 빠름을, 燔灼은 연소, 躁는 火의 動하는 형상을 의미한다. 모두 火의 기운이 溫熱炎上 · 推動快速 · 撚燒 · 躁動하는 특성을 형용한 것이다.

49) 張隱庵, 《黃帝內經素問集注》, p.254, p280. '其氣高', '其性速', '其用燔灼' 혹은 '其用爲躁'

이렇듯 火運의 氣化는 溫熱 · 明曜 · 推動의 특성으로 열을 내고 밝게 빛나며 사물의 성장을 촉진시킨다. 이는 여름의 熱한 기후에 만물의 성장이 가속화되어 사물의 변화가 무성한 자연현상에 비유되는데, 이를 蕃秀라고 한다.

도표 1-3-08. 火運의 특성과 현상

火運	特性	現象	비고
德	彰顯	明顯, 光明顯著	夏季 蕃秀 推進力
化	蕃茂	生長加速, 茂盛	
政	明曜	明亮光耀, 陽光普照	
令	熱	溫熱, 推動	

2.2. 心의 생리와 火運의 상관성

心의 기운은 溫煦 · 推動과 主明의 특성이 있다.

溫煦 · 推動은 心이 火의 臟으로 인체에 대하여 온열과 추동의 작용이

있음을 말한다. 이러한 心陽의 溫煦·推動의 특성은 심장박동과 혈액운행을 추동하는 心主血脈의 기능으로 나타난다. 主明은 火運의 彰顯·明曜의 속성에 상응하는 心火의 작용이다. 이러한 心火의 主明 작용은 한의학에서 정신의식과 사유활동을 전통적으로 심장에 귀속시켜 心主神明의 인식을 가능하게 했다. 이에 唐容川은 "心爲火臟 燭照事物"이라고 했다.

한편 心의 火氣는 혈액의 운행을 추동하는 등 인체기능 활동을 추동하므로 심장을 인체의 推進機能을 대표하는 臟으로 인식하기도 한다. 이와 같이 心의 생리는 火運의 溫熱·明曜·推動의 氣化에 근거하여 설명할 수 있다. 즉 心主神明은 火運의 明曜 특성에 상응하고, 心主血脈과 추진기능은 溫熱의 특성에 의한 加速·溫煦·推動의 작용에 상응한다. 이는 天人相應의 보편적 생명관으로 心의 생리가 火運의 氣化에 상응하는 규칙성이다.

도표 1-3-09. 火運의 氣化와 心의 생리

心의 生理 / 火運의 氣化	特性	機能	비고
彰顯, 明曜	心主明	心主神明	心主君火 推進機能
熱(溫煦, 推動, 升炎, 躁動, 燔灼)	心陽溫煦, 推動 心火上炎	心主血脈	

3. 비의 생리와 토운

한의학에서 脾의 생리는 五行의 土와 六氣의 濕의 속성을 바탕으로 인식하여 脾를 '濕土之臟'이라고 한다. 또 運氣論의 관점에서 그 氣化는 長夏의 化氣에 상응한다. 따라서 土運의 氣化는 대한 이해는 脾의 생리를 파악하는 사유의 근원이 된다.

3.1. 土運의 특성

土運의 氣化특성에 관하여《素問·氣交變大論》에서는 그 德을 溽蒸(濡), 化를 豊備(豊滿·盈), 政을 安靜(謐), 令을 濕(雲雨), 用을 高下(化)로 개괄했다.[50] 각각의 의미와 작용은 다음과 같다.

50) 《素問》의 〈氣交變大論69〉, 〈六元正紀大論71〉, 〈五運行大論67〉, 〈五常政大論70〉 참고

도표 1-3-10. 土運의 특성과 현상

土運	特性	現象	비고
德	溽蒸(濡)	濡潤, 薰蒸	長夏 備化 統合力
化	豊備(豊滿 · 盈)	肥大, 充滿, 豊盛	
政	安靜(謐)	平靜, 居中	
令	濕(雲雨)	潮濕, 濡濕, 潤	
用	高下(化)	上下升降	

溽蒸(濡)의 溽은 濡로 滋潤 · 長養 · 化育을 가리키며, 蒸은 火가 물을 끓여서 수증기가 증발하는 것으로 長夏의 濕熱한 기후를 말한다. 이러한 蒸化작용을 통하여 만물을 滋潤한다. 豊備(盈 · 豊滿)는 풍만의 뜻으로 만물이 豊盛하고 肥大해짐을 이른다. 安靜(謐)은 土의 속성이 平靜하여 중앙을 다스리며 안정됨을 말한다. 濕은 음력 6월의 장마기에 습한 기후를 이르며 濡潤의 속성으로 만물을 滋養하는 작용이 있다.[51] 高下는 승강을 가리키는 것으로 土는 만물의 母로서 그 작용이 상하에 두루 미침을 말한다.

51) 《素問 · 五運行大論67》: 濕以潤之.

3.2. 脾의 생리와 土運의 상관성

土의 장부인 脾胃는 升降의 樞紐로서 脾氣가 升淸을 주도하고 胃氣가 降濁을 주관한다.

이는 土가 水火金木의 中氣가 되어 陰土는 상승하고 陽土는 하강하는 高下의 작용과 상통한다.[52] 陰土인 脾氣는 喜燥惡濕하고 陽土인 胃氣가 喜潤惡燥하는 생리특성으로 체내의 燥濕을 조절한다. 이러한 燥濕의 조절은 土가 濕하지도 燥하지도 않는 燥濕이 조화를 이룬 상태에서 만물을 豊滿하게 하고 肥大하게 하는 土의 濡濕[53]의 속성에 상응하는 이치이다.

52) 《黃元御醫書十一種 · 下冊》: 土者 水火金木之中氣 左旋則化木火 右轉則化金水 實 四象之父母也. 《素問 · 五常政大論70》: 其用高下.

53) 《素問 · 氣交變大論69》: 其德爲濡.

脾胃는 氣機의 升降과 燥濕의 相濟를 통하여 정상적으로 '脾主運化'의 기능을 발휘하게 된다. 음식물을 소화하고 영양물질을 흡수하여 전신으로 운반하여 신체를 영양하고, 대사 후의 쓸모없는 수액을 체외로 배설하는 運化의 기능은 土運의 溽蒸 · 豊備 · 濡濕과 土가 敦厚하여 만물을

도표 1-3-11. 土運의 氣化와 脾의 생리

脾의 生理 / 土運의 氣化	特性	機能	비고
高下	脾氣主升 胃氣下降	脾主運化	升降之樞紐 後天之本 脾主四肢 統合機能
敦厚, 化育, 濡濕	脾喜燥惡濕 胃喜潤惡燥		
靜謐(安靜), 治中央	統合力	脾統血	

長養·化育하는 특성에 상응하는 기능발현이다. 이에 高世栻은 "脾主灌漑 故曰濡"라고 하여, 脾主運化의 기능을 土運의 濡濕으로 설명했다.[54)]

한편 土는 만물의 母로 그 德이 사물을 통괄하는 속성은 後天의 근본으로서 肺·肝·腎·心의 四臟을 기르고 전신을 영양하며, 四肢를 주관(脾主四支)한다.[55)] 또한 脾氣는 土의 통합력으로 혈액의 운행을 統攝하여 脈外로 이탈하지 않고 脈內로 순행하게 하는 脾統血의 생리 기능을 발휘하므로 統合機能을 대표하는 臟으로 인식되기도 한다. 이와 같이 土運의 氣化는 脾의 생리를 인식하는 수단으로서 脾의 運化는 土運의 濡에 상응하고, 統血은 土의 기운이 四方을 통괄하는 속성에 상응한다. 즉 脾의 생리는 土運의 氣化에 상응하는 규칙성이 있음을 알 수 있다.

4. 폐의 생리와 금운

肺의 속성은 五行의 金을 形象하고 六氣의 燥와 상응하므로 肺를 '燥金之臟'이라고 한다. 이는 肺의 생리가 燥金의 특성에 상응하는 규칙성이 있음을 의미하며, 《素問·水熱穴論》에 "가을은 金氣를 다스리고 肺氣가 이에 상응하여 收殺한다."고 했다. 곧 가을의 자연변화를 개괄하는 金運의 특성은 肺의 생리를 인식하는 사유의 근원이 됨을 알 수 있다.

4.1. 金運의 특성

《素問·氣交變大論》에서는 金運의 德을 淸潔, 化를 緊斂, 政을 勁切, 令을 燥라고 하여, 그 氣化의 특징을 개괄했다.[56)] 각각의 의미와 작용은 다음과 같다.

淸潔의 淸은 청량(淸凉)·청랭(淸冷)을 의미하며, 潔은 乾淨(깨끗함)·

54) 《素問·六元正紀大論71》: 太陰所至爲濡化.

55) 《素問·太陰陽明論29》: 脾者土也 治中央也 常以四時長四藏. 《素問·五常政大論70》에 '備化之氣 … 德流四政'이라고 했다. 水火金木은 中氣인 土氣의 浮沈에 지나지 않으므로 土는 이들 四象을 통괄한다.

56) 《素問·氣交變大論69》: 其德淸潔 其化緊斂 其政勁切 其令燥; 德化政令은 五運의 特性·生化·職權·氣象의 표현으로 德은 사물의 본보기로 이로운 영향을 미치는 특징, 化는 자연계 생화현상의 특징, 政은 다스리는 작용이나 직능의 특징, 令은 계절의 기후특징을 말한다.

도표 1-3-12. 金運의 특성과 현상

金運	特性	現象	비고
德	清潔	清淨, 清冷, 乾淨	秋季 審平之氣 容平 抑制力
化	緊斂(堅斂)	堅實, 收斂, 緊縮	
政	勁切	凋落, 肅殺, 生長停止	
令	燥	清凉而乾燥	

明亮(환하게 밝음)으로 가을에 기후가 서늘하고 맑은 현상을 말한다. 緊斂은 緊縮 · 收斂 · 成熟의 뜻으로 가을에 식물이 성숙하고 견실함을 이른다. 勁切은 金의 직능이 剛勁하여 식물이 凋落하고 生長이 정지하는 肅殺의 현상이 나타남을 말한다. 燥는 가을에 기후가 건조한 현상을 말한다.

이상에서 金運의 특성은 가을에 기후가 건조하고 清凉하며, 생물이 성숙하여 열매를 맺고 성장이 정지하며 말라 시드는 현상으로 표현된다. 이를 容平이라고 한다.

4.2. 肺의 생리와 金運의 상관성

肺氣는 宣散肅降의 특징이 있다. 宣散은 宣布 · 發散하는 작용으로 金運의 堅斂에 의하여 수분이 발산되는 乾燥收斂의 현상에 상응한다. 肅降은 肺氣가 淸淨하고 하강하려는 특성을 말하는데, 金運의 淸肅 · 淸凉한 속성으로 陽氣가 收斂하고 陰氣가 始生하는 현상에 상통하는 생리특징이다. 즉 宣散降은 가을에 陽氣가 수렴되고 陰氣의 발생으로 냉각에 의한 燥凉 · 收斂의 자연현상에 상응하는 肺氣의 특성이다.

嬌臟은 肺의 質이 淸虛하고 嬌嫩(나약함)함을 말하는 것으로 역시 金運의 潔白(淸淨 · 淸凉)에 상응하는 肺의 형태적 특징이다. 肺는 嬌臟의 특성으로 호흡을 통해 가스교환이 일어나고 대사 후의 水濕을 膀胱으로 내려 보내어 배설하게 하는 등 인체에 대하여 自淨作用을 한다. 肺氣의 宣散肅降에 의하여 肺는 '主氣'와 '通調水道'의 생리기능을 발휘한다. 主氣의 기능은 호흡과 전신의 氣를 조절하는 작용을 말한다. 호흡은 肺가

도표 1-3-13. 金運의 氣化와 肺의 생리

金運의 氣化 \ 肺의 生理	特性	現象	비고
堅斂, 淸肅, 淸凉	宣散肅降	肺主氣 通調水道	治節出焉 水之上源 抑制機能
淸淨, 淸凉, 潔白	嬌臟 *폐의 형태적 특징	호흡과 소변배출	

淸氣를 받아들이고 체내의 濁氣를 배출하는 작용으로 肺氣의 宣散에 의한 呼出과 肅降에 의한 吸入에 의하여 유지된다. 通調水道는 肺氣의 肅降에 의하여 대사 후의 쓸모없는 水濕을 膀胱으로 보내어 배설하는 기능이다. 이처럼 肺는 인체의 상부에 위치하여 수액대사에 관여하므로 '水之上源'으로 불리기도 한다. 또한 肺氣의 淸肅하고 수렴하는 특성으로 肺는 抑制機能을 대표하는 臟으로 인식하기도 한다.

이와 같이 金運의 氣化 특성은 肺의 생리를 인식하는 기초가 됨을 알 수 있다.

5. 신의 생리와 수운

腎의 생리는 五行의 水와 六氣의 寒의 기운을 形象했으므로 腎을 '寒水之臟'이라고 한다. 《素問 · 水熱穴論》에 "겨울은 水氣를 다스리기 시작하며 腎氣가 비로서 閉藏한다."[57]고 하여, 水運의 氣化와 腎생리의 관계를 제시했다. 곧 腎氣는 겨울의 藏하는 기운에 상응하므로 水의 장기로서 '腎主冬'이라고 한다.

57) 《素問 · 水熱穴論61》: 冬者水始治 腎方閉 陽氣衰少 陰氣堅盛.

5.1. 水運의 특성

《素問 · 氣交變大論》에서는 水運의 氣化특성을 德 · 化 · 政 · 令으로 개괄하고, 德은 凄滄, 化는 淸謐, 政은 凝肅, 令은 寒이라고 했다. 그 의미와 작용은 다음과 같다.

凄滄은 겨울의 寒冷한 기상을 가리키는 것으로 冷淸하고 凄凉한 감각을 낳게 한다는 것이다. 淸謐의 淸은 冷, 謐은 秘를 가리키고 安靜과 閉藏의 뜻으로 식물의 생장이 정지한 상태에 있다는 뜻이다. 凝肅의 凝은

도표 1-3-14. 水運의 특성과 현상

水運	特性	現象	비고
德	凄滄	冷淸, 凄凉	冬 靜順 沈靜力
化	淸謐(肅)	安靜, 閉藏	
政	凝肅(凝堅)	凝固, 凝結	
令	寒(氷雪)	寒, 冷	
用	沃衍(流演)	灌漑, 滋潤	
性	下	就下	

凝固 · 凝結, 肅은 肅淸으로 대지가 동결하고 물이 얼어 식물이 생장하지 않음을 가리킨다. 寒은 추운 겨울의 寒冷한 기후를 말한다.

이상에서 水運의 氣化는 겨울에 陽氣가 잠복하여 만물이 얼어붙고 동물이 蟄伏하는 현상에 상응하는데, 이러한 자연현상을 靜順이라고 한다.

5.2. 腎의 생리와 水運의 상관성

腎氣는 封藏(閉藏)과 下走의 특성이 있다.

封藏은 水運의 凝堅(凝肅), 淸謐(靜)에 상응하는 생리특성이며, 下走의 특성은 水性의 就下하는 속성에 상응한다. 腎氣의 封藏, 下走의 특성으로 腎은 藏精 · 納氣 · 主水의 기능을 발휘하게 된다. 藏精은 精의 저장을 관장하는 腎의 작용으로 封藏의 특성에 의하고, 納氣는 肺가 맑은 공기를 흡입하는 작용으로 腎氣의 封藏과 下走의 특성에 의하여 유지된다. 또 下走의 특성으로 대사 후의 쓸모없는 水濕을 방광으로 내려 보내어 배설하는 主水의 기능이 발휘된다. 한편 腎氣의 閉藏작용은 陽氣가 潛伏하

도표 1-3-15. 水運의 氣化와 腎의 생리

腎의 生理 / 水運의 氣化	特性	機能	비고
凝堅, 凝肅, 淸謐	封藏, 閉藏	腎藏精 腎主納氣	封藏之本 沈靜機能
沃衍(潤下), 就下	下走	腎主水	

여 만물이 結氷하고 동물이 蟄伏하는 겨울의 藏하는 기운에 상응하므로 인체에서 沈靜機能을 대표하는 장기로 인식되기도 한다.

이와 같이 腎의 생리는 水運의 속성에 상응하므로 水運의 氣化는 腎의 생리를 인식하는 사유의 근원이 된다.

● 참고자료

①申興默 · 金吉萱, 〈五臟의 生理發顯에 관한 硏究〉, 《東醫生理學會誌》 Vol.9, No.1, 1994.

②申興默, 〈五運氣化를 중심으로 살펴본 藏象의 生理發顯과 系統에 관한 硏究〉, 《東國論集》 Vol.9, 동국대학교, 1994.

③申興默 · 金吉萱, 〈木運氣化의 德化政令으로 살펴본 肝의 生理發生과 生理系統에 관한 硏究〉, 《東醫生理學會誌》 Vol.10, No.1, 1995.

④申興默, 〈火運의 德化政令과 心生理의 相關性 및 心의 機能變化가 그 生理系統에 미치는 影響〉, 《東醫生理學會誌》 Vol.10, No.2, 1995.

⑤申興默, 〈脾臟 生理發顯의 運氣的 인식과 그 生理系統의 임상적 의의에 관한 硏究〉, 《東醫生理學會誌》 Vol.11, No.2, 1996.

⑥申興默 · 金吉萱, 〈肺臟生理의 運氣的 인식과 그 生理系統의 임상적 의의에 관한 硏究〉, 《大韓韓醫學會誌》 Vol.18, No.2, 1997.

제4장 經絡論

經絡論에서는 經絡의 일반적 내용과 그 생리체계를 이해한다. 臟腑論과 더불어 한의학의 독자적인 이론체계를 점유하고 있다.[1]

제1절 經絡의 개설

1. 경락의 개념

經絡은 經脈과 絡脈을 총칭하는 말로 인체의 氣(에너지)가 운행하는 경로이다.

經脈은 세로로 행하는 간선(줄기)으로 비교적 심부에 분포하고, 絡脈은 經脈의 곁가지로 가로로 행하며 체표에 분포한다. 따라서 經絡은 인체의 상하 · 좌우 · 전후 · 내외를 연락하는 한의학의 氣 순환체계로 氣의 운행과 분포를 인식하는 좌표가 된다.[2]

2. 경락의 인식

經絡의 인식은 물의 흐름이나 해와 달의 운행처럼 끊임없이 흐르는 氣의 본질적인 것에 바탕을 두고 있다.[3] 後漢의 왕충이 《論衡 · 寒溫篇》에서 "물이 도랑에 있는 것과 氣가 몸에 있는 것은 진실로 하나이다."고 한 것은 經絡이 인체 氣의 흐름을 파악하는 본질로서 水利的 인식에 기초하여 형성되었음을 방증한다. 즉 체내의 氣가 운행하는 經絡 현상과 자연계의 하천의 흐름을 동일시한 것이다. 經絡이 이러한 수리공학적 발상에서 유래했을 가능성은 《靈樞 · 經水》의 "12經脈은 외부로 12經水에 상합하고 안으로는 五臟六腑에 屬한다."는 12經水와 12經脈의 類比에서도 엿

1) 《醫學入門》: 醫而不明經絡 猶人夜行無燭 業者不可不熟.

2) 《靈樞 · 經脈10》: 經脈十二者 伏行分肉之間 深而不見 … 諸脈之浮而常見者 皆絡脈也; 經脈者常不可見也 其虛實也 以氣口知之 脈之見者 皆絡脈也; 經脈爲裏 支而橫者爲絡 絡之別者爲孫. 《醫門法律 · 絡脈論》: 絡者兜絡之意 卽十二經之外城也 … 稍大者在兪穴肌肉間 營氣所主外廓 繇是出諸皮毛 方爲小絡 方爲衛氣所主. 《靈樞 · 脈度17》: 經脈爲裏 支而橫者爲絡 絡之別者爲孫. 《醫學入門 · 經穴起止篇》: 經徑也 徑直者爲經 經之支派旁出者爲絡. 《難經本義》: 直行者謂之經 旁出者謂之絡; 馬蒔曰, 經脈爲裏者 如手太陰肺經自中腑至少商 乃直行之經在於裏 裏者卽上文之所謂經隧也 其支而橫者 卽如肺經有列缺穴 橫行手陽明大腸經者爲絡也 其絡之別者爲孫; 張志聰曰, 夫經脈內營於臟腑外絡於形身 浮而見於皮膚者皆絡脈也.

3) 《靈樞 · 脈度17》: 氣之不得無行也 如水之流 如日月之行不休 故陰脈榮其臟 陽脈榮其腑 如環之無端 … 其流溢之氣 內漑五臟 外濡腠理.

참고

● 經絡과 氣血의 경로

인체에 氣나 血이 흐르는 경로의 인식에 대한 기록을 살펴보면, 기원전 7세기경의 《管子 · 水地篇》에서 "물은 땅의 血氣로 마치 인체의 筋脈이 流通하는 것과 같다(水者地之血氣 如筋脈之通流者也)."하여 氣血의 흐름을 '筋脈'의 유통에 비유하여 설명했다.

後漢의 왕충은 《論衡》의 〈道虛篇〉에서 "血脈이 몸에 감추어 있는 것은 땅에 강이 흐르는 것과 같다."고 했으며, 〈書虛篇〉에서 "천지에 백가지 하천이 있는 것은 또한 인간에게 血脈이 있는 것과 같다."했는데, 여기서 血脈은 혈액이 운행하는 통로인 혈관을 지적한 것이다. 그러나 〈寒溫篇〉에서는 "물이 도랑에 있는 것과 氣가 몸에 있는 것은 진실로 하나이다."고 한 것은 인체 氣의 흐름을 파악하는 본질로서 經絡에 대한 인식을 보여주는 것이라 하겠다.

결국 經脈은 체내 氣의 운행 경로로서 血의 운행 통로인 혈관과 구별되며, 다만 흐름의 측면에서 동질성을 갖고 있다. 따라서 엄밀한 의미에서 經脈은 氣血의 운행 경로가 아니라 '氣'의 운행 경로로 정의하는 것이 옳을 것이다. 그러나 血의 운행이 氣에 의존하는 즉, '氣行則血行하고 氣滯則血滯'의 관점에서 經絡을 氣血의 운행 경로라 하기도 한다.

볼 수 있다.[4)]

인체생명의 유지에 있어서 정상적인 氣소통의 중요성에 대한 經絡의 전제는 토지의 비옥과 생산의 풍요를 위하여 막힌 물길을 통하게 하고 홍수를 다스리는 등 灌漑나 담수량을 조절하는 治水에 상응하는 생명관이다.[5)] 內經醫學에서 氣의 운행은 생명활동의 절대적 조건이었으며, 氣운행의 경로로서 經絡개념의 도입과 완성은 서양의학의 혈액 · 림프 · 신경의 순환에 해당하는 주목해야 할 내용이다.

3. 경락의 형성과 발전

3.1. 經絡의 형성

經絡의 형성은 오랜 의료실천을 통하여 체표의 反應點과 感傳現象의 체험 그리고 해부 · 생리지식의 결합이 그 이론적 기초가 되었다.

1 반응점(經穴)의 인식

일상생활 중 신체의 어느 부위가 우연히 부딪치거나 손상되었을 때 어

4) 《靈樞 · 經水12》: 經脈十二者 外合於十二經水 而內屬於五臟六腑 … 此人之所以參天地而應陰陽也 不可不察. 足太陽外合清水 內屬膀胱 而通水道焉 足少陽外合於渭水 內屬於膽 足陽明外合於海水 內屬於胃 足太陽外合於湖水 內屬於脾 足少陰外合於汝水 內屬於腎 足厥陰外合於澠水 內屬於肝 手太陽外合推水 內屬小腸 而水道出焉 手少陽外合於漯水 內屬於三焦 手陽明外合於江水 內屬於大腸 手太陽外合於河水 內屬於肺 手少陰外合於濟水 內屬於心 手心主外合於漳水 內屬於心包; 凡此五藏六府十二經水者 外有源泉而內有所稟 此皆內外相貫 如環無端 人經亦然; 故天為陽 地為陰 腰以上為天 腰以下為地; 故海以北者為陰 湖以北者為陰中之陰 漳以南者為陽 河以北至漳者為陽中之陰 漯以南至江者為陽中之太陽 此一隅之陰陽也 所以人與天地相參也.

5) 《醫述》: 人身有經 有絡 有孫絡 氣血由脾胃而滲入孫絡 由孫絡而滲入各經大絡 而入十二經 譬之溝澗之水流入溪 溪之水流入江河也 溝澗溪流有盈有涸 至於江河則古今如一 永無乾涸 若有乾涸 則人物消滅盡矣 中風偏枯之疾 一邊不知痛痒 而不死者 以其孫絡 大絡爲邪氣壅塞 血氣不能周流故也 然十二經中之元氣 猶周流不息 是以久延不死.

떤 질병이 완화 혹은 치유되고, 어떤 부위의 불쾌한 감각이 손으로 문지르거나 눌러서 완화되는 것을 경험했다. 이로부터 치료 작용이 있는 체표의 특정 부위(經穴)를 인식하게 되었다. 그 후 반복되는 의료경험으로부터 체표 특정 부위의 치료 작용에 대한 지식이 풍부해지고, 主治의 性能이 동일한 부위를 연결한 線으로부터 經絡을 인식하게 되었다.

또한 古代의 의가들은 內臟 혹은 어떤 부위에 病이 발생하면 체표의 일정 부위(經穴)에 압통과 같은 반응이 나타나기도 하고, 그 부위를 주무르면 병이 낫거나 통증이 완화됨을 발견했다. 이러한 의료관찰을 통하여 체표의 어떤 부위와 臟腑의 연계를 인식함으로서 經絡의 '內連臟腑 外絡肢節'의 개념을 형성했다.

2 感傳現象의 인식

經絡의 형성을 설명하는 다른 하나는 특정 부위의 按摩 · 鍼灸 등의 치료과정에 나타나는 체표 감전현상의 인식이었다.

특정 부위의 자극에 의한 酸 · 麻 · 重 · 脹의 감각이 일정한 경로를 따라 전달되는 현상은 經絡의 분포와 유주 및 經穴을 이해하는 계기가 되었다. 《靈樞 · 邪氣臟腑病形》의 "中氣穴 則針游於巷"은 바로 經穴의 鍼刺에 의한 감전현상을 지적한 것으로, 氣穴은 經穴을 지칭하고 巷은 針感이 전달되는 노선을 말한다.[6] 또 《陰陽十一脈灸經》과 《足臂十一脈灸經》에서는 "由感傳現象開始 逐漸發展到穴位"라고 하여, 감전현상에 기초한 經穴을 인식을 지적했다.

6) 《靈樞 · 邪氣臟腑病形4》: 中氣穴 則針游於巷 中臟肉節卽皮膚痛 補瀉反則病六益篤 中筋則筋緩 邪氣不出.

3 해부 · 생리 지식의 종합

인체의 해부와 생리현상의 관찰 역시 經絡의 형성에 일정한 영향을 미쳤다.[7] 經絡의 인체 위치 및 운행과 관련하여 《靈樞 · 經脈》에서 經脈은 分肉의 사이로 잠복하여 운행하므로 깊숙하여 보이지 않고, 표면에 드러나 볼 수 있는 것을 絡脈이라고 했다. 또 絡脈은 큰 관절의 사이를 지나지 않고 經脈이 이르지 않는 곳으로 운행하여 피부로 들어가서 회합하므로 겉으로 들어난다고 설명했다.

7) 《靈樞 · 經脈10》: 經脈十二者 伏行分肉之間 深而不見 … 諸脈之浮而常見者 皆絡脈也; 諸絡脈皆不能經大節之間 必行絶道而出入復合於皮中 其會皆見於外 故諸刺絡脈者 必刺其結上.

《靈樞 · 經水》에 의하면 五臟의 견실함과 연약함, 六腑의 大小, 음식

수납량의 多少, 脈의 長短, 혈액의 淸濁, 氣의 多少 등은 모두 대강의 규율이 있고, 《靈樞 · 本臟》에서 經脈은 血氣를 운행하여 陰陽을 영양하고 筋骨을 濡養하며 관절을 이롭게 한다는 것은 해부 · 생리 지식이 經絡의 형성에 많은 영향을 미쳤음을 시사하는 내용이다.[8)]

3.2. 經絡의 발전

經絡은 오랜 역사적 시기를 거쳐서 발전했는데 1973年 長沙부근의 馬王堆 漢墓에서 발굴된 의학 자료가 이 점을 실증한다. 經絡의 발전은 ① 萌芽期 ②定型과 發展期 ③經絡實質의 硏究期로 나누어 설명할 수 있다.

1 萌芽期

經絡이 어느 시기에 발현되었는지는 명확한 기재가 없으나, 현존하는 최고의 의서인《黃帝內經》에서 이미 經絡의 개념과 그 모형을 설명하고 있다. 이로 볼 때《黃帝內經》이전을 經絡학설의 萌芽期로 간주할 수 있다. 萌芽期의 대표적 저작으로 1973년 長沙 부근의 馬王堆 漢墓에서 출토된《足臂十一脈灸經》(以下 足臂)과《陰陽十一脈灸經》(以下 陰陽)이 있다. 이는 초기 經絡의 모형을 보유하고 있어 침구학 발전사의 귀중한 자료를 제공하고 있다.

●足臂와 陰陽의 十一脈灸經

《足臂》와《陰陽》은 11脈에 관한 기술로서 11條의 名稱 · 起始点 · 終止点 · 走行부위 및 治病과 生病을 언급했다. 이는《靈樞 · 經脈》의 12經脈의 내용과 매우 유사하나, 臟腑와의 연계나 순환개념이 없는 초기 經脈의 모형으로서 가치가 있다. 그 명칭 · 유주 · 질병의 분류를 요약하면 다음과 같다.

❶經脈의 명칭

명칭은 기본적으로 手足과 陰陽을 구분했는데, 手脈을 臂로 칭했다. 脈의 수는 手厥陰(臂厥陰)이 결여된 11脈으로 되어 있다.

《足臂》의 명칭은 足의 足泰陽温 · 足少陽温 · 足陽明温 · 足少陰温 · 足泰陰温 · 足卷(厥)陰温과 臂의 臂泰陽温 · 臂少陽温 · 臂陽明温 · 臂少陰温 · 臂泰陰温의 11脈이다.

8)《靈樞 · 經水12》: 若夫八尺之士皮肉在此 外可度量切循而得之 其死可解剖而視之 其臟之堅脆 腑之大小 谷之多少 脈之長短 血之淸濁 氣之多少 十二經之多血少氣 與其少血多氣 與其皆多血氣 與其皆少血氣 皆有大數.《靈樞 · 本臟47》: 經脈者 行血氣而營陰陽 濡筋骨 利關節者也.

《陰陽》의 명칭은 足의 鉅陽脈 · 少陽脈 · 陽明脈 · 大陰脈 · 厥陰脈 · 少陰脈과 手의 肩脈 · 耳脈 · 齒脈 · 臂鉅陰脈 · 臂少陰脈의 11脈이었다. 특히 手三陽經을 齒脈(手陽明經), 耳脈(手少陽經), 肩脈(手太陽經)이라 하여, 手足 · 陰陽의 개념이 없는 인체 특정 부위의 명칭으로 기록했다.

❷순행과 장부배속

經脈의 流注는 《足臂》가 사지말단에서 軀幹을 向하는 向心性 순행으로 되어있으며, 《陰陽》은 肩脈이 頭(耳後)에서 手, 大陰脈이 胃에서 足으로 주행하는 원심성이고 나머지는 四肢의 말단에서 몸통으로 순행하는 向心性의 순행을 나타내고 있다.

한편 《陰陽》과 《足臂》는 經脈과 經脈 사이의 연계나 腧穴의 명칭 및 《黃帝內經》에서와 같은 '如環無端'의 순환개념이 없다. 11脈 중 《足臂》의 足少陰温이 肝, 臂泰陰温이 心 및 《陰陽》의 太陰脈이 胃, 少陰脈이 腎에 연계하는 등 4條의 脈만이 臟腑와 연계하고 있다. 이중 少陰脈이 腎과 연계되는 것 외에는 《靈樞 · 經脈》의 장부 배속과 상이하다. 手足 · 陰陽 · 臟腑의 연계는 《靈樞 · 經脈》에서 체계화 되었다.

❸병증의 기재

《足臂》과 《陰陽》의 두 자료에는 모두 각 脈의 병증이 기재되어 있으나 《黃帝內經》에 比하여 간략하다. 《足臂》는 각 脈의 병증을 기재하고, 灸法의 적용을 제시하여 최초에 《足臂》가 灸法 전문서임을 시사하는 것으로 생각된다. 그러나 《陰陽》에서는 각 脈의 病狀을 '是動則病'과 '其所産病'으로 분류하여 기재하고 있으며 治法은 제시하지 않았다.[9] 이로 볼 때 《足臂》와 《陰陽》은 최초의 經脈學 또는 灸療法의 전문서로 침구학 발전사의 귀중한 典據로서 초기 경락의 模型을 보여주고 있다.

9) 《足臂》의 臂少陽脈의 병증을 보면 '其病 産聾 □痛 諸病此物者 皆灸臂少陽之脈'이라고 했고, 《陰陽》의 耳脈을 보면 '是動則病 耳聾 渾渾淳淳 嗌腫, 是耳脈主治其所産病 目外眦痛 頰 耳聾 爲三病'으로 기재했다.

2 定型과 발전기

《黃帝內經》에서 經絡은 定型化되고 체계화되었다. 그 주요한 내용은 다음과 같다.

①12經脈 · 12經別 · 15絡脈 · 12經筋 · 12皮部 · 奇經8脈 및 孫絡 등 經絡의 기본체계를 제시했다. ②經絡과 臟腑의 연계 이론을 제시했다. ③

穴의 개념을 명확히 제시했다. '穴'字를 이용하여, 會·節·井·榮·兪·經·合 등의 명칭을 통일했다. ④針刺의 관건을 제시했다.《靈樞·邪氣臟腑病形》에 "刺此者 必中氣穴 無中肉節 中氣穴則針游於巷 中肉節則皮膚痛"이라고 하여, 針感을 발생시키려면 반드시 氣穴(兪穴)을 刺해야 하며, 針感의 有無 및 강약이 질병의 치료효과와 밀접한 관계를 있음을 설명했다. ⑤12經脈의 經氣순환을 제시했다. 즉 營氣가 手太陰肺經에서 차례로 手陽明大腸經→ 足陽明胃經→ 足太陰脾經→ 手少陰心經→ 手太陽小腸經→ 足太陽膀胱經→ 足少陰腎經→ 手厥陰心包經→ 手少陽三焦經→ 足少陽膽經→ 足厥陰肝經을 운행하고 다시 手太陰肺經으로 이어지는 순환을 설명했다.

○《黃帝內經》이후 經絡학설은 시대별로 많은 발전이 있었다.

①秦越人의 이름으로 著作된《難經·66難》에서 '腎間動氣'는 脈氣가 형성되는 근원이 됨을 제시했고, 命門의 元氣는 경락이 기능을 발휘하는 근본이 됨을 설명했다. 동시에《難經·45難》에서 臟·腑·氣·血·筋·脈·骨·髓의 8개의 會穴[10]이 針灸臨床에 대하여 일정한 가치가 있음을 제시했다. 또한 12經에는 모두 動脈이 있으나 단지 寸口만을 취한다는 脈診방법을 천명하고 많은 脈象을 설명하여 후세 脈學 발전의 기초가 되었다.

②後漢《傷寒論》에서는 12經의 手足의 同名經을 合하여 六經으로 臟腑의 기화를 해석하고 六經辨證法의 운용을 임상의 지침으로 삼았다. 동시에 陰·陽·表·裏·寒·熱·虛·實의 八綱辨證 규율을 제시하여, 후세 임상 각과에 있어서 진단의 기초가 되었다.

③晉代《針灸甲乙經》에서는 12經絡의 支別에 대하여 상세히 설명하고, 당시 兪穴의 총수와 부위를 정리·개정했다. 아울러 穴位의 針刺深度 및 主治病症을 기술하여 침구 임상의 응용에 경락학설을 중요한 근거로 삼았다.《脈經》은 脈診에 관한 최초의 전문서로서 다양한 脈象을 기술하여 각종의 脈象이 主하는 질병을 논술했는데, 晉代 이전의 切脈에 대한 경험을 총괄하고 있다. 이는 四診中 切診의 기초를 정한 것이며 경락학설

10)《難經·45難》: 經言八會者 何也 然腑會太倉 臟會季脇 筋會陽陵泉 髓會絶骨 血會膈兪 骨會大杼 脈會太淵 氣會三焦(外一筋直兩乳內也) 熱病在內者 取其會之氣穴也.

을 진단방면에 발전시킨 것이다.

④隋代《黃帝內經明堂》에서는 經絡穴位圖를 제작하고 전신의 穴位를 經絡의 노선에 귀속시켰다.

⑤唐代《千金方》과《外台秘要》에서는 六經에 대하여 出入輸注의 요점을 보충했다.《千金方》에서는 阿是穴의 取穴法과 응용이 제기되어 針灸의 穴位범위를 확대시켰으며, 이는 경락학설 가운데에서 유관한 絡脈·經筋 및 皮部 등의 이론을 구체적으로 응용한 것이다.

⑥宋代《新鑄銅人兪穴針灸圖經》과《針灸資生經》에서는 12經脈과 奇經8脈의 任脈과 督脈을 같이 나열하여 14經을 형성하고, 동시에 몇몇 새로운 穴位를 추가했다.

⑦元代《十四經發揮》에서는 14經脈의 분포 부위와 순행노선에 대하여 고증 분석했고, 氣血의 經絡循行 원리에 대하여 새로운 해석을 했다.《珍珠囊》에서는 藥物의 主治 性能을 분석하여 각 經에 귀속시킨 '藥物歸經'의 개념을 제시했다.

⑧明代《奇經八脈考》에서는 奇經의 순행부위, 奇經과 12經脈이 상통하는 경로, 奇經의 작용 및 그 病候를 闡明했다. 高武는 明代 이전의 침구학설과 이론, 歌賦을 수집하여《針灸聚英》을 저술하고, 臟腑經絡의 穴位와 치료, 取穴의 방법 등에 대하여 독특한 견해를 밝혔다. 또《針灸大成》에서는 歷代의 經絡과 유관한 침구치료의 자료를 수집하고 針灸方面에 있어서 경락학설의 응용을 비교적 상세히 논술했다.

⑨淸代《經脈圖考》에서는 인체 骨格의 부위로 穴位의 위치를 고증하여 摸骨取穴(뼈를 짚어서 취혈하는 방법)의 방법을 제시함으로써 穴位를 定하는데 비교적 명확한 지표가 되었다.《醫部全錄》에서는 經絡과 유관한 歷代의 논술을 수집하여 싣고 있는데, 내용이 비교적 풍부한 참고서이다.

이처럼《黃帝內經》으로부터《圖書集成》에 이르는 약 2천여 년의 기간에 걸쳐 그 내용이 끊임없이 풍부해지고 발전했다.

3 經絡實質의 연구

근래 國內外에서 經絡의 실질에 대하여 연구가 진행되고 있다. 주요 討議와 연구 내용을 개괄하면 다음과 같다.

①각종 經絡現象에 대한 연구

②循經感傳에 대한 연구

③經絡形態學 방면에 대한 연구

④經穴의 상대 特異性에 대한 연구

⑤經絡과 인체구조의 관계에 대한 연구

⑥經絡과 神經體液의 관계에 대한 연구

⑦經絡의 六經氣化 조절에 대한 연구

⑧기타 연구 등이다.

이처럼 학자들은 經絡의 실질에 대하여 많은 의견을 제시했으나, 經絡의 실질이 광범위하고 내용이 복잡한 면을 감안할 때, 앞으로 이에 대한 전문적인 토론과 연구가 기대된다.

4. 경락의 작용

經絡은 氣의 소통을 통하여 인체에 대한 연계 · 조절 · 전도 · 반영의 작용을 나타내고, 이는 생리 · 병리 · 진단 · 치료 · 방제의 중요한 관건이 된다.[11)]

4.1. 연계작용

經絡은 인체의 네트워크를 형성한다. 사람과 자연의 氣交를 매개하여 天人相應의 생명관을 구축하며, 장부 · 조직 · 기관을 연락하여 인체 유기체의 연계를 강화한다.[12)] 구체적으로 12經脈은 장부와의 屬絡으로 臟腑의 표리관계를 강화하고, 사지와 관절을 연락하며 五臟과 五官의 관계를 강화한다. 예를 들면 心經은 心에 귀속하고 小腸을 연락하며 그 絡脈은 상행하여 舌本에 이어지고, 肝經은 肝에 속하고 膽을 연락하며 상행하여 目系를 연락한다. 胃經은 胃에 屬하고 脾를 연락하며 위로 口唇을 연락한다.

11)《靈樞 · 經別11》: 十二經脈者 人之所以生 病之所以成 人之所以治 病之所以起 學之所始 工之所止.《靈樞 · 經脈10》: 經脈者 所以能決死生 處百病 調虛實 不可不通.

12)《靈樞 · 海論33》: 夫十二經脈者 內屬於臟腑 外絡於肢節.《靈樞 · 脈度17》: 脈氣通於學

4.2. 조절작용

經絡은 氣의 운행을 조절하여 인체의 항상성을 유지한다. 氣의 소통은 臟腑와 기관의 기능을 조절하며, 血의 원활한 운행을 도와 인체를 영양하게 한다. 또 寒熱・燥濕・風火의 자극에 대한 체내의 항상성을 유지하여 면역기능을 증진시킨다.[13] 이처럼 經絡을 통한 氣의 소통은 건강의 유지와 생리활동에 중요한데, 鍼은 인체 외부의 氣를 소통하여 내부에 영향을 미치고, 藥은 내부의 氣를 소통하여 외부에 영향을 미침으로써 인체 생리활동을 조절한다.[14]

13) 《難經・23難》: 經脈者 行血氣 通陰陽 以榮於身者也. 《靈樞・本臟47》: 經脈者 所以行血氣而營陰陽 濡筋骨 利關節者也.

14) 《吳醫匯講》: 周身氣血 無不貫通 故古人用鍼通其外 由外及內 以和氣血 用藥通其裏 由內及外 以和氣血 至於通則不痛 痛則不通. 《靈樞・經脈10》: 經脈者 所以能決死生 處百病 調虛實 不可不通.

4.3. 전도작용

經絡은 鍼刺 시에 발생하는 酸・麻・重・脹의 자극을 전도하고, 病邪나 병변을 체내외로 전이시킨다. 체표의 일정한 부위에 침을 놓거나 약물을 복용하여 질병을 치료하는 것은 經絡의 전도작용에 의한 것이다. 鍼 치료의 자극이나 약물의 氣味가 經絡이 연계하는 특정 부위나 장부로 전도되어 치료효과를 내기 때문이다. 특히 침을 놓을 때 나타나는 酸・麻・重・脹의 감각을 得氣(氣至)라 하고, 치료 효과의 중요한 요소가 된다. 또 외부의 邪氣가 체내로 전입하고, 內臟의 병변이 다른 장기나 체표로 전이되는 질병의 傳變(傳經) 역시 전도작용에 의한 것이다.

4.4. 반영작용

經絡은 인체의 생리 및 병리 상태를 그 연계하는 장기・조직・기관・체표에 반영한다. 장부의 기능은 해당 經絡의 연계를 통해 五官・四肢・關節・筋骨・皮肉에 반영된다. 예를 들어 內臟의 병증으로 나타나는 체표의 압통점이나 과민점 및 五官의 반응은 질병의 진단에 참고가 되며, 경락의 반영작용에 기인한다.

5. 경락의 운용

5.1. 病理的 운용

Ⅰ 병변의 반영

經絡은 인체의 병리변화를 반영한다. 臟腑의 질병은 해당 經絡의 연계나 腧穴에 반영된다.

예를 들어 大腸經病의 齒痛 · 鼻衄, 胃經病의 口喎 · 脣胗, 脾經病의 舌本强痛, 心經病의 目黃, 小腸經病의 耳聾 · 目黃은 臟腑의 병변이 經絡의 연계에 의하여 五官에 반영되는 예이다. 또 肝病에 양쪽의 脇下가 아프고 少腹이 당기며, 心病에 양팔뚝의 內側이 아프고, 脾病에 腹滿하고, 肺病에 肩背가 아프며, 腎病에 大腹 · 小腹이 아프고, 小腸病에 小腹이 아프고 耳前에 熱이 나며, 膀胱病에 肩上에 熱이 나고 아픈 것 역시 經絡의 분포나 연계에 의한 臟腑의 병변이다.[15]

또한 12經脈과 12經筋의 병변과 관련하여 肺經의 病에 上肢의 내측 前緣의 동통과 厥冷이 나타나며, 大腸經의 病에 食指가 아프고 사용할 수 없게 되거나, 胃經의 病에 氣街 · 股 · 伏兎 · 骭外廉 · 足跗의 부위가 아프고 가운데 발가락을 쓸 수 없는 등은 臟腑의 병변이 해당 經脈의 분포 부위에 반영되는 예이다.

15) 《素問 · 臟氣法時論22》: 肝病者 兩脇下痛 引少腹; 心病者 … 兩臂內痛; 脾病者 … 腹滿; 肺病者 … 肩背痛 …; 腎病者 … 大腹小腹痛 …; 《靈樞 · 邪氣臟腑病形4》: 小腸病者 小腹痛 … 當耳前熱; 膀胱病者 … 肩上熱.

2 病邪의 傳導

經絡은 邪氣의 表에서 裏, 裏에서 表로의 전이를 매개한다. 일반적으로 外感의 邪氣가 체표의 피부를 침범하면 孫絡과 絡脈을 거쳐 經脈으로 深入하여 內臟에 전하여지고,[16] 內傷의 병변은 經脈의 연계에 의하여 다른 臟腑로 傳移되거나 絡脈 · 孫絡을 통하여 체표로 傳導된다. 이를 病邪의 '傳變' 혹은 '傳經'이라고 칭한다.

16) 《素問 · 繆刺論63》: 邪之客於人也 必先舍於皮毛 留而不去 入舍於孫脈 留而不去 入舍於絡脈 留而不去 入舍於經脈 內連五臟 散於腸胃 陰陽俱感 五臟乃傷 散於腸胃.

5.2. 診斷的 운용

1 연계 · 분포와 진단

經絡의 연계는 진단의 중요한 단서가 된다.[17] 임상에서 心火의 上炎으로 인한 舌의 赤痛, 肝火의 上炎으로 인한 目의 紅赤, 腎氣의 虛陷으로 인한 耳의 난청, 肺氣의 壅阻로 인한 鼻塞은 五臟의 병변이 經絡이 연계하는 五官에 반영되는 것으로 진단에 중요한 의의가 있다. 특히 內臟의 질환이 체표의 특정 부위에 반영되는 過敏點은 진단이나 침구치료의 穴位로서 의미가 있는데, 충수염의 환자에게서 上巨虛의 穴位에 나타나는 과민현상이 그 예가 된다.

17) 《靈樞 · 衛氣52》: 能別陰陽十二經者 知病之所生.

經絡의 분포에 대한 정확한 이해 또한 辨證의 기초가 된다. 陽明經은 얼굴의 前面에 분포함으로 前頭痛은 陽明頭痛에 속한다. 太陽經은 목덜미에 분포함으로 後頭痛은 太陽頭痛에 속한다. 少陽經은 頭部의 양측에 분포함으로 偏頭痛은 少陽頭痛에 속한다.

2 經氣의 진단

經氣의 진단은 厥逆과 終絶에 기초한다. 厥逆은 經氣가 역행함을 말한다. 經氣가 厥逆하면 營衛가 막히고 氣血이 정상적으로 운행하지 못하여 經脈의 순행부위와 소속 臟腑의 병변을 초래한다.

《素問 · 厥論》에서는 經氣의 厥逆으로 인한 증상과 병태를 12經脈의 분포에 기초하여 상세하게 기술하고 있으며,[18] 《靈樞 · 經脈》에서는 肺經과 心經의 厥證을 臂厥, 胃經의 厥證을 骭厥, 膽經의 厥證을 陽厥, 膀胱經의 厥證을 踝厥, 腎經의 厥證을 骨厥이라고 했다.

終絶은 經氣가 고갈하여 끊어지려는 것으로 《靈樞 · 經脈》과 《素問 · 診要經終論》에서는 經氣의 枯竭로 인한 병변의 특징과 예후를 설명하고 있다. 예를 들어 手少陰의 氣가 絶하면 脈이 통하지 않아 血이 흐르지 않고 血이 흐르지 않으면 머리카락이 윤택하지 못하고 얼굴이 마치 옷을 칠한 것처럼 검게 된다. 太陽經의 經氣가 끊어지려할 때에는 눈을 치켜뜨고(戴眼), 몸이 활처럼 휘고(角弓反張), 사지의 근맥이 땅기거나 늘어지며(瘛瘲), 얼굴이 창백하고, 죽음에 임박하여 땀이 구술처럼 맺혀 흐르지 않는 絶汗의 증상이 나타나는데 絶汗이 나면 죽는다.[19]

3 六經의 氣化와 진단

12經脈은 각각 太陽經이 寒, 陽明經이 燥, 少陽經이 相火, 太陰經이 濕, 少陰經이 火, 厥陰經이 風의 氣化를 주관하고, 少陰經과 太陽經, 太陰經과 陽明經, 少陽經과 厥陰經이 표리관계로 水火旣濟 · 燥濕相濟 · 風火相生의 항상성을 조절한다. 따라서 12經脈의 氣化 이상은 六氣의 編盛과 偏衰를 초래하는데, 寒熱의 병태는 少陰經과 太陽經, 燥濕의 병태는 太陰經과 陽明經, 風火의 병태는 少陽經과 厥陰經의 병변으로 개괄할 수 있다.

18) 《素問 · 厥論45》: 願聞六經脈之厥狀病能也 岐伯曰 巨陽之厥則腫首頭重 足不能行 發爲眴卜 陽明之厥 則癲疾欲走乎 腹滿不得臥 面赤而熱 妄見而妄言 少陽之厥 則暴聾頰腫而熱 脇痛 骭不可以運 太陰之厥 則腹滿䐜脹 後不利 不欲食 食則嘔 不得臥 少陰之厥 口乾溺赤 腹滿心痛 厥陰之厥 少腹腫痛 腹脹涇溲不利 好臥屈膝 陰縮腫 骭內熱.

19) 《靈樞 · 經脈10》: 手太陰氣絶則皮毛焦 太陰者 行氣溫手於皮毛者也 … 手少陰氣絶則脈不通 少陰者 心脈也 心者脈之合也 脈不通則血不流 血不流則髦色不澤 故其面黑如漆柴者 血先死 …. 《素問 · 診要經終論16》: 十二經之終奈何? 岐伯曰 太陽之脈其終也 戴眼反折瘛瘲 其色白 絶汗乃出 出則死矣 少陽終者 耳聾百節皆縱 目睘絶系. 絶系一日半死

④ 脈診과 絡脈의 진단

寸關尺에 臟腑를 배속하여 六臟六腑의 병을 진단하는 寸口脈診, 人迎脈과 寸口脈의 크기를 비교하여 질병을 진단하는 人迎寸口脈診의 脈診이나[20] 絡脈이 분포하는 부위의 色態 · 융기 · 함몰 · 硬結 등 형상을 관찰하여 질병을 진단하는 絡脈의 진단은 經絡에 기초한다. 예로 魚際 부위의 絡脈이 청색을 띠면 胃中의 寒을 나타내고, 胃中에 熱이 있으면 魚際의 絡脈이 赤色을 띠며, 邪氣가 오랫동안 머물러 痹症이 발생하면 魚際의 絡脈이 갑자기 흑색을 띠게 된다.[21] 또 陽絡이 손상되면 血이 상부로 넘쳐 코피가 나고, 陰絡이 손상되면 血이 內溢하여 대변출혈이 나타나며,[22] 絡脈에 邪氣가 침습하면 痿病이 발생하는데 심하면 中風의 偏枯를 유발한다.

5.3. 治療的 운용

① 鍼刺의 치료

鍼刺치료에 있어서 인체 좌우의 어느 한쪽에 병이 있으면 반대쪽의 經穴을 취하여 치료하는 左病取右 · 右病取左의 巨刺나 繆刺의 치료법은 經絡의 좌우 대칭적 분포와 교차를 운용한 이론이다.[23] 일례로 足陽明胃經은 承漿穴에서 左右가 교회하여 經氣가 상합하므로 左側의 口眼喎斜에 右側의 頰車穴, 四白穴을 刺하고, 右側의 口眼喎斜에 左側의 頰車穴, 四白穴을 刺鍼하여 치료할 수 있다.

한편 경락의 刺絡요법은 瀉血로 邪氣를 밖으로 나가게 하고 氣의 소통을 유도하여 痺病을 예방한다. 이에 《靈樞 · 經脈》에서 "絡脈에 침을 놓을 때는 반드시 瘀血이 모여 있는 부위에 놓아야하며, 혈의 瘀滯가 심하면 비록 혈종(hematoma)이 없어도 자락을 통하여 邪氣를 제거하고 瘀血을 배출시켜야 한다. 死血을 머물게 하면 痺症이 발생하게 된다."[24]고 했다. 여기서 '結上'은 絡脈에 血液이 응결되어 돌출된 곳으로 자락의 부위가 된다.

② 藥制의 사용

약물의 효능이나 반응이 특정 經絡에 작용한다는 歸經이론이나 약물

20) 《素問 · 三部九候論20》: 人有三部 部有三候 以決死生 以處百病 以調虛實 而除邪疾. 《難經 · 18難》: 脈有三部九候 各何所主之? 然三部者 寸關尺也 九候者 浮中沉也 上部法天 主胸以上至頭之有疾也 中部法人 主膈以下至齊之有疾也 下部法地 主齊以下至足之有疾也 審而刺之者也. 참고로 《脈經》에서는 왼쪽의 寸口脈을 人迎이라 하고, 오른쪽을 氣口라고 했다. 또한 人迎은 結喉 양쪽의 1.5寸 떨어진 경동맥의 박동부위를 말하는데 足陽明胃經에 속한다.

21) 《靈樞 · 經脈10》: 凡診絡脈 脈色靑則寒且痛 赤則有熱 胃中寒 水魚之絡多淸矣 胃中有熱 魚際絡赤 其暴黑者 留久痹也 其有赤有黑有靑者 寒熱氣也.

22) 《靈樞 · 百病始生66》: 陽絡傷則血外溢 血外溢則衄血 陰絡傷則血內溢 血內溢則後血; 張志聰曰, 絡脈者 卽臟腑所出血氣之別絡也 陽絡者 上行之絡脈 傷則血外溢於上而爲衄 陰絡者 下行之絡脈 傷則血內溢而爲後血. 葉天士는 '大凡邪中於經爲痺 邪中於絡爲痿'라고 하여 經脈과 絡脈의 병변을 구별했다.

23) 針刺法의 하나로 巨刺法은 經脈에 刺鍼하고, 繆刺法은 絡脈을 刺鍼하는 것이다.

24) 《靈樞 · 經脈10》: 諸絡脈皆不能經大節之間 必行絶道而出 入復合於皮中 其會皆見於外 故諸刺絡脈者 必刺其結上 甚血者雖無結 急取之以瀉其邪而出其血 留之發爲痺也.

을 특정 經絡에 작용하도록 유도하는 引經藥의 사용은 經絡의 구체적 운용이다. 예를 들어 丹蔘은 心經에 작용하여 心血의 瘀滯를 치료하며, 白朮은 脾經에 들어가 脾氣를 보하고 濕을 제거하고, 柴胡 · 川芎을 肝經의 引經藥으로 사용하는 약물의 생체반응에 대한 이해는 약제의 사용에 있어서 經絡의 응용이다. 이와 같이 약물의 歸經이론과 引經藥의 사용은 효율적 질병의 치료와 처방에 중요하다.

또한 약제의 처방에 있어서 經絡의 소통을 고려하여 약효가 신속히 나타나도록 하는데, 經絡이 통하지 않으면 氣의 운송이 신속하지 못하여 그 효능을 잘 발휘하지 못하기 때문이다. 처방에 있어서 補劑인 四君子湯에 茯苓을 사용하고, 四物湯에 川芎을 사용하며, 六味地黃湯에 牧丹皮 · 澤瀉를 배합하는 것은 바로 經絡의 소통을 유도하여 補하는 이치이다.[25]

25) 《醫論 · 30篇》: 故治病以理氣爲先 而用藥以通絡爲主 盖人之經絡不通 則轉輸不捷 藥不能盡其功 瀉劑之通絡不待言 而補劑如四君子必用茯笭 四物必用川芎 六味地黄必用丹皮 澤瀉 皆通爲補.

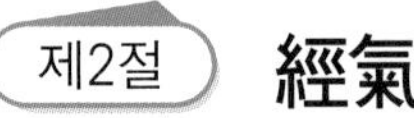

經氣

1. 경기의 구성

經氣는 經絡을 운행하는 氣로서 脈氣라고도 한다. 經氣는 原氣 · 營氣 · 衛氣 · 宗氣를 포괄한다. 原氣는 經氣의 근원이 되며, 營氣와 衛氣는 經絡을 운행하여 신체에 대하여 영양 · 자윤 · 면역의 작용을 하고, 宗氣는 營氣 · 衛氣의 운행을 추동한다.

도표 1-4-01. 經氣의 구성

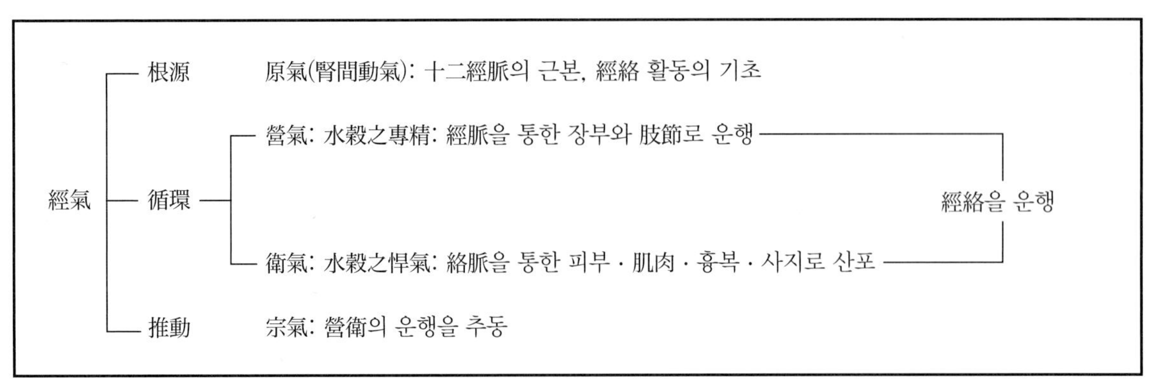

2. 경기의 운행

經絡을 운행하는 經氣는 營氣와 衛氣의 운행으로 구분한다.

2.1. 營氣의 순환

穀氣로부터 화생한 營氣는 12經脈(혹은 14經脈)을 하루에 50회 순환한다.[26] 즉 胃에서 생성된 穀氣가 手太陰肺經으로 注入된 후 차례로 手陽明大腸經→ 足陽明胃經→ 足太陰脾經→ 手少陰心經→ 手太陽小腸經→ 足太陽膀胱經→ 足少陰腎經→ 手厥陰心包經→ 手少陽三焦經→ 足少陽膽經→ 足厥陰肝經의 순서로 순환하는데, 肝에 이르러 다시 肺로 주입되고 위로 喉嚨을 따라 頏顙(후비도)으로 들어가 畜門(鼻孔)에서 그친다. 그 支別은 額(이마)로 상행하고 巓頂(정수리)을 따라 項中으로 하행하여 背脊을 따라 骶(꽁무니)로 들어가는데, 이것이 督脈으로의 운행이고, 다시 任脈으로 운행하여 陰器를 연락하고 陰毛를 지나 臍(배꼽)로 들어가고 위로 腹內로 상행하여 缺盆으로 들어가 아래로 肺에 注入하여 다시

26) 《靈樞 · 營衛生會18》: 人受氣於穀 穀入於胃 以傳於肺 五臟六腑 皆以受氣 其清者爲營 濁者爲衛 營在脈中 衛在脈外 營周不休 五十而復大會 陰陽相貫 如環無端. 《靈樞 · 衛氣52》: 其氣內於五臟 而外絡支節 其浮氣之不循經者爲衛氣 其精氣之行於經者爲營氣 陰陽相隨 外內相貫 如環之無端.

도표 1-4-02. 營氣의 순행

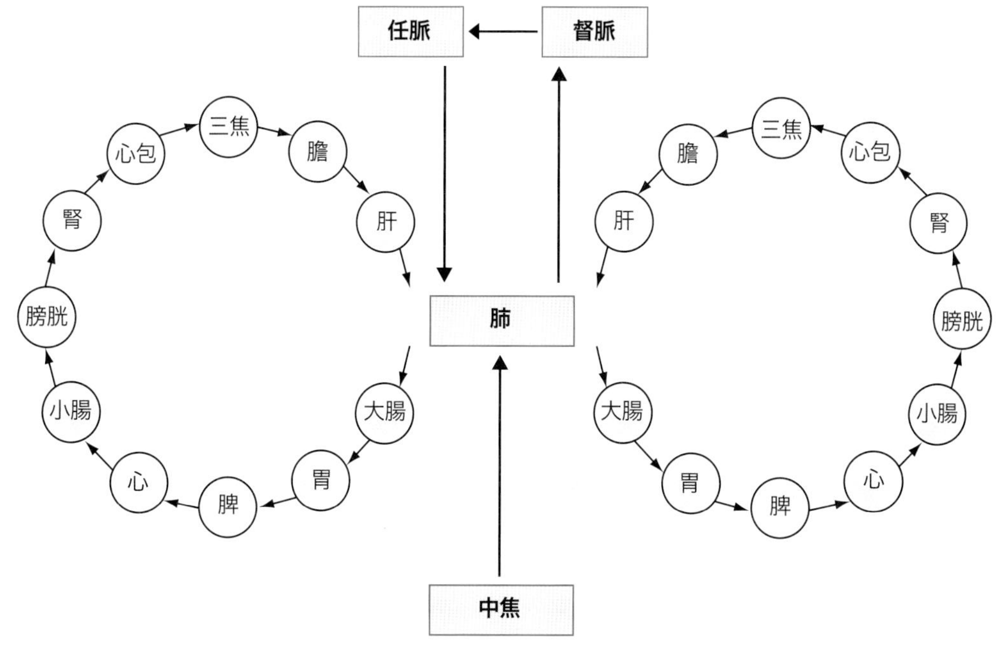

手太陰肺經으로 나와 一周하기를 하루에 50회 순환한다.[27] 이를 營在脈中이라고 한다. 手太陰肺經이 營氣 순환의 출발이 되는 것은 肺의 호흡이 氣순환의 동력이 되기 때문이다.

한편 張志聰은 營氣가 脈中을 운행하고 衛氣가 脈外를 운행하는 것은 無氣를 의미하고, 有는 혈액의 衝脈을 따라 피부로 산포되고, 大絡을 따라 脈外로 나오는데, 모두 營氣라 한다하여 혈액과 營氣기를 동일시하였다.[28]

2.2. 衛氣의 운행

衛氣는 穀氣 중 날래고 매끄러운 부분으로 주야로 인체의 陽分과 陰分을 각각 25회씩 총 50회 운행한다.[29] 낮에는 手足의 三陽經을 통하여 陽分(외부)을 25회 운행한다. 즉 目의 睛明穴(目內眥)이나 耳前 · 耳下에서 手足의 三陽經을 통하여 체표로 산포되고 四肢의 말단에 도달한다. 衛氣가 足部에 이르면 발바닥으로 들어가 陰分을 운행하여 다시 目에서 會合하기를 25회이다. 밤에는 足少陰腎經에서 腎으로 注入되며, 腎에서 心,

도표 1-4-03. 衛氣의 循行

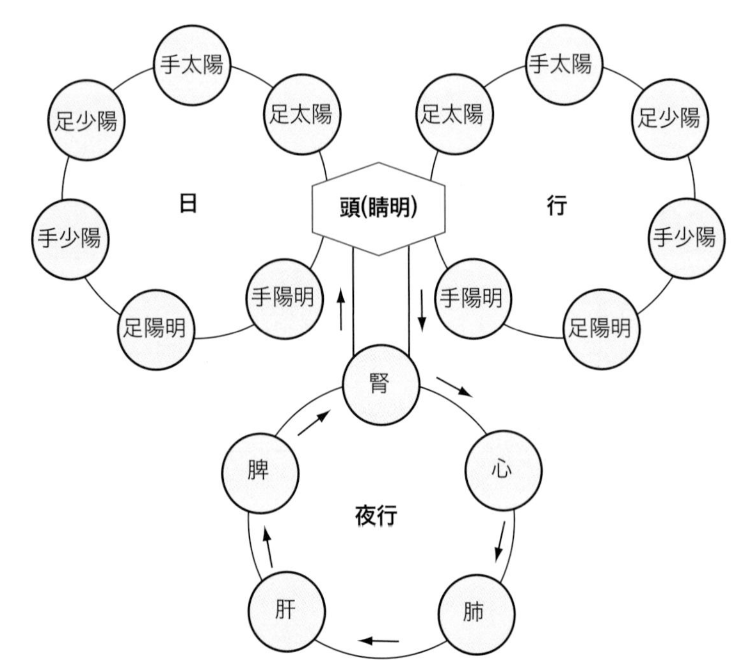

27) 《靈樞 · 營氣16》: 營氣之道 內穀爲寶 穀入於胃 乃傳之肺 流溢於中 布散於外 精專者 行於經隧 常營無已 終而復始 是謂天地之紀 故氣從太陰出 注手陽明 上行注足陽明 下行至跗上 注大指間 與太陰合 上行抵髀 從脾注心中 循手少陰出腋下臂 注小指合手太陽 上行乘腋出䪼內 注目內眥 上巔下項 合足太陽 循脊下尻 下行注小指之端 循足心注足少陰 上行注腎 從腎注心 外散於胸中 循心主脈出腋下臂 出兩筋之間 入掌中 出中指之端 還注小指次指之端 合手少陽 上行注膻中 散於三焦 從三焦注膽 出脇注足少陽 下行至跗上 復從跗注大指間 合足厥陰 上行至肝 從肝上注肺 上循喉嚨 入頏顙之竅 究於畜門 其支別者 上額循巓下項中 循脊入骶 是督脈也 絡陰器 上過毛中 入臍中 上循腹裏 入缺盆 下注肺中 復出太陰 此營氣之所行也.

28) 《靈樞 · 衛氣52》: 張志聰曰, 夫營衛者 水穀之精氣 營行脈中 衛行脈外 乃無形之氣也 水穀之津液 化以爲血以奉生身 命曰營氣 乃有形之血 行於經隧皮膚者 皆謂之營氣 夫充膚熱肉之血 有從衝脈而散於皮膚者 有從大絡而出於脈外者 有隨三焦出氣之津液 化而爲赤者 皆謂之營氣 蓋以血爲營 血之氣爲營氣 此篇論行於脈中之營氣 出於氣街與衛氣相將而行 故篇名衛氣.

29) 《靈樞 · 營衛生會18》: 衛氣行於陰二十五度 行於陽二十五度 分爲晝夜 故氣至陽而起 至陰而止 故曰 日中陽氣隴爲重陽 夜半陰氣隴爲重陰 故太陰主內 太陽主外 各行二十五度 分爲晝夜.

心에서 肺, 肺에서 肝, 肝에서 脾, 脾에서 다시 腎으로 이어지는 五臟을 25회 운행한다.[30)]

黃元御에 의하면 衛氣는 새벽 寅時(3～5시)에 足太陽經의 睛明穴에서 手足의 三陽經으로 산포하고 足少陰腎經에 들어가 그 支別인 陰蹻脈을 통하여 다시 足太陽經의 睛明穴로 회합하여 陽分을 一周하기를 25회한다. 밤에는 인체의 陰臟으로 유주하는데 足少陰腎經에서 腎으로 注入되고, 腎에서 心, 心에서 肺, 肺에서 肝, 肝에서 脾, 脾에서 다시 腎으로 유주하여 陰分을 一周하기를 25회 운행한다. 이처럼 衛氣는 一經에서 다음의 一經으로 순차적으로 순환하는 것이 아니고, 足少陰腎經을 분기점으로 낮에는 手足의 三陽經을 통하여 皮膚 · 肌肉 · 四肢의 말단으로 산포되고, 밤에는 인체 내부의 五臟을 운행한다.

3. 영기 · 위기운행의 문제

《黃帝內經》에서 營氣 · 衛氣운행의 관점은 두 가지로 요약된다. 하나는 '營在脈中 衛在脈外'의 관점이고, 다른 하나는 상호의존을 하여 內外를 출입한다는 '營衛相將 偕行出入'의 관점이다.

먼저 '營在脈中 衛在脈外'의 관점은 營氣와 衛氣의 陰陽 속성에 기초하여 설명한 것이다. 穀氣의 專精(에센스) 부분을 지칭하는 營氣는 陰의 속성으로 12經脈을 통하여 五臟六腑에 灌注함을 '營在脈中'이라 하고, 慓悍한 陽의 속성을 지닌 衛氣가 脈外의 피부 · 肌肉 · 臟腑의 膜原 및 흉복으로 산포되는 것을 '衛在脈外'라고 한다.[31)]

다음, '營衛相將 偕行出入'은 營氣 · 衛氣는 서로 도와 인체를 출입한다는 것이다. 《類經 · 經絡類》에서의 "營中未必無衛 衛中未必無營"은 營氣 · 衛氣운행의 상호의존을 지적한 것으로 脈內의 營氣는 氣街를 따라서 脈外로 나오고, 脈外의 衛氣는 井穴과 滎穴을 따라서 脈中으로 순행한다.

張志聰은 "陰陽의 道는 그 通變이 무궁하나 오랜 세월에 걸쳐 모두 '營行脈中 衛行脈外'의 구절에 얽매여 명확한 내경의 이치를 꿰뚫지 못하니

30) 《靈樞 · 衛氣行76》: 衛氣之行 一日一夜 五十周於身 晝日行於陽 二十五周 夜行於陰二十五周 周於五臟 是故平旦陰盡 陽氣出於目 目張則氣上行於頭 循項下足太陽 循背下至小指之端 其散者 別於目銳眥 下手太陽 下至手小指之間外側 其散者 別於目銳眥 下足少陽 注小指次指之間 其散者循手少陽之分 下至小指之間 別者以上至耳前 合於頷脈 注足陽明 以下行至跗上 入五指之間 其散者 從耳下下手陽明 入大指之間 入掌中 其至於足也 入足心 出內踝 下行陰分 復合於目 故爲一周 … 陽盡而陰受氣矣 其始入於陰 常從足少陰注於腎 腎注於心 心注於肺 肺注於肝 肝注於脾 脾復注於腎爲周. 《靈樞 · 動輸62》: 衛氣上注於肺 其悍氣上衝頭者 循咽 上走空竅 循眼系 入絡腦.

31) 《靈樞 · 衛氣52》: 其氣內於五臟 而外絡支節 其浮氣之不循經者爲衛氣 其精氣之行於經者爲營氣 陰陽相隨 外內相貫 如環之無端. 《靈樞 · 營衛生會18》: 營在脈中 衛在脈外. 《難經 · 30難》: 營行脈中 衛行脈外. 《醫學深源》: 水穀入胃 化生氣血 氣之慓悍者 行於脈外 命之曰衛 血之精專者 行於脈中 命之曰營.

聖經의 大義에 어둡게 된지가 오래되었구나."라 하여, '營在脈中 衛在脈外'의 관점을 신랄히 비판했다. 그는 衛氣도 밖으로는 皮膚, 안으로는 經脈을 운행한다는 衛氣의 經脈순행을 분명히 하고 있다.[32] 실제《靈樞 · 衛氣行》에서 衛氣가 手足의 陽經脈을 운행함을 논했고,《靈樞 · 脹論》에서도 衛氣가 체내에서 항상 經脈과 함께 分肉을 순행 한다는 脈中 순행을 설명함으로서《黃帝內經》에서 營氣 · 衛氣의 순환에 대한 상이한 견해를 볼 수 있다.[33] 따라서 '營在脈中 衛在脈外'의 인식은 經氣운행의 일면에 지나지 않으며, 營氣와 衛氣는 서로 의존적으로 經絡을 통하여 전신으로 운행되고 산포된다. 즉 水穀의 精氣 중 精專 부분이 經脈을 통하여 내부(陰分)로 운행하는 것을 營氣라 칭하고, 慓悍한 부분이 絡脈을 통하여 皮膚, 分肉의 사이, 胸腹腔의 사이사이 즉 외부(陽分)로 산포하는 것을 衛氣로 인식한 것이다. 營衛는 단지 穀氣의 운행과 분포에 대한 陰陽의 속성을 구분한 것이라 하겠다.

營氣와 衛氣가 脈의 內外로 出入하는 운행을 혈액과 림프 순환에 비유하면 동맥 쪽의 모세혈관에서 혈장이 유출되는 것은 營氣가 衛氣를 따라 脈外로 나오는 것에 해당하고, 정맥 쪽의 모세혈관이나 림프관으로 조직액이 다시 유입되는 것은 脈外의 衛氣가 脈內로 운행하는 것과 유사하다.

[32]《靈樞 · 衛氣行76》: 張志聰注, 盖衛氣之循經而行者 與脈內之營氣 交相循度環轉 晝行於陽 夜行於陰者 與脈外之營氣相將而行 晝行於皮膚肌腠之間 夜行於五臟募原之內 與晝夜循行十六丈二尺之經脈五十周者不同也; 陰陽之道 通變無窮 千古而下 皆礙營行脈中 衛行脈外之句 而不會通於全經 以致聖經大義 蒙昧久矣.《靈樞 · 衛氣52》: 張志聰注, 陰陽相隨 外內相貫 謂脈內之血氣出於脈外 脈外之血氣貫於脈中 陰陽相隨 外內出入 如環無端 莫知其紀也 … 脈內之血氣 從氣街而出於脈外 脈外之氣血 從井榮而溜於脈中 出於氣街 則經脈虛軟而皮膚石堅 溜於脈中 則經脈石堅而皮膚虛軟 … 篇名衛氣者 謂脈內之營氣出於氣街 與衛氣相將 晝行陽而夜行於陰也; 張志聰注, 夫經言營行脈中 衛行脈外者 論營衛二氣 分陰陽淸濁之道路也 … 蓋經脈之外 有充膚熱肉之血氣 皆爲營氣 當知脈外有營與衛氣相將 出入者也 營氣出於氣分 而行於脈中 衛氣出於脈中 而散於脈外 此陰陽血氣 交互之妙道也.

[33]《靈樞 · 脹論35》: 衛氣之在身也 常然幷脈 循分肉 行有逆順.

제3절 經絡계통의 구성

經絡계통은 인체 氣의 운행 · 분포를 인식하는 좌표로서 經脈 · 絡脈 및 連屬部分으로 구성되어 있다. 이들 經絡계통의 분포와 연계에 대한 전면적 인식은 생리 · 병리 · 진단 · 치료의 중요한 기초가 되며, 그 내용은 다음의 도표와 같다.

1. 12경맥

12經脈은 經絡의 주체로 臟腑의 氣(에너지)가 운행 · 순환 · 분포하는 경로를 手足의 三陰三陽으로 체계화한 것이다. 12經脈에 의한 氣의 정상

도표 1-4-04. 經絡계통의 구성

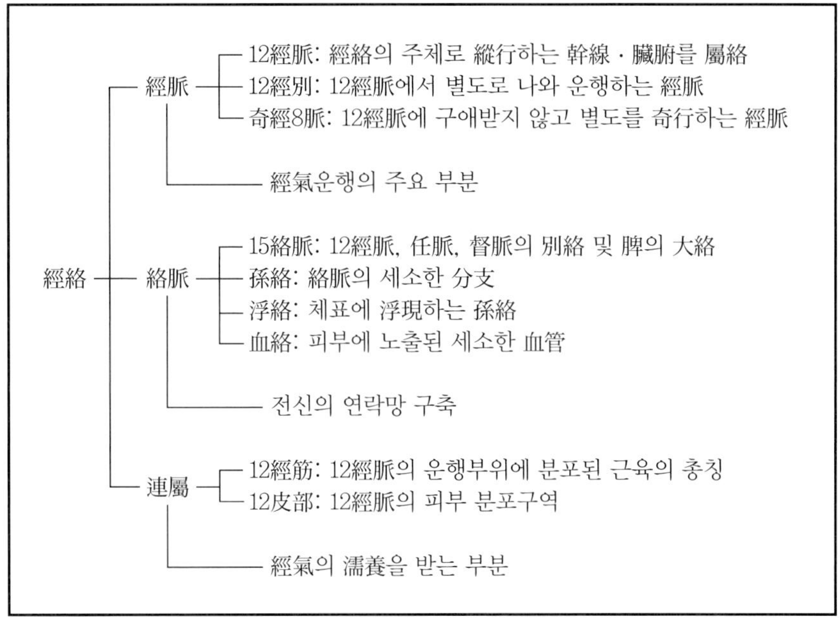

적 운행은 臟腑의 에너지(氣)를 조절하고, 면역기능을 활성화하여 건강의 유지는 물론 질병의 치료에 중요하다.

1.1. 命名

12經脈의 명명은 手足 · 六經 · 臟腑의 의미 요소로 구성된다. 手足은 臟腑의 氣가 上肢나 下肢를 운행함을 의미하고, 六經은 三陰三陽으로 사지의 특정 부위와 臟腑의 氣化의 특성을 표시하며, 臟腑는 六臟六腑의 배속을 말한다.

일반적으로 사지의 운행은 三陰經의 경우 太陰이 앞쪽의 가장자리(前緣), 厥陰이 중간, 少陰이 뒤쪽의 가장자리(後緣)를 순행한다. 三陽經은 陽明이 前緣, 少陽이 중간, 太陽이 後緣에 위치한다. 또 臟腑의 배속은 六臟이 手足의 三陰經에 배속되고, 六腑는 手足의 三陽經에 배속되어 12經脈의 명칭이 형성된다. [도표 1-4-05] 예를 들어 手太陰肺經은 手+太陰+肺의 요소가 결합한 것으로, 肺의 氣가 상지의 내측 前緣을 운행하고 太陰濕의 氣化를 관장한다.

도표 1-4-05. 12經脈의 명칭과 순행

명칭			순행부위		
手	三陰	手太陰肺經	上肢	內側	前緣
		手厥陰心包經			中間
		手少陰心經			後緣
	三陽	手陽明大腸經		外側	前緣
		手少陽三焦經			中間
		手太陽小腸經			後緣
足	三陰	足太陰脾經	下肢	內側	前緣
		足厥陰肝經			中間
		足少陰腎經			後緣
	三陽	足陽明胃經		外側	前緣
		足少陽膽經			中間
		足太陽膀胱經			後緣

1.2. 순환과 交接

12經脈은 일정한 운행과 交接의 규율이 있다. 手三陰經은 흉강의 內臟에서 시작하여 상지의 내측을 거쳐 손가락 끝에서 手三陽經으로 이어지고, 手三陽經은 손가락 끝에서 상지의 외측을 따라 頭部로 주행하여 足三陽經에 이어진다. 12經脈은 表裏의 經脈이 사지의 말단에서 서로 이어지는데, 구체적인 교접의 부위는 [도표 1-4-06]과 같다.

足三陽經은 頭部에서 몸통(軀幹), 하지 외측으로 주행하여 발가락 끝에서 足三陰經으로 이어지고, 足三陰經은 발가락 끝에서 하지 내측, 腹部로 주행하여 胸部에서 다시 手三陰經으로 이어진다.[34)][도표 1-4-07]

이처럼 12經脈의 운행은 음양의 經脈이 상하로 유주하여 서로 이어지면서 고리와 같이 순환하므로 '陰陽相貫 如環無端'이라고 한다. 또 12經脈의 순환에 있어서 陽經과 陽經은 頭面의 부위, 陰經과 陰經은 胸腹의 부위, 陰經과 陽經은 손가락 끝이나 발가락 끝에서 교접한다.

34) 《靈樞 · 逆順肥瘦38》: 手之三陰 從藏走手 手之三陽 從手走頭 足之三陽 從頭走足 足之三陰 從足走腹. 《素問 · 擧痛論39》: 經脈流行不止 環周不休.

도표 1-4-06. 12經脈의 순환과 交接

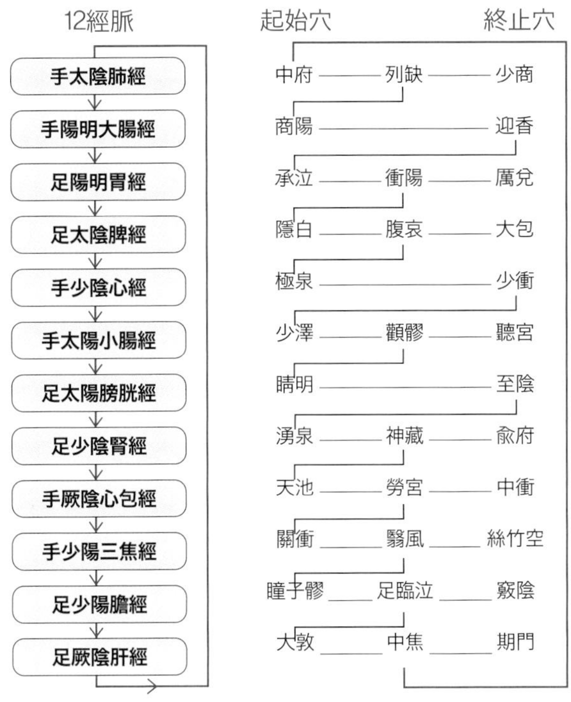

도표 1-4-07. 12經脈의 순환과 交接

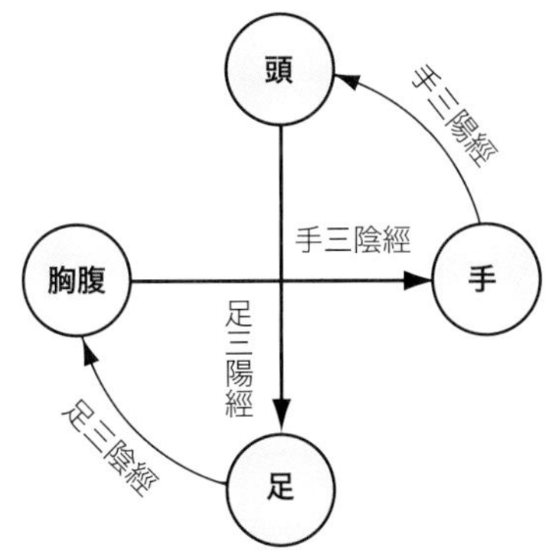

1.3. 분포

12經脈은 人體의 左右에 대칭으로 분포하며, 안으로 臟腑에 연락하는 內行線과 밖으로 체표를 순행하는 外行線이 있다. 12經脈의 분포와 연계에 대한 전면적 인식은 생리 · 병리 · 진단 · 치료 · 방제의 중요한 관건이 된다.

1 外行線의 분포

①陽經은 위로 頭面部에 분포하나 陰經은 頭面部에 도달하지 않는다.

②四肢의 분포에 있어서 手經은 手三陽經은 상지의 외측에 분포하고, 手三陰經은 상지의 내측에 분포한다. 足三陽經은 하지의 외측에 분포하고 足三陰經은 내측에 분포한다. 일반적으로 사지의 외측의 앞쪽은 陽明經, 중간은 少陽經, 뒤쪽은 太陽經이 분포하고, 내측의 앞쪽은 太陰經, 중간은 厥陰經, 뒤쪽은 少陰經이 분포한다. 단, 하지의 內踝로부터 8寸 이하에서는 足太陰脾經과 足厥陰肝經의 위치가 바뀌어 肝經이 앞에 분포하고 있다. 또 사지에서 표리의 經脈은 대칭적으로 분포한다.

③몸통부에 있어서 手三陽經은 肩胛部에 분포하고, 手三陰經은 胸腋部를 통과한다. 足少陽經은 半表半裏로서 인체의 측면을 운행하고, 足太陽經은 陽中의 標가 되므로 背部, 足陽明經은 陽中의 裏가 되므로 腹部를 운행한다. 足三陰經은 모두 腹部를 순행하며, 복부의 정중선에서 바깥쪽으로 足少陰腎經, 足陽明胃經, 足太陰脾經, 足厥陰肝經의 순으로 운행한다.

2 內行線의 분포

①12經脈은 체내의 5臟과 6腑를 '屬'과 '絡'의 관계로 연계한다. 즉 陰經은 陰臟에 귀속하고 陽腑를 연락하며, 陽經은 陽腑에 귀속하고 陰臟을 연락하여 臟腑의 表裏相合의 관계를 강화한다. 예를 들어 足太陰脾經은 脾에 귀속하고 胃를 연락하여 脾胃의 상호작용을 가능하게 한다.

1.4. 表裏經과 臟腑相合

12經脈은 六經의 표리관계에 의하여 陰經과 陽經이 하나씩 짝을 이루어 表裏經을 형성한다.[35] 즉 太陰經과 陽明經, 少陰經과 太陽經, 厥陰經과 少陽經이 각각 짝을 이룬다.

表裏經은 각각 臟과 腑를 '屬'과 '絡'으로 연계하여 臟腑의 相合관계를 형성하고, 표리가 되는 臟과 腑는 생리 · 병리적으로 상호 영향을 미친다. 예를 들어 足太陰脾經과 足陽明胃經은 表裏經으로 상호 脾와 胃를 연락하여 표리관계를 형성하므로서 음식물의 소화와 흡수에 있어서 상

35) 《素問 · 血氣形志24》: 足太陽與少陰爲表裏 少陽與厥陰爲表裏 陽明與太陰爲表裏 是爲足之陰陽也 手太陽與少陰爲表裏 少陽與心主爲表裏 陽明與太陰爲表裏 是爲手之陰陽也.

호협력한다. 마찬가지로 足少陰腎經과 足太陽膀胱經의 表裏經은 腎과 膀胱을 연락하여 수액대사에 있어서 상호협조한다.

한편 手太陰肺經과 手陽明大腸經은 表裏經으로 肺의 燥性이 大腸으로 전이될 수 있고, 手少陰心經은 手太陽小腸經과 表裏經으로 心熱이 小腸으로 전이되는 것은 表裏經에 의한 臟腑相合의 병리적 현상이다.

1.5. 始動病과 所生病

《靈樞 · 經脈》에서는 12經脈의 病候를 '是動則病'(이하 是動病)과 '是主×所生病者'(이하 所生病) 혹은 氣盛 · 氣虛의 정황으로 개괄했다.

所生病의 경우 陰經의 병증은 五臟, 陽經의 병증은 氣 · 血 · 津 · 液 · 筋 · 骨과 관련시켜 설명했다.[36] 이러한 經脈의 病候는 經絡진단과 辨證施治의 발전에 큰 영향을 미쳤으며, 후에 《傷寒論》의 六經辨證과 內科雜病의 기초가 되었다.

36) 劉孔藤, 《經絡辨證概論》, (福建, 厦門大學出版社, 1989), pp.70-71.

是動病과 所生病에 대한 역대 의가의 대표적인 관점을 소개하면 다음과 같다.

- 是動病은 氣病이고, 所生病은 血病이다(難經 · 22難).
- 是動病은 經脈의 이상변화로 인한 病이고, 所生病은 陰經의 경우는 五臟의 병이고, 陽經은 氣 · 血 · 津 · 液 · 筋 · 骨의 主病이다(類經).
- 是動病은 經絡의 病이고, 所生病은 臟腑의 病이다(十四經發揮).
- 是動病은 病이 外因에 의한 것으로 外邪가 本經의 經氣를 침범하여 發生한 病變이고, 所生病은 內因에 의한 것으로 本臟에 發生한 病變이 本經에 영향을 미쳐 出現하는 病이다(靈樞集注).
- 是動病은 本經의 病이고, 所生病은 他經의 病이다(難經經釋).

도표 1-4-08. 12經脈의 表裏配合

구분	手經			足經		
表	手陽明大腸經	手少陽三焦經	手太陽小腸經	足陽明胃經	足少陽膽經	足太陽膀胱經
裏	手太陰肺經	手厥陰心包經	手少陰心經	足太陰脾經	足厥陰肝經	足少陰腎經

• 是動病은 經氣의 변동으로 나타나는 病狀이고, 所生病은 經脈이 치료할 수 있는 證狀이다(針灸學, 上海中醫學院, 人民衛生出版社).

이처럼 '是動病'과 '所生病'에 대한 醫家들의 해석은 매우 다양하여 일관된 의미를 찾을 수 없다. 그러나《陰陽十一脈灸經》의 "是動則病"과 "是××脈主治其所産病"에 근거하여 분석하면 "是動則病"의 '動'은 變動의 뜻으로 是動病은 經氣의 변동으로 인한 병의 증상을 말한다. 또 "是主×所生病"의 '是'는 근칭 지시대명사로 그 뒤에 經脈의 명칭이 생략되었고, '主'는 '主治'의 治가 생략된 것이며, '産'은 黃帝內經시대에 '生'으로 사용되었으므로 '所生病'은 해당 經脈이 치료할 수 있는 病證의 범주로 해석하는 것이 임상 실제에 부합하는 내용이라고 하겠다.

1.6. 標本 · 根結

12經脈의 標本과 根結은 초기 經脈이론으로서 經脈의 상하분포에 따른 經氣의 상하 상응 원리를 설명한다.

1 標本

標本의 '標'는 六陽經의 경우 頭面, 六陰經은 胸部의 募穴[37] 혹은 背部의 兪穴[38]로 상부에 위치한다. '本'은 肘膝 이하의 하부에 위치한다. 標本의 상하 분포는 經氣의 上下상응과 관련하여 침구치료에 있어서 頭 · 面 · 胸 · 背部의 병을 肘 · 膝 이하의 腧穴을 취하여 치료하는 遠道刺, 즉 病이 상부에 있으면 하부의 兪穴을 取하여 치료하는 근거가 된다.

2 根結

根結의 '根'은 經氣가 시생하는 곳으로 사지말단의 井穴에 해당하고, '結'은 經氣가 유입되는 곳으로 頭 · 胸 · 腹의 일정한 부위에 위치한다. 여기서 根은 근원의 뜻으로 經氣가 이는 곳을 의미하며, 結은 歸結 · 結聚의 뜻으로 닿는 곳을 뜻한다.

馬蒔는 "根은 經氣의 근원이 되고, 結은 經氣의 流가 된다."했고, 張志聰은 "根은 經氣가 相合하여 시생하는 곳이며, 結은 經氣가 함께 歸結하는 곳이다(根者 經氣相合而始生 結者 經氣相將而歸結)."고 하여, 經氣가

37) 臟腑의 氣가 胸腹部의 특정한 곳에 모이는 穴位를 말함.

38) 臟腑의 氣가 背部의 특정한 곳에 輸注되는 穴位를 말한다.

도표 1-4-09. 12經脈의 標本(靈樞 · 衛氣/太素 · 經脈標本篇)

經名	本部		標部	
	部位	腧穴	部位	腧穴
足太陽	跟上5寸	附陽	命門	睛明
足少陽	竅陰之間	竅陰	窓籠之前	聽會
足陽明	厲兌	厲兌	人迎, 挾頏顙	人迎
足少陰	內踝下上3寸	交信	背兪, 舌下兩脈	腎兪, 金津, 玉液
足厥陰	行間上5寸	中封	背兪	肝兪
足太陰	中封前上4寸	三陰交	背兪, 舌本	脾兪, 廉泉
手太陽	外踝之後	養老	命門上1寸	攢竹
手少陽	小指次指之間上2寸	中渚	耳後上角, 目外眥	角孫, 絲竹空
手陽明	肘骨中上至別陽	曲池, 臂臑	顔下合鉗上	迎香, 承漿
手太陰	寸口之中	太淵	腋內動脈	中府
手少陰	銳骨之端	神門	背兪	心兪
手厥陰	掌後兩筋之間2寸	內關	腋下3寸	天池

생성되어 流注 · 歸結하는 관점을 설명했다. 《標幽賦》에서는 針刺치료에 있어서 標本과 根結의 중요성을 "四根과 三結을 궁구하고, 標本에 의하여 침치료를 하면 낫지 않음이 없다(更究四根三結 依標本而刺無不痊)." 고 했다. '四根'은 經氣의 근원이 사지에 있음을 말하고, '三結'은 經氣가 頭 · 胸 · 腹의 3부위에 歸結함을 말한다.

한편 《靈樞 · 根結》에서는 足六經의 根과 結의 위치를 [도표 1-4-10]과 같이 제시했고,[39] 六陽經의 경우 根 · 溜 · 注 · 入에 의거한 經氣의 시발 · 흐름 · 주입을 설명했다. 根은 모두 井穴, 溜는 原穴, 注는 經穴 혹은 合穴, 入은 絡穴 및 頸項部의 유관 兪穴에 해당한다.[40] [도표 1-4-11]

39) 《靈樞 · 根結5》: 太陽根於至陰 結於命門 命門者 目也 陽明根於厲兌 結於顙大 顙大者 鉗耳也 少陽根於竅陰 結於窓籠 窓籠者 耳中也… 太陰根於隱白 結於太倉 少陰根於湧天結於廉泉 厥陰根於大敦 結於玉英

40) 《靈樞 · 根結5》: 足太陽根於至陰 溜於京骨 注於崑崙 入於天主飛揚也 足少陽根 於竅陰 溜於丘墟 注於陽輔 入於天容光明也 足陽明根於厲兌 溜於衝陽 注於下陵 入於人迎豊隆也 手太陽根於少澤 溜於陽谷 注於小海 入於天窓支正也 手少陽根於關衝 溜於陽池 注於支溝 入於天牖外關也 手陽明根於商陽 溜於合谷 注於陽谿 入於扶突偏歷也.

도표 1-4-10. 足六經의 根結

구분 / 六經	根部		結部	
	部位	穴名	部位	穴名
足太陽	足小趾	至陰	命門(目)	睛明
足陽明	足次趾	厲兌	顙大(鉗耳)	頭維
足少陽	足四趾	竅陰	窓籠(耳中)	聽宮
足太陰	足大指內端	隱白	太倉(上腹)	中脘
足少陰	足心	涌泉	廉泉(頸, 喉)	廉泉
足厥陰	足大指外端	大敦	玉英(胸)	玉堂

도표 1-4-11. 六陽經의 根 · 溜 · 注 · 入

구분 / 六經	根	溜	注	入
足太陽	至陰	京骨	崑崙	天柱 飛揚
足少陽	竅陰	丘墟	陽輔	天容 光明
足陽明	厲兌	衝陽	足三里(合)	人迎 豊隆
手太陽	少澤	陽谷(經)	小海(合)	天窓 支正
手少陽	關衝	陽池	支溝	天牖 外關
手陽明	商陽	合谷	陽谿	扶突 偏歷

3 標本 · 根結의 임상운용

標本과 根結의 이론에 의하면 四肢와 몸통 · 頭面은 經脈의 연계와 經氣의 상하 상응으로 밀접하게 연계되어 있다. 따라서 肘膝 이하의 '本'이나 사지말단의 '根'에 兪穴은 해당 부위의 질환뿐만 아니라, 經氣가 상응하는 원격 부위인 頭 · 面 · 胸 · 腹 · 背 및 內臟의 질병을 치료할 수 있다. 반대로 頭 · 面 · 胸 · 腹 · 背에 위치한 '標'나 '結'의 兪穴은 해당 국부의 질환은 물론 四肢의 질병치료에 응용할 수 있다.

《靈樞 · 終始》에 "上病을 下取하고 下病을 上取하며, 病이 頭에 있으면 足의 穴을 채택하고, 병이 腰에 있는 것은 膕部의 穴位를 취한다." 또《素問 · 五常正大論》에서 "病이 상부에 있으면 하부를 取하고, 病이 하부에

도표 1-4-12. 12經脈의 五輸穴

	肺	脾	心	腎	心包絡	肝	
井(木)	少商	隱白	少衝	湧泉	中衝	大敦	春刺
滎(火)	魚際	大都	少府	然谷	勞宮	行間	夏刺
輸(土)	太淵	太白	神門	太溪	大陵	太衝	季夏刺
經(金)	經渠	商丘	靈道	復溜	間使	中封	秋刺
合(水)	尺澤	陰陵泉	少海	陰谷	曲澤	曲泉	冬刺

	大腸	胃	小腸	膀胱	三焦	膽	
井(金)	商陽	厲兌	少澤	至陰	關衝	竅陰	所出
滎(水)	二間	內庭	前谷	通谷	液門	俠溪	所溜
輸(木)	三間	陷谷	後谿	束骨	中渚	臨泣	所注
原	合谷	衝陽	腕骨	京骨	陽池	丘墟	所過
經(火)	陽溪	解溪	陽谷	崑崙	支溝	陽輔	所行
合(土)	曲池	三里	小海	委中	天井	陽陵泉	所入

있으면 상부에서 치료하며, 내부의 病은 바깥(傍)을 取한다."고 한 것은 標本과 根結의 이론을 기초로 한 치법의 기본 원칙을 제시한 내용이다.[41] 예를 들어 齒痛의 경우 국부의 穴로서 頰車·下關을 取하고, 根(本)部의 穴로서 合谷·內庭을 取한다. 또 胃腸疾患에 中脘·天樞·胃兪·脾兪 등 국부의 穴을 取하고, 根(本)部의 穴로는 하지의 足三里·巨虛 및 상지의上廉·下廉 등을 취혈할 수 있다.

針灸文獻의 標本·根結이론의 구체적인 운용으로 "肚腹三里留 腰背委中求 頭項尋列缺 面口合谷收"(四總穴歌); "頭面之疾針至陰"(針灸聚英); "心胸有病少府瀉"(肘後歌); "胸滿腹痛刺內關", "頭風頭痛刺申脈與金門"(標幽賦); "脾心痛極尋公孫"(勝玉歌); "申脈治腰背强不可俯仰"(類經圖翼); "脇肋痛取外關透內關"(醫學綱目); "肩背疾患取肘前三里"(通玄指要賦)은 經脈과 經氣의 상하 연계나 상응하는 원리를 운용한 침치료의 取穴 예이다.

41) 《靈樞·終始9》: 病在上者 下取之 病在下者 高取之 病在頭者 取之足 病在腰者 取之膕. 《素問·五常正大論70》: 氣反者 病在上取之下 病在下取之上 病在中 傍取之; 張景岳注, 氣反者 本在此而標在彼也 其病卽反 其治亦宜反 故病在下 取之上 如陰病治其陽 下滯者 宜其上也 病在中 傍取之 謂病生於內而經連乎外則或刺 或灸 或熨 或按而隨其所在也.

1.7. 氣街

氣街는 頭 · 胸 · 腹 · 脛의 부위에 經氣가 모이고 유통하는 길이다.[42] 頭의 氣街는 腦, 胸部의 氣街는 膺部(胸部의 募穴)와 背兪(제7흉추 이상의 背兪穴), 腹部의 氣街는 背兪(제7흉추 이하의 背兪穴) · 衝脈 및 天樞, 脛部의 氣街는 氣衝 · 承山 및 足踝의 上下에 위치한다.[43]

楊上善에 의하면 氣街의 임상 응용은 腦는 頭의 氣街가 되므로 頭에 氣가 있으면 百會를 취한다. 胸部에 氣가 있으면 膺部와 肺兪를 取한다. 腹部에 氣가 있으면 脾兪와 衝脈을 취한다. 足脛에 氣가 있으면 氣衝 · 承山 및 足踝의 上下를 취한다. 氣街가 다스리는 病證은 頭痛 · 眩仆 · 腹痛 · 中滿 · 暴脹 및 초기 積聚의 증상이다.

2. 12경별

12經別은 12經脈이 갈라져 별도를 운행하는 經脈으로 '別行하는 正經'이라고 한다. 자체의 腧穴과 치료하는 병증은 없다.

《靈樞 · 經別》에 의하면 12經別의 명칭은 '足太陽之正', '手少陰之正'처럼 手足의 六經에 '之正'이 결합되어 있다.[44] 특히 '之正'의 '正'은 12經別이 經脈의 분지로서 絡脈이 아니라 經脈에 해당함을 시사한다.

2.1. 분포와 작용

12經別은 12經脈의 작용 범위를 확대하고 강화한다.

❶臟腑와 12經脈의 표리상통을 강화한다.

表裏의 두 經別은 體腔으로 진입한 후 陽經의 經別이 표리가 되는 臟腑를 연락하고, 陰經의 經別이 표리의 陽經으로 합류하므로 臟腑와 12經脈의 표리관계를 강화한다.

❷臟腑와 心의 연계를 강화한다.

陽經의 經別은 표리의 臟腑를 연락하고 心臟(手陽明經別 제외)을 경과하므로 臟腑와 心의 연계를 강화한다. 이는 心이 五臟六腑의 大主가 된다는 이론적 근거를 제공한다.

42) 《靈樞 · 動輸62》: 四街者 氣之徑路也.

43) 《靈樞 · 衛氣52》: 請言氣街 胸氣有街 腹氣有街 頭氣有街 脛氣有街 故氣在頭者 止之於腦 氣在胸者 止之膺與背兪 氣在腹者 止之背兪與衝脈 於臍左右之動脈者 氣在脛者 止之於氣衝 與承山踝上以下 … 所治者 頭痛眩卜 腹痛中滿暴脹 乃有新積 痛可移者 易已也 積不痛 難已也; 楊上善注, 腦爲頭氣之街 故頭有氣 止百會也, 膺中肺兪爲胸氣之街 故胸中有 氣取此二兪也; 脾兪及臍左右衝脈以爲腹氣之街 若腹中有氣 取此二穴也.

44) 《靈樞 · 經別11》: 請問其離合出入奈何 … 足太陽之正 別入於膕中 其一道下尻五寸 別入於肛 屬於膀胱 散之腎 循膂當心入散 直者 從膂上出於項 復屬於太陽 此為一經也 足少陰之正 至膕中 別走太陽而合 上至腎 當十四椎(隹頁)出屬帶脈 直者系舌本 復出於項 合於太陽 此為一合 成以諸陰之別 皆為正也. 足少陽之正 繞髀入毛際 合於厥陰 別者 入季脅之間 循胸裡屬膽 散之肝上貫心 以上挾咽 出頤頷中 散於面系目系 合少陽於外眥也. 足厥陰之正 別跗上 上至毛際 合於少陽 與別俱行 此為二合也. 足陽明之正 上至髀 入於腹裡 屬胃 散之脾 上通於心 上循咽出於口 上頞䪼 還系目系 合於陽明也. 足太陰之正 上至髀 合於陽明 與別俱行 上結於咽 貫舌中 此為三合也. 手太陽之正 指地 別於肩解 入腋走心 系小腸也. 手少陰之正 別入於淵腋兩筋之間 屬於心 上走喉嚨 出於面 合目內眥 此為四合也. 手少陽之正 指天 別於巔 入缺盆 下走三焦 散於胸中也. 手心主之正 別下淵腋三寸 入胸中 別屬三焦 出循喉嚨 出耳後 合少陽完骨之下 此為五合也. 手陽明之正 從手循膺乳 別於肩髃 入柱骨 下走大腸 屬於肺 上

❸12經脈의 頭面 연계를 강화한다.

12經脈의 陽經은 모두 頭面에 분포하나 陰經은 다만 足厥陰肝經이 정수리(顚頂) · 빰(頰) · 입술 내에 분포하고, 手少陰心經이 目系를 연락한다. 그러나 陰經의 經別은 頸項 이상 표리의 陽經으로 합류하여 頭面에 도달하므로 12經脈의 頭面 연계를 강화한다. 단 足厥陰經別은 陰毛의 부위에서 足少陽膽經과 상합하고, 足太陰經別은 대퇴내측(髀)에서 足陽明經脈과 상합한다. 이에 《靈樞 · 邪氣臟腑病形》에서 "12經脈의 365絡은 그 血氣가 위로 面에 이르러 空竅(耳目口鼻)를 走行한다(十二經脈 三百六十五絡 其血氣皆上於面而走空竅)."고 했다.

❹12經脈의 主治 범위를 확대한다.

12經別은 12經脈이 도달하지 않는 곳까지 분포하여 12經脈의 연계와 치료 범위를 확대시킨다. 예를 들면 足太陽膀胱經은 肛門에 이르지 않으나 그 經別이 肛門으로 別入하므로 足太陽經의 承筋 · 承山은 肛門의 질병을 치료할 수 있다. 또 手厥陰心包經은 인후(喉嚨)에 도달하지 않으나 그 經別이 인후에 도달하므로(入胸中 別屬三焦 出循喉嚨), 手厥陰心包經의 大陵 · 間使는 咽喉病의 치료에 응용한다. 또한 手陽明大腸經의 商陽 · 二間 · 三間의 腧穴은 모두 인후의 종통을 다스리는데, 이는 手陽明經別이 喉嚨을 순행하기 때문이다.

循喉嚨 出缺盆 合於陽明也. 手太陰之正 別入淵腋少陰之前 入走肺 散之大腸 上缺盆 循喉嚨 復合陽明 此六合也; 張志聰, 正者 謂經脈之外 別有正經 非支絡也.

2.2. 離入出合과 六合

12經別은 '離 · 入 · 出 · 合'의 일정한 운행규율을 가지고 있다.[45] 이는 인체 상하에서의 離合과 내외의 出入을 설명한다.

일반적으로 해당 經脈에서 別出하는 것을 '離'라 하고, 체강으로 들어가는 것을 '入'이라고 한다. 체강에서 缺盆과 頸項의 부위로 나오는 것을 '出'이라 하며, 頸項이나 頭面에서 陽經의 經別이 본 經脈에 합하거나 陰經의 經別이 표리를 이루는 陽經으로 합류하는 것을 '合'이라고 한다. 특히 12經別의 체강 진입은 手三陰의 經別은 액하 3寸의 淵腋穴(手少陰之正 · 手心主之正)이나 淵腋穴 아래 3寸(手太陰之正)에서, 手三陽의 經別은 견관절에서 흉중으로 들어간다.

45) 《靈樞 · 經別11》: 請問其離合出入奈何.

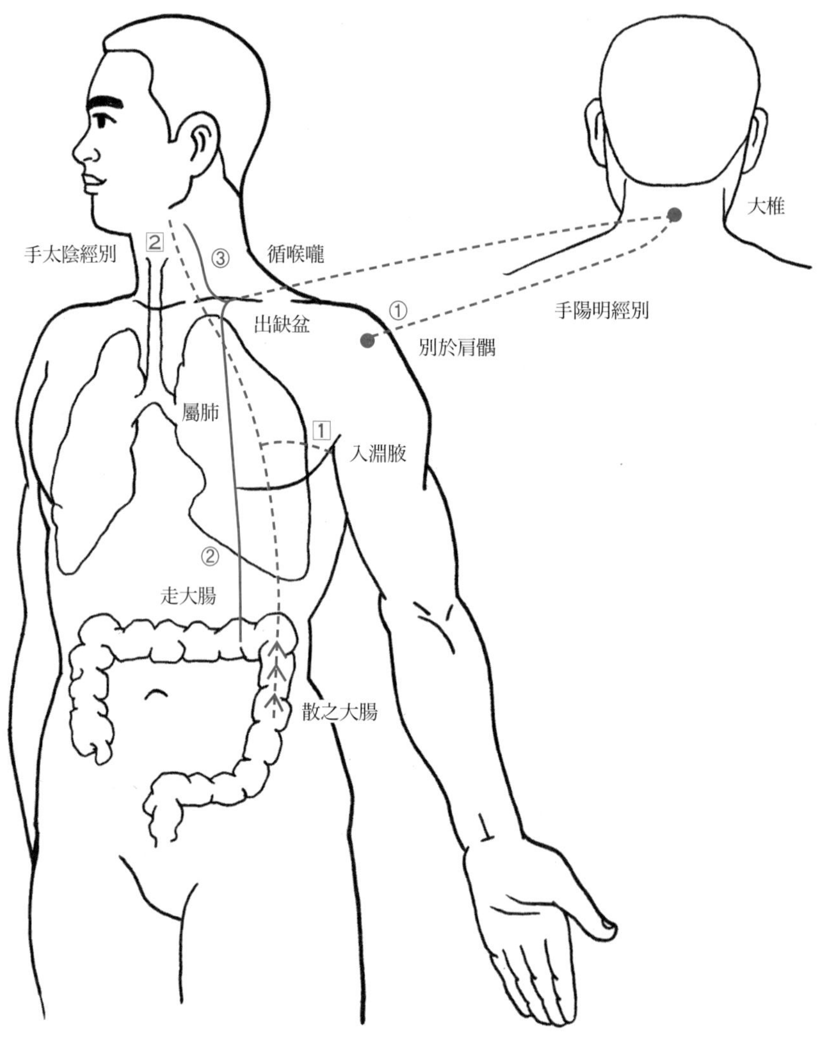

手太陰經別(- - - - - -)

1 腋下의 淵腋으로 들어가 肺로 주행하고 아래(下)로 大腸에 분포한다.

2 위(上)로 缺盆穴로 나오고 咽喉를 따라 手陽明經과 합한다.

手陽明經別(————)

① 肩髃穴에서 나뉘어 柱骨(제7경추아래의 大椎)로 들어가

② 아래(下)로 肺에 속하고 大腸으로 주행한다.

③ 위(上)로는 咽喉를 따라 缺盆穴로 나와 手陽明經과 합한다.

그림 1-4-01. 手太陰陽明經別

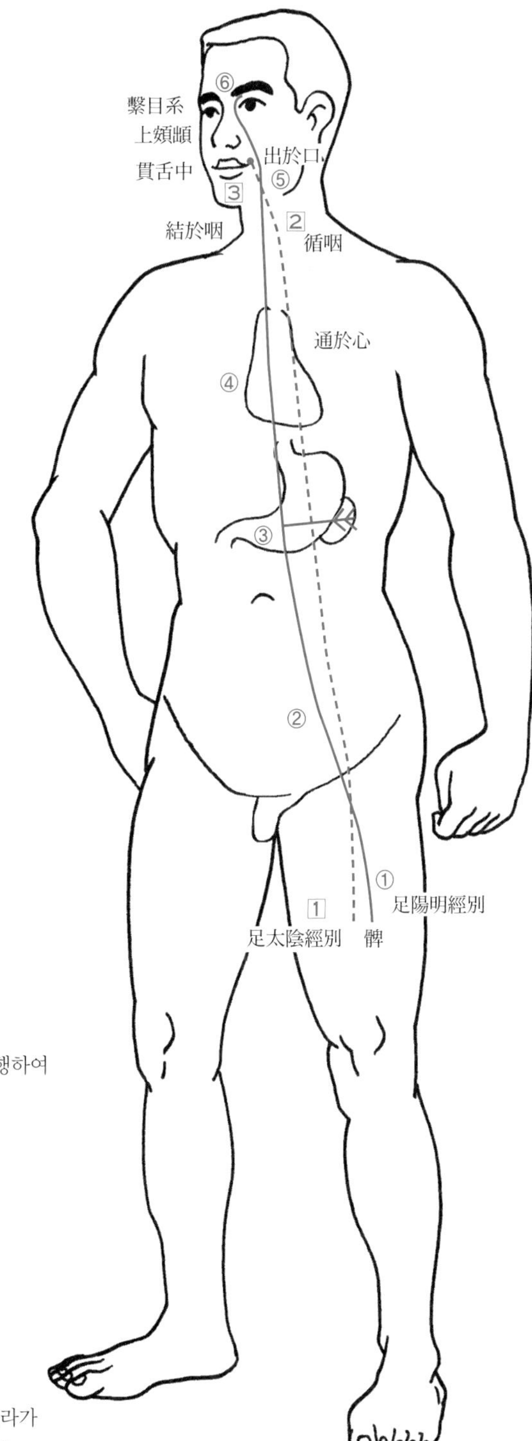

足太陰經別(------)

1 대퇴의 내측에서 足陽明經別과 함께 상행하여
2 인후를 연결하고
3 舌中을 관통한다.

足陽明經別(———)

① 足陽明經의 대퇴 전면에서
② 복강 내로 들어가
③ 胃에 속하고, 脾로 흩어진다.
④ 위(上)로 心을 통과하고
⑤ 인후를 따라 입으로 나온다.
⑥ 위(上)로 안구의 아래(下)와 鼻根으로 올라가
目系를 둘러 연계하고 足陽明經과 합한다.

그림 1-4-02. 足太陰陽明經別

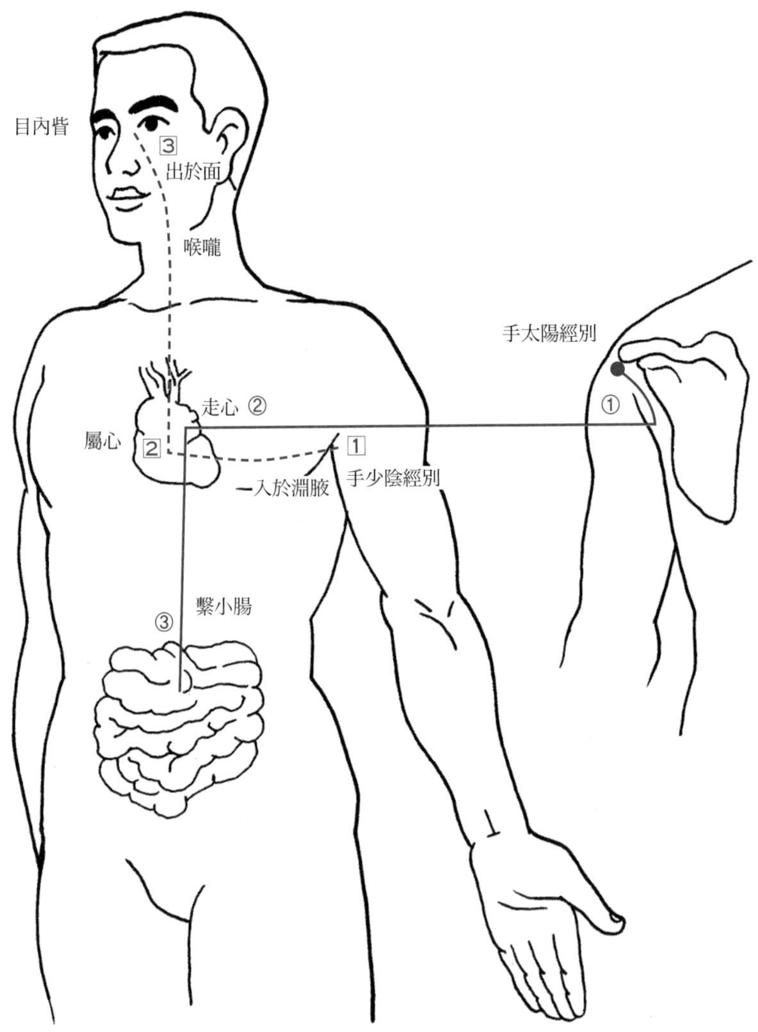

手少陰經別(------)

1 淵腋穴의 兩筋 사이로 들어가

2 心에 귀속하고, 위(上)로 인후로 올라간다.

3 안면으로 나와 內眼角에서 手太陽經과 합한다.

手太陽經別(———)

① 견관절에서 나뉘어

② 겨드랑이(腋)를 지나 심장으로 간다.

③ 아래(下)로 小腸을 연계한다.

그림 1-4-03. 手少陰太陽經別

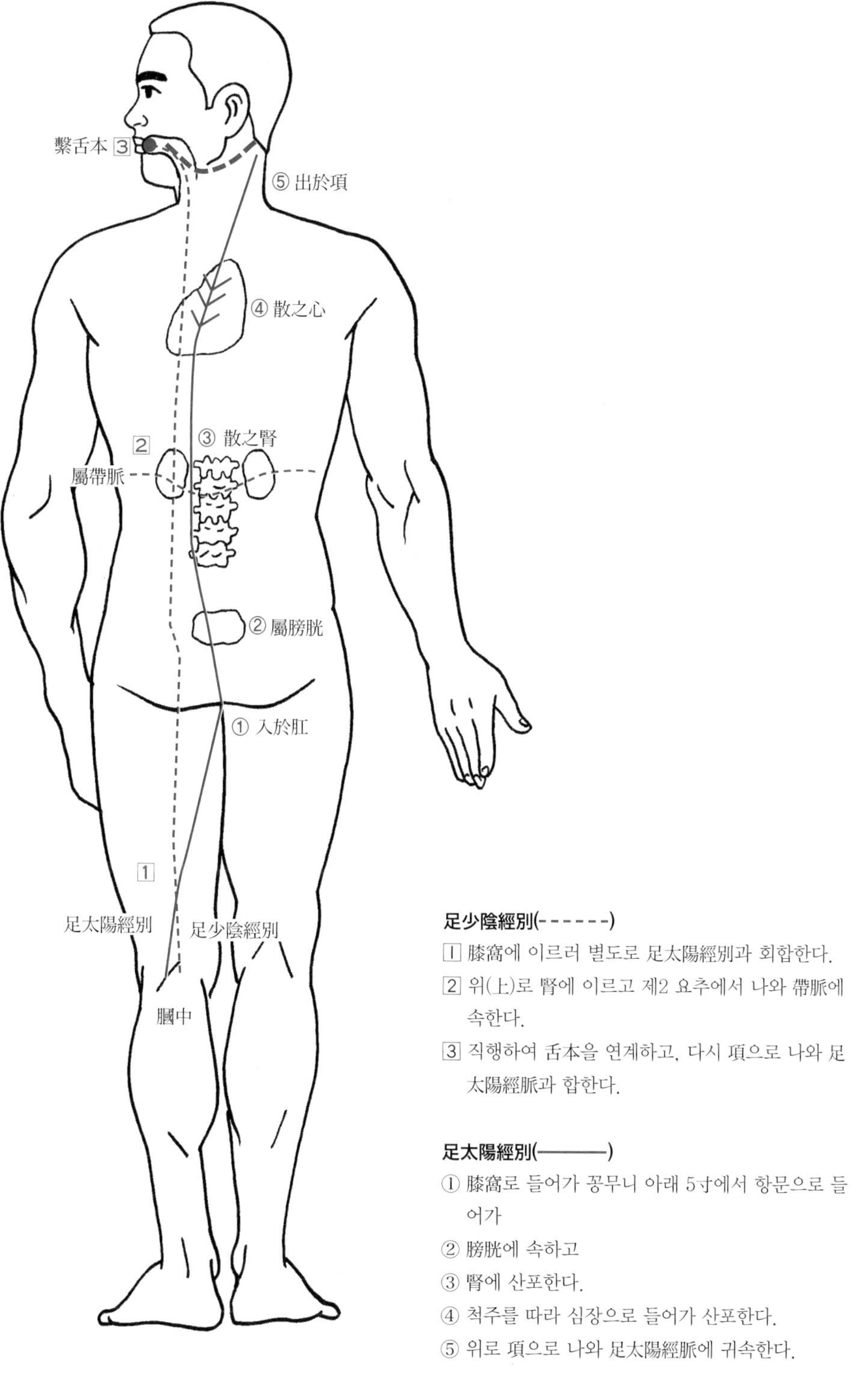

足少陰經別(------)

1 膝窩에 이르러 별도로 足太陽經別과 회합한다.

2 위(上)로 腎에 이르고 제2 요추에서 나와 帶脈에 속한다.

3 직행하여 舌本을 연계하고, 다시 項으로 나와 足太陽經脈과 합한다.

足太陽經別(———)

① 膝窩로 들어가 꽁무니 아래 5寸에서 항문으로 들어가

② 膀胱에 속하고

③ 腎에 산포한다.

④ 척주를 따라 심장으로 들어가 산포한다.

⑤ 위로 項으로 나와 足太陽經脈에 귀속한다.

그림 1-4-04. 足少陰太陽經別

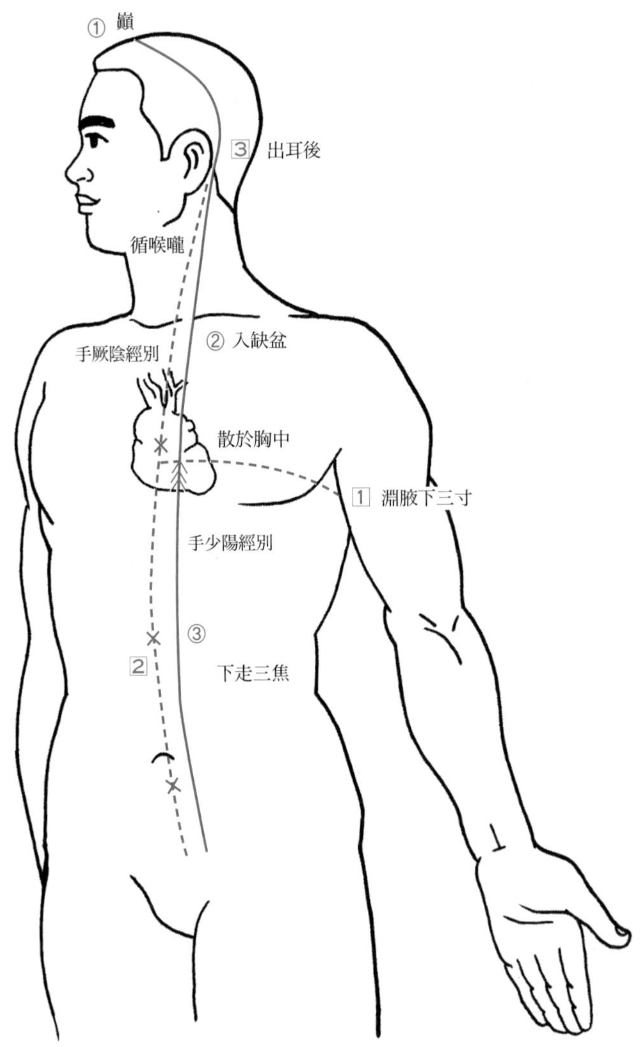

手厥陰經別(------)

1 겨드랑이 아래 3寸의 淵腋穴에서 胸中으로 들어가고

2 나뉘어서 三焦에 속한다.

3 위(上)로 인후를 따라 귀 뒤로 나와 完骨 아래에서 手少陽經脈과 합한다.

手少陽經別(———)

① 정수리에서 나뉘어

② 缺盆穴로 들어가고

③ 아래로 三焦에 이르며 胸中에 산포한다.

그림 1-4-05. 手厥陰少陽經別

足厥陰經別(------)

1 발등에서 나뉘어져

2 위(上)로 毛際에 이르러 足少陽經脈과 합하고

3 足少陽經別과 함께 순행한다.

足少陽經別(———)

① 대퇴의 외측을 돌아 음부의 毛際로 들어가 足厥陰經과 합한다.

② 別行하는 것은 季肋의 사이로 들어가

③ 胸內를 따라 膽에 屬하고 肝에 산포한다.

④ 心을 통하고 인후를 끼고 올라가

⑤ 턱 가운데로 나와 얼굴에 흩어진다.

⑥ 目系를 연계하고 外眼角에서 足少陽經脈과 합한다.

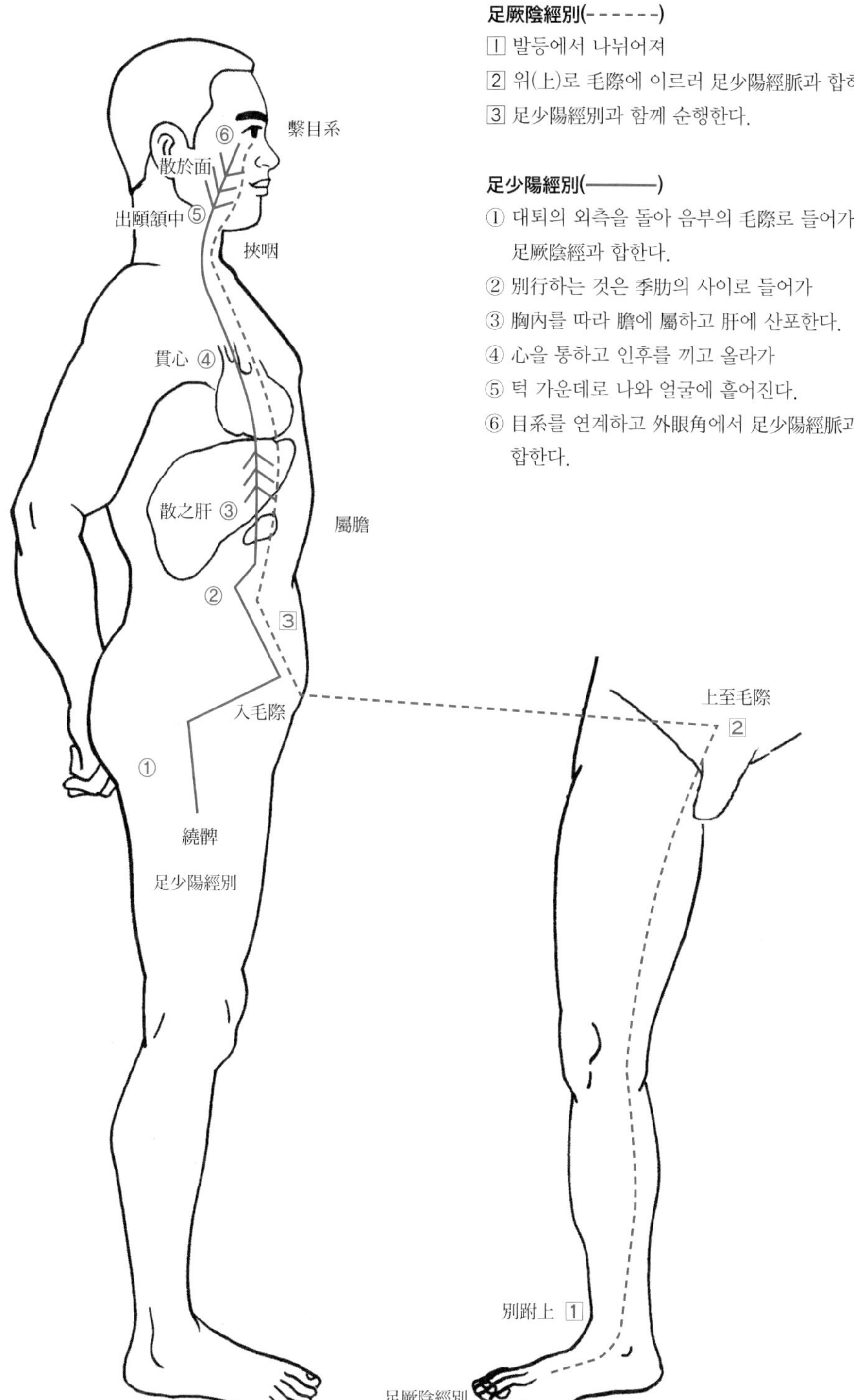

그림 1-4-06. 足厥陰少陽經別

참고

● 12經脈의 五兪穴

《靈樞 · 九針十二原》에서는 肘膝 이하에 經氣의 出 · 溜 · 注 · 行 · 入을 나타내는 井 · 滎 · 兪 · 經 · 合의 五兪穴을 설명하고 있다. 이는 經氣의 向心性 운행을 나타낸 것으로 馬王堆 漢墓에서 발굴된 《足臂十一脈灸經》이나 《陰陽十一脈灸經》의 영향을 받은 向心性의 脈系에 해당한다.

한편 陰經의 經別이 표리의 陽經에 합하여 이루는 여섯 쌍을 '六合'이라 한다. 六合은 足少陰經別이 足太陽經脈에 합하고(1合), 足厥陰經別이 足少陽經脈에 合하고(2合), 足太陰經別이 足陽明經脈에 合하고(3合), 手少陰經別이 手太陽經脈에 合하고(4合), 手厥陰經別이 手少陽經脈에 合하고(5合), 手太陰經別은 手陽明經脈에 合한다(6合).

3. 기경8맥

奇經8脈은 督脈 · 任脈 · 衝脈 · 帶脈 · 陰蹻脈 · 陽蹻脈 · 陰維脈 · 陽維脈의 8개 經脈을 말한다. 12經脈의 구속과 제약을 받지 않고 表裏배합의 관계도 없으므로 正經인 12經脈과 구별하여 奇經이라고 한다.[46] 督脈과 任脈만이 자체의 兪穴이 있고 나머지는 다른 經脈의 腧穴을 공유한다.

46) 《難經 · 27難》: 脈有奇經八脈者 不拘於十二經. 《奇經八脈考》: 奇經凡八脈 不拘制於十二正經 無表裏配合故謂之奇. 《十四經發揮 · 奇經八脈篇》: 脈有奇常 十二正經者 常脈也 奇經八脈者 則不拘於常 故謂之奇經.

3.1. 名稱과 역할

任脈은 전신의 陰經을 擔任하여 陰氣를 조절하므로 '陰脈之海'라고 한다. 任脈의 '任'은 姙娠과 擔任의 뜻이다.

督脈은 전신의 陽經을 통솔하여 陽氣를 통괄하므로 '陽脈之海'라고 한다. 督脈의 '督'은 督率과 總督의 뜻이다.

衝脈은 12經脈의 氣血을 通行하는 要衝이 되므로 '經脈之海'라고 한다. 衝脈의 '衝'은 요충의 뜻이다.

帶脈은 腰腹을 연결하여 諸脈을 묶는 것이 허리띠와 같음을 말한다. 帶脈의 '帶'는 腰帶의 뜻이다.

蹻脈은 走行과 足의 운동이 이로 말미암음을 말한다. 蹻脈의 '蹻'는 교첩(蹻捷)의 의미로 발의 움직임이 빠르고 날래다는 뜻이다. 陽蹻脈과 陰蹻脈으로 구분된다.

維脈은 전신 陰陽의 經脈을 維系하여 表와 裏를 주관한다. 維脈의 '維'는 維系의 뜻이다. 陽維脈과 陰維脈으로 구분된다.

3.2. 분포

奇經8脈의 任脈은 복부의 정중선, 督脈은 背部의 정중선에 분포한다. 帶脈은 腰腹을 휘둘러 가로로 분포한다. 모두 몸통이나 下肢에 분포하고 上肢에는 분포하지 않는다.

陰蹻脈 · 陽蹻脈 · 陰維脈 · 陽維脈 · 衝脈 · 帶脈의 분포는 左右 대칭이며, 任脈 · 督脈은 단일 맥이다. 또 衝脈과 帶脈을 제외한 나머지 奇經은 陰陽의 대응관계가 성립된다.

3.3. 생리작용

奇經8脈은 經脈 · 陰陽 · 氣血 및 기관에 대하여 지배 · 조절 · 연계의 작용을 한다.

❶12經脈의 聯系를 밀접하게 한다.

奇經8脈은 12經脈을 縱橫으로 交錯하여 모든 經의 연계를 밀접하게 한다. 手足의 三陽經은 督脈의 大椎에서 교회하므로 督脈은 陽經의 연계를 밀접하게 한다. 足三陰經은 任脈의 關元 · 中極 등에서 교회하므로 任脈은 足三陰經의 연계를 긴밀하게 한다. 衝脈은 氣街로 나와 足陽明經과 足少陰經을 연락하며, 胞中에서 起하여 척추 내부로 상행하므로 任脈 · 督脈과 밀접한 관계가 있다.

帶脈은 腰腹을 횡으로 운행하여 몸통을 직행하는 각 經脈을 연계한다. 陽維脈은 陽經을 연계하여 전신의 表를 주하며, 陰維脈은 陰經을 연계하여 전신의 裏를 주관한다. 陽蹻脈은 인체 좌우의 陽經을 지배하고, 陰蹻脈은 좌우의 陰經을 통솔한다.

❷12經脈의 氣血을 조절한다.

12經脈의 氣血이 有餘하면 奇經으로 유주하여 저장되며, 12經脈과 臟腑의 氣血이 부족하면 奇經에 저장되었던 氣血이 經脈과 臟腑로 스며들어 氣血의 운행과 평형을 조절한다.[47]

[47] 《奇經八脈考》: 蓋正經猶夫溝渠 奇經猶夫湖澤 正經之脈隆盛 則溢於奇經. 《十四經發揮》: 人之氣血 常行於十二經脈 其諸經滿溢 則入奇經焉.

❸肝 · 腎 및 女子胞 · 腦 · 髓와 밀접한 관계가 있다.

奇經8脈은 肝과 腎에 隷屬되어 있고 衝 · 任 · 督脈은 모두 胞中에서 起하며, 督脈은 脊柱를 관통하여 腦에 속한다.

4. 15락맥

15絡脈은 絡脈의 주체로 12經脈 및 任脈 · 督脈에서 분출한 別絡과 脾의 大絡을 말한다.[48] 胃의 大絡을 合하여 실제는 16絡脈이나 脾와 胃는 표리의 관계로 습관상 15絡脈이라고 부른다.

《靈樞 · 經脈》에 의하면 12經脈의 絡脈 명칭은 '足太陽之別', '手少陰之別'처럼 手足의 六經에 '之別'이 결합되어 있다. 之別의 '別'은 12絡脈이 12經脈에서 別出한 經脈의 분지임을 시사한다.

4.1. 분포 특징

15絡脈의 분포에는 일정한 부위가 있다.

12絡脈은 손목 또는 발목의 상하에 위치하는 絡穴에서 別出하여 각각 표리의 經脈으로 주행하는데, 또 사지의 분포는 기본적으로 12經脈의 분포와 일치한다. 단 手太陰의 絡脈은 列缺穴에서 일어나 손바닥의 魚際부위에 산포한다. 足少陽의 絡脈은 光明穴에서 일어나 발등에 산포하고, 足太陽의 絡脈은 飛陽穴에서 표리의 足少陰腎經으로 주행한다.

任脈의 絡脈은 鳩尾穴에서 분출하여 복부에 산포되고, 督脈의 絡脈은 長强에서 분출하여 배부와 두부에 산포하고 足太陽經으로 別走한다. 脾의 大絡은 大包에서 협부로 산포하고, 胃의 大絡은 虛里에서 흉부에 산포한다.

絡脈은 '絡'이 의미하는 얽다(網羅)에서 알 수 있듯이 비교적 표층에 분포하나 체강에 진입하고 內臟을 연락하기도 한다. 그러나 장부와 고정적인 屬絡의 관계는 없다.

48) 《難經 · 26難》에 '經有十二 絡有十五 餘三絡者 是何等絡也 然 有陽絡 有陰絡 有脾之大絡 陽絡者 陽蹻之絡也 陰絡者 陰蹻之絡也 故絡有十五焉'라고 했다. 그러나 馬蒔는 '督之長强 任之尾翳 爲十五絡 難經以陰蹻陽蹻之絡爲十五絡 殊不知 督脈所以統諸陽 任脈所以統諸陰 還靈樞爲的也'라 하고, 張介賓은 '十二經共十二絡 而外有任督之絡及脾之大絡 是爲十五絡也'라고 했다.

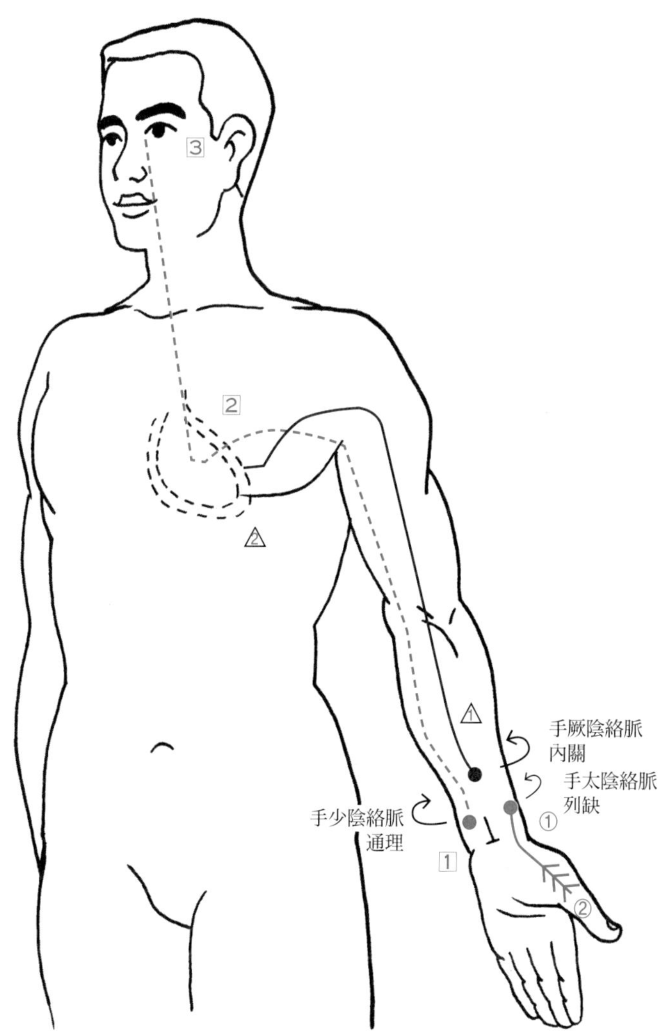

手太陰絡脈 … ○(────)

1. 列缺에서 나뉘어져
2. 手太陰肺經과 병행하여 손바닥으로 들어가 魚際에 산포한다.

手少陰絡脈 … □(------)

1. 通里에서 나뉘어져 위로 手少陰心經을 따라
2. 心中으로 들어가고
3. 舌本에 이어지며 目系에 속한다.

手厥陰絡脈 … △(────)

1. 內關에서 나뉘어져 위로 手厥陰心包經을 따라
2. 心包를 연락하고 心系를 연락한다.

그림 1-4-07. 手三陰經의 絡脈

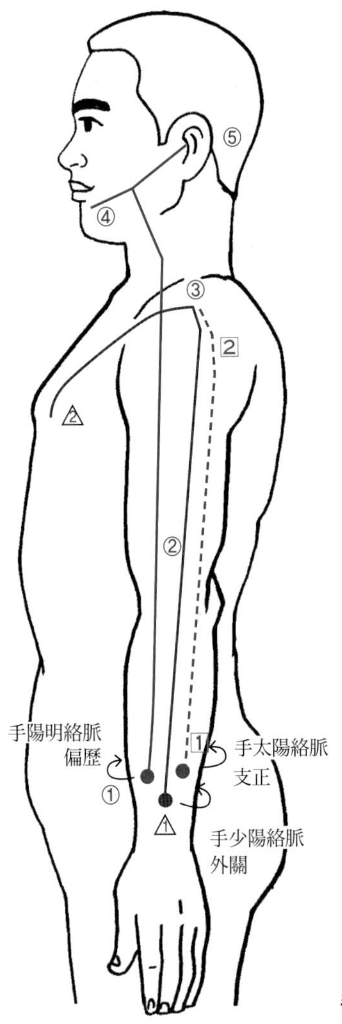

手陽明絡脈 … ○(────)

1. 偏歷에서 나뉘어 手太陰肺經으로 통한다.
2. 본 經脈을 따르는 것은 上腕 외측을 따라
3. 肩髃에 도달하고
4. 상행하여 하악각(曲頰)에 이르고 아랫니에 분포한다.
5. 다른 분지는 하악각에서 耳로 들어가 宗脈과 합한다.

手太陽絡脈 … □(------)

1. 支正에서 나뉘어 手少陰心經으로 유주한다.
2. 본 經脈을 따르는 것은 肘를 지나 肩髃를 연락한다.

手少陽絡脈 … △(────)

1. 外關에서 나뉘어
2. 상지를 따라 胸中으로 들어가 手厥陰心包經과 합한다.

그림 1-4-08. 手三陽經의 絡脈

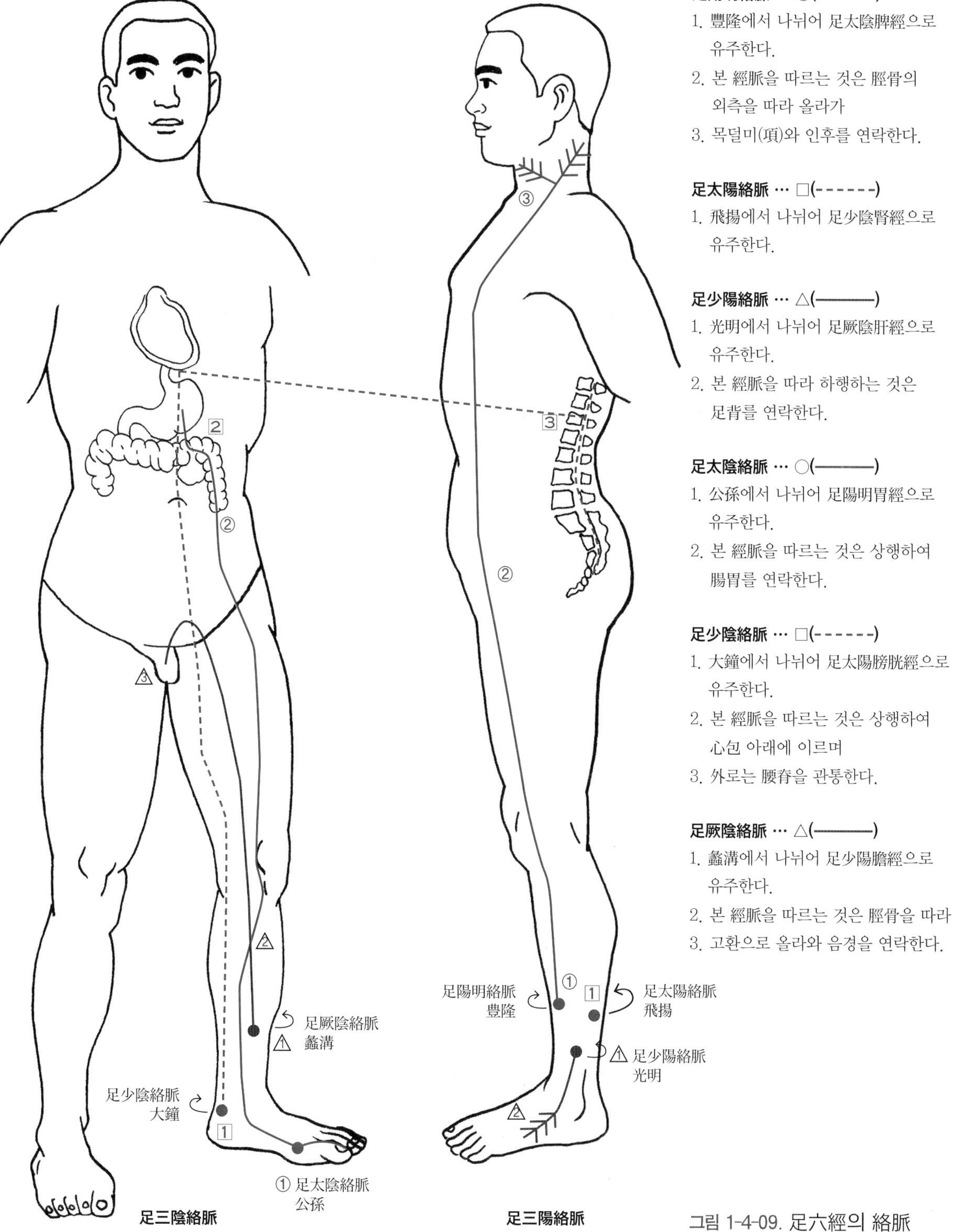

그림 1-4-09. 足六經의 絡脈

4.2. 생리작용

❶12經脈의 표리 상통을 강화한다.

12經脈의 絡脈은 絡穴에서 분출하여 陰經의 絡脈은 陽經으로 주행하고, 陽經의 絡脈은 陰經으로 주행하여 表裏經의 연계를 강화한다.

❷인체를 그물처럼 엮는 연계를 강화한다.

15絡脈은 絡脈의 주요 부분으로 絡脈에서 다시 갈라져 나온 孫絡·浮絡 및 血絡을 통솔하여 인체 각부의 연계를 강화한다. 예를 들면 任脈의 別絡은 복부에 산포하고, 督脈의 別絡은 배부에 산포하며, 脾胃의 大絡은 흉협부에 산포하여 전신의 유기적 연계를 강화한다.

❸經脈이 도달하지 않는 부위에 氣血을 수포·운송(滲灌)한다.

15絡脈에서 분출한 수많은 孫絡과 細絡은 전신을 그물처럼 엮는 순환체계를 형성하여 經脈이 분포하지 않는 腠理(피부·肌肉의 紋理)로 經氣를 확산·삼투하게 한다. 즉 絡脈이 가지는 氣血에 대한 수포와 수송 작용은 經脈의 線的 분포에 국한하지 않고 網狀으로 확대 산포하고 있다.

4.3. 15絡穴과 치료

15絡穴은 15絡脈이 분출하는 부위의 일정한 腧穴을 말한다. 15絡穴은 絡脈과 經脈이 교통하는 장소이며, 絡脈의 氣血이 모여서 經脈으로 수송되는 중요한 穴位이다. 12經脈은 絡穴을 통하여 表裏의 兩經이 서로 연락되므로 絡穴은 본 經脈의 병을 치료할 뿐만 아니라 그 表裏가 되는 經脈의 병도 치료할 수 있다. 예를 들면 列缺은 手太陰肺經의 絡穴로 咳嗽·喘息 등의 肺經의 병을 치료할 뿐 아니라, 頭痛·齒痛·顔面麻痺 등의 大腸經의 병도 치료한다. 豊隆은 足陽明胃經의 絡穴로서 喉痺(인후종통과 嚥下困難)·胃痛·嘔吐 등 胃經의 병을 치료하고, 아울러 사지의 부종·下痢·動悸·胸悶 등 脾經의 병을 치료한다.

한편《靈樞·經脈》에 의하면 絡脈의 병증은 實證과 虛症으로 구분되는데, 기본적으로 經脈의 병증 범주에 속하는 肢體나 內臟의 질환의 일부로 해당 絡穴로 치료한다고 했다.[49]

49)《靈樞·經脈10》: 手太陰之別 名曰列缺 … 脾之大絡 名曰大包 出淵腋下三寸 布胸脅 實則身盡痛 虛則百節盡皆縱 此脈若羅絡之血者 皆取之脾之大絡脈也 凡此十五絡者 實則必見 虛則必下 視之不見 求之上下 人經不同 絡脈異所別也徑路也.

도표 1-4-13. 15絡脈의 絡穴과 主治

陰經의 絡脈	絡穴과 主治證				陽經의 絡脈
手太陰絡脈	列缺	手銳掌熱, 欠㰦, 小便遺數	齲聾, 齒寒, 痺隔	偏歷	手陽明絡脈
手厥陰絡脈	內關	心痛, 心煩	肘攣, 肘不收	外關	手少陽絡脈
手少陰絡脈	通里	支膈, 不能言	節弛肘廢, 生肬小者如指癡疥	支正	手太陽絡脈
足太陰絡脈	公孫	霍亂, 腸中切痛, 鼓脹	喉痺瘁瘖, 狂巓, 足不收, 脛枯	豊隆	足陽明絡脈
足厥陰絡脈	蠡溝	睾腫卒疝, 挺長, 暴癢	厥冷, 痿躄	光明	足少陽絡脈
足少陰絡脈	大鍾	煩悶, 閉癃, 腰痛	鼻窒, 頭背痛, 鼽衄	飛陽	足太陽絡脈
脾의 大絡	大包	身盡痛, 百節皆縱			脾의 大絡
任脈	鳩尾	腹皮痛, 癢搔	脊强, 頭重	長强	督脈

참고

● 原穴

原穴이란 臟腑의 原氣가 통과하며 머무는 부위의 穴位로 사지의 手關節과 足關節의 부근에 분포되어 있다. 12經脈에 각각 하나씩 있으므로 '12原'이라고 한다.

原氣란 생명활동의 원동력으로 腎間動氣를 기원으로 하고, 原氣의 別使인 三焦를 통하여 臟腑나 전신에 운반되어 내외를 조화시키고 상하를 宣導하며 전신의 氣化에 관계한다. 특히 五臟六腑의 작용을 추동하며 十二經脈의 생리기능을 유지하는 근본이 된다.[50] 임상적으로 原穴은 각 장부의 질환이 반영되는 동시에 장부의 질환을 치료하는 중요한 腧穴이기도 하다.[51]

50) 《難經 · 8難》: 諸十二經脈者 皆係於生氣之原 所謂生氣之原者 謂十二經之根本也 謂腎間動氣也 此五臟六腑之本 十二經之根本 呼吸之本 三焦之原 一名守邪之神.

51) 《靈樞 · 九針十二原1》: 五臟有疾也 應出十二原 十二原各有所出 明知其原 睹其應 而知五臟之害矣.

도표 1-4-14. 原穴의 作用

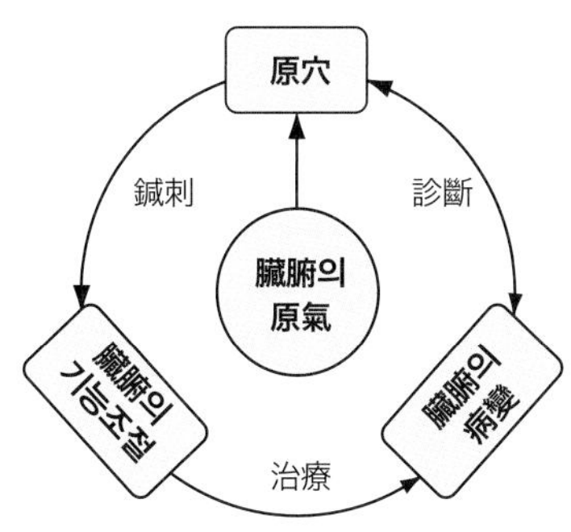

도표 1-4-15. 12經脈의 原穴

陰經	原穴		陽經
手太陰肺經	太淵	合谷	手陽明大腸經
手厥陰心包經	大陵	陽池	手少陽三焦經
手少陰心經	神門	腕骨	手太陽小腸經
足太陰脾經	太白	衝陽	足陽明胃經
足厥陰肝經	太衝	丘墟	足少陽膽經
足少陰腎經	太谿	京骨	足太陽膀胱經

5. 12경근

12經筋은 12經脈이 분포하는 부위의 근육계통으로 經筋이라고도 한다. 經筋은 단순히 근육으로 대체할 수 없고, 經氣의 연계선상에서 이해되어야 한다(각론을 참조).

5.1. 명칭과 분포

12經筋의 명명은 《靈樞 · 經筋》에서 手足의 六經에 '之筋'을 붙였다. 예를 들면 '手太陽之筋', '足少陰之筋'이라 했는데, 일반적으로 手足의 六經에 經筋을 붙여 手太陽經筋, 足少陰經筋으로 칭한다.

12經筋의 분포는 기본적으로 12經脈의 순행부위와 일치한다. 사지의 말단에서 起하여 상지의 腕 · 肘 · 腋 · 肩 · 缺盆이나, 하지의 踝 · 膝 · 膕 · 陰器 · 髀(고관절) 등 부위에 結聚하고, 胸腹 혹은 背 혹은 頭面의 부위에서 그친다. 胸腔과 腹腔에도 분포하나 내장으로 들어가지는 않는다.

足三陽經筋은 하지의 외측을 지나 太陽은 등(背), 少陽은 배(腹), 陽明은 脇肋의 부위에 분포한다. 또 缺盆을 지나서 눈 주위에 닿는데, 太陽은 상안검(目上網), 陽明은 하안검(目下網), 少陽은 目外眦를 연계한다. 足三陰經筋은 하지의 내측을 지나 생식기(陰器)에 結한 후, 太陰은 배꼽(臍)과 갈비뼈(肋)에 結하고 흉중에 산포하며 안으로 척추에 부착한다. 少陰은 척추 양쪽의 심부 肌肉을 따라 枕骨에 結한다.

手三陽經筋은 상지의 외측에 분포하며 肩胛部와 頸部를 지나 額角에 結한다. 陽明은 견갑부의 척추에 부착하고 안면의 髮際를 따라 額角으로 올라가 頭部를 연락하고 반대편의 下顎으로 내려오며, 少陽은 견갑부에서 耳前으로 太陽은 견갑부에서 耳前과 耳後에 분포한다. 手三陰經筋은 상지의 내측에 분포하며 겨드랑이(腋)에서 胸中으로 산포하고 賁門에 도달한다. 太陰은 아래로 季脇에 도달하고, 少陰은 배꼽(臍)을 연계하고, 厥陰은 脇肋의 전후에 산포한다.

한편 足三陽經筋은 頄(顴部)에 結하고, 足三陰經筋은 陰器에 結하고, 手三陽經筋은 額角에 結하며, 手三陰經筋은 胸中(賁)에 結하는데, 이를 十二經筋의 '四結'이라고 한다. 四結은 임상적으로 관련 經脈이 연계하는 臟腑병증의 진단과 치료에 중요한 의의가 있다.

5.2. 經筋의 작용

經筋은 전신의 골격을 연결하여 운동을 주관하며, 관절의 굴신활동을 원활히 하고 內臟을 보호한다.[52] 經筋의 이러한 작용은 經氣의 자양(滋養)에 의존하며, 특히 肝·脾의 기능과 밀접한 관계가 있다. 즉 肝血은 筋을 자양하므로 肝기능의 충실여부는 筋에서 살필 수 있고(肝主筋), 脾가 화생한 水穀의 精氣는 肉을 영양하므로 脾의 충실은 肌肉에 있다(脾主肉)고 한다.

52) 《素問 · 痿論44》: 宗筋主束骨而利機關也.《靈樞 · 經脈10》: 人始生 先成精 精成而腦髓生 骨為干 脈為營 筋爲剛 肉爲墻 皮膚堅而毛髮長 谷人於胃 脈道以通 血氣乃行.

5.3. 經筋의 병증

經筋의 병증은 근육·관절 및 肢體의 운동장애를 중심으로 나타난다. 즉 근육(筋脈)의 이완과 수축의 장애로 인한 牽引·拘攣·弛緩·轉筋·强直·抽搐(瘈瘲)과 經筋이 분포하는 관절의 굴신장애·동통이 주요 증상이다. 經筋의 수축과 이완장애는 拮抗筋의 음양작용의 실조로 일반적으로 병인이 寒하면 拘急하고 熱하면 弛緩하여 不收한다.[53] 陽明經筋의 병증인 구안와사(口眼喎斜)를 예를 들면 그 원인이 寒에 있으면 상하 안검의 筋이 拘急하여 눈을 감을 수 없고, 熱로 인하면 상하 안검의 筋이 이완되어 눈을 뜰 수 없다. 또 頰部의 筋이 寒으로 인하여 땅기면 땅기는 쪽으로 입이 비뚤어지고, 熱로 인하여 頰部의 筋이 이완되면 반대쪽의 입이 비뚤어지게 된다.

53) 《靈樞 · 經筋13》: 經筋之病 寒則筋急 熱則筋弛縱不收 陰痿不用 陽急則反折 陰急則俯不伸.《素問 · 痹論43》: 凡痹之類 逢寒則急 逢熱則縱.

임상에서 經筋의 병은 유관한 穴位를 치료하거나 발병의 국소 부위를 자극하는 '以痛爲兪'의 원칙에 기초하는데, 千金方에서 이를 '天應穴' 또는 '阿是穴'이라고 했다.

6. 12피부

12皮部는 12經脈이 분포하는 피부의 구역으로, 經絡의 氣가 산포하는 부위이다.[54]

54) 《素問 · 皮部論56》: 皮有分部 脈有經紀 筋有結絡 … 欲知皮部以經脈爲紀者 諸經皆然.

12皮部는 인체의 가장 바깥 부위로 衛氣가 산포되어 外邪의 침입을 방어하는 울타리가 된다.《素問 · 皮部論》의 "百病之始生也 必先於皮毛"나

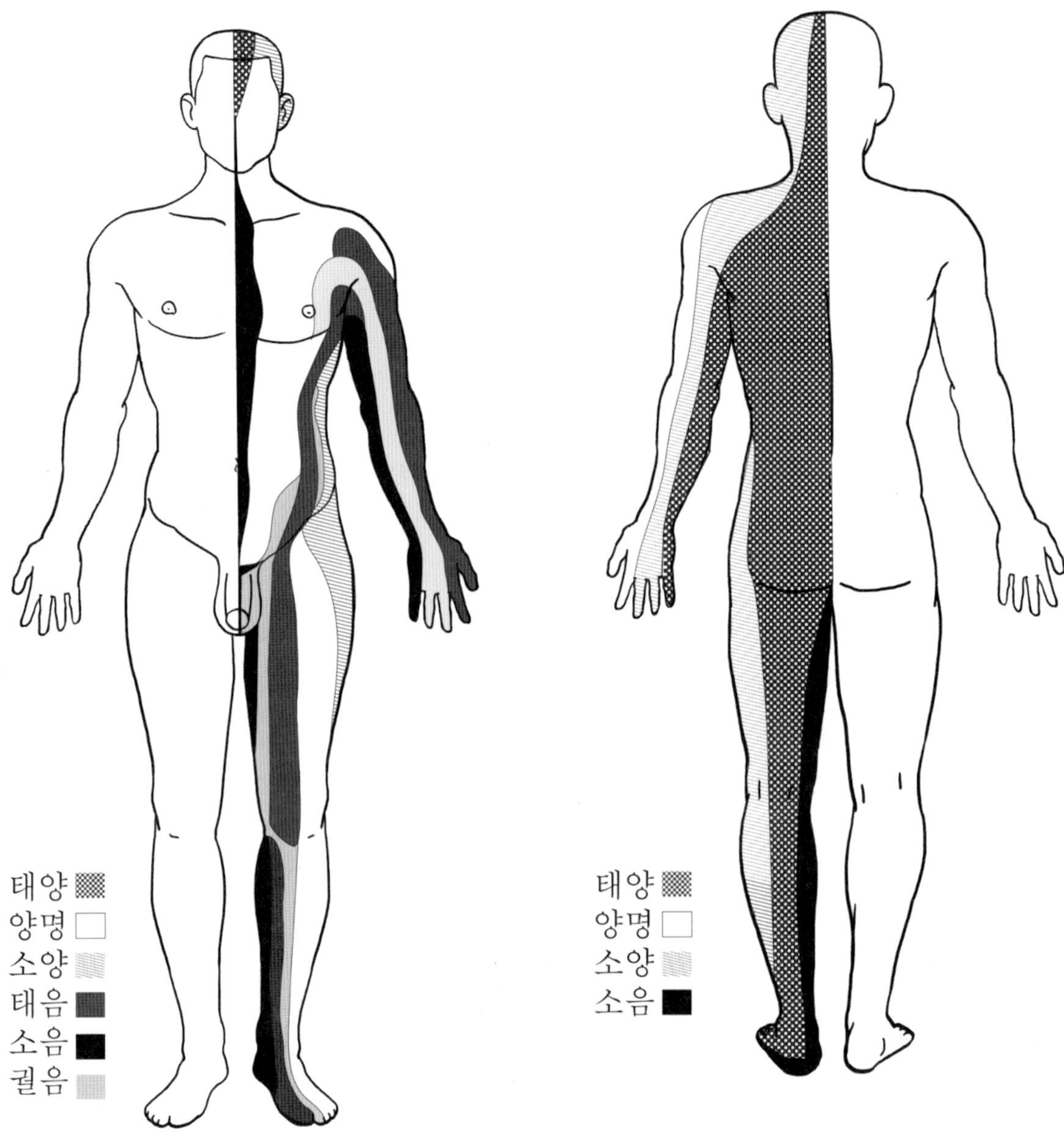

그림 1-4-10. 12皮部

"邪之始入於皮也"는 피부가 外邪의 침습에 저항하는 제일선임을 뜻한다. 일반적으로 外邪의 침입은 피부를 거쳐 絡脈→經脈→腑→臟의 단계를 따라 안으로 들어온다.[55] 동시에 內臟의 병은 經脈→絡脈을 통하여 피부에 반영되기도 한다.

따라서 임상적으로 피부의 色澤과 형태 및 감각의 변화는 진단의 기초가 된다. 예를 들면 青色은 痛, 黑色은 痺, 赤色은 熱, 白色은 寒을 나타내고, 肝熱의 病은 左頰이 먼저 붉고, 心熱의 病은 顔이 먼저 붉고, 脾熱의 病은 鼻가 먼저 붉고, 肺熱의 病은 右頰이 먼저 붉고, 腎熱의 病은 頤가 먼저 붉게 된다.[56] 또 皮膚의 일정한 부위에 敷貼 · 溫灸 · 熱熨를 시행하여 內臟의 병변을 치료하는 것은 진단과 치료에 있어서 皮部이론의 응용이다.

55)《素問 · 皮部論56》: 皮者脈之部也 邪客於皮則腠理開 開則邪入客於絡脈 絡脈滿則注於經脈 經脈滿則入舍於臟腑也.

56)《素問 · 皮部論56》: 其色 多青則痛 多黑則痺 黃赤則熱 多白則寒 五色皆見則寒熱也.《素問 · 刺熱32》: 肝熱病者 左頰先赤 心熱病者 顔先赤 脾熱病者 鼻先赤 肺熱病者 右頰先赤 腎熱病者 頤先赤 病雖未發 見赤色者刺之 名曰治未病.

제4절 經絡의 생리체계

인체의 氣운행을 인식하는 순환체계의 좌표로서 經絡의 생리체계는 三陰三陽의 六經에 기초하여 臟腑의 氣化를 밝힌다.

1. 육경

六經은 太陽 · 陽明 · 少陽의 三陽과 太陰 · 少陰 · 厥陰의 三陰을 말하는데, 자연계의 기후변화와 인체 臟腑의 氣化를 인식하는 기준이 된다.

1.1. 六經의 형성

六經은 우주의 변화 원리인 太極의 動靜을 의미하는 陰陽에서 유래한다. 陰陽은 다시 그 氣의 多少에 의한 老(太)와 少의 관점에서 太陰과 少陰, 太陽과 少陽의 2陰과 2陽으로 구분했다.

2陰과 2陽은 陰陽氣化의 수요에 상응하는 보충과 발전으로 보다 구체적인 순서와 질량의 관계가 형성되면서, '兩陽合明'의 陽明과 '兩陰交盡'의 厥陰이 추가되면서 太陽 · 陽明 · 少陽의 3陽과 太陰 · 少陰 · 厥陰의 3陰으로 분화되었다.[57]

57)《素問 · 至眞要大論74》: 願聞陰陽之三也何謂? 岐伯曰 氣有多少 異用也 帝曰 陽明何謂也? 岐伯曰 兩陽合明也 帝曰 厥陰何也? 岐伯曰 兩陰交盡也.

1.2. 六經의 六氣 · 五行배속

六經의 六氣(寒暑燥濕風火)와 五行(木火土金水)배속은 12經脈의 氣化를 설명하는 중요한 원리로 少陰-君火, 太陰-濕土, 少陽-相火, 陽明-燥金, 太陽-寒水, 厥陰-風木의 대응관계가 형성된다. 여기서 六經의 3陰3陽은 標로서 현상을 나타내고, 寒 · 暑 · 燥 · 濕 · 風 · 火의 六氣는 本으로 본질을 의미하며, 五行은 六氣의 五行속성을 말한다.

1.3. 六經의 표리와 氣化

六經의 3陰3陽은 少陰火-太陽寒, 太陰濕-陽明燥, 少陽相火-厥陰風이 待對로 짝을 이루어 표리관계를 형성하고, 각각 水火旣濟 · 燥濕相濟 · 風火相生의 조화를 조절한다. 六經의 표리에 의한 六氣의 조화는 기후의 정상 변화와 인체의 항상성을 설명하는 주요한 원리이다. 이에 《素問 · 五常政大論》[58]에서 다음과 같이 설명했다.

> "寒熱燥濕의 氣化는 각각 다르다. 그러므로 少陽相火의 氣가 在泉하는 해에는 寒毒이 생성되지 못하고 … 陽明燥金의 氣가 在泉하는 해에는 濕毒이 생성되지 못하고 … 太陽寒水의 氣가 在泉하는 해에는 熱毒이 생성되지 못하고 … 厥陰風木의 氣가 在泉하는 해에는 凉한 毒이 생성되지 못하고 … 少陰君火의 氣가 在泉하는 해에는 寒毒이 생성되지 못하고 … 太陰濕土의 氣가 在泉하는 해에는 燥毒이 생성되지 못한다."

六經의 氣化실조는 六氣의 偏見을 초래하여 자연계의 기후이상은 물론 인체의 병리적 현상으로서, 化風 · 化寒 · 化濕 · 化燥 · 化火의 '內生五邪'의 병태를 일으키는 중요한 기제(機制)이기도 하다.

1.4. 六經의 地支, 經脈배속과 氣化

12地支의 子 · 丑 · 寅 · 卯 · 辰 · 巳 · 午 · 未 · 申 · 酉 · 戌 · 亥는 待對로 짝을 지워 六經에 배속한다. 子午가 少陰君火, 丑未가 太陰濕土, 寅申이 少陽相火, 卯酉가 陽明燥金, 辰戌이 太陽寒水, 巳亥가 厥陰風木에 배속된다.[59] [도표 1-4-16]

六經의 이러한 地支배속은 手足의 同名經에 의한 臟과 腑의 氣化조절

58) 《素問 · 五常政大論70》: 寒熱燥濕不同其化也 故少陽在泉 寒毒不生 … 陽明在泉 濕毒不生 … 太陽在泉 熱毒不生 … 厥陰在泉 淸毒不生 … 少陰在泉 寒毒不生 … 太陰在泉 燥毒不生.

59) 《素問 · 五運行大論67》: 鬼臾區曰 土主甲己 金主乙庚 水主丙辛 木主丁壬 火主戊癸 子午之上 少陰主之 丑未之上 太陰主之 寅申之上 少陽主之 卯酉之上 陽明主之 辰戌之上 太陽主之 巳亥之上 厥陰主之.

도표 1-4-16. 六經과 地支, 經脈 및 氣化

六經	少陰(君火)		太陰(濕土)		少陽(相火)		陽明(燥金)		太陽(寒水)		厥陰(風木)	
地支	子	午	丑	未	寅	申	卯	酉	辰	戌	巳	亥
經脈	足少陰**腎**經	手小陰**心**經	足太陰**脾**經	手太陰**肺**經	足少陽**膽**經	手少陽**三焦**經	足陽明**胃**經	手陽明**大腸**經	足太陽**膀胱**經	手太陽**小腸**經	足厥陰**肝**經	手厥陰**心包**經
氣化承制	水火旣濟		燥濕相濟		風火相生		燥濕相濟		水火旣濟		風火相生	

을 나타낸다. 즉 少陰經의 경우 子의 足少陰腎經과 午의 手少陰心經이 同名經으로 心과 腎의 水火旣濟를 제어하며, 太陽經은 辰의 足太陽膀胱經과 戌의 手太陽小腸經이 同名經으로 小腸과 膀胱의 水火旣濟를 조절한다. 太陰經의 경우 丑의 足太陰脾經과 未의 手太陰肺經이 同名經으로 肺와 脾의 燥濕相濟를 이루고, 陽明經의 경우 卯의 足陽明胃經과 酉의 手陽明大腸經이 同名經으로 大腸과 胃의 燥濕相濟를 조절한다. 少陽經의 경우는 寅의 足少陽膽經과 申의 手少陽三焦經이 同名經으로 三焦와 膽의 風火相生을 이루고, 厥陰經의 경우는 巳의 足厥陰肝經과 亥의 手厥陰心包經이 同名經으로 心包와 肝의 風火相生의 항상성을 조절한다.

2. 육경의 특성

六經의 특성은 氣血多少, 開闔樞 및 標本中氣의 형식으로 개괄되며, 臟腑經絡의 생리·병리를 이해하는 관건이다.

2.1. 氣血多少

[1] 氣血多少의 常數

氣血多少는 六經의 특성을 氣血의 성쇠로 구분한 것이다. 그 상수는 《素問·血氣形志》에 의하면 太陽은 多血少氣, 少陽은 少血多氣, 陽明은 多氣多血, 少陰은 少血多氣, 厥陰은 多血少氣, 太陰은 多氣少血이 그 도

60)《素問 · 血氣形志24》: 太陽常多血少氣 少陽常少血多氣 陽明常多氣多血 少陰常少血多氣 厥陰常多血少氣 太陰常多氣少血.

수가 된다.[60] 그러나 氣血多少의 상수는《素問 · 血氣形志》,《靈樞》의〈九鍼論〉및〈五陰五味〉의 내용이 일치하지 않는다.〈血氣形志〉와〈九鍼論〉에서는 太陰의 氣血多少가 상이하며,〈血氣形志〉과〈五音五味〉에서는 三陽은 일치하나 三陰의 氣血多少는 상반되게 기술되어 있다. [도표 1-4-17] 또《太素》의〈知形志所宜〉와〈任脈〉에서도 三陽의 상수는 일치하나, 三陰은 厥陰과 少陰이 상이하며, [도표 1-4-18)《鍼灸甲乙經》의〈十二經水〉와〈陰陽二十五人形性血氣不同〉의 기재도 각기 다르다. [도표 1-4-19] 다만《靈樞 · 五音五味》와《鍼灸甲乙經 · 陰陽二十五人形性血氣不同》의 상수는 일치한다.

明代의 馬蒔와 張介賓은 이를 傳寫 과정에서의 착오로《靈樞》의 기재에 오류가 많으므로《素問 · 血氣形志》를 표준으로 삼아야 한다고 했다. 또 楊維傑 · 楊繼洲 · 高士宗 등의 의가들도《素問 · 血氣形志》의 상수를 기준으로 삼았다. 그러나《太素經》이 일찍이 서적화되어《黃帝內經》의 원형을 상실하지 않았을 것이란 시간성을 들어《太素 · 任脈》의 상수가 표준이 된다는 주장도 있는데,《靈樞 · 五音五味》의 "太陰常多血少氣"의 '少'자를 삭제하면《太素 · 任脈》과 동일하다.

李鼎은《太素》가《靈樞》,《素問》의 不同한 傳本으로 각 편의 선후관계에서《靈樞 · 九鍼論》이《素問 · 血氣形志》에 앞서고, 陽明과 表裏인 太陰은 '脾統血'의 생리로 볼 때 '多血少氣'가 그 상수로서《靈樞 · 九鍼論》이 표준이 된다고 주장했다. 이처럼 氣血多少의 상수는 시대와 의가에 따라 분분하며, 앞으로 臟腑經絡의 이론과 임상의 실제에 부합되는 연구가 기대된다.

도표 1-4-17. 黃帝內經의 氣血多少

出典區分	少陽	陽明	太陽	厥陰	少陰	太陰
素問 · 血氣形志	少血多氣	多血多氣	多血少氣	多血少氣	少血多氣	少血多氣
靈樞 · 九鍼論	少血多氣	多血多氣	多血少氣	多血少氣	少血多氣	多血少氣
靈樞 · 五音五味	少血多氣	多血多氣	多血少氣	少血多氣	多血少氣	多血少氣

도표 1-4-18. 黃帝內經太素의 氣血多少

出典區分	少陽	陽明	太陽	厥陰	少陰	太陰
任脈	多氣少血	多血氣	多血少氣	多氣少血	多血少氣	多血氣
知形志所宜	多氣少血	多血氣	多血少氣	多血少氣	少血多氣	多血氣

도표 1-4-19. 鍼灸甲乙經(足六經)의 氣血多少

出典區分	少陽	陽明	太陽	厥陰	少陰	太陰
十二經水	少血氣	多血氣	多血氣	多血少氣	少血多氣	多血少氣
陰陽二十五人形 性血氣不同	少血多氣	多血多氣	多血少氣	多氣少血	多血少氣	多血少氣

2 氣血多少의 常數 정립

역대 의가들의 氣血多少의 상수에 대한 견해는 다음의 세 가지 내용으로 요약된다.

첫째, 張志聰은《血氣形志》에 기준하여 氣血多少의 상수를 표리가 되는 兩經이 상반의 관계로 상대적 평형을 이룸을 설명했다. 즉 太陽의 多血少氣는 少陰의 少血多氣와 상반되고, 少陽의 少血多氣는 厥陰의 多血少氣와 상반의 관계로 상호 균형을 이룬다. 그러나 陽明은 '氣血을 화생하는 근원'으로 多血氣가 상수이나 陽明과 표리인 太陰의 상수에 관해서는 언급하지 않았다. 清代의 章楠은 太陰의 상수에 대하여 혹자는 手太陰經의 肺는 主氣하므로 자연히 多氣라 했고, 혹자는 足太陰經의 脾는 統血하므로 자연히 多血이라고 하기도 했으나, 太陰은 運化의 생리 및 병리가 陽氣의 부족에 기인함을 볼 때 '多氣少血'이, 陽明은 五臟六腑의 海로 氣血을 생성하는 근원이 되어 '多血多氣'의 상수가 합당하다고 했다.

둘째, 楊上善은《靈樞 · 五音五味》를 기준으로 手足의 少陰 · 太陽은 陰多陽少로 多血少氣하며, 厥陰 · 少陽은 陽多陰少로 多氣少血하고, 太陰 · 陽明은 陰陽俱多로 多血氣라 하여 표리가 되는 兩經의 상수는 일치한다고 했다. 張介賓 역시 太陽 · 少陰은 寒水에 속하여 陰多陽少하고, 少陽 ·

厥陰은 相火에 속하여 陽多陰少하며, 陽明 · 太陰은 濕土로 水谷之海가 되어 陰陽이 俱多하다는 표리 兩經의 氣血多少를 동일하게 기술했다.

셋째는 淸代의 高士宗의 견해로《血氣形志》의 氣血多少의 상수에 대하여 "太陽은 陽氣가 지극히 盛하여 陰이 生하니 多血하고, 陽이 極에 달하여 少氣가 되어 '多血少氣'가 그 상수이다. 少陽은 一陽이 바야흐로 生하는 형상이니 陰氣가 盛하지 아니하여 少血하고, 陽氣는 그 量을 제한할 수 없으므로 多氣하여 '少血多氣'가 그 상수가 된다. 陽明은 太陽과 少陽이 相合으로 少陽의 多氣와 太陽의 多血을 취하여 陽明을 이루기 때문에 多氣多血이 상수이다. 한편 少陰은 陰이 아직 盛하지 않으므로 少血하고 多氣하며, 厥陰의 상수는 肝經이 아래로 衝 · 任脈과 合하므로 항상 多血하며 陰이 다하여 陽을 生하므로 少氣하다. 太陰은 三陰으로 陰이 極하면 陽이 生하는 故로 多氣하고, 陰이 極하면 마땅히 쇠퇴하는 故로 그 상수는 少血이 된다."는 陰陽消長의 이치로 설명했다.

이처럼 六經의 氣血多少는 관점에 따라 인식의 차이가 있으나, 陰陽의 기본 이치가 상호대립에 의한 조화 · 발전에 있으므로 表裏가 되는 兩經의 상반된 상수의 정립이 타당할 것이다. 그러나 太陰과 陽明의 경우 太陰은 運化의 생리적 특성과 그 병리적 특징이 陽氣의 부족에 기인함을 볼 때 '多氣少血'이 상수가 되고, 陽明은 五臟六腑의 海로 氣血을 生化하는 근원이 되므로 '多氣多血'이 그 상수가 된다고 하겠다. 그러므로 氣血多少의 상수는《素問 · 血氣形志》가 생리 · 병리 및 임상에 부합하는 표준이 됨을 알 수 있다.

3 氣血多少의 의의와 운용

氣血의 多少는 鍼치료의 補瀉설정과 臟腑의 생리와 병리를 인식하는데 일정한 의의가 있다.《靈樞 · 經水》에서 12經脈의 多血少氣 · 少血多氣 · 多血氣 · 少血氣의 일정한 상수를 針刺로서 조질할 수 있다 했고, 〈血氣形志〉에서는 鍼치료할 때에 血多 · 氣多하면 出血 · 出氣하고, 血少 · 氣少하면 出血 · 出氣가 부적당하다는 '多出少惡'의 구체적 원칙을 제시했다.[61] 생리적 관점에서 太陰經의 多氣의 특성으로 脾는 水濕을 운화하

61)《靈樞 · 經水12》: 十二經之多血少氣 與其少血多氣 與其皆多血氣 與其皆少血氣 皆有大數. 其治以針艾 各調其經氣 固其常有合乎?《素問 · 血氣形志24》: 刺陽明出血氣 刺太陽出血惡氣 刺少陽出氣惡血 刺太陰出氣惡血 刺少陰出氣惡血 刺厥陰出血惡氣也.

도표 1-4-20. 氣血多少와 臟腑의 생리 · 병리

구분	少陽經	陽明經	太陽經	厥陰經	少陰經	太陰經
氣血多少	少血多氣	多氣多血	多血少氣	多血少氣	少血多氣	多氣少血
臟腑經絡	三焦經, 膽經	胃經, 大腸經	膀胱經, 小腸經	肝經, 心包經	心經, 腎經	脾經, 肺經
生理	相火의 疏泄 담즙의 배설	氣血생성	소변형성 泌別淸濁	肝藏血 相火의 內臟	君火의 溫煦, 推動	水穀精微와 水濕의 運化
病態	相火의 妄動	氣盛壯熱의 實證, 熱證	大小便의 不利	相火의 上亢	心腎不交 (水火未濟)	津液水濕의 運化장애

고, 肺는 水道를 소통하여 膀胱으로 내려 보내며, 腎은 少陰經의 多氣의 특성으로 소변의 배설에 관여한다. 이처럼 脾 · 肺 · 腎은 모두 多氣의 특성으로 수액대사를 조절하는 중요한 장기가 된다. 병리적으로 多氣의 氣化실조는 수액대사에 있어서, 肺不行水 · 脾不運水 · 腎不主水의 병리현상을 초래한다.

膀胱은 太陽經의 多血少氣의 氣化로 대사 후의 노폐 수액을 모아 소변을 형성하고, 小腸은 胃로부터 소화된 음식물을 받아들여 淸濁(수곡정미와 노폐물)으로 구분하는 '泌別淸濁'의 기능을 발휘한다. 少陰經은 多氣少血의 기화특성에 의하여 心이 血液을 전신으로 추동시키고, 腎은 수액을 蒸化하여 소변으로 배출시킨다. 胃腑는 陽明經의 多氣多血의 氣化에 의하여 氣血을 생성하는 근원이 되고, 그 병태는 多氣多血의 특성이 반영되어 實證과 熱證이 많으며, 치료에 있어서 通裏泄熱하고 針刺로 瀉血하는 것은 多氣多血의 특성을 반영한 것이다.

2.2. 開闔樞

① 開闔樞의 의미

開闔樞는 六經의 작용을 문짝(扉/闕)의 開, 閉 및 樞(지도리)에 비유하여 설명한 이론이다. 開는 表와 外를 주관하여 出하고, 闔은 裏와 內를 주관하여 入하며, 樞는 表와 裏의 사이에서 출입을 조절한다.

《素問 · 陰陽離合論》에 의하면 三陽經의 경우 太陽이 開, 陽明이 闔, 少陽이 樞를 관장하고, 三陰은 太陰이 開, 厥陰이 闔, 少陰이 樞를 관장

한다.[62] 太陽은 三陽의 表로 陽氣를 발산하므로 開가 되며, 陽明은 裏로 陽氣를 축적하므로 闔이 되고, 少陽은 표리의 사이에서 陽氣의 출입을 조절하므로 樞가 된다. 또 三陰經의 太陰은 陰의 表로 開가 되며, 厥陰은 陰의 裏로 闔이 되고, 少陰은 陰의 가운데 위치하여 樞가 된다.

그러나 《黃帝內經類析》[63]에서는 厥陰은 陰이 다하고 陽이 생하는 陰盡陽生의 단계로 그 經脈이 太陰經과 少陰經의 사이를 순행하고, 傷寒論의 六經 병증의 傳變순서로 볼 때 陰이 다하는 厥陰病에서 太陽病으로 다시 전화하므로 '厥陰樞'가 합당하며, 少陰은 心腎의 '藏精舍神'하는 收斂과 封藏의 기능으로 볼 때 '少陰闔'이 타당하다는 "厥陰爲樞 少陰爲闔"을 주장하기도 했다.

62) 《素問 · 陰陽離合論6》: 是故三陽之離合也 太陽為開 陽明為闔 少陽為樞 三經者 不得相失也 … 是故三陰之離合也 太陰為開 厥陰為闔 少陰為樞.

63) 梁運通, 《黃帝內經類析》, 內蒙古人民出版社, 1986. pp.134-136.

2 開闔樞의 작용

開闔樞는 인체 陰氣와 陽氣의 출입대사를 개괄한 것으로 開는 外를 향하여 散布 · 發散하고, 闔은 內를 향하여 內臟 · 受納 · 收斂하며, 樞는 開와 闔의 출입을 조절하는 樞紐의 작용을 의미한다. 즉 太陽은 開의 작용으로 체표의 陽氣를 산포 · 창달하게 하고, 陽明은 闔의 작용으로 陽氣를 수납하고 축적하며, 少陽은 樞의 작용으로 陽氣의 발산과 수납을 조절한다. 또 太陰은 陰氣를 灌注 · 운수하고, 厥陰은 陰氣를 수납하며, 少陰은 太陰開와 厥陰闔의 작용을 조절한다.[64]

吳崑과 楊維傑은 腎이 少陰樞의 작용으로 脾의 開와 肝의 闔의 기능을 조절함을 "少陰은 腎으로 精氣가 충만하면 脾가 開의 작용을 발휘하게 하고, 肝이 그 闔의 작용을 발휘하게 한다. 腎의 精氣가 충만하지 못하면 脾와 肝이 그 開闔의 작용을 상실하게 된다. 이것이 少陰樞의 작용이다(少陰爲腎 精氣充滿 則脾職其開 肝職其闔 腎氣不充 則開闔失常 是少陰爲樞軸也)."라 했다.

64) 《黃帝內經素問吳注》: 太陽在表 敷暢陽氣 謂之開 陽明在裏 受納陽氣 謂之闔 少陽在於表裏之間 轉輸陽氣 猶樞軸焉 故謂之樞 … 太陰居中開 敷布陰氣 謂之開 厥陰謂之盡陰 受納絶陰之氣 謂之闔 少陰爲腎 精氣充滿 則脾職其開 肝職其闔 腎氣不充 則開闔失常 是少陰爲樞軸也.

3 開闔樞의 운용

❶생리적 운용

開闔樞는 상호작용하여 臟腑와 經絡의 기능적 특성과 상호관계를 반영한다.

太陰經의 開의 작용은 肺氣의 宣肅과 脾氣의 運化를 돕는다. 즉 開의 산포 작용으로 脾는 水穀의 精微를 肺로 운수하고, 肺는 脾가 운수한 水穀의 精微를 전신으로 산포한다. 厥陰經은 闔의 內藏·受納·收斂하는 작용으로 肝이 藏血하고, 心包絡은 相火를 收斂하여 炎上과 妄動을 방지하게 한다. 少陰經의 樞의 작용은 太陰開와 厥陰闔의 기화를 조절한다. 즉 手少陰心經의 心은 手厥陰心包經의 心包가 厥陰闔의 작용으로 相火를 간직하게 하고, 手太陰肺經의 肺가 太陰開의 작용으로 宣肅하도록 돕는다. 마찬가지로 足少陰腎經의 腎陽은 위로 足太陰脾經의 運化를 돕고, 아래로 足厥陰肝經의 藏血을 돕는다.

太陽經의 開는 膀胱(足太陽)이 衛氣를 체표로 산포하여 피부를 충실하게 하고 衛外의 기능을 발휘하도록 한다. 또 小腸(手太陽)으로 하여금 胃에서 소화된 음식물의 淸濁(정미와 대소변)을 분리하여 운수하고 배출시키는 泌別淸濁의 기능을 발휘하게 한다. 陽明經의 闔은 胃(足陽明)가 水穀을 受納하게 하므로 胃를 '倉廩之官', '水谷之海'라고 한다. 少陽經의 樞는 表裏의 사이에서 陽氣의 출입을 조절한다. 三焦(手少陽)는 內로 膈膜을 주관하여 氣의 상하 왕래를 조절하고, 外로는 腠理를 주관하여 氣의 內外 출입을 조절한다. 또 膽(手少陽)이 담즙의 저장과 배설을 조절하는 것은 少陽樞의 기화에 의한다.

❷임상적 운용

開闔樞의 실조는 임상적으로 臟腑의 병태를 설명한다.[65]《靈樞·根結》의 開闔樞의 실조에 의한 병후와 치료를 살펴보면 다음과 같다.

> 太陽開의 기능이 손상되면 피부와 肌肉이 수척하고 마르며 갑작스레 병이 발생하는데, 太陽經의 穴을 취한다. 陽明의 氣는 위로 喉嚨으로 나와 호흡을 주관하고 하지로 행하므로 闔의 氣化가 꺾이면 眞氣가 행하지 못하고 邪氣가 머물러 하지가 痿軟하게 되는데, 陽明經의 穴을 취한다. 少陽의 氣는 骨을 주하므로 樞의 氣化가 꺾이면 骨節이 이완되어 굴신할 수 없게 되는데, 少陽經의 穴을 취한다. … 太陰開의 氣化가 꺾이면 脾氣가 부족하여 水穀의 정미를 運化하지 못함으로서 膈證과 洞泄이 발

65)《靈樞·根結5》: 不知根結 五臟六腑 折關敗樞 開闔而走 陰陽大失.

생하는데, 太陰經의 穴을 취한다. 厥陰闔의 氣化가 꺾이면 肝氣가 끊어져 슬퍼하게 되는데, 厥陰經의 穴을 취한다. 少陰樞의 氣化가 꺾이면 腎脈이 맺혀서 下焦가 불통하게 되는데, 少陰經의 穴을 취한다.[66]

한편 開闔樞는 傷寒論 '六經病脈證幷治法'의 병변과 방제의 적용을 개괄한다. 太陽開의 실조는 衛氣의 체표 산포장애로 外邪에 대한 방어기능이 떨어지며, 開의 기능이 不及하면 腠理가 막혀 無汗하고 太過하면 腠理가 開泄하여 自汗의 증상이 나타난다. 치료는 無汗에 麻黃湯으로 發汗시키고 有汗에 桂枝湯으로 營衛를 조화시켜 太陽開의 氣化를 조절한다. 陽明闔의 실조로 熱이 체표를 훈증(熏蒸)하여 汗出의 증상이 나타나거나 便結의 증상은 闔의 태과로 熱이 내부에 축적된 병리현상으로 白虎湯과 承氣湯類의 방제를 적용한다.

少陽樞의 실조로 病邪가 表로 出하지도 裏로 入하지도 못하고 腠理에 머물러 正氣와 邪氣가 투쟁하면 寒熱이 往來하고, 또한 膽汁의 저장과 배설에 이상이 생기면, 口苦·咽乾·目眩의 半表半裏證이 나타난다. 和解의 치법을 적용하며 처방은 小柴胡湯을 활용한다.

三陰에 있어서 太陰病의 腹滿吐利는 太陰開의 실조로 인한 脾氣의 運化·升淸의 이상에 의한 병변으로 仲景은 理中湯과 回逆湯의 방제를 적용했다. 厥陰病의 上熱下寒·寒熱錯雜의 증후는 厥陰闔의 氣化 실조로 相火를 藏하지 못한 것이며 烏梅丸을 적용한다. 少陰病은 少陰樞의 실조에 의한 水火未濟로 熱化하여 心煩·失眠의 증후가 나타나거나 혹은 寒化하여 下利淸谷·手足厥逆하는데, 仲景은 黃蓮阿膠湯과 四逆湯의 방제를 적용했다.

若秋는 樞의 기능을 위주로 開闔樞의 관계를 설명하면서 傷寒 太陽證의 병변이 麻黃湯·桂枝湯으로 제거되지 않고 本經에 머물러 있거나 他經에 침입하면 少陽의 樞에 의하여 太陽의 邪氣를 몰아 낼 수 있으니, 小柴胡湯이 太陽證의 중요한 방제가 됨을 제시했다. 즉 少陽의 氣가 主하는 傷寒 3, 9, 15日에 少陽樞에 의하여 太陽의 邪氣를 解表시킨다 했다. 또 傷寒 陽明證의 치료에 있어서도 少陽樞의 기능으로 邪氣를 轉化하거

[66] 《靈樞·根結5》: 太陽為開 陽明為闔 少陽為樞 故開折則肉節瀆而暴病起矣 故暴病者 取之太陽 視有餘不足 瀆者皮肉宛膲而弱也 闔折則氣無所止息而痿疾起矣 故痿疾者 取之陽明 視有餘不足 無所止息者 真氣稽留 邪氣居之也 樞折則骨搖而不安於地 故骨搖者 取之少陽 視有餘不足 骨繇者節緩而不收也 所謂骨繇者搖故也 當窮其本也 … 太陰為開 厥陰為闔 少陰為樞 開折則倉廩無所輸膈洞 膈洞者 取之太陰 視有餘不足 故開折者氣不足而生病也 闔折則氣絶而喜悲 悲者取之厥陰 視有餘不足 樞折則脈有所結而不通 不通者取之少陰 視有餘不足 有結者皆取之不足.

도표 1-4-21. 開闔樞의 병태 및 치료

六經 \ 구분		병태	증상	치료
三陽經	太陽	開折	肉節瀆: 皮肉이 마르고 연약	足太陽의 補瀉
	陽明	闔折 眞氣稽留 胃氣不行	痿病: 하지의 痿軟	足陽明의 補瀉
	少陽	樞折	骨搖: 肢節의 이완, 굴신장애	足少陽의 補瀉
三陰經	太陰	開折 脾失健運 升降失司	膈洞: 不受納, 飧泄	足太陰의 補瀉
	厥陰	闔折 氣絶	悲	足厥陰의 補瀉
	少陰	樞折	脈有所結: 血脈不通	足少陰의 補瀉

나, 太陽開의 기능으로 邪氣를 다스릴 수 있으니 小柴胡湯과 麻黃湯의 처방을 적용할 수 있다고 했다.[67)]

王琦는 傷寒 三陽證의 汗法(汗而解), 瀉法(攻下), 和法(和解)의 치법을 開闔樞의 작용으로 설명했다. 즉 太陽은 開를 主하므로 邪가 太陽에 있으면 汗法으로 解表하고, 陽明은 闔을 主함으로 邪가 陽明에 入하면 瀉法으로 사기를 제거하고, 少陽은 樞를 主함으로 和解法을 적용한다. 이처럼 開闔樞의 氣化는 임상에서 臟腑經絡의 病機와 치법을 설명하는 원리로서 그 중요성이 있다.

2.3. 標本中氣[68)]

六經의 標本中氣는 六氣의 전화규율을 말한다. 여기서 '標'는 표식으로 六經을 말하고, '本'은 本氣로 六氣를 말한다. 中氣(中見)는 표리가 되는 六經의 氣를 의미하는데 少陽과 厥陰, 陽明과 太陰, 太陽과 少陰이 표리의 관계로 상호 中氣가 된다. 中氣는 本氣와 상관 혹은 상반된 氣로 짝을 이루어 六氣가 서로 대응의 관계로 상호 제어하고 협조하여 인체 陰陽의 조화를 유지하는데 의의가 있다. 예로 들면 太陽의 寒은 少陰의 火와 표리로 상호 中氣가 되어 자연과 인체에서 '水火旣濟'를 통한 寒熱의 조화를 유지한다. 곧 "太陽之上 寒氣治之 中見少陰"[69)]의 생리이다.

67) 服上二方(麻黃湯 · 桂枝湯)(邪)尙不能出 或留本經 或侵他經 必藉少陰之樞轉以達太陽之氣而外出也.

68) 《素問 · 至眞要大論74》: 病生於本 余知之矣 生於標者 治之奈何? 岐伯曰 病反其本 得標之病 治反其本 得標之方.

69) 《素問 · 六微旨大論68》

도표 1-4-22. 開闔樞의 이론과 傷寒論의 병태 및 임상운용

區分 六經	開闔樞	部位	所屬 臟腑經絡	氣化特徵	傷寒의 病態	方劑運用	治法
太陽	開	表(陽之表)	膀胱經 小腸經	上行 外達 營衛의 조절	傷風證: 自汗 傷寒證: 無汗	桂枝湯 麻黃湯	汗法
陽明	闔	裏(陽之中)	大腸經 胃經	內行下達 內蓄, 受納	裏熱實證 便結, 汗出	白虎湯 承氣湯類	瀉法
少陽	樞	半表半裏	三焦經 膽經	內外出入 (腠理) 上下往來 (膈膜)	半表半裏證寒熱 往來, 結胸, 陷胸, 口苦, 咽乾, 目眩	小柴胡湯	和法
太陰	開	表(陰之表)	脾經 肺經	散布, 運行	脾氣不升 腹滿吐利	理中湯 回逆湯	
厥陰	闔	裏(陰之裏)	肝經 心包經	內臟, 收斂	寒熱錯雜 相火不藏 上熱下寒	烏梅丸	
少陰	樞	半表半裏 (陰之中)	心經 腎經	水火既濟 · 內含包絡 · 下生脾土 · 上濟肺金 · 下生肝木	虛寒證 水火未濟 心煩,不眠 下利淸穀 手足厥逆	四逆湯 黃連阿膠湯	

[1] 標本中氣의 氣化

六氣의 標本中은 氣化의 대강으로, 《素問 · 至眞要大論》에서 "六氣標本 所從不同"을 從本 · 從標本 · 從中으로 구분했다.[70]

'從本'이라 함은 六經의 기화가 本을 따르는 것으로 標本의 음양 속성이 일치하는 少陽과 太陰이 이에 해당한다. 少陽의 標는 陽이며 本은 相火의 火로서 標本의 속성이 陽으로 同氣가 되므로 그 氣化는 本을 따라 火로 발현되고, 太陰의 標는 陰이며 本은 濕으로서 標本의 속성이 陰으로 同氣가 되므로 그 氣化는 本인 濕을 따른다.

'從標本'이라 함은 六經의 기화가 혹은 標를 따르거나 혹은 本을 따르는 것으로 標本의 陰陽 속성이 상이한 少陰과 太陽이 이에 해당한다. 少陰은 標가 陰이지만 本은 君火로서 標本의 陰陽 속성이 상이하여 그 氣化는 혹은 本을 따라 熱化하거나 혹은 標를 따라 寒化한다. 太陽의 標는

70) 《素問 · 至眞要大論74》: 六氣標本 所從不同 奈何? 岐伯曰 氣有從本者 有從標本者 有不從標本者也 帝曰 願卒聞之 岐伯曰 少陽太陰從本 少陰太陽從本從標 陽明厥陰 不從標本 從乎中也 故從本者 化生於本 從標本者 有標本之化 從中者 以中氣為化也.

陽이며 本은 寒으로서 역시 標本의 陰陽 속성이 상이하여 本을 따라 寒化하거나 혹은 標를 따라 熱化한다.

'從中'이라 함은 六經의 기화가 中氣를 따르는 것으로 陽明과 厥陰이 이에 해당한다. 陽明燥의 기화는 表裏가 되는 太陰濕을 따라 濕化(燥從濕化)하고, 厥陰風은 表裏가 되는 少陽相火를 따라 風氣가 火로 化하는데, 이를 從中이라고 한다.

張介賓은 六經이 모두 표리의 관계로 상호 中氣가 되는데, 少陽 · 太陰 · 少陰 · 太陽이 中氣를 따라 化하지 않는 이유는 少陽火는 厥陰木이 中氣이나 木火同氣로서 '木從火化'하고, 太陰濕土의 中氣는 陽明燥金이나 土金相生으로 '燥從濕化'하므로 從本한다고 했다. 그러나 木火同氣 · 土金相生의 관계에서 오직 '木遇火'하면 木從火化하고, '金遇土'하면 燥從濕化하는 이치를 "水流濕 火就燥"의 同氣相求로 설명했다. 또 少陰과 太陽은 상호 中氣가 되나 少陰의 中氣인 寒과 太陽의 中氣인 熱의 속성은 각각 標의 속성과 일치하기 때문에 標本의 陰陽 속성이 상이한 少陰과 太陽은 그 氣化가 從標本이 합당하다고 했다.

한편 松下見林은 太陰濕土 · 少陽相火 · 少陰君火 · 太陽寒水의 4經은 標本의 같음과 차이를 論했으나, 陽明과 厥陰은 밝히지 않았음을 지적하면서 厥陰은 '標陰而本陽', 陽明은 '標陽而本陰'으로 標本이 다르다고 했다. 이에 기초하면 厥陰 · 陽明 역시 標本의 속성이 상이하기 때문에 그

도표 1-4-23. 六經의 標本中氣 및 從化

六經	標	中氣	本	從化
太陽寒水	太陽	少陰	寒	從標本
陽明燥金	陽明	太陰	燥	從中
少陽相火	少陽	厥陰	相火	從本
太陰濕土	太陰	陽明	濕	從本
少陰君火	少陰	太陽	君火	從標本
厥陰風木	厥陰	少陽	風	從中

氣化는 혹은 從標 혹은 從本한다고 할 수 있다. 따라서 厥陰과 陽明의 從中氣의 氣化는 절대적인 법칙으로 볼 수는 없다.

임상적으로 六經의 從本·從標·從中의 氣化는 六經病 발생의 본말과 치료의 법칙을 세우는 기본이 된다. 예를 들어 太陽의 氣化는 從本·從標하므로 그 병변은 從本하면 寒象으로 나타나고, 從標하면 熱象로 나타난다. 이를《素問·六微旨大論》에서 "標本不同 氣應異象"이라고 했다. 따라서 疾病의 발생과 치법에 있어서 本에서 生한 경우 그 本氣의 성쇠를 살피며, 標에서 生한 경우 그 標氣, 中氣를 따라 발생한 경우 그 中氣의 성쇠를 살펴서 치료의 원칙을 설정해야 한다.[71]

이처럼 標本中氣는 六經의 氣化를 설명하는 원리로 臟腑經絡의 생리·병리·진단·치료에 있어 일정한 의의가 있다.[72]

3. 육경의 기화

六經은 六氣의 전화를 제어하여 臟腑의 생리를 조절하는 중요한 의의를 지니고 있다.

3.1. 司化經과 從化經

六經은 氣化의 형식에 근거하여 司化經과 從化經으로 구분된다. 司化經은 六經의 六氣 속성과 臟腑의 五行 속성이 상응하는 經脈으로 五行 속성에 상응하는 장부의 기능을 주도하고, 從化經은 六經의 六氣 속성과 臟腑의 五行 속성이 상반 또는 상성의 관계에 있는 經脈으로 臟腑의 五行 속성을 제어하여 그 편성을 방지한다.

예를 들면 少陰經은 手少陰心經과 足少陰腎經으로 구분된다. 手少陰心經은 少陰火와 心火의 속성이 상응하는 司化經이고, 足少陰腎經은 少

71)《素問·至眞要大論74》: 是故百病之起 有生於本者 有生於標者 有生於中氣者 有取本而得者 有取標而得者 有取中氣而得者 有取標本而得者 有逆取而得者 有從取而得者 逆 正順也 若順 逆也 故曰 知標與本 用之不殆 明知逆順 正行無問 此之謂也 不知是者 不足以言診 足以亂經 … 夫標本之道 要而博 小而大 可以言一而知百病之害 言標與本 易而勿損 察本與標 氣可令調 明知勝復 為萬民式 天之道畢矣.

72) 張隱庵說: 六臟六腑配合十二經脈 十二經脈以應三陰三陽之氣; 臟腑經絡 不必本氣興衰 而能爲其病 六氣互相干而爲病也.

도표 1-4-24. 司化經과 從化經

司化經	手陽明 大腸經	足太陰 脾經	手少陰 心經	足太陽 膀胱經	手少陽 三焦經	足厥陰 肝經
從化經	足陽明 胃經	手太陰 肺經	足少陰 腎經	手太陽 小腸經	足少陽 膽經	手厥陰 心包經

陰火와 腎水의 속성이 상반되는 從化經이다. 이로 미루어 생각하면 足太陽膀胱經·足厥陰肝經·足太陰脾經·手少陽三焦經·手陽明大腸經·手少陰心經의 六經은 司化經으로 이를 '司化6經'이라고 한다. 從化經은 手太陽小腸經·手厥陰心包經·手太陰肺經·足少陽膽經·足陽明胃經·足少陰腎經의 六經으로 이를 '從化6經'이라고 한다.

3.2. 六經의 六氣 幷統

六經은 각각 주관하는 본래의 氣가 있으나 手足의 同名經으로 구성되어, 水火·燥濕·風火의 기운을 아울러 다스린다. 이를 六氣의 幷統이라고 한다.[73)]

太陽經은 寒水의 氣를 주관하나, 手足의 太陽經으로 구성되어 水火의 기운을 겸치(兼治)한다. 즉 太陽經은 足太陽膀胱經의 膀胱水와 手太陽小腸經의 小腸火의 氣化를 함께 다스려 水火의 기운을 조절한다.[74)] 이는 坎卦(☵)의 象이 水를 상징하나 그 속에 一陽(火)의 기운이 내재하는 이치에 상응한다.

陽明經은 燥金의 氣를 주관하나, 手足의 陽明經으로 구성되어 燥濕의 기운을 겸하여 다스린다. 즉 陽明經은 足陽明經胃經의 胃濕과 手陽明大腸經의 大腸燥의 氣化를 함께 다스려 燥濕의 기운을 조절한다.[75)]

少陽經은 相火의 氣를 주관하나, 手足의 少陽經으로 구성되어 風木의 기운을 겸하여 다스린다. 즉 手少陽三焦經의 三焦火와 足少陽膽經의 膽風의 氣化를 함께 다스려 相火와 風의 기운을 조절한다.[76)] 이는 離卦(☲)가 火를 상징하나 一陰(水)의 기운을 내포하고 있는 卦象의 이치에 상응한다.

太陰經은 濕土의 氣를 주관하나, 手足의 太陰經으로 구성되어 燥金의 기운을 겸하여 다스린다. 즉 足太陰脾經의 脾濕과 手太陰肺經의 肺燥의 氣化를 함께 다스려 燥濕의 기운을 조절한다.[77)]

少陰經은 君火의 氣를 주관하나, 手足의 少陰經으로 구성되어 水火의 기운을 겸하여 다스린다. 즉 手少陰心經의 心火와 足少陰腎經의 腎水의 氣化를 함께 다스려 水火의 기운을 조절한다.[78)]

73)《素問·六微旨大論68》: 太陽之上 寒氣治之 中見少陰 陽明之上 燥氣治之 中見太陰 少陽之上 火氣治之 中見厥陰 太陰之上 濕氣治之 中見陽明 少陰之上 熱氣治之 中見太陽 厥陰之上 風氣治之 中見少陽.

74)《侶山堂類辯問·辯臟腑陰陽》: 太陽之上 寒水主之 而有巨陽之陽.

75)《侶山堂類辯問·辯臟腑陰陽》: 陽明之上 燥氣治之 而胃合太陰之濕.

76)《侶山堂類辯問·辯臟腑陰陽》: 少陽之上 火氣治之 而有甲木之風.

77)《侶山堂類辯問·辯臟腑陰陽》: 太陰之上 濕氣治之 而有肺金之燥.

78)《侶山堂類辯問·辯臟腑陰陽》: 少陰之上 君火主之 而有腎臟之水.

厥陰經은 風木의 氣를 주관하나, 手足의 厥陰經으로 구성되어 風火의 기운을 겸하여 다스린다. 즉 足厥陰肝經의 肝風과 手厥陰心包經의 包絡相火의 氣化를 함께 다스려 風과 相火의 기운을 조절한다.[79)]

79)《侶山堂類辯問 · 辯臟腑陰陽》: 厥陰之上 風氣治之 而有包絡之火.

3.3. 六經의 氣化 생리

六經은 同名經과 表裏經의 氣化를 통해 체내 水火旣濟 · 燥濕相濟 · 風火相生의 항상성을 조절하여 장부의 정상적 생리활동을 유지한다.

1 水火旣濟의 생리

水火의 旣濟는 太陽經과 少陰經의 기화에 의한 寒熱의 조절을 의미한다.

❶太陽經의 同名經에 의한 水火旣濟

太陽經은 寒水가 본 氣로 司化經인 足太陽膀胱經은 太陽의 寒水와 膀胱의 水가 같은 기운(同氣)으로 감응하므로 膀胱은 寒水의 기화로 소변의 저장과 배출의 기능을 발휘한다. 한편 從化經인 手太陽小腸經의 小腸火는 太陽의 寒水의 제약을 받아(熱從寒化)하여, 그 火性이 편성하지 않고, 또 小腸火는 膀胱水를 溫養하여 臟腑의 寒性이 편성하지 않도록 한다. 이는 足太陽膀胱經과 手太陽小腸經이 同名經으로 經氣가 상통하기 때문이다. 이처럼 太陽經은 膀胱水와 小腸火의 기운을 함께 다스려 水火旣濟를 이루므로 膀胱과 小腸의 생리가 발휘되도록 한다.

❷少陰經의 同名經에 의한 水火旣濟

少陰經은 君火가 본 氣로 司化經인 手少陰心經은 少陰의 火와 心火가 同氣로 감응하므로 心은 君火의 기화로 血行의 추동과 神明의 기능을 발휘한다. 한편 從化經인 足少陰腎經의 腎水는 少陰의 火의 제약을 받아(寒從熱化) 寒氣가 편성하지 않고, 또 腎水는 少陰火를 제어하여 心火가 편성하지 않도록 한다. 이는 手少陰心經과 足少陰腎經이 同名經으로 經氣가 상통하기 때문이다. 이처럼 少陰經은 心火와 腎水의 기운을 함께 다스려 水火旣濟를 이룸으로써 心과 腎의 생리를 발휘하게 한다.

❸太陽經과 少陰經의 表裏에 의한 水火旣濟

太陽經은 少陰經과 表裏經의 관계로 水火의 旣濟를 이루어 표리 臟腑

의 생리를 조절한다. 즉 足少陰腎經의 熱化는 足太陽膀胱經의 膀胱水를 제어하고, 반대로 膀胱水는 足少陰腎經의 熱化를 조절하는 水火의 旣濟로 腎과 膀胱의 기능이 정상적으로 발휘되도록 한다. 또한 手少陰心經의 心火는 手太陽小腸經의 寒化를 제어하고, 역으로 手太陽小腸經의 寒化는 心火를 조절하여 心과 小腸의 기능이 발휘되도록 한다.

이상에서 少陰經과 太陽經은 각각 同名經의 관계에서 心과 腎, 小腸과 膀胱의 水火旣濟를 조절하고, 또 表裏經의 관계로 心과 小腸, 腎과 膀胱의 水火旣濟를 조절함을 알 수 있다. 이는 太陽經과 少陰經의 '從本從標'의 기화특성과 "太陽之上 寒氣治之 中見少陰 … 少陰之上 熱氣治之 中見太陽"의 생리를 반영하는 것이다.[80]

80)《素問 · 至眞要大論74》: 六氣標本 所從不同 奈何? …少陰太陽從本從標.《素問 · 六微旨大論68》: 太陽之上 寒氣治之 中見少陰 … 少陰之上 熱氣治之 中見太陽.

2 燥濕相濟의 생리

燥濕의 相濟는 陽明經과 太陰經의 기화에 의한 燥濕의 조절을 의미한다.

❶陽明經의 同名經에 의한 燥濕相濟

陽明經은 燥性이 본 氣로 司化經인 手陽明大腸經은 陽明의 燥金과 大腸의 金이 同氣로 감응하여 大腸은 燥金의 속성으로 대변의 수분을 흡수

도표 1-4-25. 자연계와 인체의 水火旣濟

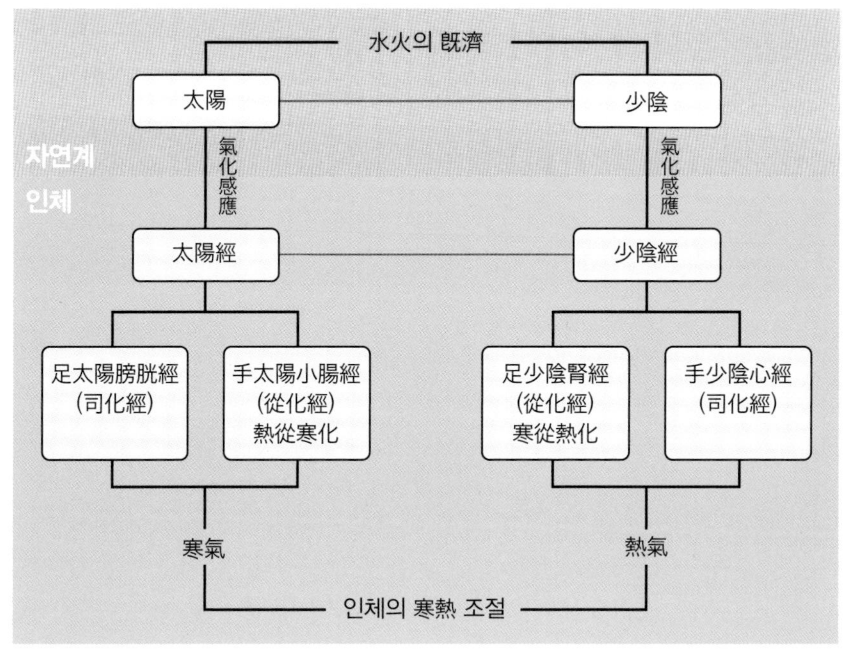

한다. 아울러 從化經인 足陽明胃經의 胃濕은 陽明의 燥性을 따라 '濕從燥化'하여 胃의 濕氣가 항진되지 않고, 또 大腸의 燥性은 胃濕의 滋潤을 얻어 지나치게 乾燥하지 않게 된다.

이는 手陽明大腸經과 足陽明胃經이 同名經으로 經氣가 상통하기 때문이다. 이처럼 陽明經은 大腸燥와 胃濕의 기운을 겸하여 다스리는 燥濕의 相濟를 통하여 大腸과 胃의 생리가 정상적으로 발휘되도록 한다.

❷太陰經의 同名經에 의한 燥濕相濟

太陰經은 濕性이 본 氣로 司化經인 足太陰脾經은 太陰의 濕土와 脾의 濕氣가 同氣로 감응하여 脾는 濕土의 기화로 運化의 기능을 발휘하게 된다. 아울러 從化經인 手太陰肺經의 肺燥는 太陰의 濕의 제약을 받아(燥從濕化) 그 燥性이 偏見하지 않고, 또 脾濕은 肺金을 자윤하여 燥性이 항진되지 않도록 한다.

이는 足太陰脾經과 手太陰肺經이 同名經으로 經氣가 상통하기 때문이다. 이처럼 太陰經은 脾濕과 肺燥의 기운을 통괄하는 燥濕의 相濟로 脾와 肺의 정상적 생리가 발휘되도록 한다.

도표 1-4-26. 자연계와 인체의 燥濕相濟

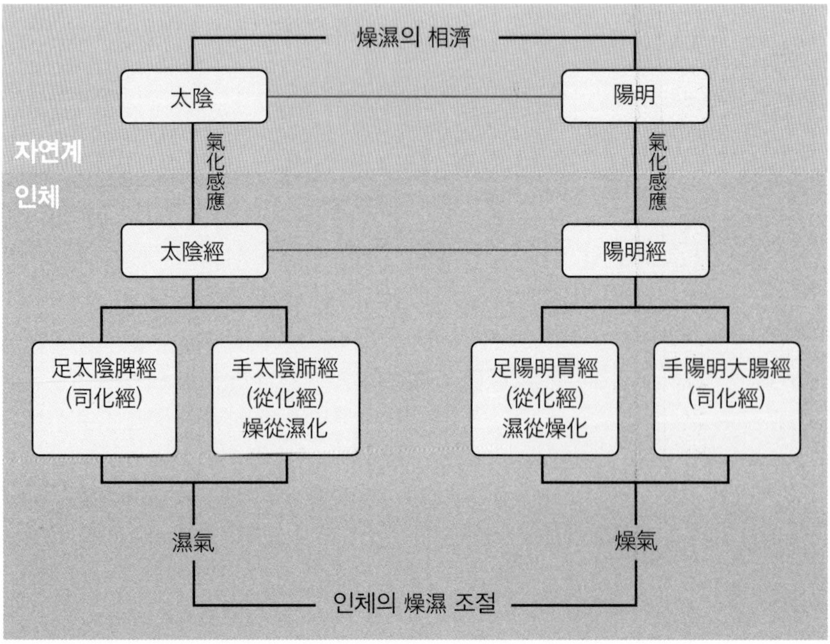

❸陽明經과 太陰經의 表裏에 의한 燥濕相濟

陽明經과 太陰經은 表裏經의 관계로 燥濕의 相濟를 이루어 표리 臟腑의 생리를 조절한다. 즉 足陽明胃經의 燥化는 足太陰脾經의 脾濕을 제어하여 濕이 偏盛하지 않게 하고, 또 脾濕은 足陽明胃經의 燥化를 조절하여 脾와 胃의 기능이 발휘되도록 한다. 또한 手陽明大腸經의 大腸의 燥性은 手太陰肺經의 濕化를 제어하고, 역으로 手太陰肺經의 濕化는 大腸의 燥性을 조절하여 肺와 大腸의 정상적 기능이 발휘되도록 한다.

이상에서 陽明經과 太陰經은 각각 同名經의 관계에서 大腸과 胃, 肺와 脾의 燥濕相濟를 조절하고, 또 表裏經의 관계로 大腸과 肺, 胃와 脾의 燥濕相濟를 조절함을 알 수 있다. 이것이 "陽明之上 燥氣治之 中見太陰 … 太陰之上 濕氣治之 中見陽明"[81]의 생리이며, 太陰經의 '從本'의 특성을 반영하는 것이다.

81) 《素問 · 六微旨大論68》

③ 風火相生의 생리

風火의 相生은 厥陰經과 少陽經은 同名經의 기화에 의한 風火를 조절한다.

❶厥陰經의 同名經에 의한 風火相生

厥陰經은 風木이 본 氣로 司化經인 足厥陰肝經은 厥陰의 風과 肝의 木이 同氣로 감응하므로 肝은 風木의 기화로 條達/疏泄의 기능을 발휘한다. 아울러 從化經인 手厥陰心包經의 包絡의 相火가 厥陰의 風의 도움을 받아(火從風化) 相火를 淸泄하여 편성하지 않게 하고, 또 肝의 風氣는 包絡의 相火의 전신 유행을 촉진한다.

이는 足厥陰肝經과 手厥陰心包經이 同名經으로 經氣가 상통하기 때문이다. 이처럼 厥陰經은 肝風과 包絡相火를 통괄하는 風火의 相生으로 肝과 心包의 정상적 생리를 유지하도록 한다.

❷少陽經의 同名經에 의한 風火相生

少陽經은 相火가 본 氣로 司化經인 手少陽三焦經은 少陽의 相火와 三焦의 相火가 同氣로 감응하므로 三焦는 元氣의 別使가 되어 火의 전신 유행을 돕는다. 아울러 從化經인 足少陽膽經의 膽風은 少陽의 相火의 도움을 받아(風從火化) 담즙의 배설을 원활하게 하며, 또 膽의 風氣는 三焦의 相火를 疏泄하여 相火가 妄動하지 않도록 한다.

이는 足少陽膽經과 手少陽三焦經이 同名經으로 經氣가 상통하기 때문이다. 이처럼 少陽經은 包絡의 相火와 膽의 風氣를 통괄함으로써 三焦와 膽의 風火의 相生을 조절하여 三焦와 膽의 정상적 생리활동을 가능하게 한다.

❸厥陰經과 少陽經의 表裏에 의한 風火相生

厥陰經과 少陽經은 表裏經의 관계로 風火의 相生을 이루어 표리 臟腑의 생리를 조절한다. 즉 足厥陰肝經의 風性은 足少陽膽經의 熱化를 제어하고, 또 足少陽膽經의 熱化는 足厥陰肝經의 肝陽의 발생을 도와 肝과 膽의 정상적 기능이 발휘되도록 한다. 또한 手厥陰心包經의 風化는 手少陽三焦經의 火性을 清泄하고, 역으로 手少陽三焦經의 火性은 手厥陰心包經의 風化를 도와 三焦와 心包의 정상적 기능이 발휘되도록 한다.

이상에서 厥陰經과 少陽經은 각각 同名經의 관계에서 心包와 肝, 三焦와 膽의 風火相生을 조절하고, 또 表裏經의 관계로 心包와 三焦, 肝과 膽

도표 1-4-27. 자연계와 인체의 風火相生

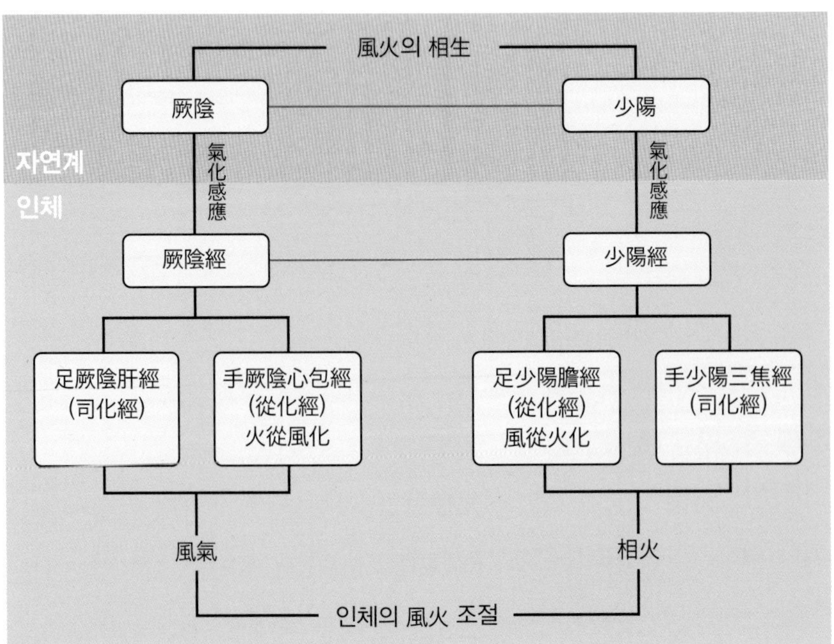

의 風火相生의 조화를 유지함을 알 수 있다. 이것이 "厥陰之上 風氣治之 中見少陽 … 少陽之上 相火治之 中見厥陰"[82]의 氣化생리이며, 少陽經의 '從本'의 기화특성을 반영하는 것이다.

82) 《素問 · 六微旨大論68》: 太陽之上 寒氣治之 中見少陰.

3.4. 六經의 氣化 병태

六經의 氣化는 寒과 熱, 燥와 濕, 風과 火의 항상성을 조절하여 臟腑의 정상적 생리활동을 유지한다. 예를 들어 手太陰肺經은 肺의 燥氣가 太陰의 濕으로 氣化하는 燥濕의 相濟를 유지하여 肺가 燥나 濕에 손상되지 않고, 足陽明胃經은 胃의 濕氣가 陽明의 燥로 氣化하는 燥濕의 相濟를 유지함으로써 胃가 濕과 燥에 손상되지 않고 정상적 생리를 발휘하게 된다. 그러나 六經氣化의 실조는 체내 六氣, 즉 風 · 火(熱) · 濕 · 寒 · 燥의 偏盛에 의한 병증을 야기하는데, 외부 六淫의 邪氣와 구별하여 '內生五邪'[83]라 한다. 內生五邪에 의한 병증의 특성은 다음과 같다.

83) 12經脈의 氣化 실조로 인한 체내 六氣의 偏盛을 말하는데, 外邪의 六淫에 의한 병증과 구별하여 '內生五邪' 혹은 '內生五氣'라고 한다.

'內風'은 厥陰經의 기화실조로 인한 肝風의 內動으로 動搖 · 抽搐 · 震顫 · 眩暈의 증상을 특징으로 한다. '內寒'은 太陽經의 기화실조로 腎陽이 虛衰하여 溫煦의 기능이 저하되는 寒從中生의 虛寒性 병태를 말하며 생리활동의 감퇴와 形寒肢冷 · 畏寒喜溫의 증상이 특징이다. '內濕'은 太陰經의 기화실조로 水濕과 痰濁이 형성되는 濕濁內生의 병태로 腹脹 · 胸悶 · 嘔惡 · 便溏 · 小便不利 · 浮腫의 증상이 위주가 된다. '內燥'는 陽明經의 기화실조로 인한 津傷化燥로 津液이 부족한 병태이며 乾燥 · 枯澁의 증상이 위주가 된다. '內火(內熱)'은 少陰經이나 少陽經의 기화실조로 인한 火熱內生으로 기능항진 혹은 五志의 편성 혹은 陰虛火旺의 병태를 말한다. 高熱 · 面紅 · 口渴喜冷 · 便結 · 脈數 등의 實熱證候와 五心煩熱 · 骨蒸潮熱 · 失眠 · 盜汗 · 咽乾 · 脈細數 등의 虛火證候로 구분된다.

또한 《素問 · 五運行大論》에서는 六氣의 생리적 특성을 燥는 건조하고, 暑는 훈증하고, 風은 동요시키고, 濕은 滋潤하고, 寒은 凝固하고, 火는 溫暖하게 한다고 했고, 병리적으로는 燥가 勝하면 乾燥하게 되고, 暑가 勝하면 發熱하고, 風이 勝하면 動搖하고, 濕이 勝하면 濕潤/濡泄하고, 寒이 勝하면 凍裂하고, 火가 勝하면 固化한다고 했다. 이는 六氣의 생리와

도표 1-4-28. 六經의 病機와 內生五邪의 病證(素問 · 至眞要大論)

六經	五臟主病	六氣主病	內生五邪의 病證
厥陰風木	諸風掉眩皆屬於肝	諸暴强直皆屬於風	肝風內動: 動搖, 抽搐, 震顫, 眩暈
太陽寒水	諸寒收引皆屬於腎	諸病水液澄澈淸冷皆屬於寒	寒從中生: 形寒肢冷, 畏寒喜煖
陽明燥金	諸氣膹鬱皆屬於肺		津傷化燥: 乾燥不潤, 枯澁
太陰濕土	諸濕腫滿皆屬於脾	諸痙項强皆屬於濕	濕濁內生: 腹脹, 便糖, 胸悶, 嘔惡, 小便不利, 水腫
少陰君火 少陽相火	諸痛痒瘡皆屬於心	諸脹腹大皆屬於熱 諸病有聲鼓之如鼓皆屬於熱 諸轉反戾水液渾濁皆屬於熱 諸嘔吐酸暴注下迫皆屬於熱 諸熱瞀瘛皆屬於火 諸禁鼓慄如喪神守皆屬於火 諸逆衝上皆屬於火 諸躁狂越皆屬於火 諸病浮腫疼酸驚駭皆屬於火	火熱內生 ①實熱證候: 壯熱, 面紅, 口渴喜冷, 大便秘結, 脈數 ②虛火症候: 五心煩熱, 骨蒸潮熱, 失眠, 盜汗, 咽乾, 脈細數

병태 특징을 이해하는 근거로서 중요한 의미가 있다.[84] 나아가 《素問 · 至眞要大論》에서는 病機의 특성을 六氣의 속성에 기초하여 [도표 1-4-28]와 같이 상세하게 설명했다.[85] 한편 尹吉榮은 五臟의 기능 활동을 오종세력으로 규정하고, 六氣와의 관계를 肝氣活動의 發生機能은 風, 心氣活動의 推進機能은 熱, 脾氣活動의 統合機能은 濕, 肺氣活動의 抑制機能은 燥, 腎氣活動의 沈靜機能은 寒의 속성으로 나타난다고 설명하기도 했다.

제5절 六經의 分證과 《傷寒論》

六經은 《傷寒論》에서 辨證論治의 綱領으로 病變의 부위와 성질, 傳變의 규율 및 치료의 大法을 판단하는 이론적 근거가 된다. 傷寒病의 傳變 규율은 일반적으로 表(淺)에서 裏(深)로 전이되므로 外感의 邪氣는 먼저 인체의 表를 주관하는 太陽經을 침범한다. 六淫의 邪가 太陽經으로 침입하는 것을 太陽病이라고 하고, 太陽經의 氣는 外表를 主하므로 脈이 이

84) 《素問 · 五運行大論67》: 燥以干之 暑以蒸之 風以動之 濕以潤之 寒以堅之 火以溫之 故風寒在下 燥熱在上 濕氣在中 火遊行其間 寒暑六入 故令虛而生化也 故燥勝則地乾 暑勝則地熱 風勝則地動 濕勝則地泥 寒勝則地裂 火勝則地固矣.

85) 《素問 · 至眞要大論74》: 願聞病機何如? 岐伯曰 諸風掉眩皆屬於肝 諸寒收引皆屬於腎 諸氣膹鬱皆屬於肺 諸濕腫滿皆屬於脾 諸熱瞀瘛皆屬於火 諸痛痒瘡皆屬於心 諸厥固泄皆屬於下 諸痿喘嘔皆屬於上 諸禁鼓慄如喪神守皆屬於火 諸痙項强皆屬於濕 諸逆衝上皆屬於火 諸脹腹大皆屬於熱 諸躁狂越皆屬於火 諸暴强直皆屬於風 諸病有聲鼓之如鼓皆屬於熱 諸病胕腫痛酸驚駭皆屬於火 諸轉反戾水液渾濁皆屬於熱 諸病水液澄澈淸冷皆屬於寒 諸嘔吐酸暴注下迫皆屬於熱.

에 상응하여 太陽病의 脈象이 浮하게 된다.

《素問 · 熱論》에서는 傷寒病의 傳變을 太陽→陽明→少陽→太陰→少陰→厥陰의 순서로 '傷寒一日 巨陽受之', '二日陽明受之', '三日少陽受之', '四日太陰受之', '五日少陰受之', '六日厥陰受之'의 규율을 제시했다. 그러나 이는 傳變의 일반 규율을 말한 것으로 고정된 日數가 아니다. 환자마다 모두 이 순서에 따라 傳變하거나 일정한 시간에 傳經된다고 할 수 없다. 반드시 환자의 구체적인 병증에 근거하여 어느 經의 병증인가를 판단해야 한다.

또《素問 · 熱論》[86]에서는 최초로 傷寒病의 六經分證을 經脈의 분포와 연계에 근거하여 설명했다. 즉 外感의 邪氣를 感受한 1일에 전신의 表를 主하는 太陽經을 침범하면 그 經脈은 頭項에서 등뼈를 끼고(挾脊) 허리에 이르므로(抵腰中) 頭項痛과 腰脊强의 증상이 나타난다. 2일차에 陽明經을 침입하면 陽明은 肌肉을 主하고 그 經脈은 '挾鼻絡於目'하므로 身熱 · 目痛 · 鼻乾하고 不得臥한다. 3일차에 少陽經을 침입하면 少陽은 膽脈으로 '循脇絡於耳'하므로 胸脇痛과 耳聾이 발생한다. 4일차에 太陰經을 침입하면 太陰은 그 經脈이 胃中에 分布하고 嗌(인후)을 연락하므로 腹滿하고 嗌乾한다. 5일차에 少陰經을 침입하면 少陰經은 '貫腎絡於肺系舌本'하므로 口燥 · 舌乾하고 渴症이 있다. 6일차에 厥陰經을 침입하면 厥陰脈은 '循陰器而絡於肝'하므로 煩滿하고 囊縮의 증상이 나타난다. 이처럼 傷寒의 六經 分證은 足六經의 분포와 연계하여 그 증상을 설명했다.

86) 《素問 · 熱論31》: 傷寒一日 巨陽受之 故頭項痛腰脊强. 二日陽明受之 陽明主肉 其脈挾鼻絡於目 故身熱目疼而鼻於 不得臥也. 三日少陽受之 少陽主膽 其脈循脅絡於耳 故胸脅痛而耳聾. 三陽經絡皆受其病 而未入於藏者 故可汗而已. 四日太陰受之 太陰脈布胃中絡於嗌 故腹滿而嗌干. 五日少陰受之 少陰脈貫腎絡於肺 系舌本 故口燥舌干而喝. 六日厥陰受之 厥陰脈循陰器而絡於肝 故煩滿而囊縮. 三陰三陽 五藏六府皆受病 榮衛不行 五藏不通則死矣.

한편《傷寒論》에서의 '針足陽明', '先刺風池 風府', '刺期門', '灸少陰七壯'의 기술은 經脈에 대한 분명한 인식이 있었음을 시사하며, 成無己는 "太陽膀胱經也 太陽經邪熱不解 隨經入府 爲熱結膀胱"이라고 하여, 太陽病을 膀胱經과 연계하여 설명했다.[87] 나아가 宋代의 朱肱은 "治傷寒 先須識經絡 不識經絡 觸途冥行 不知邪氣之所在"[88]라고 하여, 傷寒病의 치료에 있어서 經絡의 인식이 중요함을 강조했다. 이는《傷寒論》의 六經辨證이 經脈의 六經體系에 기초하고 있음을 시사하는 것이다.

87) 成無己,《注解傷寒論》人民衛生出版社, 1996. p.93.

88) 朱肱 著, 권건혁 譯,《國譯活人書》, 반룡출판사, 1999. p.2.

이상에서《素問 · 熱論》의 六經分證은《傷寒論》의 六經辨證과 기본적으로 그 구조를 같이하며, 六經分證이《傷寒論》의 저술에 많은 영향을 미쳤음을 알 수 있다. 그러나《傷寒論》의 傷寒病이 六淫에 의한 일체의 外感病을 총칭하는 넓은 의미이든 혹은 六淫 가운데 寒邪에 의한 병변만을 지칭하든 六淫의 邪氣는 '內生五邪'에 의하여도 발생하므로《傷寒論》은 인체 질환의 辨證論治의 강령으로서 그 진정한 의의가 있을 것이다.[89]

89)《素問 · 熱論31》에 '今夫熱病者 皆傷寒之類也'라 했고,《難經 · 58難》에서 '傷寒有五 有中風 有傷寒 有濕溫 有熱病 有溫病'으로 구분했다. 이에 대하여 張隱庵은 '夫傷寒之邪 皆感天地六氣 故當於吾身之六氣承之 病在六氣 而六經之經脈應之 此人與天地之氣相合者也'라고 하여, 傷寒은 六氣의 병으로 經脈이 매개하는 것으로 해석했다.

한편 六經의 표리는 三陽經의 경우 太陽은 表中의 表, 少陽은 表中의 半表裏, 陽明은 表中의 裏가 된다. 또 三陰經의 太陰은 裏中의 表, 少陰은 裏中의 半表裏, 厥陰은 裏中의 裏를 말한다. 治法은 病邪가 表에 있으면 發汗解表하고 裏에 있으면 瀉下하고 半表半裏에 있으면 和解法을 사용한다.

도표 1-4-29.《素問 · 熱論》의 六經分證과《傷寒論》의 六經病證의 비교

구분	素問 · 熱論		傷寒論
	病證	經脈과 그 分布	病證(강령)
太陽	頭項痛, 腰脊强	足太陽膀胱經	脈浮, 頭項强痛, 惡寒
陽明	身熱, 目疼, 鼻乾, 不得臥	其脈俠鼻 絡於目(主肉)	身熱, 自汗出, 不惡寒而惡熱
少陽	胸脇痛, 耳聾	其脈循脇 絡於耳(主膽)	口苦, 咽乾, 目眩
太陰	腹滿, 嗌乾	太陰脈布胃中 絡於嗌	腹滿而吐, 食不下, 自利, 嗌乾, 時腹自痛
少陰	口燥, 舌乾, 渴	少陰脈 貫腎絡於肺 繫舌本	欲吐不吐, 心煩, 欲寐, 自利而渴
厥陰	煩滿, 囊縮	厥陰脈 循陰器 絡於肝	消渴, 氣上撞心, 心中疼熱飢而不欲食, 食則吐蚘

제2편

각론

각론에서는 五臟 기능계를 중심으로 臟腑와 經絡의 통합적 관점에서 생리 · 병리 · 진단 · 치료의 원리를 연구한다.

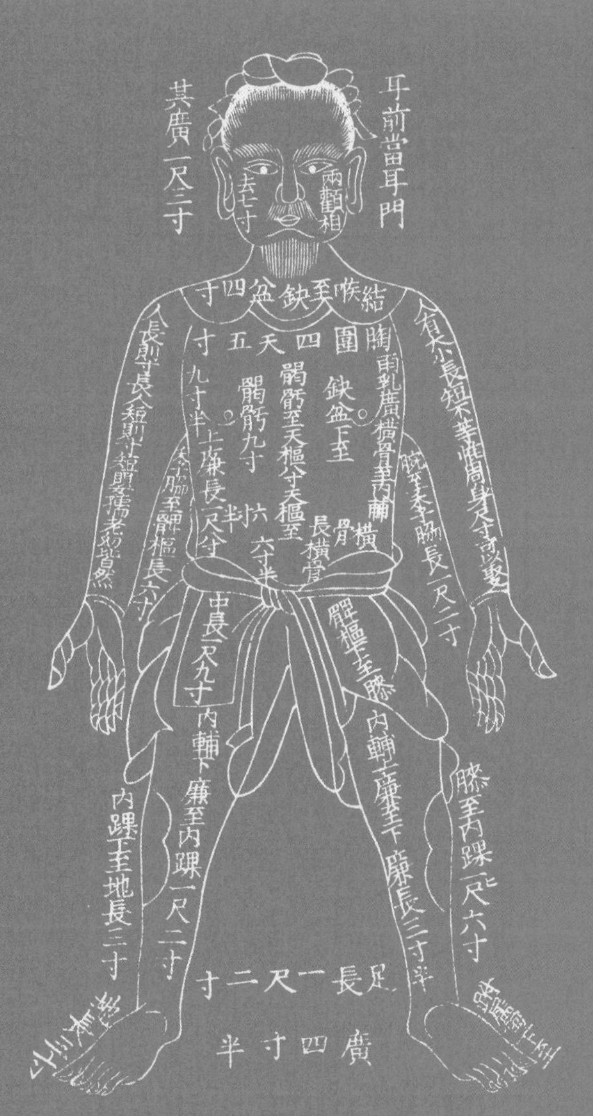

*경혈가는 《의학입문》을 근거로 했다.

제1장

肺機能系는 五行의 金과 六氣의 太陰濕 · 陽明燥의 속성을 바탕으로 肺 · 大腸의 생리, 병태 및 임상 원리를 체계화한 계통이다.

肺機能系
(Pulmonary Systems)

The aims of the lesson

▶肺의 생리, 병태 및 그 상변수와의 관계를 파악한다.

▶大腸의 생리와 병태를 이해한다.

▶肺經과 大腸經의 기화 · 유주 · 병후를 분석하고 생리적 · 임상적 의의를 설명한다.

▶肺와 大腸의 경락계통을 이해한다.

제1절 肺(Lung)

1. 肺의 개설

肺는 호흡기계의 대표적 장기로 한의학에서 '燥金之臟'이라 한다. 이는 肺氣가 燥(六氣)와 金(五行)의 속성으로 宣發하고 肅降의 특성을 발휘하기 때문이다. 이러한 특성은 肺의 생리 · 병리 · 진단 · 치료를 설명하는 핵심이 된다.

肺氣의 宣發 · 肅降의 특성은 가을(秋)에 청량하고 건조한 기후로 수분이 발산하고 기운이 하강하여 사물을 收斂하고 凋落하게 하는 '收'의 현상과 통하므로 肺를 '通於秋氣'라고 한다.[1] 또 肺의 기운은 질량의 면에서 가을에 陰氣가 비로소 발생하여 적은 상태인 '陰中의 少陰'에 해당하고, 그 세력의 진행은 여름의 왕성한 陽氣가 쇠퇴하면서 陰氣가 발전해 가는 '陽中의 少陰'으로 관찰된다.[2]

《黃帝內經》에서 '肺는 相傅之官으로 治節이 나온다.'고 하는데, 이는 肺가 흉중의 제일 높은 곳에 위치하여 心君을 도와 다양한 생리를 조절하는 역할을 재상에 비유한 것이다. 여기서 相傅의 관직은 임금을 보필하는 재상을 말하며, 治節은 肺의 기능에 대한 고도의 개괄로서 호흡과 순환, 衛氣의 산포, 진액의 수포와 배설 등 다양한 조절작용을 의미한다.[3]

肺는 鼻 · 皮 · 涕 · 體毛 · 魄 · 憂 · 悲 · 聲音 · 胸部와 유기적인 관계에 있으며, 이들은 肺의 상태를 반영하는 진단의 기본 단위로서 象變數가 된다. 나아가 燥氣 · 辛味 · 白色 · 商音과 桃 · 杏 · 稻 · 馬 · 鷄의 음식은 金의 속성으로 肺의 정기를 기르므로 肺의 섭생은 물론 肺病의 치료에 중요하다.[4]

한편 肺의 經脈은 太陰濕의 氣化를 조절하므로 手太陰肺經이라 하고, 陽明燥의 氣化를 주관하는 手陽明大腸經과 표리로 체내의 燥濕을 조절한다.[5]

1) 《素問 · 六節臟象論9》: 肺者 … 爲陽中之太陰 通於秋氣.《素問 · 五常政大論70》: 審平之紀 收而不爭 殺而無犯 五化宣明 其氣潔 其性剛 其用散落 其化堅斂 其類金 其政勁肅 其候淸切 其令燥 其藏肺 肺其畏熱.

2) 《靈樞 · 九針十二原1》: 陽中之少陰 肺也.《靈樞 · 陰陽繫日月41》: 肺爲陰中之少陰.

3) 《素問 · 靈蘭秘典論8》: 肺者 相傅之官 治節出焉.《類經 · 臟象類》: 肺與心 皆居膈上 位高近君 猶之宰輔 古稱相傅之官.《類經》: 肺主氣 氣調則營衛臟腑無所不治.

4) 《素問 · 陰陽應象大論5》: 西方生燥 燥生金 金生辛 辛生肺 肺生皮毛 皮毛生腎 肺主鼻 其在天爲燥 在地爲金 在體爲皮毛 在藏爲肺 色爲白 在音爲商 在聲爲哭 在變動爲咳 在竅爲鼻 在味爲辛 在志爲憂.《素問 · 金匱眞言論4》: 西方白色 入通於肺 開竅於鼻 藏精於肺 … 其味辛 其類金 其畜馬 其穀稻 其應四時 … 是以知病之在皮毛也 其音商 其數九 其臭腥.《靈樞 · 順氣一日分爲四時44》: 肺爲牝臟 其色白 其音商 其時秋 其日庚辛 其味辛.《素問 · 五常政大論70》: 審平之紀 其類金 … 其令燥 其藏肺 肺其畏熱 其主鼻 其穀稻 其果桃 其實殼 其應秋 其蟲介 其畜鷄 其色白 其養皮毛 其病咳 其味辛 其音商 其物外堅 其數九.

5) 《素問 · 臟氣法時論22》: 肺主秋 手太陰陽明主治 其日庚辛 肺苦氣上逆 急食苦以泄之.《靈樞 · 九針論78》: 手陽明太陰爲表裏 … 是謂手之陰陽也.《中藏經》: 肺者 魄之舍 生氣之源 號爲上將軍 乃五臟之華蓋也 外養皮毛 內榮腸胃 與大腸爲表裏 手太陰是其經也.

도표 2-1-01. 肺의 기능계:

해부학적 장기와 더불어 五行의 金과 六氣에 太陰濕의 속성을 기초로 한 氣化, 象變數, 經脈을 이해한다.

臟 腑	肺	Lung 嬌臟 相傳之官
	大腸	Large Intestine 傳道之官
氣 化	肺氣	宣發 · 肅降 通秋氣(燥凉, 收斂, 淸肅)
	五行	金 ┐ 燥金之臟
	六氣	燥 ┘
五 行	분류	燥 辛 白 腥 商 桃 稻 馬
	상변수	鼻 涕 皮 毛 魄 憂悲 聲音 胸部
經 脈	手太陰肺經 ◀ 表裏經 ▶ 手陽明大腸經	
	濕	燥

2. 위치와 形象

肺는 좌우 1쌍으로 흉중의 가장 높은 곳에 위치하여 여러 장기를 덮고 있으므로 '華蓋'라 하고, 폐포(alveoli)에 대한 인식을 '蜂窠'에 비유하여 24개의 구멍이 행렬로 분포되어 있는 것으로 기술했다.[6] 華蓋는 마차의 햇빛을 가리기 위하여 사용한 덮개나 우산을 말하며, 蜂窠는 벌집으로 肺에 대한 당시의 해부학적 지식을 잘 보여준다.

《難經》에서 "肺의 무게는 3斤 3兩이며 6개의 엽과 좌우 2개의 폐엽으

6) 《靈樞 · 九針論78》: 肺者五臟六腑之蓋也. 《素問 · 病能論46》: 肺者藏之蓋也. 《素問 · 痿論44》: 肺者藏之長也 爲心之蓋也. 《千金要方》: 肺爲五臟之華蓋. 《醫宗必讀》: 附着於脊之第三椎中 有二十四空 行列分布. 《醫貫 · 內經十二官》: 喉下爲肺 兩葉白瑩 謂之華蓋 以覆諸臟 虛如蜂窠 下無透竅 故吸之則滿 呼之則虛. 《類經圖翼》: 肺葉白瑩 謂之華蓋 以復諸臟.

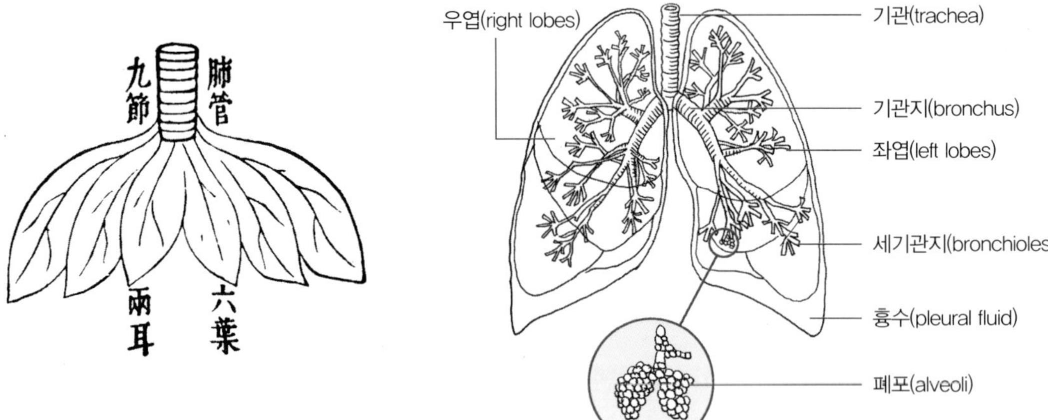

그림 2-1-01. 肺(lung):

폐는 좌우 1쌍의 5엽(난경에서는 6엽)으로 흉부에 위치하여 심장을 덮고 있으며, 폐포(alveoli)는 蜂窠와 같다.

로 되어 있다."고 했는데, 실제로 우폐는 3엽, 좌폐는 2엽으로 나누어진다. 또《醫宗必讀》에서는 肺가 제3척추에 부착되어 있다고 했다.[7)]

7)《難經 · 42難》: 肺重三斤三兩 六葉兩耳 凡八葉.《醫宗必讀》: 附着於脊之第三椎中 有二十四空 行列分布.

3. 肺의 생리

肺의 생리는 특성과 기능으로 구분된다.

3.1. 肺의 특성

肺는 燥金의 장기로 그 氣는 宣肅의 특성이 있다.

1 宣肅

宣肅은 肺氣의 宣發하고 肅降하는 특성을 말한다. 宣發은 선포와 발산을 의미하고, 肅降은 淸肅하게 하고 아래로 하강하게 하는 작용을 말한다. 이는 五行의 金과 六氣의 燥의 속성으로 가을의 燥凉한 기후가 사물의 수분을 증발시키고, 기운을 하강시켜 양기를 수렴하는 특성에 상응한다.

생리적으로 宣肅은 肺의 기능을 정상적으로 유지하는 전제가 되며, 宣肅의 장애는 肺病의 주요 원인으로 肺氣不宣과 肺失肅降의 병태를 야기한다.[8)]

8)《素問 · 至眞要大論74》: 諸氣膹鬱 皆屬於肺.

2 嬌臟

肺는 형질이 섬세하고 연약(嬌嫩)하여 이물질을 허용하지 않으며, 직접 대기와 접촉하는 장기로서 급격한 寒 · 熱 · 燥 · 濕의 기후 변화에 취약함은 물론 병원 미생물이나 대기 오염물질에 항상 노출되어 있어 감염되기 쉬운 장기이다. 이러한 특징으로 肺를 嬌臟이라고 하며, 이는 金의 淸肅(淸淨 · 淸凉)의 속성에 기인한다.

嬌臟으로서 肺는 지나치게 寒하면 邪氣가 凝滯하여 배출되지 못하고, 지나치게 熱하면 肺의 조직을 燥하게 하여 肺모세혈관(血絡)이 손상되므로 출혈이 나타난다. 또 지나치게 潤하면 과잉의 액체가 폐포로 들어가 痰飮을 발생시키고, 지나치게 燥하면 津液을 소모시키고, 지나치게 濕하면 氣의 흐름이 막혀 邪氣가 壅結하는 등의 병태가 나타난다.[9)] 뿐만 아니라 氣를 지나치게 發泄하면 自汗으로 陽虛의 병증을 일으킨다.

9)《醫學原流論》: 肺爲嬌臟 寒熱皆所不宜 太寒則邪氣凝而不出 太熱則火爍金而動血 太潤則生痰飮 太燥則耗精液 太泄則汗出而陽虛 太濕則氣閉而邪結.

특히 寒邪에 쉽게 손상되는데, 몸을 차게 하거나 차가운 음식이 胃로 들어와 肺의 經脈을 따라 肺를 寒하게 하면 기침을 하게 되므로 肺病에는 차가운 음식과 의복을 금한다.[10] 이러한 병태생리를 肺惡寒이라고 한다.[11] 따라서 肺의 섭생은 온도, 습도의 급격한 변화를 피하고 肺를 손상시킬 수 있는 병원 미생물이나 대기의 오염물질에 노출되지 않도록 해야 한다.

3.2. 肺의 기능

肺는 宣發과 肅降의 특성에 의하여 主氣와 通調水道의 기능을 정상적으로 유지한다.

① 肺主氣

肺는 인체 모든 氣의 운행을 주관하여 호흡은 물론 衛氣의 산포, 營血의 운행, 진액의 수포와 배설을 조절한다. 이를 肺主氣라고 한다.[12] 肺主氣에 의한 인체의 생리조절은 다음과 같다.

◈ 기도를 소통시켜 呼出과 吸入의 호흡을 순조롭게 한다.

肺의 호흡은 肺氣의 宣發과 肅降의 결과로 肅降에 의하여 淸氣(산소)를 받아들이고, 宣發의 작용으로 濁氣(이산화탄소)를 배출하는 가스교환을 한다.[13]

《醫宗必讀》에서는 들숨과 날숨에 의한 淸濁의 運化(교환)를 橐籥(풀무)에 비유하여 숨을 들이마시면 肺가 확장되어 공기가 가득 차고, 내쉬면 肺가 수축되어 공기가 나가 비게 된다고 했다.[14] 이는 호흡에 의해 폐포(alveoli)와 肺모세혈관에서 공기와 혈액 사이의 가스교환이 일어나는 폐포의 팽창과 수축을 설명한 것이다. 肺의 호흡은 인체 내외의 가스교환에만 국한되지 않고, 氣의 생성과 운행에 직접 영향을 미친다. 흡입한 산소는 穀氣와 더불어 생명활동을 유지하는 氣의 중요한 생성원이 되며, 또한 宣發과 肅降은 氣의 확산과 하강 운동의 기틀로 氣운행의 근본이 된다.[15]

한편 호흡은 肺가 주관하지만 肺의 흡기는 腎의 納氣의 도움을 받아 비로소 심호흡이 이루어진다. 그러므로 腎의 納氣에 이상이 생기면 흡기는

10) 《靈樞 · 邪氣臟腑病形4》: 形寒寒飮則傷肺. 《素問 · 臟氣法時論22》: 病在肺 … 禁寒飮食寒衣. 《素問 · 咳論38》에서는 '形寒寒飮則傷肺'의 기전에 대하여 '其寒飮食入胃 從肺脈上至於肺 則肺寒 肺寒則外內合邪 因而客之則爲肺欬'라고 했다.

11) 《素問 · 宣明五氣23》, 《靈樞 · 九針論78》의 '肺惡寒'을 王冰은 '寒則氣留滯'의 이유를 제시했는데, 이는 차고 건조한 공기의 흡입으로 인한 기도 저항성의 증가로 볼 수 있다.

12) 《素問 · 調經論62》: 肺藏氣. 《素問 · 六節臟象論9》: 肺者氣之本. 《素問 · 五臟生成10》: 諸氣者皆屬於肺.

13) 《醫碥》에서는 肺가 呼吸을 主使하여 氣의 出入을 主管하므로 '肺司呼吸 氣之出入於是乎主之 且氣上升至肺而極 升極則降 由肺而降 故曰肺爲氣主'라 하고, 또 호흡에 있어서 肺와 腎의 상호작용을 '腎主納氣 故丹田爲下氣海 肺爲氣主 故胸中爲上氣海'라 했다.

14) 《醫宗必讀》: 肺葉白瑩 謂之華蓋 以復諸臟 虛如蜂窠 下無透竅 吸之則滿 呼之則虛 一呼一吸 消息自然 司淸濁之運化 爲人身之橐籥. 《醫貫 · 內經十二官》: 喉下爲肺 兩葉白瑩 謂之華蓋 以覆諸臟 虛如蜂窠 下無透竅 故吸之則滿 呼之則虛.

15) 《靈樞 · 動輸62》: 胃爲五臟六腑之海 其淸氣上注於肺 肺氣從太陰而行之 其行也 以息往來 故人一呼脈再動 一吸脈亦再動 呼吸不已 故動而不止.

짧고 호기가 많아 호흡이 가쁘게 된다. 호흡에 있어 肺와 腎의 이러한 유기적 관계를 '肺爲氣之主 腎爲氣之根'이라고 한다.

◈衛氣의 산포와 營血의 운행을 조절한다.

肺는 宣發과 肅降의 특성으로 衛氣를 체표로 산포하여 피부의 치밀과 면역(방어)을 강화하고 체온을 유지하므로 肺主皮毛라 한다. 또 經脈을 운행하는 營血은 肺에 모여 가스교환을 하고 다시 전신으로 운행하므로 '肺朝百脈'이라 하는데, 이는 폐순환(pulmonary circulation)을 `가리키며 전신을 순환한 혈액이 우심실에서 폐동맥을 통해 肺로 들어가 산소와 결합한 후 조직과 기관으로 운행하여 전신을 영양하는 것과 같다.[16)]

◈津液의 수포와 운행에 관여한다.

체내의 津液은 脾胃의 運化를 거쳐 肺로 보내어지고, 肺氣의 宣肅의 작용에 의하여 전신으로 수포되어 피부의 윤택, 肌肉의 충실, 관절의 활동을 원활히 한다. 한편 肺의 肅降작용은 대사 후의 수습을 방광으로 내려 보내고, 소화 후의 찌꺼기를 腸道로 전도하여 소변과 대변의 배설에도 관여한다.

특히 肺氣에 의한 衛氣 · 營血 · 津液의 운행과 산포는 인체에 대하여 熏膚, 充身, 澤毛의 작용을 나타내는데, 마치 안개와 이슬이 물을 대는 형상과 같으므로 이를 '霧露之漑'에 비유하였다.[17)]

◈장부의 氣機 즉, 氣의 승강출입을 조절한다.

肺氣의 肅降은 胃氣의 下降, 心火의 下達, 腎氣의 下納은 물론 膀胱의 氣化를 조절하여 소변의 배출을 돕고, 大腸의 傳導를 도와 대변의 배설에도 영향을 미친다. 특히 肝氣의 지나친 升發을 제어하여 肝陽의 上亢을 억제하는데, 肝과 肺의 이러한 氣機의 조절을 '升降의 外輪' 혹 '升降의 左右'라고 한다. 또 肺氣의 宣發은 肝氣의 疎泄, 脾氣의 上升, 腎水의 上濟를 돕는다.

이처럼 肺는 宣肅의 특성으로 호흡, 衛氣의 산포, 혈액의 운행, 津液의 수포와 배설 및 氣機 등 다양한 생리를 다스리고 조절하므로 肺를 재상(相傳)의 관직에 비유하여 '治節出焉'이라 하였다.[18)]

16) 《素問 · 經脈別論21》: 脈氣流經 經氣歸於肺 肺朝百脈 輸精於皮毛. 《類經 · 臟象論》: 經脈流通必由於氣 氣主於肺 故百脈之朝會.

17) 《靈樞 · 決氣30》: 上焦開發 宣五穀味 熏膚充身澤毛 若霧露之漑是謂氣. 《靈樞 · 癰疽81》: 上焦出氣 以溫分肉 而養骨節 通腠理.

18) 《素問 · 靈蘭秘典論8》: 肺者相傳之官 治節出焉. 《類經 · 臟象類》: 肺與心 皆居膈上 位高近君 猶之宰輔 古稱相傳之官. 《類經》: 肺主氣 氣調則 營衛臟腑無所不治.

도표 2-1-02. 肺主氣:

肺氣의 宣發과 肅降에 의하여 肺는 호흡, 氣血의 운행, 津液의 수포 및 氣機의 생리를 조절한다.

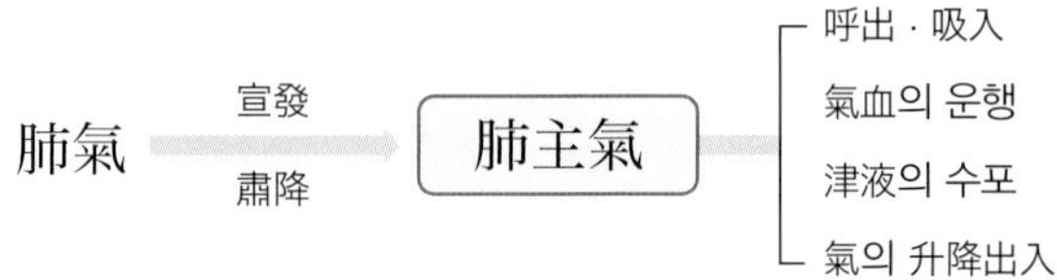

임상에서 肺主氣의 실조는 氣의 생성과 운행에 장애를 초래한다. 氣의 생성이 부족하거나 과다한 소모로 氣虛하게 되면 호흡이 미약하고 숨이 가쁘며, 기운이 없어 쉽게 피로(困乏)하며 말하기 싫어한다.[19]

肺氣의 宣發 장애로 衛氣를 체표로 산포하지 못하면 溫養작용을 상실하여 냉기를 싫어하고, 衛外의 기능을 잃어 감기에 잘 걸리게 된다. 또 衛氣의 固攝 작용에 이상을 초래하면 땀구멍(汗孔)의 開泄이 지나쳐 식은땀이 나고(自汗), 심하면 땀을 따라 氣와 津液이 동시에 배출되어 氣脫이나 脫津을 일으키기도 한다.

肺氣의 肅降 장애는 氣의 逆上을 초래하여 咳嗽 · 氣喘의 증상이 나타나고, 宣發의 불리는 코막힘(鼻塞), 가슴 답답함(胸悶), 호흡이 곤란하여 입을 벌리고 몸을 뒤로 젖히고 숨을 쉬는 仰息의 증상을 일으킨다. 이는 일반적으로 風寒의 邪氣가 肺를 속박함으로서 기도에 저항이 생기거나 기도가 폐쇄되어 나타난다.[20] 치료는 宣肺祛邪와 降氣化痰을 위주로 하여 宣發과 肅降의 작용을 회복시킨다.

[2] 通調水道

通調水道는 체내 노폐물 중 수습에 대한 肺의 소통과 조절작용을 말하는데, '肺主行水'라 하기도 한다. 대사 후의 필요 없는 수습은 肺와 腎의 상호작용에 의하여 체외로 배출된다. 즉 肺氣의 宣發에 의하여 땀으로 배설되거나, 肅降의 작용으로 아래로 내려가 膀胱에 모인 후 소변(尿)으로 배출된다.[21] 이처럼 肺는 땀과 소변을 통한 노폐물의 체외 배출을 조절하여 水濕의 정류로 인한 痰飮의 형성을 방지한다.

19) 《諸病源候論 · 少氣候》: 肺主於氣而通呼吸 臟氣不足 則呼吸微弱而少氣 水飮內停 則胸痛少氣.

20) 《素問 · 調經論62》: 氣有餘則喘咳上氣 不足則息利少氣. 《靈樞 · 本神8》에 '肺氣虛則鼻塞不利少氣 實則喘喝胸盈仰息'이라고 했다. 有餘와 上氣에 대하여 《諸病源候論 · 咳嗽上氣候》에 '此爲邪搏於氣 氣壅不得宣發 是爲有餘 故咳嗽而上氣也 其狀喘咳上氣多涕唾而面目浮腫 氣逆也'라 하고, 《證治准繩 · 雜病》에 '上氣者 盖氣上而不下 升而不降 痞滿膈中 氣道奔迫 喘息有音是也'라고 했다.

21) 《素問 · 經脈別論21》에 의하면 肺는 水道를 소통하고 조절하여 쓸모없는 水濕을 膀胱으로 보내고, 또한 水飮의 정미를 전신으로 산포하는 기능이 있다. 이를 '飮入於胃 遊溢精氣 上輸於脾 脾氣散精 上歸於肺 通調水道 下輸膀胱 水精四布 五經幷行'이라고 했다.

서양 생리학의 폐순환에서 폐동맥의 낮은 혈압은 체모세혈관보다 낮은 여과압을 형성하여 과잉의 액체가 폐포로 들어가는 폐부종이 일어나지 않도록 하는데, 肺의 수액대사 조절에 대한 하나의 예라 할 수 있다.

한편 수습대사에 있어 肺는 인체 상부의 위치하여 수액대사에 관여하므로 '水之上源'이라 하고, 腎은 인체의 하부에 위치하므로 '水之下源'이라 한다. 인체 상부의 수습은 肺의 肅降작용으로 방광에 보내어져 소변으로 배출되고, 하부의 수습은 腎陽의 蒸騰작용으로 升散하여 땀으로 배설되기도 한다. 이는 자연계의 땅속에서 생성된 물이 하늘로 상승하여 구름이 되고, 구름은 다시 땅으로 내려와 물이 되는 이치와 같다. 따라서 인체의 수액대사는 腎이 근본이 되고, 肺가 지엽(末)으로 관여한다고 한다.[22] 곧 水濕의 정체로 인한 병변은 肺와 腎의 기능 실조를 동시에 고려해야 한다.

22) 《素問 · 水熱穴論61》: 腎者至陰也 至陰者盛水也 肺者太陰也 少陰者冬脈也 故其本在腎 其末在肺.

도표 2-1-03. 通調水道:

肺氣의 宣發은 호흡을 통한 수분의 증발과 피부로의 땀의 배설을 조절하고, 肅降에 의하여 방광을 통한 소변의 배출을 조절한다.

肺氣
宣發
肅降
肺 : 水之上源
通調水道
呼吸 → 수분증발
汗孔 → 汗의 배출
下輸膀胱 → 小便
腎: 水之下源

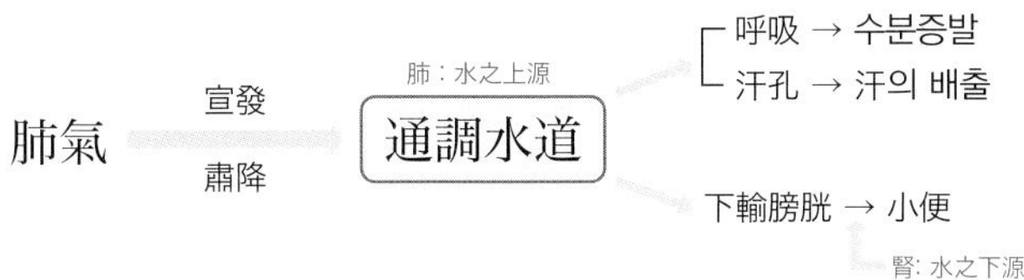

임상에서 肺氣의 宣發 이상으로 땀구멍(汗孔)의 소통이 원활하지 못하면 땀이 나지 않는 無汗의 증상이 나타나고, 肅降의 장애로 수습을 방광으로 내려 보내지 못하면 小便이 잘 나오지 않고, 세포나 조직에 水濕이 정체하여 부종과 痰飮을 유발하기도 한다.

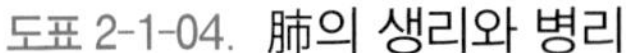
도표 2-1-04. 肺의 생리와 병리

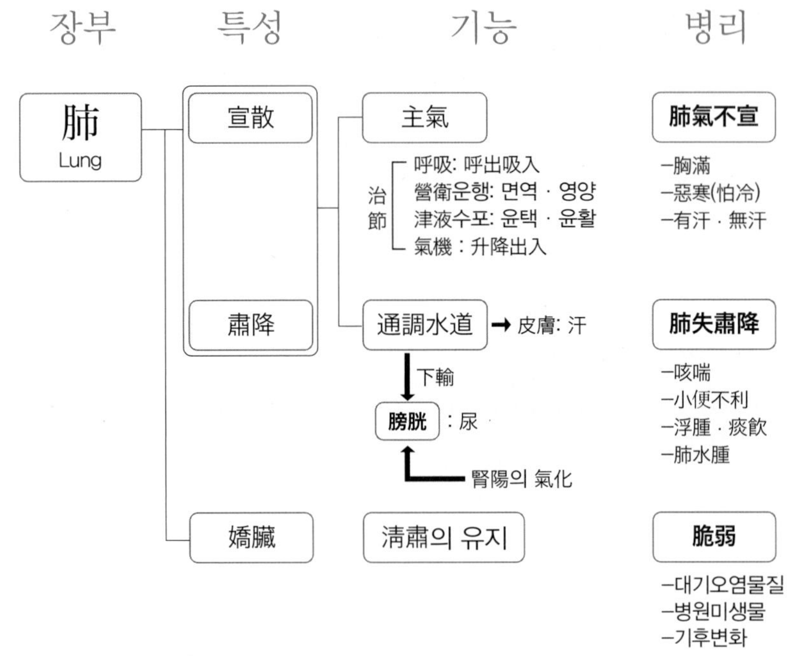

4. 肺의 象變數

肺는 鼻(在竅爲鼻), 皮(其充在皮), 體毛(其華在毛), 涕(其液爲涕), 魄(藏魄), 悲(在志爲悲), 發聲(主聲音), 胸膺(其應在胸膺) 및 手太陰肺經 · 手陽明大腸經과 유기적인 관계로 이들의 작용에 영향을 미치고, 이들은 肺의 기능 변화를 반영하는 변수로서 象變數/기능발현계를 형성한다. 따라서 이들은 한의학에서 肺의 생리, 병태를 파악하는 진단의 요소로서 중요하다.[23]

23) 《素問 · 六節臟象論9》: 肺者氣之本 魄之處也 其華在毛 其充在皮. 《素問 · 五臟生成10》: 肺之合皮也 其榮毛也 其主心也. 《素問 · 臟氣法時論22》: 肺主秋 手太陰陽明主治 其日庚辛 肺苦氣上逆 急食苦以泄之. 《靈樞 · 本輸2》: 肺合大腸. 《靈樞 · 本臟47》: 肺合大腸 大腸者 皮其應. 《中藏經》: 肺者 魄之舍 生氣之源 號爲上將軍 乃五臟之華蓋也 外養皮毛 內榮腸胃 與大腸爲表裏 手太陰是其經也.

도표 2-1-05. 肺의 상변수:

肺의 기능 및 병태를 파악하는 진단의 기본 변수가 된다.

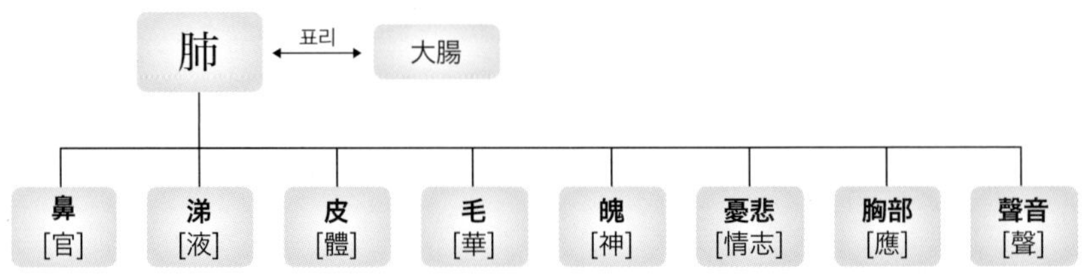

4.1. 鼻와 涕

코(鼻)는 공기(天氣)가 출입하는 통로로 기관을 거쳐서 肺와 상통하므로[24] 肺氣는 코의 후각과 공기의 출입에 영향을 미친다.[25] 콧물은 肺氣의 훈증에 의하여 진액이 비강의 점막으로 분비되는 것으로[26] 비강을 습윤하게 하고, 콧속을 통과하는 공기의 습도를 조절한다. 이처럼 코의 통기, 후각 및 콧물의 분비는 肺氣와 밀접한 관계에 있으므로 肺는 '開竅於鼻'라 하고 '其液爲涕'라고 한다.

병리적으로 코의 병은 肺氣의 不利가 원인이 되는데,[27] 風寒의 사기가 침습하여 肺를 속박하면 肺氣가 壅滯하여 기관지의 협착을 증가시키고 공기의 흐름을 방해하므로 호흡이 곤란하고, 코가 막혀(鼻塞) 냄새를 맡지 못하며, 비점막의 분비가 증가하여 콧물이 흐르게 된다. 이때 小靑龍湯을 처방한다. 또한 風寒의 사기가 肺에 옹체하여 오래도록 치료되지 않으면 熱로 전화하므로 누른 콧물이 흐르고, 肺의 陰液을 손상시켜 비강이 건조하게 되기도 한다.

임상에서 肺의 風熱로 코가 막혀 냄새를 잘 맡지 못하면 麗澤通氣湯을 처방하고, 虛寒으로 맑은 콧물이 흐르고 냄새를 맡을 수 없는 증상에는 補中益氣湯에 麥門冬과 山梔子를 추가하여 다스린다. 이외 코 안에 창이 생기는 鼻瘡과 瘜肉이 생기는 鼻痔는 肺熱이 원인이 되며, 鼻鼽(鼻流淸涕)나 鼻塞 등의 비염 증상은 肺寒에 기인한다.[28] 이처럼 肺氣의 상태는 코의 후각, 통기 및 콧물의 분비에 영향을 미친다.

4.2. 皮毛

皮毛는 피부, 피부의 털(體毛)을 가리키며 땀구멍(汗孔)을 포함한다. 皮毛는 肺가 선포한 衛氣의 衛外 · 溫養 · 汗孔의 조절에 의하여 외부의 邪氣에 대한 저항력, 체온 및 땀의 분비를 조절하고, 津液의 滋潤에 의하여 윤택하고 치밀하게 된다. 이러한 肺와 피모의 관계를 "肺는 … 그 영화가 毛에 있고, 그 충실은 皮에 있다."고 했다.[29]

임상적으로 皮毛는 津液의 자양을 받지 못하면 피부와 체모가 말라 까칠해지며, 肺의 熱로 津液이 고갈되면 폐엽이 마르고 피부와 체모가 약

24) 《靈樞 · 五閱五使37》: 鼻者 肺之官也. 《素問 · 金匱眞言論4》: 開竅於於鼻.

25) 《靈樞 · 脈度17》: 肺氣通於鼻 肺和則鼻能知臭香矣. 《中藏經》: 肺氣通於鼻 和則能知臭香矣.

26) 《素問 · 宣明五氣23》: 肺爲涕. 《黃元御醫書十一種》: 涕者 肺氣之熏蒸也.

27) 《黃元御醫書十一種》: 鼻病者 手太陰之不淸也.

28) 《東醫寶鑑》: 鼻瘡 鼻中生瘡也 乃肺熱也 宜黃芩湯 洗肺散; 鼻痔 輕爲鼻瘡 重爲鼻痔 皆肺熱也; 鼻鼽 鼽者鼻流淸涕也 鼻流淸涕者 屬肺寒也.

29) 《素問 · 五臟生成10》: 肺之合 皮毛 其榮毛也. 肺와 皮毛의 관계는 《素問 · 陰陽應象大論5》의 肺生皮毛. 《萬病回春》의 '毛者屬肺稟金氣也'에서 알 수 있다. 肺의 皮毛에 대한 영향은 《素問》의 〈經脈別論21〉에 '肺朝百脈 … 輸精於皮毛'라 하고, 〈六節臟象論9〉에서 '肺者 氣之本 … 其華在毛 其充在皮'라 했다. 또 《靈樞》의 〈決氣30〉에서 '上焦의 기능이 발휘되면 水穀의 정미를 宣發하여 피부를 溫煦하고 신체를 충실케 하며 皮毛를 윤택하게 한다(上焦開發 宣五穀味 熏膚充身澤毛若霧露之漑 是謂氣).'하고, 〈本臟47〉에서는 '衛氣는 肌肉을 따뜻하게 하고 피부를 충실케 하며 腠理를 살찌우고 汗孔의 開闔을 주관한다(衛氣者 所以溫分肉 充皮膚 肥腠理 司開闔者也)."고 하며 《黃元御醫書十一種》에서 '肺氣盛則皮毛緻密而潤澤'이라 하여 皮毛의 구체적인 滋養을 설명하였다.

해지고 얇아지게 된다.[30] 또 衛氣가 衛外의 기능을 상실하여 外邪의 침습에 대한 저항력이 떨어지면 질병에 쉽게 이환되고, 固攝의 실조로 땀구멍의 開泄이 지나치면 自汗이 있고, 피모를 溫養하지 못하면 찬 기운을 싫어하게 된다(怕冷). 이에 黃宮繡는 "肺의 病은 營衛에 있다."고 했다. 또 風寒의 邪氣가 肺를 침범하여 肺를 속박하면 肺氣의 宣肅이 不利하여 피부의 腠理가 막히므로 衛氣가 울체하여 發熱하고, 혹은 피부에 통증(皮膚痛)이 나타난다.[31]

이상에서 피부의 상태는 肺氣를 진단하는 지표가 됨을 알 수 있으며,[32] 치료가 어려운 아토피성 피부염의 치료에 肺氣를 다스리는 것은 '肺主皮毛'의 원리를 이용하는 것이다.

4.3. 魄

肺가 魄의 작용을 조절함을 肺藏魄이라 한다. 魄의 활동은 첫째, 일을 처리하는 식견과 담력의 종합인 氣魄을 말한다. 氣魄은 肺氣의 강약에 영향을 받으며 肺氣가 강하면 담력과 식견이 생기고, 반대로 肺氣가 허하면 의기가 소침해진다. 둘째, 피부의 감각과 본능적 반응에 대한 肺의 작용을 말한다.[33] 皮膚의 溫覺 · 冷覺 · 觸覺 · 壓覺 및 痛痒 등의 감각은 肺가 선포한 營氣와 衛氣의 溫養과 滋潤에 의존한다. 따라서 肺氣의 宣肅의 장애로 營衛의 氣가 피부를 溫養하고 滋潤하지 못하면 피부의 감각이 둔해지고, 심하면 감각을 느끼지 못하는 麻木의 증상이 나타난다. 또한 출생할 때에 수족의 운동이나 호흡 · 울음 · 耳目의 반응 등 본능적 동작을 주관한다.

한편 정신적 요인으로 喜樂이 지나쳐 魄이 손상되면 狂症이 발생하여 의식장애를 일으키고 피부가 마르고 체모가 시들어 윤기가 없고 안색이 초췌해진다.[34]

4.4. 憂와 悲

근심(憂)과 슬픔(悲)의 정서 변화는 肺의 생리 즉 肺氣의 활동에 영향을 미친다.[35] 지나친 근심은 氣의 소통을 막아[36] 肺氣의 宣肅에 장애를 일으키므로 가슴이 답답하고 호흡이 짧아지며 정신을 가다듬을 수 없게

30)《素問 · 痿論44》: 肺熱葉焦 則皮毛虛弱急薄 著則生痿躄也; 肺熱者色白而毛敗.

31)《本草求眞》: 肺病者或在營衛. 《素問 · 玉機眞臟論19》: 令風寒客於人 使人毫毛畢直 皮膚閉而爲熱 當時之時 可汗而發也 或痹不仁腫痛 當時之時 可湯熨及火灸刺而去之. 《靈樞 · 五邪20》: 邪在肺 則病皮膚痛. 《東醫寶鑑》: 邪在肺則病皮膚痛 寒熱上氣喘汗出 咳動肩背.

32)《素問 · 氣交變大論69》: 其臟肺 其病內舍膺脇肩背 外在皮毛.

33)《靈樞 · 本神8》: 肺藏氣 氣舍魄. 《類經 · 臟象類》: 魄之爲用 能動能作 痛痒由之而覺也. 《左傳注疏》: 附形之靈爲魄 … 附形之靈者 謂初生之時 耳目心識 手之運動 啼呼此魄之靈也.

34)《靈樞 · 本神8》: 肺喜樂無極則傷魄 魄傷則狂 狂者意不存人 皮革焦毛悴色夭.

35)《素問 · 陰陽應象大論5》: 在志爲憂 憂傷肺. 〈五運行大論67〉: 其志爲憂 憂傷肺. 〈宣明五氣23〉: 五精所幷 … 幷於肺則悲. 《素問 · 玉機眞臟論19》: 悲則肺氣乘矣.

36)《靈樞 · 本神8》: 憂愁者 氣閉塞而不行也.

되는데, 이를 '憂傷肺'라고 한다. 슬픔은 상심으로 인한 비애 · 비통의 정서로, 지나친 슬픔은 심장을 긴장시키고 폐포를 팽창시켜 營氣와 衛氣가 정상적으로 운행 산포되지 못하고 흉중에 울체하여 열을 발생시키므로 氣를 소모시킨다.[37] 이로 인하여 기운이 없고 몸과 팔다리에 힘이 없어지게 된다. 이를 '悲則氣消'라고 한다. 또 슬픔으로 인한 정신적 충격은 호흡중추를 자극하는 요인이 되는 등 肺와 관련이 있다.

37) 《素問 · 擧痛論39》: '悲則氣消'; 이의 기전은 '悲則心系急 肺布葉擧而有上焦不通 營衛不散 熱氣在中 故氣消矣'이다.

4.5. 聲音

肺는 음성의 근원으로서 발성에 영향을 미친다. 발성은 肺氣가 喉嚨(기도)로 나오면서 성문(glottis; 會厭 · 喉厭)을 고동하여 발한다. 手太陰肺經은 '肺系'를 연락하고, 그 經別이 '循喉嚨'으로 발성 기관인 성문을 연계하므로 음성은 肺氣의 성쇠를 반영한다. 肺氣가 왕성하면 음성이 우렁차고 힘이 있으나, 허약하면 음성이 작고 힘이 없게 된다.

병리적으로 黃宮繡는 "肺病者 … 或在聲音"이라고 하여, 肺질환이 음성의 변화를 초래함을 지적했다. 그러나 일반적으로 聲音은 心 · 肺 및 腎의 상호작용에 의존하므로[38] 그 생리와 병리는 心 · 肺 · 腎과 밀접한 관계가 있다.

38) 《萬病回春 · 咽喉》: 夫心爲聲音之主 肺爲聲音之門 腎爲聲音之根.

임상에서 감기로 風寒의 邪氣가 肺를 침범하여 肺氣의 소통이 순조롭지 못하면 聲重 · 聲嘶하고 심하면 失音이 되기도 하는데,[39] 이를 '金實不鳴'이라 하고 實證에 해당하므로 宣肺의 치법을 써야한다. 그러나 肺氣가 약하여 음성이 미약하고 말이 나오지 않는 경우는 '金破不鳴'이라고 하는데, 虛證에 해당하므로 補肺의 치법을 적용한다.

39) 《諸病源候論 · 48券》: 喉嚨者 氣之道路 喉厭者 音之門戶 有暴寒氣 客於喉厭 喉厭得寒 卽不能發聲 故卒然失音也.

4.6. 胸膺

肺는 흉부에 위치하고 흉중의 宗氣를 주관하여[40] 肺의 병태가 흉부에 반영되므로 '其應在胸膺'이라고 한다. 병리적으로 肺失肅降이나 肺氣不宣의 병리는 흉부에 반영되어, 胸悶 · 胸痛 · 喘喝 · 喘咳의 증상을 야기한다.[41] 肺失肅降은 공기를 흡입할 때 횡격막이 아래로 내려오지 못해 흉강의 부피가 증가하지 못하게 되고, 肺氣不宣은 공기를 배출할 때 횡격막이 올라가지 못해 흉강의 부피를 감소시키지 못하는 등 호흡에 문제를

40) 《黃帝內經素問集注》: 肺主胸中之氣 氣傷故痛主胸膺也; 胸膺之內肺之分也 脇內雲門天府之分 肺脈之所出 肩背肺兪之分 皮毛肺所主也. 膺은 胸의 兩側部位를 말한다.

41) 《靈樞 · 本神8》: 肺氣虛則 … 實則喘喝 胸盈仰息. 《素問 · 刺熱32》: 熱爭則喘咳 痛主胸膺 不得太息 頭痛不堪 汗出而寒. 《素問 · 氣交變大論69》: 其臟肺 其病內舍膺脇肩背 外在皮毛.

일으킨다.

5. 肺의 經絡

肺의 經絡은 肺의 氣가 운행 · 분포하는 경로로 手太陰肺經 · 手太陰經別 · 手太陰絡脈 · 手太陰經筋 및 手太陰皮部로 구성된다.

5.1. 手太陰肺經(Lung Meridian)

手太陰肺經은 馬王堆漢墓의 帛書에서 처음 '臂泰陰温' 또는 '臂鉅陰脈'으로 표기된 이래 《靈樞 · 經脈》에 '肺手太陰之脈'으로 기재되었고, 唐代의 《千金方》에서 手太陰肺經이라고 명명했다.

1 氣化: 太陰經의 從化經으로 燥濕相濟를 조절한다.

手太陰肺經(肺經)은 太陰의 濕과 肺의 燥金이 결합한 從化經이다. 그 氣化는 肺의 燥性이 太陰의 濕을 따라 燥從濕化(濕化)하며, 肺經는 氣化에 의한 생리조절 다음과 같다.

첫째, 肺經의 濕化는 肺 자체의 燥性을 조절하므로 肺가 燥하거나 濕하지 않고 清潤 · 清凉의 상태로 宣肅의 특성을 유지하여 主氣, 通調水道의 기능을 발휘하게 한다.

둘째, 手陽明大腸經과 表裏經으로 經氣가 상통하여 大腸의 燥濕을 제어한다. 즉 肺經의 濕化는 大腸의 지나친 燥化(수분흡수)를 조절하여 傳道(배변)를 원활하게 한다. 반대로 大腸의 燥性은 肺經의 지나친 濕化를 제어하여 폐포 내에 과도한 수분이 정체하는 것을 방지함으로서 肺가 정상적으로 宣肅의 작용을 유지하도록 한다.

셋째, 足太陰脾經과 同名經으로 經氣가 상통하여 脾의 燥濕을 조절한다. 즉 肺의 燥性은 脾濕을 제어하여 脾의 소화흡수(運化)를 돕고, 脾經의 지나친 濕化로 인한 痰飮의 형성을 막는다. 병태 · 생리적으로 脾經의 지나친 濕化는 痰飮을 형성하는 원인이 되므로 脾를 '生痰之源'이라고 한다. 반내로 脾의 濕性은 肺의 燥性을 제어하여 역시 肺가 清潤 · 清凉의 상태를 유지하도록 협조한다.

이렇듯 手太陰肺經의 氣化는 肺, 大腸(表裏經), 脾(同名經)의 燥濕(습

도표 2-1-06. 手太陰肺經의 기화:

手太陰肺經은 太陰의 濕과 肺의 燥金이 결합한 從化經으로 체내 燥濕의 氣化를 조절한다. 또한 表裏經, 同名經의 경기상통을 통한 燥濕의 대사를 조절하여 大腸과 脾의 생리와 병리에 영향을 미친다.

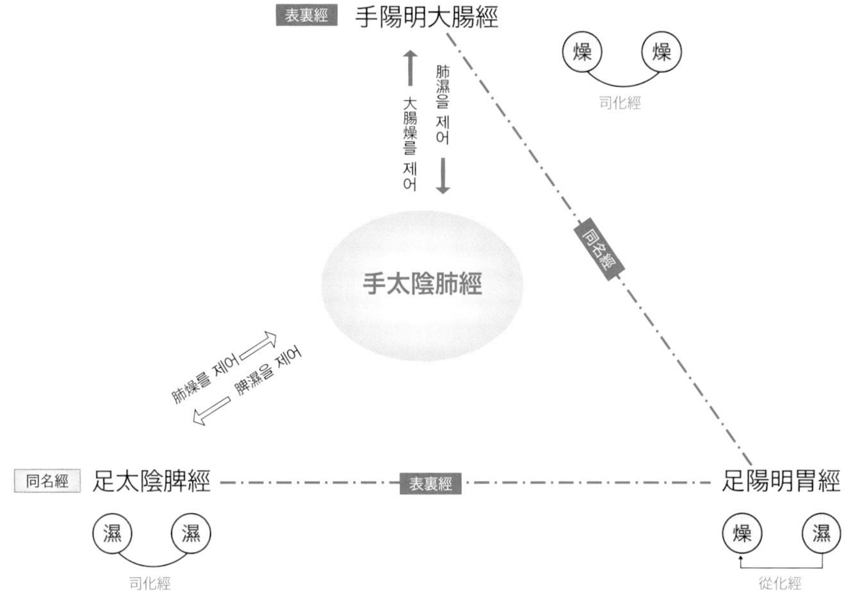

도)을 조절하여 그 생리를 유지하도록 한다.

[임상적 고찰]

임상적으로 手太陰肺經의 병변은 燥濕相濟의 실조로 燥나 濕의 편성으로 인한 진액대사의 이상을 초래한다. 肺經의 지나친 濕化는 濕의 과도한 점성으로 인하여 氣鬱이나 水鬱의 병태를 유발한다.

먼저 氣의 울체(氣鬱)를 초래하여 진액이 운행하지 못하면 평소 火가 왕성한 사람은 진액을 熏蒸하여 끈끈한 熱痰을 생성하고, 火가 부족한 陽虛한 사람은 진액이 묽은 寒飮(痰多淸稀)이 형성된다. 이처럼 肺의 지나친 濕化는 痰飮을 형성하는 원인이 되므로 肺를 '貯痰之器'라고 한다. 또 水의 울체(水鬱)로 膀胱이 不利하게 되면 火가 쇠약한 사람은 소변이 맑고 양이 많아지는 白淫의 증상이 나타나고, 火가 왕성하면 소변이 淋澁하고 赤濁하게 된다.[42] 바로 肺의 '通調水道 下輸膀胱'의 기능 장애로 인한 수액대사의 병태이다.

한편 肺經의 濕化가 부족하여 太陰濕의 자윤(滋潤)을 받지 못하면 肺

42) 《黃元御醫書十一種 · 下冊》: 濕者 水火之中氣 上濕則化火而爲熱 下濕則化水而爲寒 然上亦有濕寒 下亦有濕熱 濕旺氣鬱 津液不行 火盛者 熏蒸而生熱痰 火衰者 泛濫而生寒飮 此濕寒之在上者 濕旺水鬱 膀胱不利 火衰者 流溢而白淫 火盛者 梗澁而爲赤濁 此濕熱之在下者.

도표 2-1-07. 手太陰肺經의 병태와 처방:

肺經의 기화실조는 燥化와 濕化의 태과로 인한 燥證과 濕證을 유발한다.

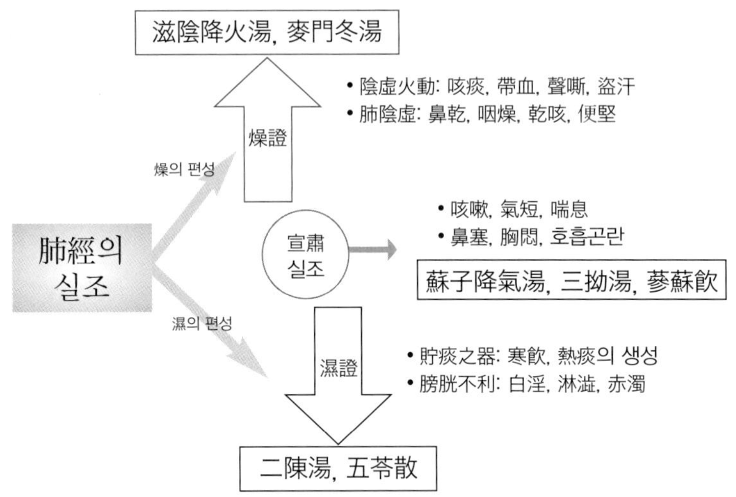

의 진액이 고갈되어 鼻乾 · 咽燥 · 乾咳 등 肺陰虛의 증상을 유발하고, 肺陰虛가 진행되어 火가 발생하면 咳痰帶血 · 聲嘶 · 潮熱 · 盜汗의 陰虛火動의 증상이 나타난다.

2 流注와 생리

手太陰肺經의 經氣는 中焦에서 시작하여 大腸 · 胃의 上口(분문) · 횡격막 · 기관 · 인후 · 흉부 · 상지내측의 외측 · 肘窩(尺澤) · 魚際 및 엄지 내측 끝(少商)과 검지 내측 끝(商陽)을 순행한다. 따라서 이들은 肺와 밀접한 연계로 肺의 생리 · 병리적 정황을 파악하는 경락 진단의 중요한 부위가 된다.

肺經은 '下絡大腸'으로 大腸과 표리관계를 이루어 생리 · 병리적으로 상호 영향을 미친다. 肺의 肅降은 大腸의 배변을 돕고, 大腸의 배변은 肺의 肅降을 돕는다. 또 '從肺系'의 유주는 공기의 통로가 되는 기관 · 인후를 통하여 淸濁의 가스 교환 즉 호흡운동이 일어남을 의미한다.

한편 氣의 원천은 先天의 腎間動氣(命門)에서 비롯되나, 출생 후 氣의 순환은 肺의 호흡에서 비롯되므로 12經脈의 經氣 순환은 手太陰肺經에서 시작된다. 또 手太陰肺經의 시작이 '起於中焦'하는 것은 經氣의 근원이 되는 水穀의 精氣가 脾胃에서 화생된 후 肺로 보내어져 肺氣의 추동에 의해 전신으로 운행되기 때문이다.[43] 즉 胃에서 흡수된 水穀의 精微는 脾陽의 蒸騰작용에 의하여 肺로 上注하고 肺의 宣發·肅降에 의하여 十二經脈을 통해 전신을 자양한다.[44]

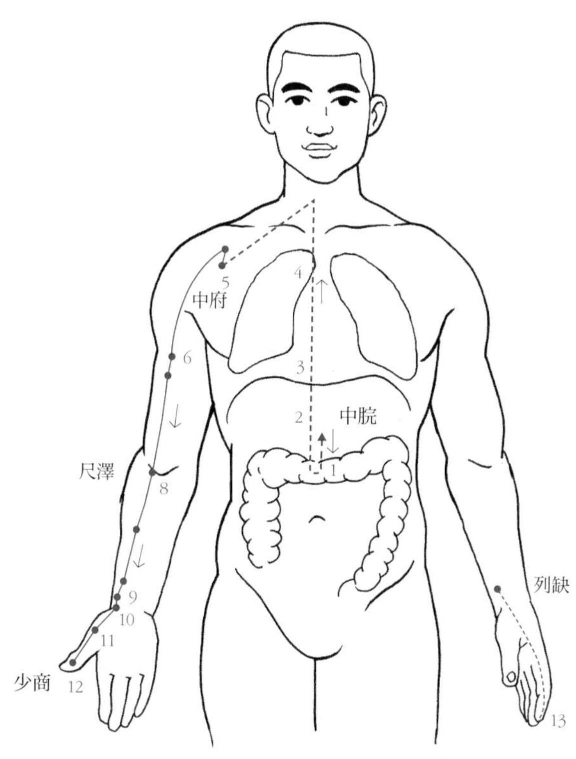

그림 2-1-02. 手太陰肺經의 유주

> **《靈樞·經脈》** 肺手太陰之脈 起於中焦 下絡大腸[1] 還循胃口[2] 上膈[3] 屬肺[4] 從肺系*橫出腋下[5] 下循臑*內 行少陰心主之前[6] 下肘中[7] 循臂*內上骨*下廉*[8] 入寸口[9]上魚*[10]循魚際[11] 出大指之端[12] 其支者 從腕後 直出次指內廉 出其端[13]

☞手太陰肺經은 中焦(中脘)에서 시작하여 아래로 大腸을 연락하고 胃의 上口를 따라 돌아 나와 위로 횡격막을 지나 肺에 귀속하고, 肺系(기관)를 따라 상행하고, 옆으로 겨드랑이(腋) 아래로 나와 상완(臑)의 내측

43) 《難經·8難》: 諸十二經脈者 皆係於生氣之原 所謂生氣之原者 謂十二經之根本也 謂腎間動氣也 此五臟六腑之本 十二經之根本 呼吸之本 三焦之原 一名守邪之神. 《靈樞·經脈10》: 肺手太陰之脈 起於中焦 下絡大腸. 《靈樞·營衛生會18》: 人受氣於穀 穀入於胃 以傳於肺 五臟六腑 皆以受氣. 《素問·經脈別論21》: 脈氣流經 經氣歸於肺 肺朝百脈. 《類經·十二經脈》: 此十二經者 卽營氣也 營行脈中 而序必始於肺經者 以脈氣流經 經氣歸於肺 肺朝百脈 以行陰陽 而五臟六腑皆以受氣 故十二經以肺經爲首 循序相傳 盡於足厥陰肝經而又傳於肺 終而復始 是爲一周.

44) 《素問·經脈別論21》: 脾氣散精 上歸於肺 通調水道 下輸膀胱 水精四布 五經幷行. 《靈樞·動輸62》: 胃爲五臟六腑之海 其淸氣上注於肺 肺氣從太陰而行之 其行也 以息往來 故人一呼 脈再動 一吸 脈亦再動 呼吸不已 故動而不止. 《靈樞·口問28》: 穀入於胃 胃氣上注於肺.

즉 手少陰心經과 手厥陰心包經의 앞쪽으로 하행하여 肘窩에 이르고 臂의 내측 橈骨(radius) 下緣을 따라 寸口에 들어가 魚部에 이르고 魚際를 따라 엄지손가락(拇指) 橈側의 끝(少商)에 이른다. 그 분지는 손목의 후방(列缺)에서 검지의 내측 끝(商陽)으로 분출하여 手陽明大腸經에 이어진다.

◎ **注 釋** ◎

*肺系: 肺와 連接하는 氣管 · 喉嚨 등 조직을 말한다.

*臑臂: 어깨에서 팔꿈치까지 이르는 곳으로 위팔을 臑(상완; upper arm), 팔꿈치에서 손목에 이르는 부분으로 아래팔을 臂(하완; forearm)라고 하는데, 상지 전체를 臂(arm)라고 칭하기도 한다.

*上骨: 橈骨을 말한다.

*廉: 가장자리, 魚際는 魚部의 가장자리로 穴名이다.

*魚: 손바닥의 엄지손가락 부위의 肌肉이 융기한 형태가 魚腹과 유사하여 이르는 말이다.

3 肺經의 經穴

肺經은 11개의 經穴이 있다. 그 명칭은 中府 · 雲門 · 天府 · 俠白 · 尺澤 · 孔最 · 列缺 · 經渠 · 太淵 · 魚際 · 少商으로 좌우 22穴이다.[45]

45) 肺의 經穴歌: 手太陰肺十一穴 中府雲門天府訣 俠白尺澤孔最存 列缺經渠太淵涉 魚際少商如韭葉.

4 肺經의 효능

肺經은 調理肺氣(宣肺解表 淸肅肺金) · 止咳平喘 · 調理脾胃의 효능으로 肺와 脾胃의 생리를 조절하고, 주로 호흡기 질환을 치료한다.

5 肺經의 病態

肺經의 병태는 肺 및 胸部 · 咽喉 · 氣管 · 鼻의 질환과 관련이 있다.

주요 증상은 胸痛과 결분(쇄골상와)의 동통 · 肩背痛 · 상지의 내측 앞쪽이 시리면서 아프고(冷痛), 손바닥의 발열 등의 外經의 병후와 흉부의 脹滿 · 心煩 · 咳嗽 · 哮喘 · 少氣 · 소변이 잦고 양이 감소하며 색이 변하는 등의 內臟의 병후가 있다.[46]

46) 外經의 병후와 內臟의 병후는 經脈 병후의 종류로서, ①外經의 병후는 經脈이 순행하는 경로에서 발생하는 병증이고; ②內臟의 병후는 經氣의 이상 변동으로 연계된 장부에 병증이 일어나는 것을 말한다.

肺의 經脈 병후는 '是動則病'과 '是主肺所生病'으로 개괄된다. 그 病機는 燥濕相濟의 실조로 인한 肺氣의 不利 즉 肺氣不宣과 肺失肅降에 원인이 있다. 肅降의 실조로 肺氣가 上逆하면 咳嗽 · 氣喘(숨이 가쁨)의 증상이 발생하고, 심하면 가슴이 답답하여 양손을 교차하여 가슴을 어루만지고 상지내측 앞쪽에 통증과 厥冷 및 손바닥의 발열 증상이 나타난다. 이러한 증후를 '臂厥'이라고 한다.

肺氣가 선발하지 못하면 肺脹 · 胸滿 · 心煩하고, 이로 인해 衛氣가 체표로 선포되지 못하면 피부를 溫養하지 못하여 찬 기운을 싫어하고(怕冷), 땀구멍이 과도하게 열려 自汗의 증상이 나타나며, 피부장벽(衛外)의 작용을 잃어 감기에 잘 걸리게 된다. 또한 風寒의 사기가 肺를 침범하여 肺氣가 盛하면 宣發과 肅降의 이상을 초래하여 肩背痛 · 惡風 · 惡寒 · 汗出 및 요의 빈삭과 요량의 감소를 초래한다. 肺氣가 虛하면 肩背가 아프

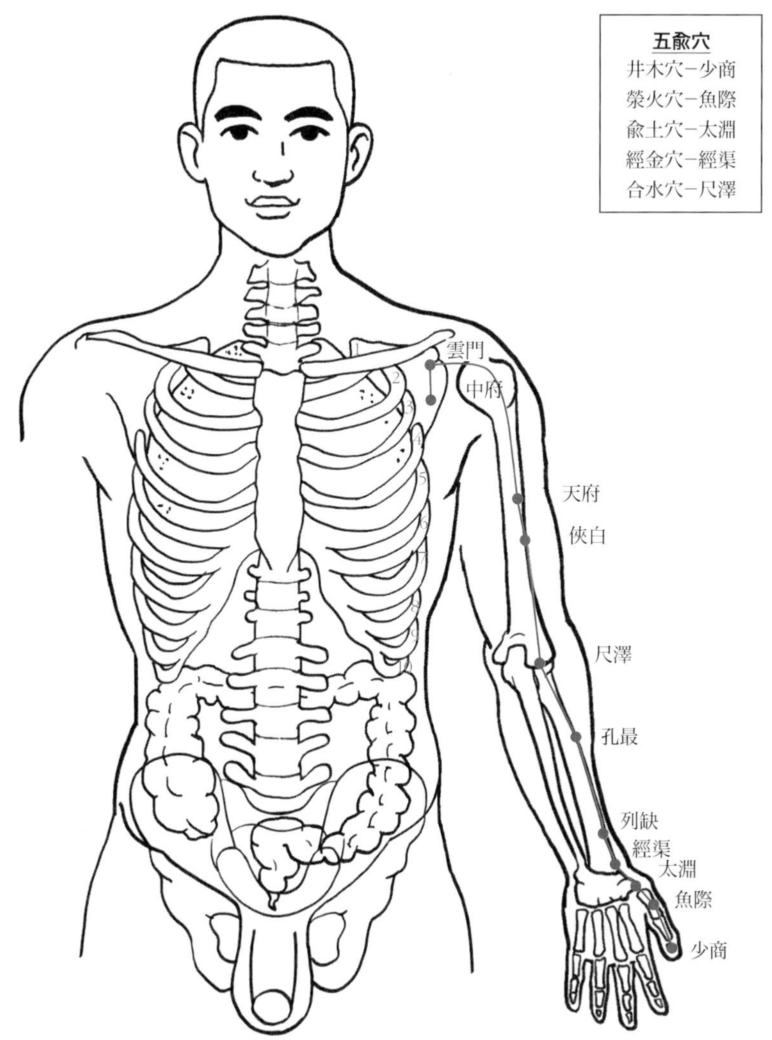

그림 2-1-03. 手太陰肺經의 경혈

면서 시리고 少氣로 인한 호흡의 미약 및 소변색의 변화가 있다.

經脈의 운행 관점에서 肺氣의 上逆으로 인한 胸滿 · 咳嗽 · 氣喘 · 喘喝 · 缺盆의 통증은 '上膈屬肺 從肺系'의 유주, 상지의 내측 상연의 동통과 厥冷은 '下循臑內 行少陰心主之前 下肘中 循臂內上骨下廉'의 유주, 손바닥의 발열은 '直入掌中 散入於魚際'의 유주와 관계가 있다.

《靈樞 · 經脈》是動則病 肺脹滿膨膨而喘咳 缺盆中痛 甚則交兩手而瞀* 此爲臂厥*, 是主肺所生病者 咳上氣喘喝* 煩心胸滿 臑臂內前廉痛厥 掌中熱 氣盛有餘 則肩背痛 風寒汗出中風 小便數而欠 氣虛則肩背痛寒 少氣不足以息 溺色變

☞肺의 經氣 변동으로 인한 병변은 肺가 脹滿하여 숨을 헐떡거리며 기침을 하고 쇄골상와 부위에 통증이 있다. 심하면 心中이 煩亂하여 양손을 교차하여 가슴을 어루만지는데, 이는 經氣의 역행으로 臂厥이라고 한다. 본 經脈이 치료할 수 있는 證候는 咳嗽 · 上氣喘喝 · 心煩 · 胸滿 · 상지내측 앞쪽의 통증과 냉감, 手掌의 발열 등이다. 외사의 침습으로 經氣가 有餘한 實證은 肩背의 통증, 소변의 빈삭과 요량의 감소가 있고, 經氣가 부족한 虛證은 肩背가 아프고 시리며 少氣로 호흡이 미약하고 소변색이 변한다.

◎ **注 釋** ◎

*瞀: 心中煩亂의 상태, 즉 가슴이 답답하고 어지러운 것을 형용한 것이다.

*臂厥: 臂部의 經脈의 氣가 上逆하는 것으로 咳嗽 · 喘息이 발생하고, 쇄골상와 부위에 통증이 있고, 두 손이 흉부에서 교차하며 가슴이 답답하고 어지러운 병증을 말한다.

*喝: 喘聲이 거칠고 급함을 형용한 것이다.

5.2. 手太陰經別

經別은 '入走肺 散之大腸'으로 肺와 大腸을 연락하고, '上出缺盆 循喉嚨'으로 缺盆과 咽喉를 연락한다.

手太陰之正 別入淵腋 少陰之前 入走肺 散之大腸 上出缺盆 循喉嚨 復合陽明 此六合也

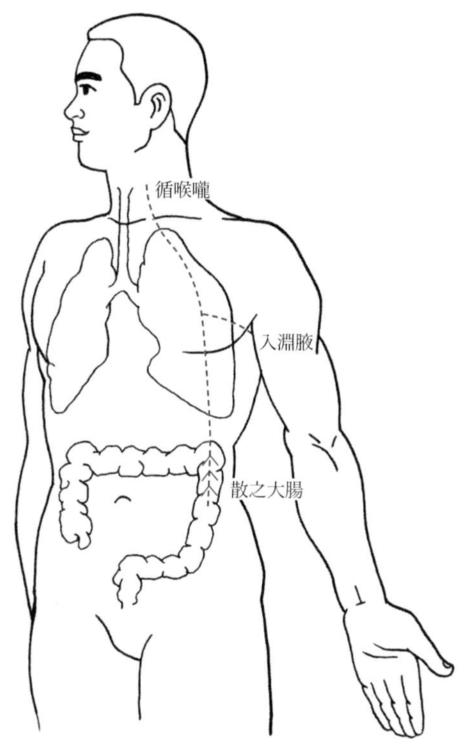

그림 2-1-04. 手太陰經別의 유주

☞手太陰經脈의 正經(經別)은 手太陰肺經에서 별도로 분출하여 腋下의 淵腋穴로 들어가고, 手少陰心經의 앞쪽에서 흉중으로 진입하여 肺臟으로 주행하고 大腸에 산포한다. 위로 缺盆으로 나와 喉嚨을 따라 手陽明經脈과 合한다.

5.3. 手太陰絡脈

1 流注

肺의 絡脈은 列缺에서 분출하고 '直入掌中'하여 손바닥을 연락하고, '散入於魚際'로 魚部를 연계한다.

2 病證

絡脈 병증의 手掌熱은 '直入掌中 散入於魚際'의 분포에 기인하며 遺尿 · 尿頻은 肺의 氣虛로 인한 수액대사의 장애이다.

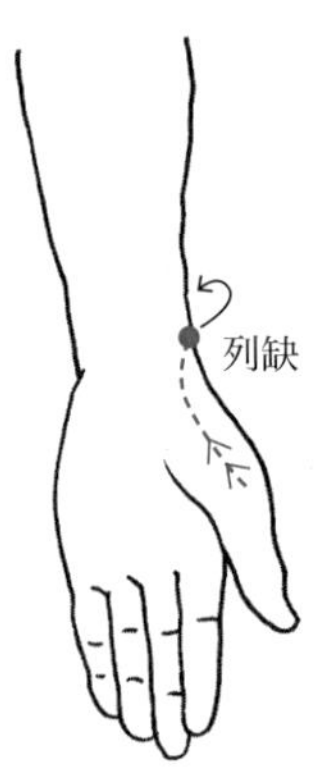

그림 2-1-05. 手太陰絡脈의 분포

❶手太陰之別 名曰列缺 起於腕上分間 幷太陰之經 直入掌中 散入於魚際 ❷其病實則手銳掌熱 虛則欠故 小便遺數 取之去腕寸半 別走陽明也

☞手太陰肺經의 絡脈이 분출하는 絡穴을 列缺이라고 한다. 手太陰絡脈은 손목 상방 1寸 5分의 分肉 사이(列缺)에서 手太陰經脈과 병행하여 손바닥으로 곧장 들어가서 魚際로 산포한다.

☞본 絡脈에 病邪가 實하면 손바닥에 熱이 나고, 肺氣가 虛하면 하품을 하고, 소변의 유실(遺尿)과 빈삭이 나타난다. 손목 상방의 1寸 5分의 列缺을 치료한다. 列缺에서 별도로 手陽明大腸經으로 주행한다.

5.4. 手太陰經筋

1 분포

手太陰經筋은 魚後 · 肘中 · 肩前髃 · 胸裏에 結하고, 腋下 · 缺盆 · 賁門 · 季脇을 연락한다.

手太陰之筋 起於大指之上[1] 循指上行 結於魚後[2] 行寸口外側 上循臂 結肘中[3] 上臑內廉入腋下[4] 出缺盆 結肩前髃[5] 上結缺盆[6] 下結胸裏[7] 散貫賁 合賁下[8] 抵季脇

☞엄지손가락의 상부에서 起하여 엄지손가락(拇指)을 따라 위로 魚際의 후방에 結하고, 寸口의 외측을 지나 상행해서 하박(臂)을 따라 팔오금의 尺澤穴 부위에 結한다. 다시 상박(臑)의 내측으로 상행하여 겨드랑이

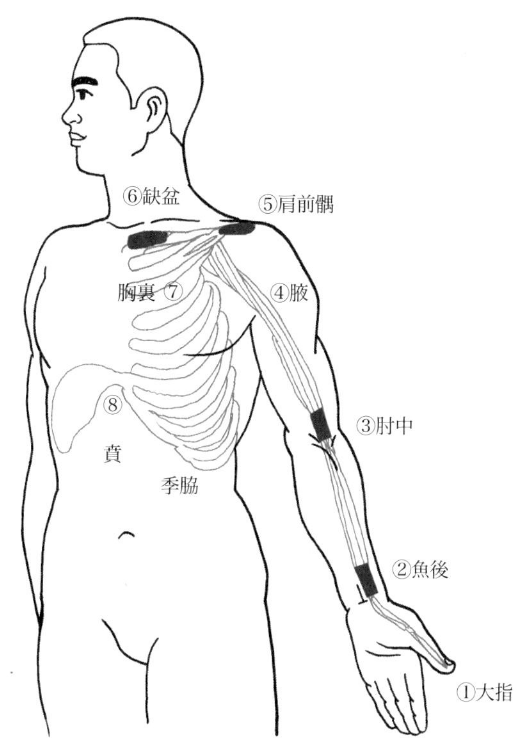

그림 2-1-06. 手太陰經筋의 분포

아래로 진입하고 缺盆으로 나와 肩髃의 전방에 結하고 위로 缺盆에 結한다. 아래로 胸內에 結하며 분산하여 賁門을 통과하고 賁門의 아래에서 합하여 季脇(제11, 12 늑연골 부위)에 이어진다.

2 病證

經筋의 병증은 그 분포 부위의 轉筋과 동통이 있고, 심하면 息賁으로 脇肋이 당기고 吐血의 증상이 발생한다.

其病當所過者支轉筋痛 甚成息賁 脇急吐血 治在燔針劫刺 以知爲數 以痛爲輸 名曰仲冬痺也

☞본 經筋에 발생하는 병증은 그 經筋이 경과하는 부위에 경련 · 동통이 있고, 심하면 息賁으로 脇肋의 拘急과 吐血이 발생한다. 치료는 火鍼을 사용하여 痛處(腧穴)에 刺하며 효과가 나타나는 정도에 따라 자침의 횟수를 정한다. 이를 仲冬痺라고 한다.

제2절 大腸(Large Intestine)

大腸은 金의 腑로 肺와 표리를 이루어 대변의 배출을 조절하고 肺의 호흡에 영향을 미친다. 그 手陽明大腸經은 陽明燥의 氣化를 제어하여 체내 燥濕의 항상성을 유지한다.

1. 위치와 形象

대장은 맹장, 廻腸(결장)과 廣腸(직장)으로 구성되어 있다. 맹장(cecum)은 대장의 시작부위로 회장(ileum)이 대장으로 연결되는 회장맹장 판막의 아랫부분으로 그 아래 끝에 늘어져 있는 충수(appendix, 약 6cm)가 있다. 결장(colon)은 맹장에서 시작하며 상행결장(ascending colon), 횡행결장(transverse colon), 하행결장(descending colon) 및 에스결장(sigmoid colon)으로 구성된다. 廣腸은 대장의 마지막 부분인 직장(rectum)을 말하며, 직장의 끝인 개구부를 魄門(항문, anus)이라고 한다.

《內經》에 의하면 결장은 배꼽에 부착되어 좌측으로 한 바퀴 돌면서 쌓여 하행하니 빙빙 돌면서 반환하여 16번의 굴곡을 이룬다. 둘레는 4寸이

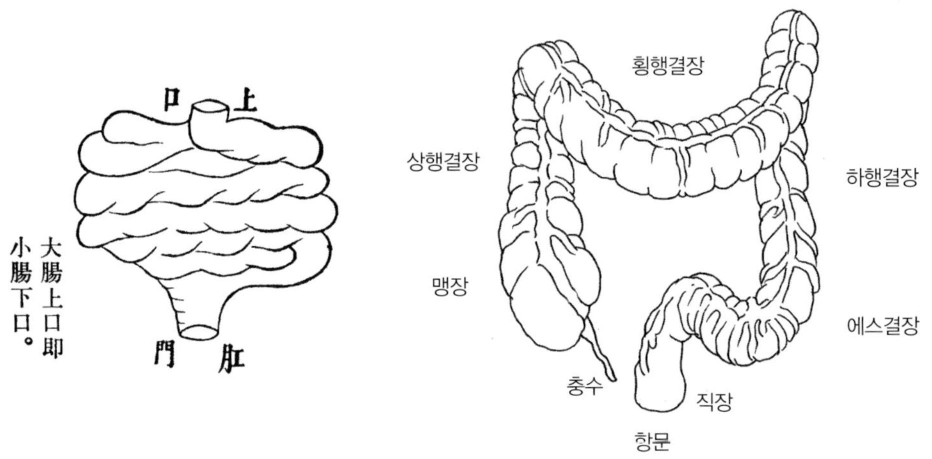

그림 2-1-07. 大腸(large intestine):

소장에 이어서 항문에 이르는 소화관의 마지막 부분으로 성인의 경우 길이가 1.5m, 직경이 7cm 정도이다. 맹장(cecum), 결장(colon)과 직장(rectum)으로 구성되어 있다.

고 직경은 1.5寸이 안 되고 길이는 2丈1尺(1.5m)이며, 용량은 곡식 1斗 물 7.5升을 받아들이고, 중량은 2斤12兩이 된다. 직장은 척추에 부착되어 결장의 내용물을 받아들이며 좌측으로 돌면서 쌓여 있고, 위에서 아래로 갈수록 굵어지는데, 둘레는 8寸이고 직경은 2.5寸이 넘고 길이는 2尺8寸이다. 용량은 9升 3⅛合의 음식물을 받아들인다.[47)]

2. 大腸의 생리

2.1. 大腸의 기능

大腸은 小腸에서 내려온 대부분의 영양소가 흡수된 음식물과 소화되지 않은 음식물 찌꺼기(糟粕)로부터 나머지 영양소와 수분을 흡수하여 대변을 형성하고 항문을 통하여 배출한다. 이를《素問 · 靈蘭秘典論》에서 "大腸은 傳道之官으로 變化를 낸다."[48)]고 했다. 여기서 傳道之官의 '傳'은 대변의 전송을 의미하며, 變化는 장내 세균에 의한 발효와 분해과정을 포함한다. 傳道之官은 후에 '滓穢之路'라고 하여 분변이 배출되는 통로로서의 작용을 설명했다.

3. 大腸의 經絡

大腸의 經絡은 大腸의 氣가 운행 · 분포하는 경로나 구역으로 手陽明大腸經 · 手陽明經別 · 手陽明絡脈 · 手陽明經筋 및 手陽明皮部로 구성된다.

3.1. 手陽明大腸經(Large Intestine Meridian)

手陽明大腸經은 馬王堆漢墓의 帛書에서 처음 '臂陽明温' 혹은 '齒脈'이라 칭했고,《靈樞 · 經脈》에 '大腸手陽明之脈'으로 기재되어 현재 手陽明大腸經이라고 통칭한다.

[1] 氣化: 陽明經의 司化經으로 燥濕相濟를 조절한다.

手陽明大腸經(大腸經)은 陽明의 燥와 大腸의 燥金이 결합한 司化經으로 燥金의 氣化를 주관한다. 大腸經의 氣化에 의한 생리조절 다음과 같다.

첫째, 大腸經의 氣化는 燥金의 건조, 수렴의 기운으로 大腸에서 대변

47) 《靈樞 · 腸胃31》: 廻腸當臍 左環廻周 葉積而下 廻運環反十六曲 大四寸 徑一寸 寸之少半 長二丈一尺 廣腸附脊 以受廻腸 左環葉積 上下僻 大八寸 徑二寸 寸之大半 長二尺八寸.《靈樞 · 平人絶穀32》: 廻腸 大四寸 徑一寸 寸之少半 長二丈一尺 受穀一斗 水七升半 廣腸 大八寸 徑二寸 寸之大半 長二尺八寸 受穀九升三合八分合之一.《難經 · 42難》: 大腸二斤十二兩 長二丈一尺 廣四寸 徑一寸 當臍右廻十六曲 盛穀一斗 水七升.《醫宗必讀》: 廻腸者 以其廻疊也 廣腸卽廻腸之更大者 直腸又廻腸之末節也 下達肛門 是爲穀道後陰 一名魄門 總皆大腸也; 廻腸當臍 右廻十六曲 大四寸 徑一寸 寸之少半 長二丈一尺 受穀一斗 水七升半 廣腸傳脊以受廻腸 乃出滓穢之路 大八寸 徑二寸 寸之大半 長二尺八寸 受穀九升三合八分合之一.

48) 《素問 · 靈蘭秘典論8》: 大腸者 傳道之官 變化出焉.《靈樞 · 本輸2》: 肺合大腸 大腸者傳道之腑.

이 통과하는 동안 수분을 흡수하여 大腸이 대변의 성상과 배출을 조절하게 한다.

둘째, 手太陰肺經과 表裏經으로 經氣가 상통하여 肺의 燥濕을 조절한다. 즉 大腸의 燥性은 肺經의 濕化가 지나치지 않도록 제어하여 肺의 淸潤 · 淸肅하는 특성을 유지하게 한다. 반대로 肺經의 濕化는 大腸의 燥性을 제어하여 大腸의 배변을 원활하게 한다.

셋째, 足陽明胃經과 大腸經의 燥性은 同名經으로 經氣가 상통하여 상호 燥濕의 대사를 조절한다. 즉 大腸의 燥性은 胃의 濕性을 제어하여 胃가 지나치게 濕하지 않고 喜潤惡燥의 특성을 발휘하도록 한다. 반대로 胃의 濕性은 大腸의 燥性을 제어하여 大腸 내의 진액대사의 평형을 조절한다.

이처럼 手陽明大腸經의 氣化는 大腸, 肺(表裏經), 胃(同名經)의 燥濕을 조절하여 그 생리를 유지하도록 한다.

도표 2-1-08. 手陽明大腸經의 기화:

手陽明大腸經은 陽明의 燥와 大腸의 燥金이 결합한 司化經으로 체내 燥濕의 氣化를 조절한다. 또한 表裏經, 同名經의 경기상통으로 燥濕의 대사를 조절하여 肺와 胃의 생리와 병리에 영향을 미친다.

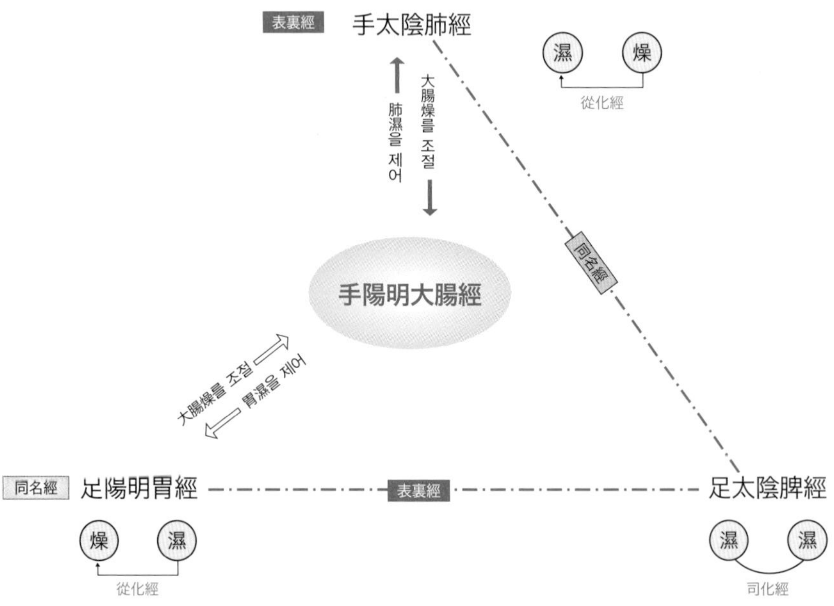

[임상적 고찰]

手陽明大腸經의 병변은 燥濕의 기화 실조로 燥나 濕의 항진으로 나타나며, 대변의 성상에 영향을 미친다. 大腸經의 燥化가 지나치면 大腸의 수분 · 흡수가 과도하여 변비 · 腹滿의 증상이 나타나고, 燥化가 부족하면 濕의 편성으로 泄瀉 · 便溏 · 腸鳴의 증상이 나타난다.

大腸의 과도한 燥化나 濕化의 병태 생리는 陽明經의 多氣多血한 특성으로 熱과 쉽게 결합하여 燥熱이나 濕熱의 병태로 전화하기 쉽다. 즉 평소 同名經의 胃陽이 왕성한 환자는 大腸의 燥氣가 胃熱과 결합하여 燥熱이 형성되므로 장내의 진액이 메말라 대변이 燥結하고 배출이 곤란하게 된다(瀉白湯). 또 大腸의 燥熱이 同名經으로 전이되어 足陽明胃經이 연계하는 눈과 인후 및 코를 熏蒸하면 目黃 · 口乾 · 喉痺 · 鼽衄의 증상이 나타나게 된다.[49] 만약 表裏經의 肺經에 영향을 미치면 肺의 陰液이 손상되어 肺痿의 병이 발생하기도 한다.[50] 그러나 胃陽이 부족한 사람은 大腸의 燥氣가 寒과 결합하여 燥寒을 형성하게 되는데, 寒性 변비나 燥寒의 아토피 피부염을 일으키는 원인이 되기도 한다.

한편 大腸의 편성한 濕이 胃陽과 결합하여 濕熱을 형성하면 복통 · 설사 · 裏急後重 · 肛門灼熱 · 大便膿血의 증상이 나타나는데, 이질 · 腸癰 및 급성과 만성장염의 질병에서 볼 수 있다. 그러나 평소 胃陽이 부족한

49) 《靈樞 · 經脈10》: 是主津液所生病者 目黃 口乾 鼽衄 喉痺.

50) 《靈樞 · 經脈10》: 手太陰氣絶則皮毛焦 太陰者行氣溫於皮毛者也 故氣不榮則皮毛焦 皮毛焦則津液去皮節. 《素問 · 痿論44》: 肺熱葉焦 則皮毛虛弱急薄 著則生痿躄也; 肺熱者色白而毛敗. 肺痿證은 과도한 진액의 손상으로 발생하며 虛寒과 虛熱의 구분이 있다. 虛寒으로 인한 경우 涎沫을 뱉되 咳嗽와 갈증이 없으며 遺尿와 小便의 頻數이 있고, 虛熱로 인한 경우는 氣短, 끈끈한 涎沫을 뱉으며, 口乾 · 咽乾 혹은 皮毛건조 · 潮熱 등의 증상이 나타난다.

도표 2-1-09. 手陽明大腸經의 병태와 처방:
大腸經의 기화실조는 燥化와 濕化의 태과로 인한 燥證과 濕證을 유발한다.

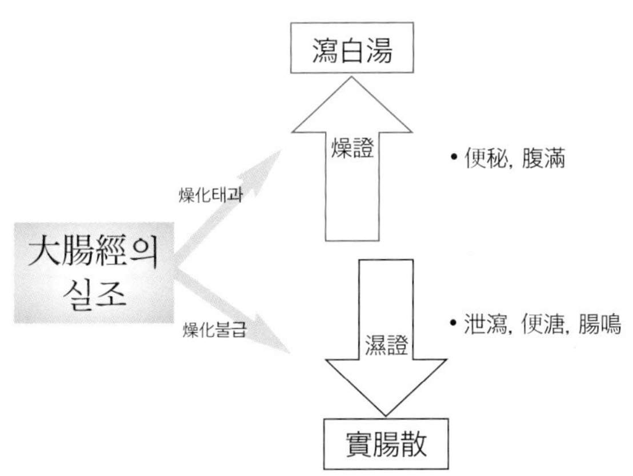

경우는 大腸에 寒濕이 형성되어 복통 · 腸鳴 · 飧泄이 있으나 裏急後重과 항문의 작열 증상은 없다(實腸散). 이처럼 大腸經의 氣化 실조로 인한 大腸에서의 수분대사의 병변을《靈樞 · 經脈》에서 '是主津液所生病'이라고 했다.

實腸散: 大腸이 虛하고 차서 복통과 설사를 하는 것을 다스린다.

厚朴 · 肉荳蔻(煨) · 訶子皮 · 砂仁(末) · 陳皮 · 蒼朮 · 赤茯苓 各3g, 木香 · 甘草(구운 것) 各1.5g, 生薑 3쪽, 대추 2개를 넣어 달여 먹는다.

瀉白湯: 大腸의 實熱로 배꼽 부위가 아프고 배가 불러오며 대변이 나오지 않는 것을 치료한다.

生地黃 6g, 赤茯苓 · 芒硝 各3g, 陳皮 · 竹茹 · 黃芩 · 梔子 · 黃柏 各1.5g, 生薑 3쪽, 대추 2개를 넣어 달여 먹는다.

2 流注와 생리

手陽明大腸의 經絡은 집게손가락의 내측 가장자리 · 상지의 외측 상연 · 어깨(肩) · 목(頸) · 인후(喉嚨) · 뺨(面頰) · 아랫니(下齒) · 口 · 윗입술(上脣) · 鼻翼의 양쪽 · 귀(耳) 등을 연계한다. 이는 大腸의 생리 · 병리적 현상을 관찰할 수 있는 부위이다.

大腸經은 '絡肺'로 肺를 연락하여 肺와 표리관계를 구축하고, '下膈屬大腸'의 氣운행은 大腸의 傳導(배변)와 肺氣의 肅降을 돕는다. 곧 大腸經이 '絡肺下膈屬大腸'하는 생리적 의의이다.

> **《靈樞 經脈》** 大腸手陽明之脈 起於大指次指之端[1] 循指上廉 出合谷兩骨之間 上入兩筋之中[2] 循臂上廉[3] 入肘外廉[4] 上臑外前廉[5] 上肩[6] 出髃骨[*]之前廉[7] 上出於柱骨之會上[*8] 下入缺盆[9]絡肺[10] 下膈[11]屬大腸[12] 其支者 從缺盆上頸[13]貫頰[14] 入下齒中[15] 還出挾口 交人中 左之右 右之左 上挾鼻孔[16]

☞手陽明大腸의 經脈은 집게손가락(食指) 내측 끝의 商陽穴에서 기시하여 내측의 위 가장자리(上緣)를 따라 合谷의 兩骨(제1 · 제2 중수골)사이로 나오고, 상행하여 兩筋(長拇指伸筋腱과 短拇指伸筋腱)의 중간(陽溪

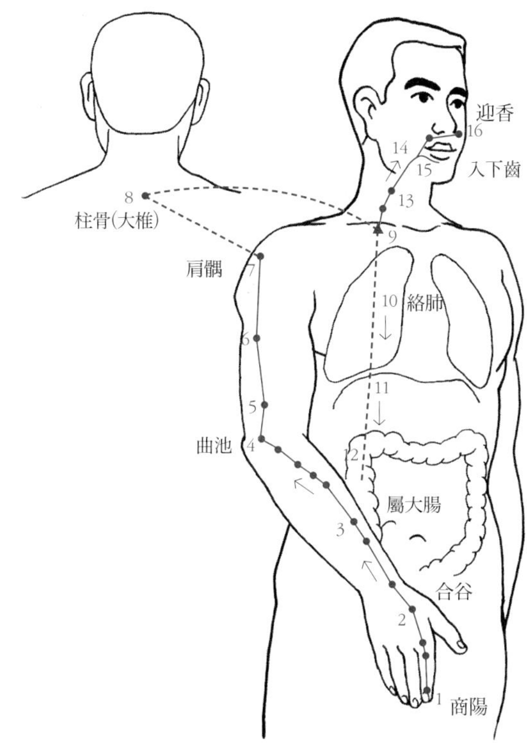

그림 2-1-08. 手陽明大腸經의 유주

穴)으로 들어가 臂의 외측 상연을 따라 肘관절의 외측 횡문 끝으로 진입하고, 위로 臂(상완)의 외측 앞쪽을 따라 肩部로 올라가서 肩峰의 앞쪽으로 나와 六陽經이 만나는 柱骨(大椎)로 나온다. 다시 아래로 缺盆으로 진입하여 肺臟을 연락하며 횡격막을 지나 大腸에 귀속한다. 그 支脈는 缺盆(쇄골상와)에서 頸部로 상행하여 頰部를 지나 아래 잇몸으로 들어가고, 입을 끼고 돌아 나와 人中에서 좌우가 교차하여 좌측의 經脈은 우측으로, 우측의 經脈은 좌측으로 행하여 鼻孔을 끼고 콧방울 옆의 迎香穴에 이르러 足陽明胃經에 이어진다.

◎ **注 釋** ◎

*髃骨: 肩胛骨과 鎖骨이 서로 접하는 곳, 肩峰 즉 肩髃穴이 있는 곳이다.

*柱骨之會上: 柱骨은 제7경추를 말하며, 會上은 手足의 三陽經이 督脈의 大椎穴(제7경추 아래의 수혈)에서 만남을 의미한다.

③ 大腸經의 經穴

大腸은 20개의 經穴이 있다. 그 명칭은 商陽 · 二間 · 三間 · 合谷 · 陽谿 · 偏歷 · 溫溜 · 下廉 · 上廉 · 手三里 · 曲池 · 肘髎 · 手五里 · 臂臑 · 肩髃 · 巨骨 · 天鼎 · 扶突 · 禾髎 · 迎香으로 좌우 40穴이다.[51)]

51) 大腸의 經穴歌: 手陽明穴起商陽 二間三間合谷藏 陽谿偏歷溫留長 下廉上廉手三里 曲池肘髎五里近 臂臑肩髃巨骨當 天鼎扶突禾髎接 鼻傍五分號迎香.

④ 大腸經의 효능

手陽明大腸經은 陽明熱을 瀉하여 鎭痛 · 明目 · 解毒 · 解熱 · 淸暑 · 聰耳 · 止血하고, 調理脾胃의 효능으로 鎭痛 · 止吐瀉 · 降腑氣하며, 宣肺理氣의 효능으로 止咳平喘 · 宣肺解表하고, 熄風, 鎭靜 · 救急(醒腦開竅)의 효능이 있다. 주로 위장과 이비인후 질환 · 중풍 · 고혈압 · 견비통을 치료한다.

⑤ 大腸經의 病態

大腸經의 병증은 頰 · 眼 · 耳 · 鼻 · 口齒 · 咽喉의 질환, 腸胃病 및 經脈이 분포하는 부위의 발열과 종창 혹은 寒戰으로 나타난다.

주요 증상은 齒痛 · 咽喉腫痛 · 口乾 · 鼻出血 · 目黃 · 頸腫 · 肩前의 臑痛 · 食指의 동통과 不用 등 外經의 병후와 腹痛 · 腸鳴 · 泄瀉 · 便秘 등 內臟의 병후가 있다.

그 病機와 辨證은 大腸의 燥濕相濟의 실조가 기본이 된다. 燥化가 태과하여 대장의 津液을 손상한 燥證과 燥化가 불급하여 수분의 흡수가 불리한 濕證으로 개괄된다. 燥證으로는 대변이 秘結하고 大腸의 燥氣가 熱氣와 결합하여 同名經인 足陽明經을 熏蒸하면 目黃 · 口乾 · 鼽衄(鼻塞과 鼻出血) 및 喉痺가 발생한다. 濕證으로는 설사와 腸鳴이 나타나고, 평소 脾胃의 陽氣가 허약한 경우에는 大腸 내에 寒濕이 형성되어, 腹痛 · 腸鳴 · 溏泄 · 小便의 淸長이 발생한다.

大腸經의 순행 부위와 관련한 병증으로 齒痛과 頸腫은 '上頸貫頰 入下齒中'의 유주, 目黃 · 口乾 · 鼽衄 · 喉痺는 대장의 燥熱이 同名經인 足陽明胃經에 영향을 미치고, 그 순행이 '入下齒中 還出挾口 … 上挾鼻孔'의 유주, 肩前臑痛 · 검지의 통증과 不用은 그 '上臑外前廉 上肩 出髃骨之前廉'의 순행 부위와 관련이 있다. 大腸의 虛實과 관련한 대사 질환으로 邪

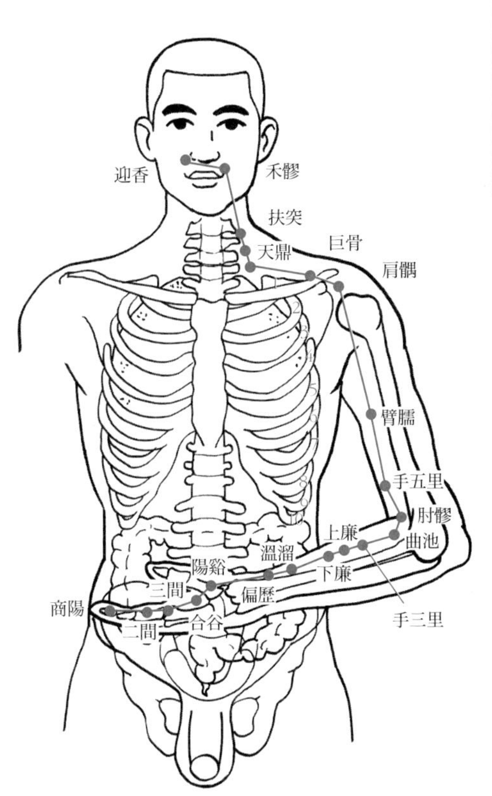

그림 2-1-09. 手陽明大腸經의 경혈

氣가 침습하면 經脈이 유주하는 부위의 발열과 부종이 있고, 大腸의 氣가 虛하면 寒慄의 증상이 쉽게 회복되지 않는다.

> 《靈樞·經脈》是動則病齒痛 頸腫 是主津液所生病*者 目黃 口乾 鼽衄* 喉痺* 肩前臑痛 大指次指痛不用 氣有餘則當脈所過者熱腫 虛則寒慄不復.

☞大腸經은 經氣의 변동으로 齒痛·頸腫의 증상을 일으키고, 진액대사의 이상으로 인한 目黃·口乾·鼻出血·喉痺·肩前臑痛·집게손가락의 동통으로 잘 움직이지 못하는 증상을 치료한다. 邪氣의 침습으로 병세가 실하면 經脈이 순행하는 부위에 발열과 부종이 나타나며, 正氣가 부족한 虛證은 惡寒과 戰慄의 증상이 쉽게 회복되지 않는다.

◎ **注 釋** ◎

*是主津液所生病: 張介賓은 "大腸과 肺는 表裏이고, 肺는 氣를 주관하며 津液은 氣化에 의해 생성되므로 大腸이 설사하거나 변비가 생기는 것은 모두 津液대사의 이상으로 大腸을 다스린다(大腸與肺爲表裏 肺主氣而津液由於氣化 故凡大腸之或泄或秘 皆津液所生之病而主在大腸也)."고 했다. 張志聰은 "대장은 水穀을 傳導하고 精微로운 물질로 변화시키므로 주로 津液으로 인해 발생한 병을 치료한다(大腸傳導水穀 變化精微 故主所生津液病)."고 하였다.

*鼽衄: 비출혈을 말한다. 鼽는 코가 막힌 것이고, 衄은 코피가 나는 것이다.

*喉痺: 인후가 붓고 아픈 증상을 총칭한다. 王肯堂은 "喉痺는 목구멍에 호흡이 통하지 않고 말이 나오지 않는 것을 말하며, 咽痛·嗌痛은 咽喉에서 음식물과 침을 받아들일 수 없음을 말한다. 대개 喉痺를 앓는 사람은 반드시 嗌痛을 겸하지만, 咽痛·嗌痛을 앓는 사람은 반드시 喉痺를 겸하지는 않는다(經云喉痺者 謂喉中呼吸不通 言語不出 云咽痛云嗌痛者 謂咽喉不能納 唾與食 盖病喉痺者 必兼咽嗌痛 病咽嗌痛者 未必兼喉痺也)."고 했다.

3.2. 手陽明經別

經別은 '下走大腸 屬於肺'로 肺를 연락하고, '上循喉嚨 出缺盆'으로 喉嚨과 缺盆을 연락한다.

> 手陽明之正 從手循膺乳 別於肩髃 入柱骨 下走大腸 屬於肺 上循喉嚨 出缺盆 合於陽明也

☞手陽明經脈의 正經(經別)은 手陽明經脈을 따라 가슴과 유방(膺乳)을 순행하는데, 肩髃에서 별도로 나와 柱骨(제7경추)로 진입하고, 아래로 大腸으로 주행하며 肺에 귀속한다. 위로는 喉嚨을 따라 缺盆(鎖骨上窩)으로 나와서 手陽明經脈에 合한다.

3.3. 手陽明絡脈

[1] 流注

大腸의 絡脈은 偏歷에서 분출하여 肩髃·曲頰(下頷角)·下齒를 연락하고, 支脈은 '入耳合於宗脈'으로 귀를 연계하고 宗脈과 회합한다.

[2] 病證

絡脈 병증의 충치와 이롱은 '上曲頰偏齒 其別者入耳'의 연계에 근거하며, 치아가 시리고 胸膈이 막혀서 편하지 않는 증상은 大腸의 氣虛로 인

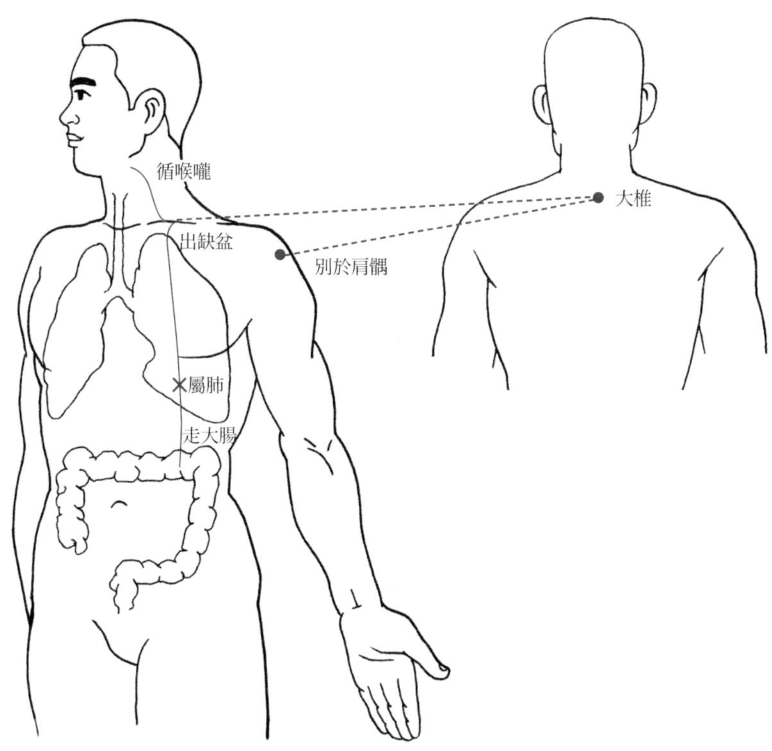

그림 2-1-10. 手陽明經別의 유주

한 것이다.

> 手陽明之別 名曰偏歷 去腕三寸 別入太陰 其別者 上循臂 乘肩髃 上曲頰 偏齒 其別者 入耳合於宗脈* 實則齲聾 虛則齒寒痺隔* 取之所別也

☞手陽明大腸經의 絡脈이 분출하는 絡穴을 偏歷이라고 한다. 手陽明絡脈은 偏歷(腕上 3寸)에서 手太陰經脈으로 別走하고, 그 別行하는 支脈은 상행하여 臂를 따라 肩髃를 지나고 상행하여 曲頰(下頷角)에 이르러 牙齒에 분포한다. 다른 한 支脈은 귀로로 들어가서 宗脈과 회합한다.

☞病邪가 實하면 충치가 생기고 귀가 먹으며, 正氣가 虛하면 치아가 시리고 胸膈이 막혀서 편치 않다. 본 絡脈이 別出한 偏歷穴을 치료한다.

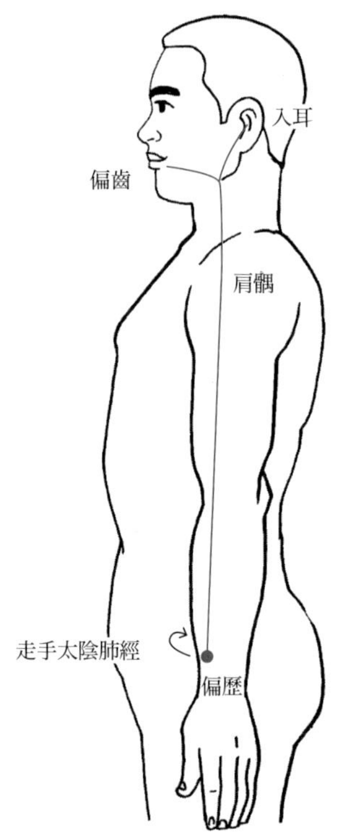

그림 2-1-11. 手陽明絡脈의 분포

◎ 注 釋 ◎

*宗脈: 楊上善은 "宗이란 모두를 뜻한다. 귓속은 手太陽 · 手少陽 · 足少陽 · 足陽明의 네 絡脈이 모이는 곳이므로 宗脈이라고 한다(宗總也 耳中有手太陽手少陽足少陽足陽明絡四脈總會之處 故曰宗脈)."고 했다.

*痺隔: 痺는 막힘을 말한다. 楊上善은 "隔은 막힘을 뜻하는데 胸脘部가 막혀 소통이 원활하지 못한 병증이다(隔塞也 胸脘阻塞不利的病證)."고 했다.

3.4. 手陽明經筋

1 분포

手陽明經筋은 腕 · 肘外 · 肩髃 · 頄에 結하고, 肩胛을 둘러싸고 脊柱의 양방에 부착한다. 또 面頰을 지나 額角에 분포하여 頭部를 연락하고 반대편의 頷部에 이른다.

手陽明之筋 起於大指次指之端[1] 結於腕[2] 上循臂 上結於肘外[3] 上臑結於肩髃[4] 其支者 繞肩胛 挾脊[5] 直者 從肩髃上頸[6] 其支者 上頰結於頄[7] 直者 上出手太陽之前 上左角 絡頭[8] 下右頷[9]

☞집게손가락(食指)의 끝에서 시작하여 손목에 結하고 위로 하박(臂)을 따라 상행하여 肘의 외측에 結하고, 위로 상박(臑)의 외측을 지나 肩髃에 結한다. 그 分支는 肩胛을 둘러싸고 脊柱의 양측에 부착한다. 직행하는 것은 肩髃에서 頸部로 상행하고, 또 하나의 分支는 頰部로 상행하여 광대뼈(顴骨) 부위에 結한다. 직행하는 것은 상행하여 手太陽經筋의 앞으로 나오고, 좌측의 額角으로 상행하여 頭部를 연락하고 우측의 頷部로 하행한다.

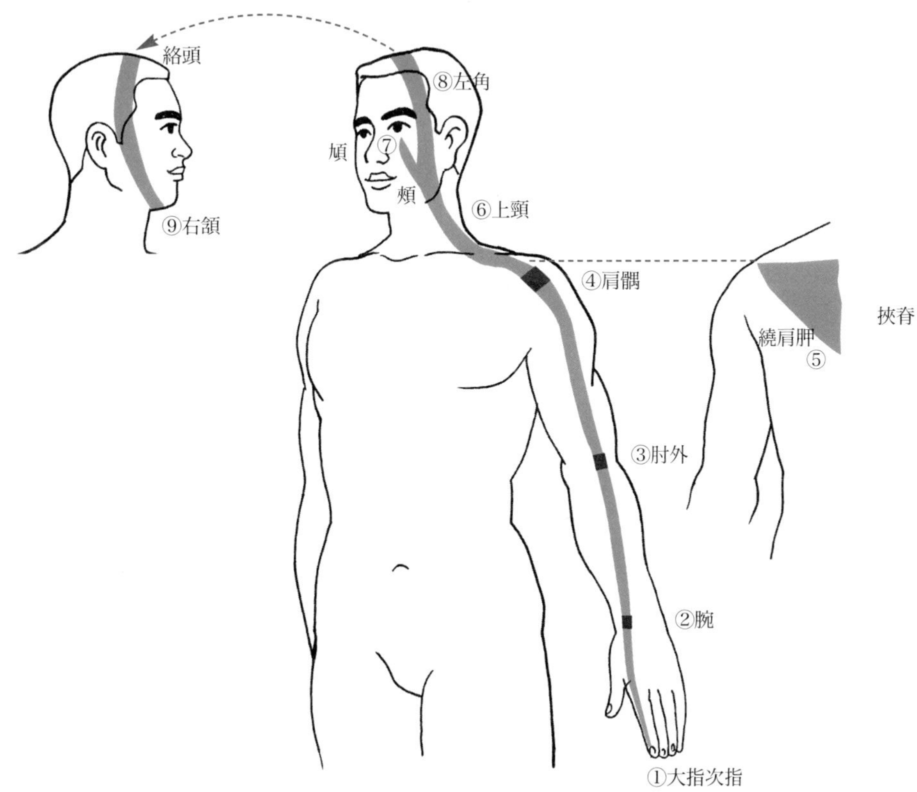

그림 2-1-12. 手陽明經筋의 분포

2 病證

經筋의 병증은 그 經筋이 경과하는 부위의 轉筋 · 疼痛 · 肩不擧 및 목을 좌우로 돌려서 볼 수 없는 증상이다.

> 其病當所過者 支痛及轉筋 肩不擧 頸不可左右視 治在燔針劫刺 以知爲數 以痛爲輸 名曰孟夏痺也

☞본 經筋이 발생하는 병증은 그 經筋이 경과하는 부위의 轉筋 · 疼痛 · 肩不擧하고 목을 좌우로 돌려서 볼 수 없게 된다. 치료는 火鍼(鍼燒紅而刺)을 사용하여 病이 효과를 나타내는 것을 鍼刺의 횟수로 하고 痛處를 鍼刺의 부위(腧穴)로 한다. 이를 孟夏痺라고 한다.

제3절 肺와 大腸의 표리

肺와 大腸은 燥金의 同氣로 형제의 臟腑가 되어 서로 의존하고 협력한다. 六經의 속성으로 볼 때 手太陰肺經과 手陽明大臟經의 표리관계로 肺는 太陰濕, 大腸은 陽明燥의 氣化를 주관함으로써 燥濕의 조절과 조화를 유지한다. 즉 肺와 大腸은 위와 아래에 위치하나 經氣의 교통을 통한 屬絡의 관계로 표리를 형성하며 상호 협조의 기능을 수행한다.

1. 대변의 배출

肺氣의 肅降은 대장의 변통에 영향을 미친다. 唐容川은 "大腸이 傳導할 수 있는 것은 肺의 腑로 肺氣가 下達하기 때문이다. 따라서 대변을 다스리는 데는 반드시 肺氣를 조절해야 한다."[52]고 했다. 또한 肺의 수액대사(通調水道)는 수분의 大腸 내 정류와 津液의 분비를 조절하여 대변의 상태와 배출에 영향을 미친다.

임상적으로 肺氣가 虛하여 肅降의 작용을 잃으면 氣虛로 인한 便秘가 발생하고, 水道의 불리는 大腸 내 수분의 과다 정체로 腸鳴・泄瀉의 증상을 야기하기도 한다.

2. 호흡 방면

肺의 호흡에 있어서 大腸의 傳導는 肺氣의 肅降에 영향을 미쳐 호흡을 고르게 한다. 임상에서 大腸의 氣滯로 인한 배변의 장애는 肺氣의 肅降에 영향을 미쳐 胸悶과 氣喘을 초래하는데, 이때에는 대변을 소통시킴으로써 肺氣의 肅降을 유도할 수 있다. 또 大腸의 滑脫에 肺氣를 수렴하여 澁腸하는 것은 肺와 大腸의 표리에 의한 병리나 치료의 반영이다.

52) 《醫經精義》: 大腸之所以能傳導者 以其爲肺之腑 肺氣下達 故能傳導 是以利大便 必須調肺氣也. 《中藏經》: 大腸者 肺之腑也 爲傳送之司 號藍倉之官 肺病久不已 則傳入大腸 手陽明是其經也.

제 2 장

脾氣能系는 五行의 土와 六氣의 太陰濕 · 陽明燥의 속성을 바탕으로 脾 · 胃의 생리 · 병태 및 임상 원리를 체계화한 계통이다.

脾機能系
(Splenic/Pancreatic Systems)

The aims of the lesson

▶脾의 생리, 병태 및 그 상변수와의 관계를 파악한다.

▶胃의 생리와 병태를 이해한다.

▶脾經과 胃經의 기화 · 유주 · 병후를 분석하고 생리적 · 임상적 의의를 설명한다.

▶脾와 胃의 경락계통을 이해한다.

제1절 脾(Spleen+Pancreas)

1. 脾의 개설

脾는 소화기계의 대표적 장기로 '濕土之臟'이라고 한다. 이는 脾氣가 土(五行)와 濕(六氣)의 속성으로 인체에 대하여 濡濕(滋潤)·長養(化育)의 특성을 발휘하기 때문이다. 이러한 특성은 脾의 생리·병리·진단·치료를 인식하는 관건이 된다.

한의학에서 脾臟은 단순히 해부학적 지라(spleen)만을 지칭하는 것이 아니라 췌장(pancreas)의 기능을 포괄한다. 또한 脾氣의 濡濕·長養의 특성은 土의 기운이 만물을 기르고 영양하는 '化'의 현상에 상응하므로 脾는 '通於土氣'라고 한다.

《黃帝內經》에서는 脾胃의 기능을 고대 곡식의 출납을 관장하는 '倉廩之官'의 관직에 비유하여 설명하기도 하는데, 바로 음식물을 소화 흡수하여 영양물질을 공급하는 근원이 됨을 말한 것이다. 나아가 脾와 胃의 소화흡수는 출생 후 생명활동의 근본이 되므로 腎의 '先天之本'에 대하여 脾胃를 '後天之本'이라 한다.

脾는 口·肌肉·脣·涎·意·思·四肢·大腹과 긴밀한 관계에 있으

도표 2-2-01. 脾의 기능계:

해부학적 비장과 췌장의 통합적 이해와 더불어 五行의 土와 六氣에 太陰濕의 속성을 기초로 한 氣化, 象變數, 經脈을 이해한다.

臟 腑	脾臟	Spleen(비장) + Pancreas(췌장) 諫議之官							
	胃	Stomach 倉廩之官							
氣 化	脾氣	喜燥惡濕 主升 通長夏之氣(化育, 濡濕)							
	五行	土 ┐ 濕土之臟							
	六氣	濕 ┘							
五 行	분류	濕	甘	黃	香	宮	棗	稷	牛
	상변수	口	涎	肉	脣	意	思	四肢	腹部
經 脈	足太陰脾經 ◀ 表裏經 ▶ 足陽明胃經								
	濕	燥							

며, 이들은 脾의 기능변화를 반영하는 象變數로서 脾胃를 진단하는 기초가 된다. 濕氣 · 甘味 · 黃色 · 宮音 · 香臭와 棗 · 稷 · 牛 · 犬의 음식은 土의 속성으로 脾의 정기를 기르므로 脾의 양생은 물론 脾病의 치료에 영향을 미치는 중요한 요소가 된다.[1)]

한편 脾의 經脈은 太陰濕의 氣化를 주도하므로 足太陰脾經이라 하고, 陽明燥의 기화를 제어하는 足陽明胃經과 표리관계로 체내 燥濕의 기화를 조절한다.[2)]

2. 위치와 形象

脾는 中焦에 위치하여 胃와 서로 막이 이웃하며 胃의 좌측에 위치한다.[3)] 《醫學入門》에 말발굽(馬蹄)이나 낫(刀鎌)과 같다고 했는데,[4)] 刀鎌은 췌장(pancreas)의 형태와 유사하고 馬蹄는 비장(지라; spleen)의 형태와 유사하다. 《難經》에 의하면 脾는 중량이 2斤3兩, 폭이 3寸, 길이가 5寸이며 半斤의 散膏가 있다고 했는데[5)] 여기서 散膏는 췌장을 의미한다.

이상의 설명에 의하면 한의학에서 脾는 췌장과 비장을 포괄하여 '脾'라고 인식한 것으로 생각된다. 이의 타당성은 기능적 측면에서 脾의 運化기능이 췌장의 소화작용을 포괄하고, 脾의 統血기능이 비장의 노화된 혈액의 제거, 적혈구와 림프구의 생성과정을 포괄하는 것으로부터 인정될 수 있다. 또 구조적으로 혈관이 드나드는 지라 문 부위는 췌장의 꼬리 부분과 닿아있다.

해부학적 비장의 형태는 타원형으로 길이가 약 10~12cm, 폭은 약 6~8cm이며 무게는 80~150g 정도이다. 그 기능은 림프기관으로 림프구와 혈액속의 혈구세포를 만들거나 수명을 다한 적혈구, 혈소판을 파괴하며, 항체를 생산하여 면역반응에 관여한다. 췌장은 12~15cm 정도의 길이와 약 85~95g의 무게를 지닌 기관으로 胃 뒤쪽에 위치하고 있다. 알카리성 췌장액을 십이지장으로 분비하여 소화에 관여하는 외분비선인 동시에 인슐린(insulin), 글루카곤(glucagon)을 분비하여 혈중의 포도당을 조직의 당원으로 바꾸는 내분비선이기도 하다.

1) 《素問 · 陰陽應象大論5》: 中央生濕 濕生土 土生甘 甘生脾 脾生肉 肉生肺 脾主口 其在天爲濕 在地爲土 在體爲肉 在藏爲脾 在色爲黃 在音爲宮 在聲爲歌 在變動爲噦 在竅爲口 在味爲甘 在志爲思. 《素問 · 金匱眞言論4》: 中央黃色 入通於脾 開竅於口 藏精於脾 … 其味甘 其類土 其畜牛 其穀稷 其應四時 … 是以知病之在肉也 其音宮 其數五 其臭香. 《素問 · 六節臟象論9》: 脾胃大腸小腸三焦膀胱者 … 其味甘 其色黃 此至陰之類 通於土氣. 《素問 · 五常政大論70》: 備化之紀 氣協天休 德流四政 五化齊修 其氣平 其性順 其用高下 氣化豊滿 其類土 其政安靜 其候溽蒸 其令濕 其藏脾 脾其畏風 其主口 其穀稷 其果棗 其實肉 其應長夏 其蟲倮 其畜牛 其色黃 其養肉 其病否 其味甘 其音宮 其物膚 其數五 卑監之紀 是謂減化 化氣不令 生政獨彰 長氣整雨乃愆 收氣平 風寒幷興 草木榮美 秀而不實 成而粃也 其氣散 其用靜 其動瘍涌 分潰癰腫 其發濡滯 其藏脾 其果李栗 其實濡核 其穀豆麻 其味酸甘 其色蒼黃 其畜牛犬 其蟲倮毛 其主飄怒振發 其聲宮角 其病留滿否塞 從木化也 … 其病飧泄 邪傷脾也 振拉飄揚則蒼乾散落 其眚四維 其主敗折虎狼 淸氣乃用 生政乃辱.

2) 《素問 · 臟氣法時論22》: 脾主長夏 足太陰陽明主治 其日戊己 脾苦濕 急食苦以燥之.

3) 《素問 · 太陰陽明論29》: 脾與胃以膜相連耳. 《類經圖翼》: 脾形如刀鎌 與胃同膜. 《醫貫 · 形景圖說》: 膈膜之下 有胃盛受飮食而腐熟之 其左有脾與胃同膜而附其上. 《醫碥》: 胃在膈膜之下 其上之左有脾 形如刀鎌.

4) 《醫學入門》: 扁似馬蹄又如刀鎌.

5) 《難經 · 42難》: 脾重二斤三兩 扁廣三寸 長五寸 有散膏半斤. 《難經淮注箋正》에서 散膏는 膵腺의 조직을 지칭한다고 했다.

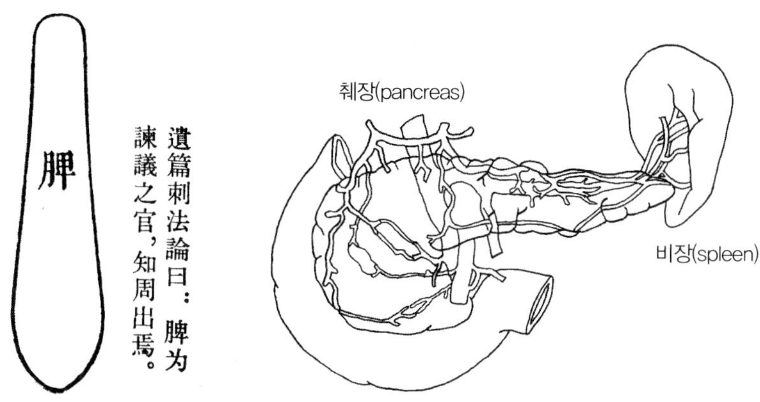

그림 2-2-01. 脾(spleen+pancreas):

脾의 형상은 낫(刀鎌)이나 말발굽(馬蹄)과 유사하며, 刀鎌은 췌장(pancreas)의 형태와 같고, 馬蹄는 비장(spleen)의 형태와 같다.

3. 脾의 생리

脾의 생리는 특성과 기능으로 구분된다.

3.1. 脾의 특성

脾는 濕土의 장기로 그 氣는 喜燥惡濕과 主升의 특성을 나타낸다.

[I] 喜燥惡濕

脾氣는 陰土(己土)로서 太陰濕의 기운을 품부하여 병태 생리적으로 쉽게 濕을 생성하거나 지나치게 濕해지기 쉬운 특성이 있다. 따라서 燥한 기운을 가까이하여 濕의 편성을 방지하려는 '喜燥惡濕'의 특성을 지닌다.

喜燥惡濕에 의한 燥濕의 조절은 脾의 소화기능을 정상적으로 유지하는 관건이다. 만약 濕이 편성하면 同氣는 서로 감응하므로 脾를 침습하여 소화 장애를 초래한다.[6] 이처럼 濕이 脾를 손상시키는 것은 同氣가 서로 감응하기 때문이다. 따라서 때문에 脾의 질환에는 濕의 형성을 돕는 冷食·飽食·濕地·濡衣를 금한다.[7] 왜냐하면 冷食은 脾陽을 손상시키고, 飽食은 脾의 脹滿을 도우며, 濕이 盛하면 困脾(脾를 고달프게 함)하므로 濕地·濡衣 역시 금해야 한다. 또한 膏粱의 음식은 濕熱의 생성을 도우므로 과도한 섭취는 脾의 기능에 좋지 않다.

6) 《臨證指南醫案》: 濕喜歸脾者以其同氣相感故也.

7) 《素問·臟氣法時論22》: 病在脾 … 禁溫食飽食濕地濡衣. 일반적으로 生冷의 음식은 脾氣(脾陽)을 손상하여 소화장애를 일으키므로 脾病에 冷食을 금기하는 것이 합당하다.

濕邪로 인한 脾土의 손상에는 火의 味인 苦溫한 성질의 약재로 濕邪를 제어하여 健脾시킨다.[8] 蒼朮과 白朮이 이에 해당하며 濕熱의 경우는 黃連 · 茵蔯蒿를 사용한다. 이는 脾氣의 喜燥惡濕의 생리 특성에 근거한 脾病의 섭생과 치료이다.

[8] 《素問 · 臟氣法時論22》: 脾主長夏 足太陰陽明主治 其日戊己 脾苦濕 急食苦以燥之 … 脾欲緩 急食甘而緩之; 張介賓, 戊爲陽土 己爲陰土 … 脾以運化水穀 制水爲事 濕盛則反傷脾土 故宜食苦溫以燥之; 張志聰, "脾屬陰土 喜燥惡濕 苦乃火味 故宜食苦以燥之.

2 主升(升淸)

升淸은 脾氣의 상승작용으로 脾가 영양물질(穀氣)을 흡수 · 운수 · 산포하는 것을 가리킨다. 이에 반하여 胃氣는 하강작용으로 소화과정에서 음식물을 아래로 내려 보내 순차적 소화를 돕는다. 이를 소위 脾氣主升(脾主升淸)과 胃氣主降(胃主降濁)이라고 한다.[9] 이는 陰土(己土)인 脾氣는 상승하고 陽土(戊土)인 胃氣는 하강하는 陰陽의 순환이치에 따른 것이며, 氣의 升降에 대한 이러한 조절작용으로 脾胃를 升降의 지도리(樞紐)라 하기도 한다. 脾氣의 主升은 조직 및 장기의 하수를 방지하는 升擧의 작용으로 나타나기도 한다.[10]

[9] 《臨證指南醫案》: 脾宜升則健 胃宜降則和.

[10] 《靈樞 · 口問28》: 上氣不足 腦爲之不滿 耳爲之苦鳴 頭爲之苦傾 目爲之眩. 中氣는 일반적으로 脾胃의 氣를 의미한다.

임상에서 脾氣가 허약하여 升淸의 작용을 상실하면 영양물질이 頭面을 영양하지 못하여 頭暈 · 目眩 · 耳鳴의 증상을 초래하고, 升擧의 작용

도표 2-2-02. 脾氣의 특성과 脾의 생리

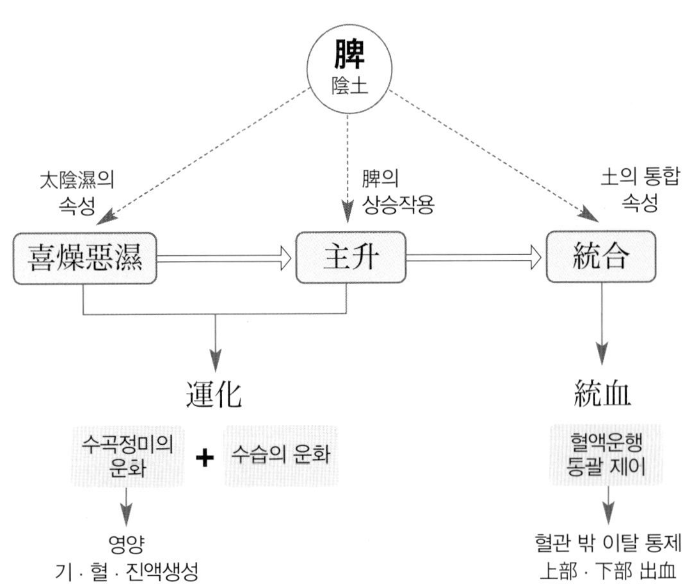

을 상실하여 中氣가 下陷하면 胃下垂 · 腎下垂 · 子宮下垂 · 脫肛 등의 장기하수와 정맥류를 야기하며, 脾의 經絡이 지배하는 부위인 유방 · 복부가 처지기도 한다.

3.2. 脾의 기능

脾는 運化와 統血의 기능을 발휘하는데, 이는 脾氣의 主升과 喜燥惡濕, 통합의 특성에 의존한다.[11]

Ⅰ 主運化

運化의 運은 운반 · 운수를 말하며, 化는 생성 · 변화 · 소화흡수의 의미이다. 脾의 運化는 水穀과 水濕의 運化로 구분된다.[12]

◈水穀의 運化

水穀의 運化는 소화흡수된 영양물질의 운반 및 氣 · 血 · 津液의 化生을 의미한다. 이는 濕土의 化育 · 滋養(영양) · 滋潤(윤택)의 속성에 상응하는 기능이다.

첫째, 脾는 소화를 돕고 흡수된 영양물질을 운수한다.[13] 영양물질의 운수는 脾의 升淸에 의하여 肺로 보내지고 肺氣의 宣肅에 의하여 전신으로 수송되어 臟腑 · 사지 · 肌肉 · 피모 등을 영양한다.[14] 이처럼 水穀의 運化는 출생 후 인체를 영양하는 중요한 역할을 하므로 脾를 '後天之本'이라 한다. 만약 脾氣虛로 脾의 水穀의 運化에 이상이 생기면 소화불량, 식욕부진, 식후의 피곤, 복부의 脹滿, 腹痛, 便溏의 소화흡수 장애를 초래한다. 또 영양물질을 운반하지 못하면 지체의 痿弱, 肌肉의 수척 등의 영양결핍을 초래한다. 기본적 임상운용은 四君子湯으로 健脾補氣한다.

둘째, 脾는 소화흡수된 영양물질로부터 氣 · 血 · 津液을 화생시키므로 脾를 '氣血 생성의 근원'이라고 한다. 이는 비장이 적혈구와 림프구를 만들고 저장했다가 필요할 때 내보내는 역할에 상응하는 작용으로 볼 수 있다. 나아가 脾에 의한 氣의 생성은 肺氣를 보충하고 영양하므로 '培土生金'이라 한다. 임상에서 脾의 運化장애로 氣와 血의 생성원이 부족하면 肺氣虛와 心血虛의 증상을 초래한다. 氣의 생성이 부족하여 少氣 · 乏力 · 語微의 肺氣虛의 증상을 초래하면 脾胃의 기능을 補하여 肺氣를 기르

11) 《素問 · 六節臟象論9》: 脾胃大腸小腸三焦膀胱者 倉廩之本 營之居也 名曰器 能化糟粕 轉味而入出者也 其華在脣四白 其充在肌 其味甘 其色黃 此至陰之類 通於土氣.

12) 張介賓, 戊爲陽土 己爲陰土 … 脾以運化水穀 制水爲事.

13) 《素問 · 厥論45》: 脾主爲胃行其津液者也.《素問 · 奇病論47》: 夫五味入口 藏於胃 脾爲之行其精氣.《醫學入門》: 脾鎭黃庭 磨水穀以養四藏; 註, 脾氣壯則能磨消水穀 以榮養四藏.

14) 《素問 · 太陰陽明論29》: 脾與胃以膜相連耳 而能爲之行其津液何也 岐伯曰 足太陰者三陰也 其脈貫胃屬脾絡嗌 故太陰爲之行氣於三陰 陽明者表也 五臟六腑之海也 亦爲之行氣於三陽 臟腑各因其經 而受氣於陽明 故爲胃行其津液.《素問 · 太陰陽明論29》: 四肢皆稟氣於胃 而不得至經 必因於脾乃得稟也.《素問 · 玉機眞臟論19》: 脾脈者土也 孤藏而灌四傍者也.《東垣十書 · 脾胃論》: 脾稟氣於胃 而澆灌四傍 榮養氣血者也.

는 補中益氣湯으로 다스린다. 또 心血을 充養하지 못하여 心悸·健忘·不眠·神疲·乏力·舌淡·脈弱·頭暈·經少의 心血虛 증상을 초래하면 歸脾湯으로 補脾養心하여 치료한다.

脾胃의 치료는 반드시 脾陰(脾의 진액)과 脾陽(脾의 양기)의 음양 상태를 고려해야 한다. 脾陽이 부족해도 수곡이 소화되지 않고 脾陰이 부족해도 수곡은 소화되지 않는다. 밥을 지음에 비유하면 솥 아래에 불이 없어도 밥이 익지 않고 솥에 물이 없어도 밥이 익지 않는 것과 같다.[15)]

15) 《血證論》: 調治脾胃 須分陰陽 … 脾陽不足 水穀固不化 脾陰不足 水穀乃不化也 譬如釜中煮飯 釜底無火固不熟 釜中無水亦不熟也.

◈水濕의 運化

脾는 대사 후의 水濕의 운반과 배설을 조절한다. 水濕의 대사과정에 있어서 脾는 喜燥惡濕의 특성으로 水濕을 운수하는데, 肺의 宣肅의 작용에 의한 호흡·땀 및 소변 형태로의 배출을 조절함으로써 체내의 정체나 과잉 생성을 방지한다.

脾가 水濕을 정상적으로 運化하지 못하면 체내에 정체하여 痰飮(객담과 fatty lumps 포함)의 병태산물과 부종의 증상을 일으킨다. 수습의 병태는 그 정체 부위에 따라 증상을 달리하는데, 中焦에 있으면 소화불량·腹脹의 증상을 일으키고, 大腸을 간섭하면 泄瀉·便溏이 나타나고, 관절에 스며들면 관절이 뻣뻣하고 붓는다. 또 피부와 사지에 정체하여 전신부종을 일으킨다.[16)] 婦女의 경우 濕濁이 下注하여 帶下(冷과 膣 분비물)가 흘러내리는 증상이 나타나기도 한다. 經絡에 정체하면 氣血의 순환장애로 肢體의 마비와 운동장애(不隨)를 일으키게 된다.

16) 《諸病原候論》의 '脾虛不能制水 故水氣盈溢 滲泄皮膚 流遍四肢 所以通身腫也'는 脾虛로 인한 피부와 사지의 부종을 설명했고, 《素問·脈要精微論17》에서는 '中盛藏滿 … 是中氣之濕也'라 하여 中焦의 濕으로 인한 복부의 脹滿·脾臟의 壅塞을 설명했는데, 모두 脾의 水濕대사와 관련한 병태이다.

한편 체질적인 소인으로 胃陽의 허실 여부는 脾濕의 병변에 중요한 영향을 미친다. 胃陽이 왕성한 경우는 濕熱을 형성하고, 胃陽이 부족한 경우는 寒濕의 병변을 유도한다. 脾濕이 熱과 결합하여 濕熱을 형성하여 膽을 훈증하면 黃疸·痢疾·腹痛·소변불리의 증상을 일으키고, 寒과 어우러져 寒濕이 中焦에 머무르면 溏泄·食減·口不渴·帶下가 끊이지 않는 등 寒濕困脾의 증상이 나타난다.

이처럼 脾는 濕土의 장기로서 濕邪에 감응하여 발병되기 쉬우므로 脾惡濕[17)]이라고 한다. 소위 '諸濕腫滿皆屬於脾'[18)]나 '脾爲生痰之源'이라 함

17) 《靈樞·九針論78》, 《素問·宣明五氣23》

18) 《素問·至眞要大論74》

은 바로 水濕의 運化장애로 인한 脾의 병태 생리를 표현한 것이다. 치료는 과도한 濕으로 인한 泄瀉에 蔘苓白朮散이나 胃苓湯을 加減하여 健脾去濕하고, 水濕이 피부에 정체하여 형성된 부종에 實脾飮 · 補中治濕湯으로 健脾行水하며, 痰飮으로 인한 咳嗽에 二陳湯類로 健脾化痰한다. 이는 脾의 水濕의 運化의 생리를 응용한 치법이다.

《素問 · 經脈別論》에서는 脾의 運化기능 즉 음식물의 대사(소화흡수 · 운반 · 배설)과정을 곡식과 음료로 나누어 다음과 같이 비교적 상세하게 설명하고 있다.

"곡식이 胃로 들어가 생성된 정미한 氣는 脾의 運化에 의해 肝으로 운반되어 筋을 자양한다. 또 心으로 주입되어 血脈으로 수포되고 血脈의 氣는 經脈을 따라 肺로 들어간다. 肺는 전신의 經脈이 모이는 곳으로 水穀의 영양물질을 皮毛(말초)로 수포하며 氣血이 상합하여 膻中으로 운행한다. … 음료 역시 胃에 들어와 精氣로 화생한 다음 脾로 수송되어 脾氣에 의하여 전신으로 산포되고, 肺로 보내어져 水道의 소통과 조절을 거쳐 대사 후의 수습은 膀胱으로 수송되고 精氣는 전신으로 산포되는데 五臟의 經脈이 병행한다."[19]

19) 《素問 · 經脈別論21》: 食氣入胃 散精於肝 淫氣於筋 食氣入胃 濁氣歸心 淫精於脈 脈氣流經 經氣歸於肺 肺朝百脈 輸精於皮毛 毛脈合精 行氣於腑 … 飮入於胃 游溢精氣 上輸於脾 脾氣散精 上歸於肺 通調水道 下輸膀胱 輸精四布 五經幷行.

도표 2-2-03. 脾主運化:

脾는 濕土의 化育, 滋養, 滋潤의 속성으로 음식물의 소화흡수, 영양물질의 운송 및 대사 후 水濕의 배출을 돕는 運化의 기능을 관장한다.

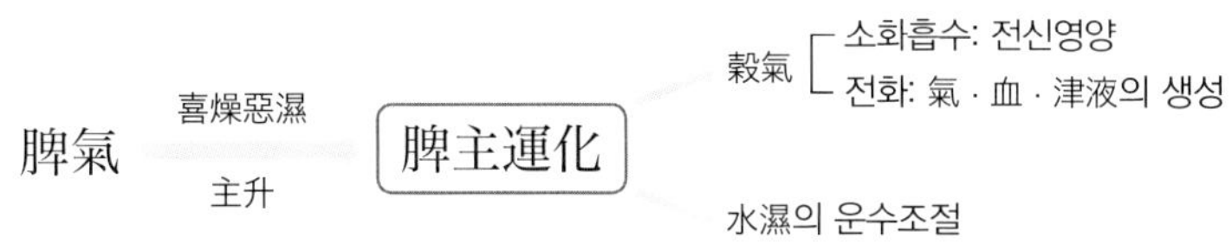

2 脾統血

脾는 土의 통합하는 기운으로 혈액의 운행을 統攝하고 約束하여 脈外로 이탈하지 않도록 한다. 이를 '脾統血'이라고 한다. 이처럼 혈액의 상하운행은 전적으로 脾에 의존하는데, 《難經》에서는 '主裏血 溫五臟'이라고 했다. 裏血은 혈액이 脾氣의 통섭에 의해 혈관을 따라 운행함을 말한

도표 2-2-04. 脾統血:

脾는 土의 통합하는 속성으로 혈액의 혈관 내 운행을 統攝하고 約束하여 脈外로 이탈하지 못하도록 한다.

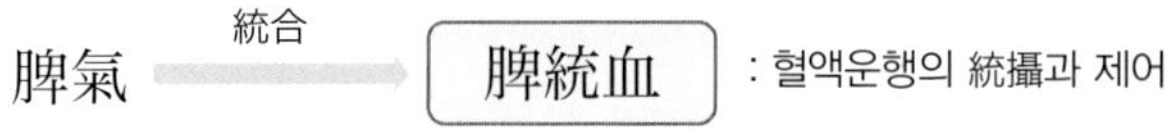

脾氣 —統合→ 脾統血 : 혈액운행의 統攝과 제어

다.[20] 이처럼 脾는 혈액의 운행을 통괄하므로 脾氣가 허하여 혈액을 約束하지 못하면 혈액이 經脈을 이탈하여 여러 출혈의 증상이 발생한다. 즉 상부에서의 吐血 · 衄血과 하부에서의 崩漏 · 便血 · 尿血 및 肌衄(피부출혈과 피멍)과 같은 입 · 코 · 생식기 · 대변 · 소변 · 모세혈관 등에서의 출혈 증상을 볼 수 있다.

이러한 병태 생리를 '脾不統血'이라 하고, 치료는 歸脾湯 · 壽脾煎을 기본 처방으로 하여 補脾攝血한다. 또 어떤 원인으로 脾統血에 의한 혈액의 흐름이 막히면 전신이 아프기도 한다.[21]

20)《難經 · 42難》: 脾重二斤三兩 … 主裹血 溫五臟.《血證論 · 臟腑病機論》: 經云脾統血 血之運行上下 全賴乎脾; 脾能統血 則血自循經而不妄動.《醫碥》: 脾統血者 則血隨脾氣流行之意也.

21)《類經 · 經脈類 · 15別絡病刺》: 若羅絡之血者 言此大絡包羅諸絡之血.《靈素節注類編 · 營衛經絡總論 · 脾之大絡》: 脾之所以統血者 以絡遍於身 絡中藏血也 故邪氣實 則血滯而一身盡痛.

참고

서양의학에서의 혈소판감소증(thrombocytopenia)으로 인한 출혈과 피멍, 용혈성 빈혈(hemolytic anemia)로 인한 빈혈, 비장기능항진증(hypersplenism)에 의한 피멍, 심계, 출혈은 脾統血의 관점에서 접근할 수 있다.

도표 2-2-05. 脾의 생리와 병리

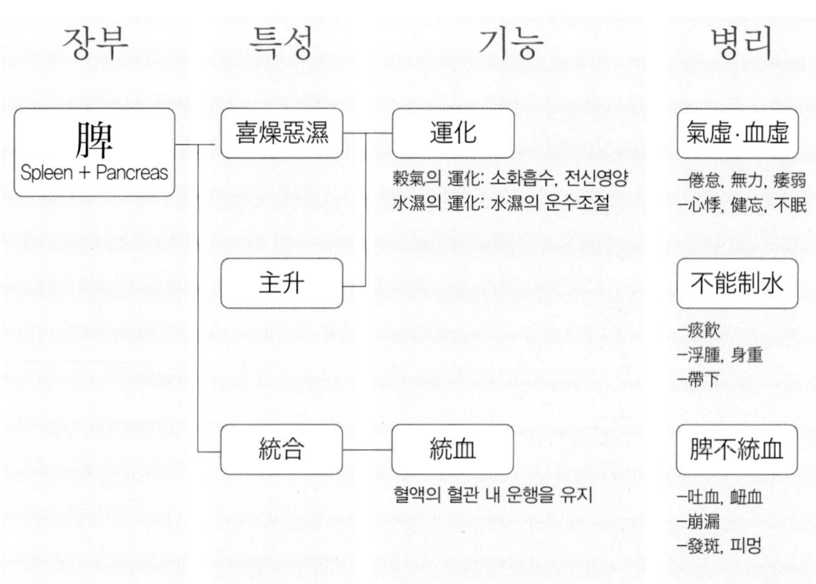

4. 脾의 象變數

脾胃는 口(開竅於口), 涎(其液爲涎), 肌肉(其充在肉), 脣(其華在脣四白), 意(藏意), 思(主思), 四肢(主四肢), 大腹(其應在大腹) 및 足太陰脾經·足陽明胃經과 연계로 脾胃의 상태를 반영하는 象變數/機能發顯系를 형성한다. 따라서 이들은 脾胃의 생리, 병태를 파악하는 진단의 요소로서 중요하다.

도표 2-2-06. 脾의 상변수:
脾의 기능 및 병태를 파악하는 진단의 기본 변수가 된다.

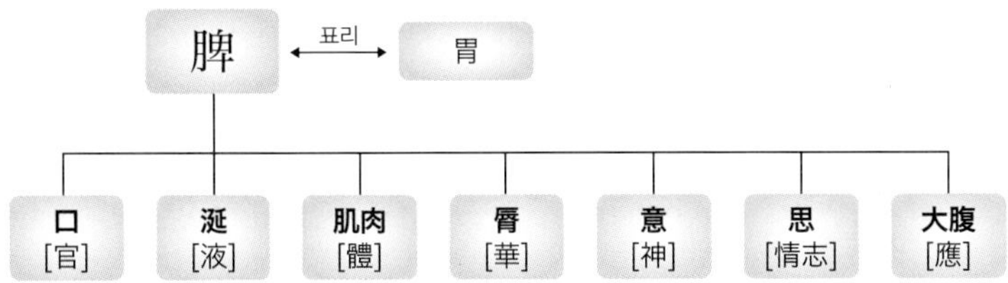

4.1. 口와 涎

脾의 運化기능은 입(口)의 입맛과 침(涎) 분비에 영향을 미친다.[22] 입맛을 느끼고, 침을 분비하는 입은 소화관의 맨 앞 끝부분으로 脾의 外竅가 되기 때문이다. 脾胃의 소화기능이 정상이면 입맛이 당겨 식욕이 왕성하고, 침의 분비가 적절하여 음식물의 연하와 소화를 돕는다. 脾가 주관하는 침은 구강에서 분비되는 타액 중 농도가 묽고 맑은 부분을 가리킨다.

임상적으로 脾氣가 虛하면 식욕과 입맛이 없고, 脾에 濕이 있으면 口膩하고, 脾에 熱이 있으면 口臭·口瘡·口糜 혹은 口甛이 나타나고, 濕熱로 인해 胃에서 신물이 올라오는 呑酸[23]을 초래하기도 한다.

脾의 병태는 침의 분비 상태로도 반영된다. 內燥의 병리로 津液이 고갈되면 침의 분비가 부족하여 口乾·口渴의 증상이 나타난다. 반대로 脾氣虛로 津液을 運化하지 못하면 침이 입꼬리를 따라 흘러내리는 口涎의 증상을 초래한다. 口涎의 증상은 임상에서 脾氣虛寒·脾氣不足 및 脾經溫熱로 구분된다. 치료는 脾氣가 虛寒하여 진액을 수렴하지 못하면 理中

22) 《素問·陰陽應象大論5》: '脾主口' 또는 '在竅爲口';《素問·金匱眞言論4》: 中央黃色 入通於脾 開竅於口 藏精於脾. 《靈樞·脈度17》: 脾氣通於口 脾和則口能知五穀矣. 《靈樞·九針論78》: 脾主涎. 《素問·宣明五氣23》: 脾爲涎.

23) 《素問·宣明五氣23》: 五氣所病 … 脾爲呑.

丸・益黃散으로 溫中健脾하고, 脾氣의 부족으로 진액을 運化하지 못하면 補中益氣湯을 가감하여 補益脾氣한다. 또 脾熱로 津液이 沸騰하여 침이 끈적거리고 냄새가 나는 경우에는 瀉黃散으로 清脾泄熱의 치법을 이용한다.[24]

한편 구강은 手陽明大腸經, 足陽明胃經, 足太陰脾經, 手少陰心經, 足少陰腎經, 手少陽三焦經, 足少陽膽經, 足厥陰肝經 및 督脈, 任脈, 衝脈이 순행하는 經脈의 요충으로 이들 經脈과 屬絡의 관계에 있는 여러 장부의 병변을 반영하기도 한다.

4.2. 脣

脾의 기능은 입술의 색깔로 반영된다.[25] 입술은 기육의 일부분으로 脾가 화생한 氣血의 성쇠를 반영하기 때문이다. 즉 입술은 脾의 外候로서 붉고, 촉촉하며 윤기가 있는 입술은 정상적 脾의 기능을 대변한다.

임상적으로 脾의 運化 실조로 입술을 滋潤하지 못하면 입술의 색이 淡白하여 핏기와 윤기가 없어 보이며, 脾의 熱로 진액이 고갈되면 입술이 바싹 마르고(脣焦), 건조하여 터는 燥裂의 증상이 나타난다. 또한 입술의 보라색(青紫)은 혈맥의 瘀滯로 인한 순환장애로 脾統血과 心主血脈의 이상을 반영한다. 나아가 脾經의 經氣가 끊어지면 입술이 뒤집어지는 脣反의 증상이 나타나는데, 이는 危症이다.[26] 이처럼 脾의 기능 변화는 입술에 반영되기 때문에 임상에서 입술의 상태를 살펴 脾의 병변을 진찰할 수 있다.

4.3. 肌肉

脾는 소화흡수한 영양물질을 운반하여 전신의 肌肉을 영양한다.[27] 따라서 肌肉의 풍만과 발달 여부는 脾와 밀접한 관계에 있다. 脾의 기능이 왕성하면 肌肉이 발달하고 풍만하나, 脾의 虛損으로 肌肉을 영양하지 못하면 살(肌肉)이 빠져 여위고 연약하여 힘이 없으며, 심하면 위축되어 기능을 상실하게 된다.[28]

脾胃에 濕邪가 있으면 肌肉에 통증이 있고, 脾熱로 胃의 진액이 고갈되면 肌肉이 영양을 받지 못하여 痛・痒・冷・熱의 감각을 느끼지 못하

24) 《普濟方・卷362》: 脾之液爲涎 脾氣冷不能收制其津液 故流出漬於頤上.《證治滙補・幼科》: 小兒多涎 有脾氣不足 不能四布津液而成.《太平聖惠方・卷89》: 兒多涎者 風熱壅結 在於脾臟積聚成涎也 若涎多卽乳食不下 涎沫結實而壯熱也.

25) 《靈樞・五閱五使37》: 口脣者脾之官也.《素問・五臟生成10》: 脾之合肉也 其榮在脣也.《素問・六節臟象論9》: 脾 … 其華在脣四白.

26) 《靈樞・經脈10》: 足太陰氣絕者 則脈不榮肌肉 脣舌者肌肉之本也 脈不榮則肌肉軟 肌肉軟則舌萎人中滿 人中滿則脣反 脣反者肉先死.

27) 《素問・痿論44》: 脾主身之肌肉.《素問・宣明五氣23》: 脾主肉.《素問・調經論62》: 脾藏肉.《素問・陰陽應象大論5・五運行大論67》: 脾生肉.《靈樞・本臟47》: 脾應肉.《靈樞・九針論78》: 脾主肌.《素問・五臟生成10》: 脾之合肉也.《素問・六節臟象論9》: 脾 … 其充在肌.《素問集注・五臟生成10》: 脾主運化水穀之精 以生養肌肉 故合肉.

28) 李東垣, 脾胃俱旺 則能食而肥 脾胃俱虛 則不能食而瘦.

는 不仁의 증상이 나타난다. 심하면 肌肉이 痿縮되어 하지를 쓸 수 없고, 경련이 잘 일어나며 정강이 아래가 아프게 된다. 또 脾의 風濕이나 風熱로 인하여 肌肉에 마치 벌레가 기어가는 듯한 肌肉의 蠕動이 발생하기도 한다.[29] 이처럼 肌肉의 상태는 脾의 생리 · 병리를 파악하는 중요한 부분이다.

4.4. 意와 思

脾는 意, 思의 神志 활동과 밀접한 관계가 있다. 脾의 왕성한 運化기능은 意나 思의 작용을 활성화시켜 의식 · 기억 및 사고를 왕성하게 한다. 아울러 脾는 諫議의 官으로 知周의 역할을 한다.[30] 諫議는 옳지 못하거나 잘못된 일을 고치도록 임금에게 아뢴다는 의미이며, 知周는 주도면밀하게 생각하고 판단함을 이른다.

따라서 運化의 장애는 건망증과 사고력의 저하를 야기한다. 일례로 만성 소화장애나 식체로 인한 眩暈 · 頭重 · 頭痛 및 사고의 지둔이나 神乏(정신피로)은 이를 반영한다. 한편 지나친 사려는 수렴과 억제의 속성으로 脾氣의 울결을 유발하여 脾病의 중요한 원인이 된다.[31] 사려 과다로 脾氣가 울결하면 소화장애, 음식무미, 食少, 腹脹, 眩暈의 증상을 야기한다. 치료는 行氣健脾 즉 울체된 氣를 운행시켜 脾의 運化기능을 회복시킨다.

4.5. 四肢

脾는 土의 장기로서 사방의 氣를 관장하는데,[32] 이러한 이치로 四肢의 활동을 주관한다.[33] 脾가 運化한 영양물질은 四肢를 영양하여 활동을 원활하게 한다. 脾의 運化기능이 虛하여 사지를 영양하지 못하면 사지가 나른하며 무력하거나 심하면 痿證이 발생하여 사용할 수 없게 된다.[34] 痿證은 풍증으로 치료해서는 안 되며, 기름지고 맛좋은 음식은 熱을 발생하여 증상을 더욱 악화시키므로 痿病의 환자는 담백한 음식을 먹어야 한다. 蒼朮과 黃柏은 痿證을 치료하는 중요한 약재이다.

29) 《素問 · 太陰陽明論29》: 脾病 … 筋骨肌肉皆無氣以生 故不用焉. 《東醫寶鑑》: 邪在脾胃則肌肉痛; 脾實則身重善肌肉萎 足不收行 善瘛 脚下痛 虛則腹滿 腸鳴飧泄食不化. 《素問 · 痿論44》: 脾氣熱 則胃乾而渴 肌肉不仁 發爲肉痿; 肉痿는 脾熱로 肌肉이 영양을 받지 못하거나 濕邪로 인하여 肌肉이 손상되어서 발생하는데, 肌肉이 저려오면서 마비되고 심하면 사지를 사용하지 못하게 된다.

30) 《素問 · 刺法論72》: 脾爲諫議之官 知周出焉.

31) 《素問 · 擧痛論39》: 思則心有所存 神有所歸 正氣留而不行 故氣結矣. 《素問 · 陰陽應象大論5》: 思傷脾.

32) 《素問 · 玉機眞臟論19》: 脾爲孤臟 中央土以灌四傍. 《素問 · 太陰陽明論29》: 脾者土也 治中央 常以四時長四藏 各十八日寄治 不得獨主於時也 脾藏者 常著胃土之精也 土者生萬物而法天地. 各十八日寄治에 대하여 張志聰은 '土位中央 灌漑於四藏 是以四季月中各王十八日 是四時之中 皆有土氣而不獨主於時也'라 했고, 黃帝內經講解에서 '寄旺於四季之末 卽立春 立夏 立秋 立冬之前各十八日而不單獨主一季'라 했는데, 脾의 樞紐작용을 의미한다. 脾藏者 常著胃土之精에 대하여 高世栻은 '著 昭著也 胃土水穀之精 昭著於外 由脾臟之氣運行'이라 했다.

33) 《黃帝內經》에 '淸陽實四肢'라 했는데, 淸陽은 脾臟이 運化한 水穀精氣로 四肢는 水穀精微의 영양을 받아야 힘이 있고 활동도 원활하게 된다.

34) 《素問 · 太陰陽明論29》에서 '脾病而四肢不用 何也? … 四肢皆稟氣於胃 而不得至經 必因於脾 乃得稟也 今脾病不能爲胃行其津液 四肢不得稟受穀氣 氣日而衰 脈道不利 筋骨肌肉 皆無氣以生 故不用焉'이라 하고, 《東醫寶鑑》에 '脾氣虛則 四肢不用 五臟不安'

이라 했으며, 張介賓은 '四肢之擧動必賴胃氣以用 然胃氣不能自至於諸經 必因脾氣之運行則胃中水穀之氣 化爲精微 乃得及於四肢也'라고 하여 四肢의 활동이 脾臟이 運化한 수곡정미의 영양에 의존함을 설명했다.

4.6. 腹

복부는 腸胃가 위치하는 곳으로 脾胃의 병변을 반영한다. 脾胃는 배꼽 이상의 大腹(상복부)을 주관하므로 상복부의 창만·동통은 주로 脾胃에 그 원인이 있다. 大腹의 통증은 일반적으로 食積에 기인한다. 그러나 脾의 絡脈은 腸을 연락하므로 배꼽 이하의 小腹이 끊어질 듯 아프고(腸中切痛), 창만(鼓脹)하거나 霍亂의 증상과도 관련이 있다. 따라서 한의학에서는 대소장의 병증을 脾胃와 연계하여 치료하기도 한다.

5. 脾의 經絡

脾의 經絡은 脾의 氣가 운행·분포하는 경로로 足太陰脾經·足太陰經別·足太陰絡脈·足太陰經筋 및 足太陰皮部로 구성된다.

5.1. 足太陰脾經(Spleen Meridian)

足太陰脾經은 馬王堆漢墓의 帛書에서 처음 '足泰陰溫溫' 혹은 '太陰脈'이라 칭했고,《靈樞·經脈》에 '脾足太陰之脈'으로 기재되어 현재 足太陰脾經이라고 칭한다.

Ⅰ 氣化: 太陰經의 司化經으로 燥濕相濟를 조절한다.

足太陰脾經(脾經)은 太陰의 濕과 脾의 濕土가 결합한 司化經으로 濕土의 氣化를 주관한다. 脾經의 氣化에 의한 생리조절 다음과 같다.

첫째, 脾經의 氣化는 濕土의 滋潤하고 化育하는 특성으로 脾의 運化(소화흡수)기능을 가능하게 한다.

둘째, 足陽明胃經과 表裏經으로 經氣가 상통하여 胃의 燥濕을 조절한다. 즉 脾의 濕性은 胃經의 燥化(濕從燥化)를 제어하여 胃가 '喜潤惡燥'의 특성을 발휘하게 하고, 반대로 胃經의 燥化는 脾의 濕性을 제어하여 脾가 '喜燥惡濕'의 특성을 발휘하게 돕는다. 이처럼 脾와 胃는 상호 협조 속에서 燥濕의 조화를 이루어 소화흡수의 기능을 완성하게 된다. 表裏經에 의한 이러한 燥濕의 조절을《素問·六微旨大論》에서 "太陰之上 濕氣主之 中見陽明" 또는 "陽明之上 燥氣主之 中見太陰"이라 했다.

셋째, 手太陰肺經과 同名經으로 經氣가 상통하여 肺의 燥濕을 조절한

도표 2-2-07. 足太陰脾經의 기화:

足太陰脾經은 太陰의 濕과 脾의 濕土가 결합한 司化經으로 체내 燥濕의 氣化를 주관한다. 또한 表裏經, 同名經의 경기상통으로 燥濕의 대사를 조절하여 胃와 肺의 생리와 병리에 영향을 미친다.

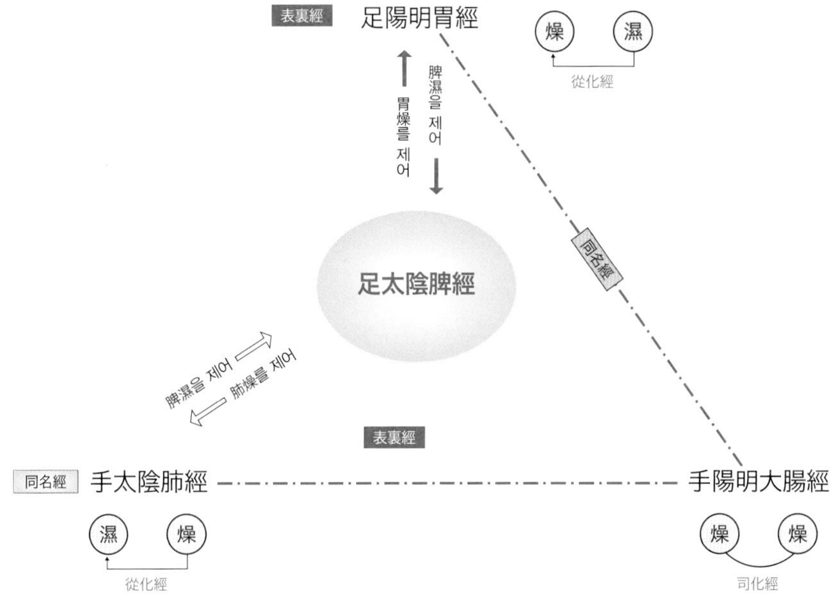

다. 즉 脾의 濕性은 肺의 燥性을 滋潤·淸潤하여 宣肅의 특성을 발휘하게 하고, 반대로 肺의 燥性은 脾經의 과도한 濕化를 제어하여 脾의 정상적 運化를 가능하게 한다.[35)]

이렇듯 足太陰脾經은 氣化는 脾, 胃(表裏經), 肺(同名經)의 燥濕을 조절하여 그 생리를 유지하도록 한다.

[임상적 고찰]

脾經의 병증은 燥濕의 항상성이 깨어짐으로서 燥나 濕의 편성으로 나타난다. 脾經의 濕化가 태과하여 脾濕이 지나치면 脾는 수곡정미와 수습의 運化에 장애를 초래한다. 수곡정미의 運化장애는 면색의 萎黃·형체의 消瘦·사지의 倦怠·少氣懶言·眩暈을 주요 증상으로 하는 영양 장애와 食後腹脹·飱泄·食少의 소화 장애를 위주로 하는 脾氣虛의 증상을 유발한다. 수액의 運化 장애로 水濕이 肌表에 정체하면 체중·전신동통(肌肉痛)·尿少·부종이 나타난다. 관절에 침습하면 관절이 붓고 발열과 동통이 발생하며, 脾經이 유주하는 무릎과 대퇴의 내측이 붓고 엄지

35)《黃元御醫書十一種·下冊》: 太陰主升 己土升則癸水與乙木皆升 土之所以升者 脾陽之發生也 陽虛則土濕而不升 己土不升 則水木陷矣 火金在上 水木在下 火金降於戊土 水木升於己土.

도표 2-2-08. 足太陰脾經의 병태와 처방:

脾經의 기화실조는 燥化와 濕化의 태과로 인한 燥證과 濕證을 유발한다.

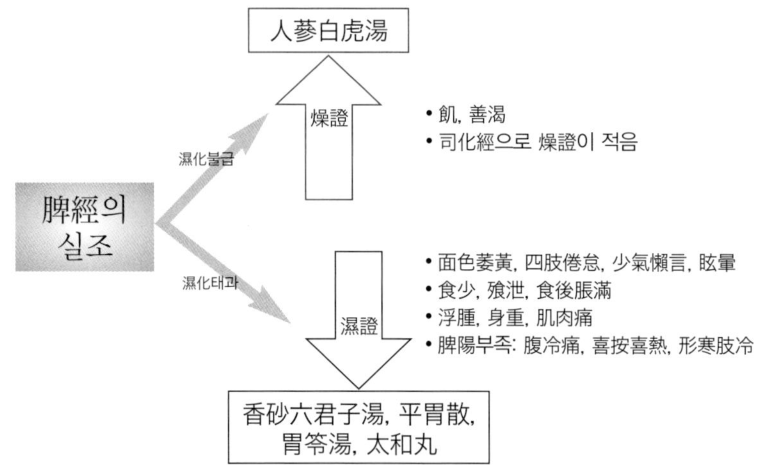

발가락을 쓸 수 없게 되기도 한다. 또 脾의 濕邪가 胃의 降濁에 장애를 초래하면 胃脘痛·嘔吐·噯氣·心煩의 증상이 나타나기도 한다.

나아가 脾濕의 왕성으로 水氣가 범람하면 土를 업신여기고(侮) 火를 克하여 脾陽이 부족하게 되면 陰寒이 내부에서 형성되어 腹中冷痛·喜按喜熱·形寒肢冷의 脾虛寒證이 나타난다. 만약 濕邪가 熱과 결합하여 中焦의 脾胃에 濕熱이 맺히면 황달·이질·복통·소변불리의 증상이 나타나게 된다.

한편 脾經은 司化經으로 濕의 기화가 왕성하여 脾를 '至陰之類'라 하며, 燥의 편성으로 인한 脾陰虛에 관한 변증은 비장의 체액성면역 장애나 췌장의 췌액 및 인슐린 분비 장애의 관점에서 연구가 기대된다.

2 流注와 생리

脾의 經絡은 脾·胃·大腸·小腸·肺·心을 연락하고, 대퇴내측·복부·인후·舌本을 연계한다. 이는 脾의 생리·병리적 현상이 반영되는 중요한 부위이다.

足太陰脾經은 足에서 상행하여 舌의 아래에 이르는 經脈으로 脾氣의 主升을 주관한다. '屬脾 絡胃'의 연락을 통하여 脾胃의 표리관계를 강화하고, '連舌本 散舌下'하므로 脾胃의 기능변화는 입맛이나 舌苔의 변화

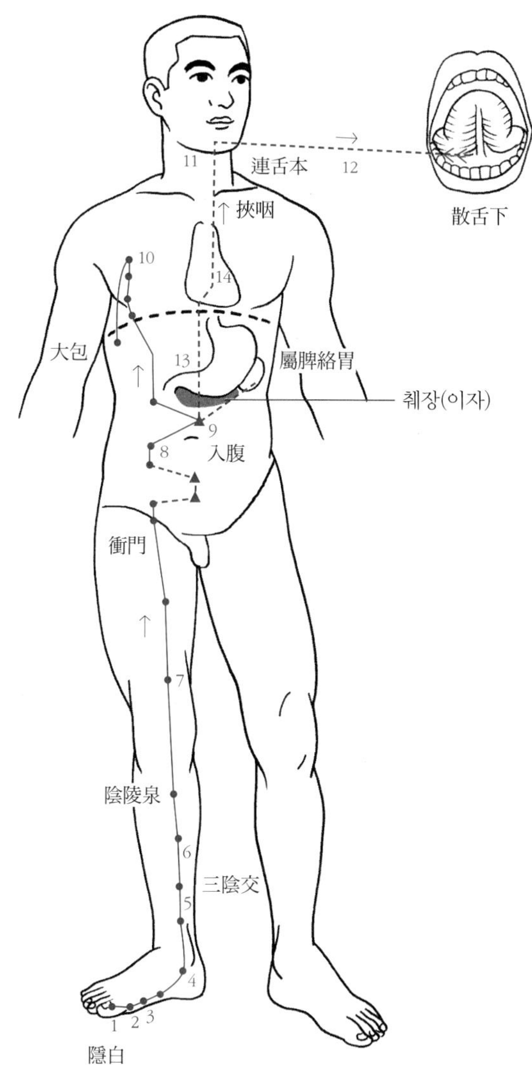

그림 2-2-02. 足太陰脾經의 유주

로 반영된다. 또 心으로 주입되어 혈액의 化生을 돕고 심장을 영양하므로 '注心中'이라고 한다.

《靈樞 · 經脈》 脾足太陰之脈 起於大趾之端[1] 循趾內側白肉際* 過核骨*後[2] 上內踝前廉[3] 上腨*內[4] 循脛骨後[5] 交出厥陰之前[6] 上膝股內前廉[7] 入腹[8] 屬脾 絡胃[9] 上膈[10] 挾咽[11] 連舌本 散舌下[12] 其支者 復從胃 別上膈[13] 注心中 14

☞足太陰脾의 經脈은 엄지발가락의 내측 끝(隱白穴)에서 시작하여 엄지발가락 내측의 白肉際(발바닥과 발등의 경계)를 따라서 核骨의 후면을 거쳐 내측 복사뼈의 앞쪽을 지나, 종아리(小腿) 내측의 脛骨의 뒤를 따라 올라가다가 (內踝上 8寸부위에서) 足厥陰肝經과 교차하여 앞쪽으로 나와 위로 무릎과 넓적다리(大腿) 내측의 앞쪽을 지나 腹部로 들어가 脾에 歸屬되고 胃를 연락하고 횡격막을 지나 咽喉를 끼고 舌本을 연락하고 舌下에 산포한다. 그 支脈은 다시 胃에서 별도로 횡격막을 지나 심장으로 주입되어 手少陰心經에 이어진다.

◎ **注 釋 과 校 勘** ◎

*白肉際: 손이나 발의 바닥과 등의 경계를 이루는 부위를 말하는데, 赤白肉際라고도 한다.

*核骨: 제1중족골두의 안쪽으로 불룩 튀어나온 관절돌기로 모양이 과일의 핵과 같으므로 核骨이라고 한다.

*腨: 《太素》·《甲乙經》·《脈經》등에 근거하여 踹을 腨으로 교정했다. 說文에 "腨은 腓腸이다."고 했으며, 종아리를 말한다.

---

3 脾經의 經穴

脾經은 21개의 經穴이 있다. 그 명칭은 隱白 · 大都 · 太白 · 公孫 · 商丘 · 三陰交 · 漏谷 · 地機 · 陰陵泉 · 血海 · 箕門 · 衝門 · 府舍 · 腹結 · 大橫 · 腹哀 · 食竇 · 天谿 · 胸鄕 · 周榮 · 大包로 좌우 42穴이다.[36]

36) 脾의 經穴歌:
二十一穴脾中州 隱白在足大趾頭
大都太白公孫盛 商丘三陰交可求
漏谷地機陰陵穴 血海箕門衝門開
府舍腹結大橫排 腹哀食竇連天谿
胸鄕周榮大包隨

4 脾經의 효능

脾經은 調理脾胃 · 利尿消腫 · 益氣攝血 · 調經止帶 · 止咳平喘 · 寧心安神 · 淸熱解毒 · 通經活絡의 효능으로 脾臟의 생리를 조절하고, 주로 위장병을 치료한다.

5 脾經의 病態

脾經의 병증은 脾 · 胃 · 大腸 · 小腸 · 肺 · 心의 질환이나, 經脈이 분포하는 대퇴내측 · 복부 · 인후 · 舌根의 증상으로 나타난다. 그 병후는 '是動則病'과 '是主脾所生病'으로 개괄되며, 주요 증상은 舌强 · 體重 · 四肢倦怠 · 膝股 내측의 부종과 厥冷의 外經의 병후와 복창(鼓脹) · 위완통 · 溏泄 · 腸中切痛 · 噫氣 · 황달 · 소변불리 · 心煩 · 식욕감퇴의 內臟의 병

五兪穴
井木穴－隱白
滎火穴－大都
兪土穴－太白
經金穴－商丘
合水穴－陰陵泉

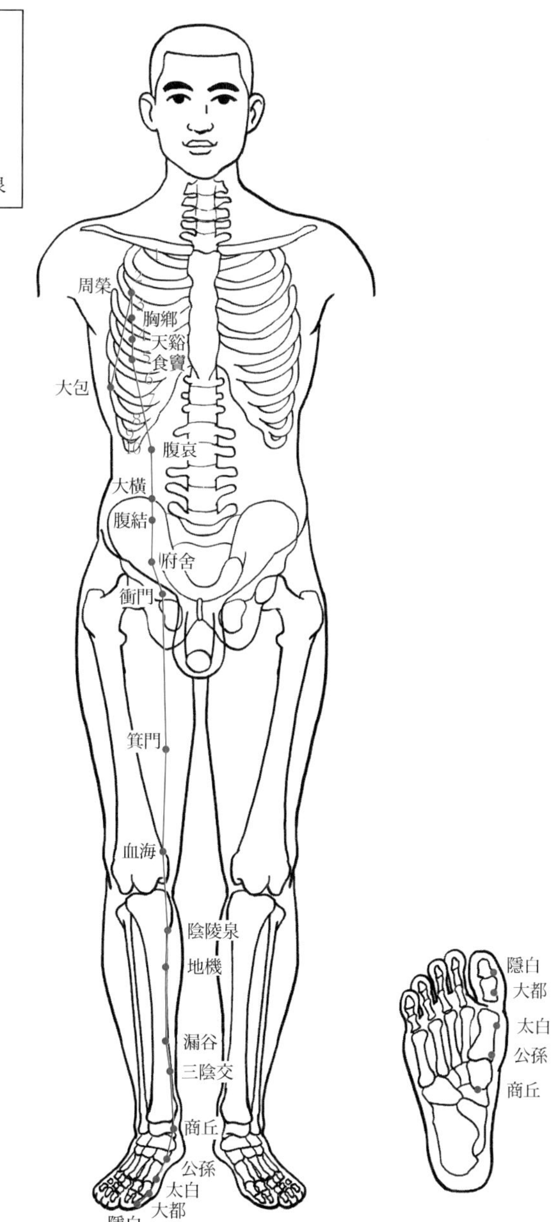

그림 2-2-03. 足太陰脾經의 경혈

후가 있다.

그 病機는 燥濕의 실조로 수습을 運化하지 못하면 溏泄 · 소변불통(水閉) · 체중의 증상이 있고, 濕熱의 생성으로 이질, 腸中切痛 · 황달이 나타나기도 한다. 또 胃氣의 降濁의 장애를 초래하여 食不下 · 食則嘔 · 胃

脘痛 · 腹脹 · 善噫의 증상이 나타나는데, 이때 변을 보거나 방귀를 끼고 나면 다소 증상이 경감된다.

經脈의 유주 분포와 연계하여 胃脘痛 · 腹脹은 '屬脾絡胃'와 舌本强痛 · 食則嘔 · 善噫 · 食不下는 '挾咽 連舌本 散舌下'와 心下急痛 · 心煩은 '注心中'과 溏瘕泄 · 腸中切痛 · 鼓脹은 足太陰絡脈의 '入絡腸胃'의 분포와 관련이 있다. 이외 무릎과 넓적다리 내측이 붓고 차며 엄지발가락을 쓸 수 없는 증상이 있다.

> **《靈樞 · 經脈》**是動則病舌本强 食則嘔 胃脘痛 腹脹 善噫 得後與氣*則快然如衰 身體皆重 是主脾所生病者 舌本痛 體不能動搖 食不下 煩心 心下急痛 溏瘕泄水閉* 黃疸 不能臥* 强立*股膝內腫厥 足大指不用

☞脾經의 經氣 변동에 의한 병증은 舌根强 · 食則嘔 · 胃脘痛 · 腹脹 · 噯氣 등 증이 대변과 방귀를 끼고 나면 병세가 다소 경감하고, 몸이 무겁다. 본 經脈으로 치료할 수 있는 병후는 舌根痛, 몸이 무거워 움직이기가 곤란하고, 食不下 · 心煩 · 心下急痛 · 便溏 · 痢疾 · 小便不通 · 黃疸 · 편안히 누워 있을 수 없고, 가까스로 일어나며 무릎과 넓적다리의 내측이 붓고 차가우며 엄지발가락을 사용하지 못한다.

◎ **注 釋** ◎

*得後與氣: 대변을 보고 방귀를 뀐다는 것이다. 李中梓는 "後는 大便이고, 氣는 失氣이다(後大便也 氣轉失氣也)."고 했다.

*溏瘕泄水閉: 李中梓는 "溏은 水泄이고 瘕는 痢疾이다. 水閉란 土病이 있으면 水를 다스릴 수 없다(溏者水泄也 瘕者痢疾也 水閉者 土病不能治水也)."고 했다.

*黃疸 不能臥: 黃疸은 濕熱이 쌓여서 발생하며, 邪氣가 經脈에 옹체하면 不能臥의 증상이 나타난다.

*强立: 가까스로 일어남을 말한다.

5.2. 足太陰經別

經別은 '上結於咽'하여 인후를 연락하고, '貫舌中'으로 혀를 연계한다.

> 足太陰之正 上至髀 合於陽明 與別俱行 上結於咽 貫舌中 此爲三合也

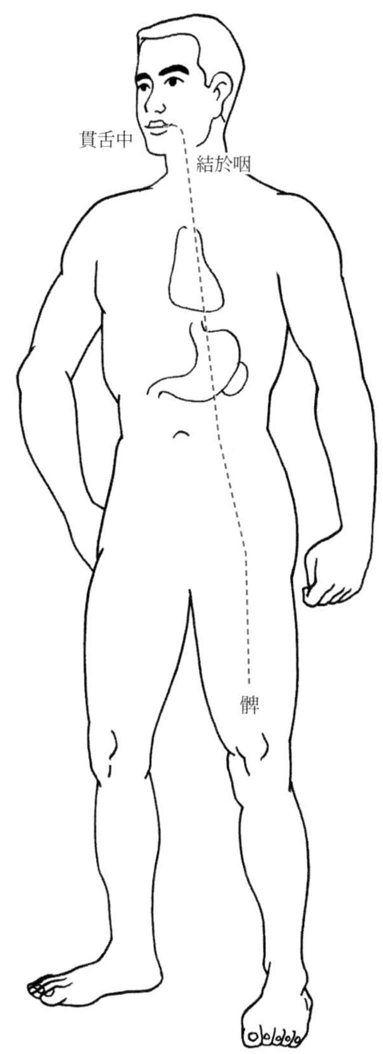

그림 2-2-04. 足太陰經別의 유주

☞足太陰經脈의 正經은 상행하여 대퇴의 내측에서 分出한 후, 足陽明胃經과 合하고 足陽明經別과 함께 상행하여 咽喉에 結하고 舌根을 관통한다. 이것이 第3合이다.

5.3. 足太陰絡脈

Ⅰ 流注

脾의 絡脈은 公孫에서 분출하여 '入絡腸胃'로 胃腸을 연락한다.

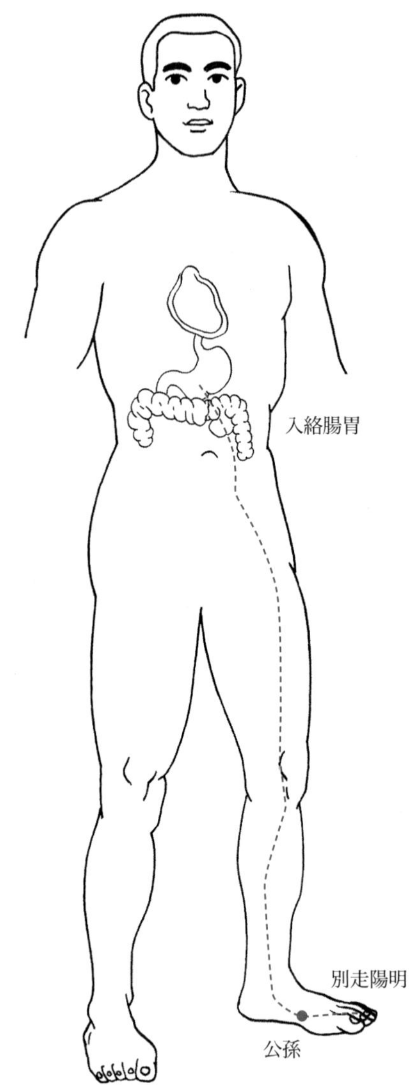

그림 2-2-05. 足太陰絡脈의 분포

② 病證

絡脈 병증의 霍亂 · 腸中切痛 · 鼓脹은 '入絡腸胃'의 유주에 기인한 병변이다.

> ❶足太陰之別 名曰公孫 去本節之后一寸 別走陽明 其別者 入絡腸胃
> ❷厥氣上逆則霍亂 實則腸中切痛 虛則鼓脹 取之所別也

☞足太陰脾經의 絡脈(別)이 분출하는 絡穴을 公孫이라고 한다. 足太陰

絡脈은 公孫(제1중족골두의 후방 1寸 부위)에서 足陽明胃經으로 別走하고, 그 別行하는 支脈은 상행하여 복부로 들어가 腸胃를 연락한다.

☞病이 발생하여 厥冷한 脈氣가 上逆하면 霍亂(上吐下瀉가 동시에 나타나는 위장질환)이 일어나며, 病邪가 實하면 복부가 끊어지는 듯한 동통을 느끼며, 正氣가 虛하면 복부가 북처럼 脹滿한다. 본 絡脈이 別出한 公孫穴을 치료한다.

5.4. 脾의 大絡

脾의 大絡은 脾의 또 다른 하나의 絡脈으로 大包穴에서 胸脇으로 산포한다.

> 脾之大絡 名日大包 出淵腋下三寸 布胸脇 實則身盡痛 虛則百節盡皆縱 此脈若羅絡之血者 皆取之脾之大絡脈也

☞脾의 大絡이 분출하는 곳을 大包라고 한다. 脾의 大絡은 淵腋(腋下3寸, 제4늑간) 아래 3寸(제6늑간) 부위의 大包穴에서 胸脇에 산포한다. 이 大絡은 모든 絡脈의 혈을 싸서 차단하는 것과 같다.[37]

37) 《類經 · 經脈類 · 15別絡病刺》: 若羅絡之血者 言此大絡包羅諸絡之血.

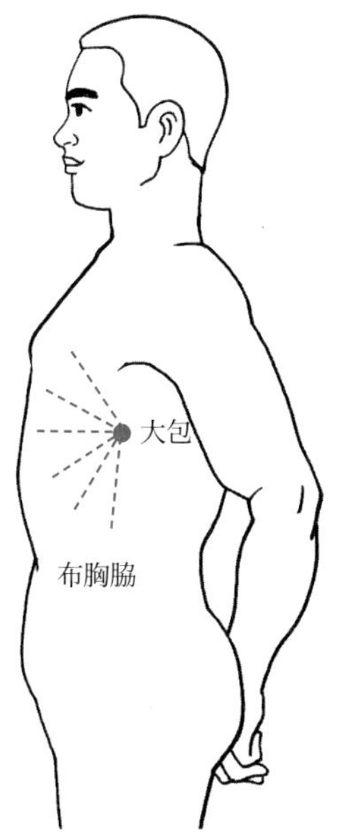

그림 2-2-06. 脾의 大絡 분포

☞邪氣가 實하면 전신에 동통을 느끼고,[38] 正氣가 虛하면 전신의 관절이 모두 이완된다. 大包穴을 취하여 치료한다.

[38] 《傷寒論 · 辯痓濕暍脈證》에 '濕家之爲病 一身盡疼 發熱 身色如似熏黃'라고 했는데, 成無已는 一身盡疼을 傷寒의 客熱이 아니라 濕邪가 經에 침범한 것이고 했다. 《靈素節注類編 · 營衛經絡總論 · 脾之大絡》: 脾之所以統血者 以絡遍於身 絡中藏血也 故邪氣實則血滯而一身盡痛.

5.5. 足太陰經筋

1 분포

經筋은 內踝 · 膝內輔骨 · 髀 · 臍 · 肋에 結하고, 陰器에 모이며 胸中에 산포하고 안으로 척추에 부착한다.

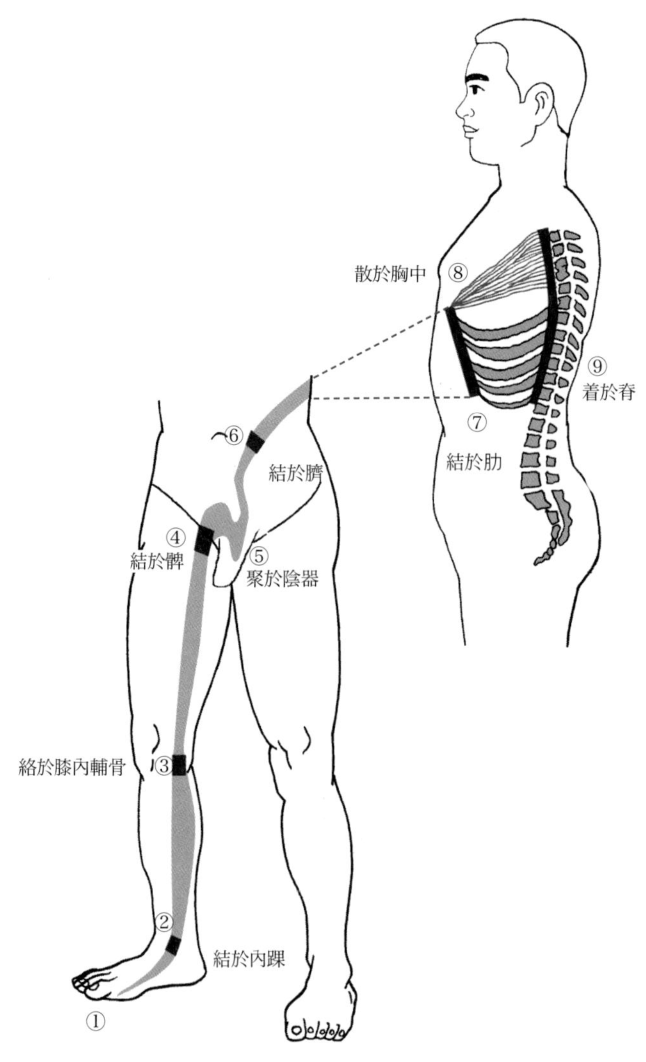

그림 2-2-07. 足太陰經筋의 분포

> 足太陰之筋 起於大趾之端內側 上結於內踝[1] 其直者 絡於膝內輔骨[*2] 上循陰股[*3] 結於髀[4] 聚於陰器[5] 上腹結於臍[6] 循腹裏結於肋[7] 散於胸中[8] 其內者着於脊[9]

☞엄지발가락의 지절골 내측에서 起하여 상행해서 內踝(商丘穴)에 結한다. 직행하는 것은 膝 내측의 輔骨에 結하며 상행하여 大腿의 내측을 따라서 서혜부에 結하고 陰器에 모인다. 다시 복부로 상행하여 臍에 結하며 복내를 따라서 늑부에 結하고 흉중에 산포하며, 안으로는 척추에 부착한다.

◎ **注 釋** ◎

*輔骨: 대퇴골(femur)의 내과를 가리킨다.

*陰股: 대퇴의 안쪽을 말한다.

---

2 病證

經筋의 병증은 본 經筋이 분포하는 부위의 통증과 拘攣으로 內踝痛·轉筋痛·膝內側痛·大腿內側이 당기면서 아프고, 陰器가 비틀리듯 아프며 위로 배꼽(臍)이 당기고 양측 脇部의 동통·흉부 양측의 당김과 척추 내측의 동통이 있다.

> 其病足大指支 內踝痛 轉筋痛 膝內輔骨痛 陰股引髀而痛 陰器紐痛 上引臍與兩脇痛[*] 引膺中 脊內痛

☞본 經筋이 발생하는 병증은 엄지발가락과 안쪽 복사뼈(內踝)의 통증, 轉筋, 무릎 안쪽 輔骨의 동통, 대퇴 내측에서 서혜부까지 당기면서 아프고, 陰器가 비틀리듯 아프며 위로 배꼽과 양쪽 옆구리가 당기면서 아프며, 胸部가 당기고 脊柱의 안쪽에 疼痛이 있다.

◎ **校 勘** ◎

*上引臍與兩脇痛: 《太素·經筋》에 근거하여 '下'를 '上'으로 교정했다. 또 '臍' 뒤에 '與'를 첨가했다.

제2절 胃(Stomach)

胃는 土의 腑로 脾와 표리를 이루어 음식물의 소화흡수에 관여한다. 그 陽明胃經은 陽明燥의 氣化를 관장하여 체내 燥濕의 항상성을 조절한다.[39]

39)《靈樞 · 本輸2》: 脾合胃 胃者五穀之府.《素問 · 逆調論34》: 陽明者 胃脈也.《中藏經》: 胃者腑也 又水穀之海 與脾爲表裏.

1. 위치와 形象

胃는 脾와 연접하고 횡격막 아래 복강의 상부에 위치한다.[40] 위(上)로는 식도와 연결되고, 아래는 小腸으로 통한다. 또한 上 · 中 · 下의 세 부분으로 구분하여 胃의 상구(噴門; 들문)를 上脘, 胃의 체부를 中脘, 胃의 하구(幽門; 날문)를 下脘이라고 한다.

40)《素問 · 太陰陽明論29》: 脾與胃以膜相連耳.《醫碥》: 胃在膈膜之下 其上之左有脾.

《黃帝內經》에 의하면 그 형상은 구부러져 있으며 둘레가 1尺 5寸이고 지름이 5寸이며 길이는 펼치면 2尺 6寸이고, 용적은 3斗 5升의 수곡을 받아들일 수 있다(해부학적 용량은 1.0~2.5 L). 무게는《難經》에서 3斤 2兩이라고 했다.[41] 특히 음식물을 受納하는 밥통(胃脘)으로서 水穀之海, 倉廩之官 또는 太倉이라고도 한다.

41) 胃腑의 형태에 대하여《靈樞 · 平人絶穀32》: 胃大一尺五寸 徑五寸 長二尺六寸 橫屈受水穀三斗五升 其中之谷常留二斗 水一斗五升而滿.《靈樞 · 腸胃31》: 胃紆曲屈 伸之長二尺六寸 大一尺五寸 徑五寸 大容三斗五升라 하고,《難經 · 42難》에서는 胃의 중량과 형태를 '胃重三斤二兩 紆曲屈伸'이라고 했다.

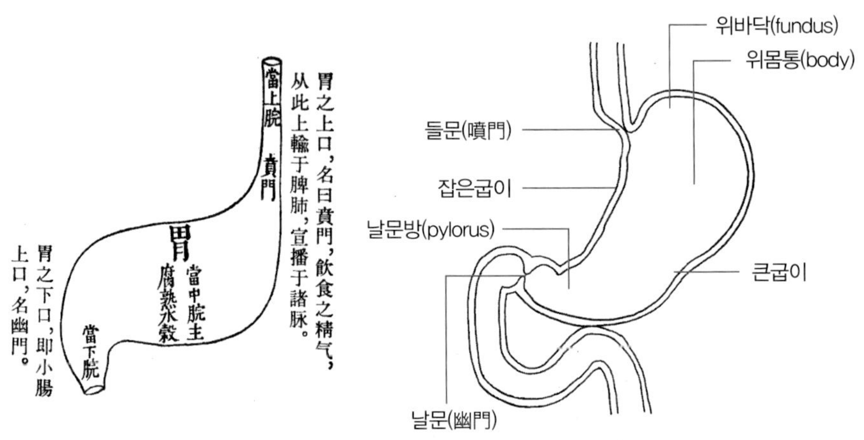

그림 2-2-08. 胃(stomach):

胃는 식도와 소장 사이에 있으며 식도의 입구를 噴門, 소장의 처음인 십이지장에 이어지는 출구를 幽門이라고 한다. 胃의 평균 용량은 약 1,500cc이다.

2. 胃의 생리

胃의 생리는 특성과 기능을 중심으로 이해할 수 있다.

2.1. 胃의 특성

胃는 陽土의 작용으로 그 氣는 喜潤惡燥하고 主降의 특성을 지니고 있다. 이는 胃의 정상적 기능을 유지하기 위한 전제 조건이다.

1 喜潤惡燥

脾는 陰土(太陰濕)의 속성으로 過濕하기 쉬워 '喜燥惡濕'하는 반면, 胃는 陽土(陽明燥)의 속성을 품부하여 燥하기 쉬우므로 이를 방지하기 위하여 '喜潤惡燥'의 특성을 지니고 있다.

葉天士는 이러한 胃의 생리적 특성을 '陽明燥土 得陰自安' 혹은 '胃喜柔潤'이라고 했다. 따라서 胃의 섭생은 濡潤의 상태를 유지하여 燥나 熱의 편성을 방지하고 정상적인 소화기능을 유지하도록 해야 한다. 위액의 분비는 胃의 소화를 돕고 濡潤을 유지하는 기능으로 볼 수 있다. 임상에서 胃의 지나친 燥化로 胃陰(津液)을 손상하게 되면, 甘凉하고 濡潤한 약으로 胃陰을 기르되 剛燥한 성질의 약재로 胃陰을 손상시켜서는 안 된다. 燥나 熱로 인하여 胃陰이 손상되면 口乾 · 舌燥의 증상이 나타나는데, 玉泉散으로 潤燥養陰하는 것은 胃의 喜潤惡燥하는 특성을 이용한 치료이다.

2 主降(濁)

胃는 陽土(戊土)로서 氣의 하강을 주도한다. 胃는 胃氣의 하강작용에 의하여 음식물을 수납하고, 일차적으로 소화된 음식물을 순차적으로 小腸으로 내려 보낸다.[42] 小腸에서 음식물의 淸한 영양물질은 脾의 운화를 거쳐 전신으로 수송되고, 濁한 노폐물은 대변과 소변으로 분리되어 배출된다.[43] 이를 소장의 '泌別淸濁'이라고 한다. 이처럼 胃氣의 下降은 소화의 과정에서 음식물을 끊임없이 아래로 내려 보내어 순차적으로 소화흡수의 기능을 완성하고 濁氣를 아래로 내려 보내는 중요한 역할을 하므로 '胃宜降則和'라고 한다.

42)《素問 · 逆調論34》: 陽明者 胃脈也 胃者 六腑之海 其氣亦下行.

43)《靈樞 · 五味56》: 胃者五臟六腑之海也 水穀皆入於胃 五臟六腑皆稟氣於胃 五味各走其所喜 … 穀氣津液已行 營衛大通 乃化糟粕以次傳下.

胃氣의 하강작용의 실조로 음식물의 受納에 장애가 발생하면 少食·厭食·不思飮食의 증상을 초래하고, 濁氣가 逆上하면 惡心·嘔吐·噫氣·噦逆·口臭 등 '胃失下降'의 증상이 나타난다. 또 담즙의 역류를 일으켜 입이 쓰고(口苦) 담즙을 토하게 된다."[44] 치료는 和胃와 胃氣의 下降을 기본으로 한다.

2.2. 胃의 기능

1 음식의 受納과 腐熟

胃는 음식물을 受納하고 腐熟하는 기능이 있다. 이는 소화의 순차적인 과정으로 受納은 胃氣의 하강에 의하여 섭취한 음식물을 받아들임을 말하고, 腐熟은 胃에서의 음식물의 초보적 소화를 말한다.[45]

《靈樞·平人絶穀》에 의하면 胃는 穀物 2斗, 음료 1斗5升 등 총 3斗5升의 음식물을 저장할 수 있다.[46] 또 《靈樞·營衛生會》에서는 '中焦如漚'라고 하여 소화에 의한 발효의 의미를 제시했고, 《醫碥》에서는 胃의 연동운동에 의한 소화작용을 "胃 … 能動而磨食使消化"라고 했다.

임상적으로 胃氣가 喜潤惡燥와 主降의 특성을 유지하지 못하는 상태를 胃氣不和라고 한다. 胃氣不和는 少食·厭食을 主증상으로 하는 受納의 장애와 腐熟의 장애로 인한 食後痞滿·胃脘不便·噯腐食臭의 소화불량을 일으킨다. 胃氣의 울결은 胃의 운동성 저하로 胃脘의 脹滿·疼痛·不思飮食 등의 '食滯胃脘'의 증상을 초래한다. 위경련으로 인한 복통의 병기 역시 胃氣의 울결에 해당하며 甘味로 緩和시키는데 芍藥甘草湯을 사용한다. 또 胃에 濕이 과도하거나 수곡이 정체하면 복부가 脹滿하고, 胃가 虛하여 음식을 받아들이지 못하면 배가 고프나 음식을 먹지 못한다. 이때는 그 虛實을 살펴서 胃의 合穴인 足三里와 中脘·上脘·下脘의 穴을 사용하여 다스린다.[47]

2 津液의 생성

음식물은 胃의 소화를 거쳐 糟粕·津液·宗氣로 나누어져 세 길로 운행한다.[48] 즉 糟粕은 下焦로 나와 대소변으로 배설되고, 津液은 中焦에서 나오며, 宗氣는 上焦로 나와 호흡을 통해 營氣와 衛氣의 순환을 추진

44) 《靈樞·四時氣19》: 善嘔 嘔有苦 長太息 心中憺憺 恐人將捕之 邪在膽 逆在胃 膽液泄則口苦 胃氣逆則嘔苦 故曰嘔膽 取三里以下胃氣逆 則刺少陽血絡 以閉膽逆 卻調其虛實 以去其邪.

45) 《素問·五臟別論11》: 胃者水穀之海 六腑之大源也. 《靈樞·玉版60》: 人之所受氣者谷也 谷之所注者胃也 胃者水穀氣血之海也. 《靈樞·五味56》: 胃者五臟六腑之海也 水穀皆入於胃 五臟六腑皆稟氣於胃 五味各走其所喜.

46) 《靈樞·平人絶穀32》: 胃 … 橫屈受水穀三斗五升 其中之谷常留二斗 水一斗五升而滿. 《靈樞·腸胃31》: 胃紆曲屈 … 大容三斗五升.

47) 《靈樞·海論33》: 胃者 水穀之海 其輸上在氣街 下至三里; 水穀之海有餘 則腹脹 水穀之海不足 則飢不受穀食. 《靈樞·四時氣19》: 飮食不下 膈塞不通 邪在胃脘 在上脘 則刺抑而下之 在下脘 則散而去之.

48) 《靈樞·邪客71》: 五穀入於胃也 其糟粕 津液 宗氣分爲三隧.

한다.

胃에서 생성된 津液(영양물질)은 脾의 運化에 의하여 전신을 영양하고, 입으로 분비되어 타액을 형성한다. 또 肺로 보내어진 津液은 營氣와 衛氣로 구분되어 營氣는 脈內로 들어가 血로 변하여 전신을 영양하고, 衛氣는 脈外의 체표로 산포되어 衛外(면역)의 작용을 발휘한다. 또 目系를 따라서 뇌로 들어가 뇌를 영양하기도 한다.[49)]

병리적으로 胃氣가 喜潤惡燥의 작용을 상실하여 燥性이 지나치면 胃의 진액을 손상시켜 口乾·舌燥의 증상이 있고, 또 熱과 결합하여 燥熱이 왕성하면 병적으로 소화가 항진되어 자주 배가 고픈 증상(消穀善飢)을 호소하게 된다. 이러한 증상은 中消의 주증으로 당뇨병에서 보인다.

2.3. 胃氣

胃氣는 胃의 소화기능과 穀氣를 의미하며 생명의 관건이 된다. 穀氣의 생성은 胃의 소화로부터 비롯되며 생명에 필요한 元氣(에너지원)를 충족시킨다. 일반적으로 음식에 의하여 부단히 보충되는 穀氣는 소모되는 것이 많고 생성되는 것은 적기 때문에 정상인은 음식을 반나절 이상 먹지 않으면 기운이 쇠약해지고 하루를 먹지 않으면 기운이 부족해진다.[50)] 胃氣는 또한 장부의 활동에 직접 영향을 미치는데, 胃氣가 강하면 장부의 기능이 왕성하고 胃氣가 약하면 장부의 기능이 쇠퇴한다.[51)]

胃氣는 환자의 생사 판단의 중요한 진단적 의의를 갖고 있다.《靈樞·平人絶穀》에 의하면 음식을 7일 동안 먹지 않으면 穀氣가 소진되어 죽는다 했고,《中藏經》에서는 胃氣가 끊어지면 5일 만에 죽는다 했다. 곧 胃氣가 있으면 살고 胃氣가 없으면 죽는다.[52)] 물론 胃氣는 脈象으로 관찰할 수 있는데, 계절에 따른 五臟의 脈象에 반드시 조화롭고 완만한 胃氣가 있어야 한다. 脈象에 조화로운 胃氣가 없으면 眞臟脈이라 하고 死脈에 속한다. 예를 들어 봄의 정상적 脈은 조화로운 가운데 미미하게 弦象을 지녀야 정상적인 脈象이다. 단순이 弦象만 나타나고 조화로운 상이 없으면 胃氣가 끊어진 표현으로 死脈이다. 이와 마찬가지로 여름에는 微鉤, 長夏에는 微軟弱, 가을에는 微毛, 겨울에는 微石의 脈象이 胃氣가 있

49)《素問·太陰陽明論29》: 脾與胃以膜相連耳 而能爲之行其津液何也? … 陽明者 表也 五臟六腑之海也 亦爲之行氣於三陽 臟腑各因其經而受氣於陽明 故爲胃行其津液.《靈樞·五味56》: 穀始入於胃 其精微者 先出於胃之兩焦 以漑五臟 別出兩行 營衛之道.《素問·玉機眞臟論19》: 五臟者皆稟氣於胃 胃者五臟之本也 臟氣者 不能自致於手太陰 必因於胃氣 乃至於手太陰也.《素問·五臟別論11》: 胃者水穀之海 六腑之大源也 五味入口 藏於胃 以養五臟氣 氣口亦太陰也 是以五臟六腑之氣味 皆出於胃.《靈樞·陰陽淸濁40》: 胃之淸氣 上出於口.《靈樞·口問28》: 谷入於胃 胃氣上注於肺.《靈樞·動輸62》: 胃爲五臟六腑之海 其淸氣上注於肺 肺氣從太陰而行之 其行也 以息往來 故人一呼脈再動 一吸脈亦再動 呼吸不已 故動而不止; 胃氣上注於肺 其悍氣上衝頭者 循咽 上走空竅 循眼系 入絡腦.

50)《靈樞·五味56》: 天地之精氣 其大數 常出三入一 故穀不入 半日則氣衰 一日則氣少矣.

51)《中藏經》: 胃者人之根本也 胃氣壯則五臟六腑皆壯 足陽明是其經也.《類經》: 胃氣强 則五臟俱盛 胃氣弱 則五臟俱衰.《脾胃論》: 內經諸篇而參考之 則元氣之充足 皆由脾胃之氣無所傷 而後能滋養元氣 若胃氣之本弱 或飮食自倍 則脾胃之氣旣傷 而元氣亦不能充 此諸病之所由生也.

52)《靈樞·平人絶穀32》: 故平人不食飮 七日而死者 水穀精氣皆盡故也.《中藏經》: 胃氣絶則五日死.《醫宗必讀》: 有胃氣則生 無胃氣則死.

는 정상인의 脈象이다.[53] 이처럼 胃氣는 장부의 기능과 생사 판단의 관건이 되므로 胃氣의 성쇠와 유무를 살피고 調養하는 것은 치료와 양생의 중요한 원칙이 된다.

3. 胃의 經絡

胃의 經絡은 胃의 氣가 운행·분포하는 경로로 足陽明胃經·足陽明經別·足陽明絡脈·足陽明經筋 및 足陽明皮部로 구성된다.

3.1. 足陽明胃經(Stomach Meridian)

足陽明胃經은 馬王堆漢墓의 帛書에서 처음 '足陽明温' 혹은 '陽明脈'이라 칭했고, 《靈樞·經脈》에 '胃足陽明之脈'으로 記載되어 현재 足陽明胃經이라고 칭한다.

[1] 氣化: 陽明經의 從化經으로 燥濕相濟를 조절한다.

足陽明胃經(胃經)은 陽明의 燥와 胃의 濕土가 결합한 從化經이다. 그 氣化는 胃의 濕性이 陽明의 燥를 따라 濕從燥化(燥化)하며, 胃經의 氣化에 의한 생리조절은 다음과 같다.

첫째, 胃經의 燥化는 胃 자체의 濕性을 제어하여 胃가 主降의 특성으로 受納, 腐熟의 생리를 유지하도록 한다. 그러나 胃는 陽土의 속성으로 燥化하기 쉽기 때문에 이에 대한 보상작용으로 '喜潤惡燥'의 특성을 지니게 된다.

둘째, 足太陰脾經과 表裏經으로 經氣가 상통하여 脾의 燥濕을 제어한다. 즉 胃經의 燥化는 脾의 濕性을 제어하여 脾가 '喜燥惡濕'의 특성으로 運化의 기능을 유지할 수 있도록 한다. 반대로 脾의 濕性은 胃經의 지나친 燥化를 제어하여 胃가 '喜潤惡燥'와 '主降濁'의 특성으로 소화기능을 발휘하도록 한다.

셋째, 手陽明大腸經과 同名經으로 經氣가 상통하여 大腸의 燥濕을 조절한다. 즉 胃의 濕性은 大腸의 燥性을 제어하여 정상적인 수분흡수를 통한 대변의 배출을 돕고, 大腸의 대변 배설은 胃氣의 하강에 영향을 미친다. 반대로 大腸의 燥性은 胃의 濕性을 조절하여 胃가 喜潤惡燥와 '降

53) 《素問·平人氣象論18》: 人一呼脈再動 一吸脈亦再動 呼吸定息脈五動 閏以太息 命曰平人 … 人一呼脈一動 一吸脈一動 曰少氣 … 人一呼脈四動以上曰死 脈絶不至曰死 乍疎乍數曰死 平人之常氣稟於胃 胃者平人之常氣也 人無胃氣曰逆 逆者死 春胃微弦曰平 弦多胃少曰肝病 …; 人以水穀爲本 故人絶水穀則死 脈無胃氣亦死 所謂無胃氣者 但得眞藏脈 不得胃氣也.

도표 2-2-09. 足陽明胃經의 기화:

足陽明胃經은 陽明의 燥와 胃의 濕土가 결합한 從化經으로 체내 燥濕의 氣化를 주관한다. 또한 表裏經, 同名經과 경기상통으로 燥濕의 대사를 조절하여 脾와 大腸의 생리와 병리에 영향을 미친다.

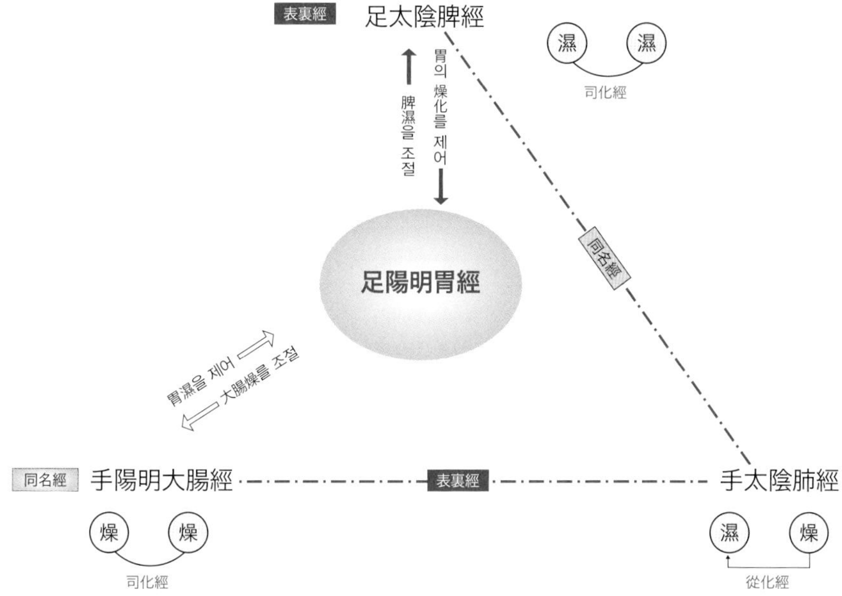

濁의 특성을 발휘하게 하고, 이로 인하여 胃는 受納과 腐熟의 소화기능을 완성하게 된다.

이처럼 足陽明胃經의 氣化는 胃, 脾(表裏經), 大腸(同名經)의 燥濕을 제어하여 그 생리를 유지하도록 한다.

[임상적 고찰]

足陽明胃經의 氣化 실조는 燥나 濕의 편성으로 인한 燥證과 濕證의 병태를 야기한다. 燥證은 陽明胃經의 燥化가 항진되어 燥性이 지나치면 胃의 陰液(진액)을 손상하여 飢不欲食 · 便燥 · 口乾 · 咽燥 등의 胃陰虛證을 일으킨다.

濕證은 陽明胃經의 燥化가 不及하여 濕이 편성하게 된 것이다. 濕邪의 편성으로 胃氣가 下降하지 못하면 少食 · 厭食 · 胃脘의 불쾌감이 나타나고, 胃氣가 逆上하면 嘔逆 · 惡心 · 嘔吐 · 呑酸 · 噯腐의 증상이 발생한다. 그러나 黃元御는 "胃土의 燥化는 子氣로 本氣인 濕에 대적할 수 없으므로 그 病은 濕病이 많고, 燥病은 상대적으로 적은데 傷寒 陽明病의

承氣湯證 외에는 잘 보이지 않는다."고 했다.[54]

胃의 濕邪는 그 經別이 '上通於心'하므로 心의 火氣와 결합하여 濕熱을 형성하여 황달의 원인이 되기도 한다. 이러한 燥濕의 대사장애는 胃陽의 허실에 따라 '實則陽明 虛則太陰'의 병기에 의하여 陽明燥熱證이나 太陰寒濕證의 증상으로 발현되기도 한다. 즉 평소 胃陽이 왕성한 사람은 胃의 燥邪가 熱과 다투어 燥熱이 치성하게 되므로 口臭·齒齦腫痛·齒衄·喜冷飮·便秘·小便短黃·苔黃·消穀善飢의 증상이 나타나는데, 陽明燥熱(胃實熱)의 證이라 한다. 또 胃陽이 부족한 사람은 胃의 濕邪가 水로 전화하여 土를 侮하고 火를 滅하면[55] 胃陽이 困敗하게 되어 飮食不化·胃脘脹痛·喜按喜熱·嘔吐淸水·四肢淸冷·舌質淡嫩·苔白滑의 太陰寒濕(胃虛寒)의 證을 유발한다. 陽明燥熱證에는 白虎湯(人蔘白虎湯·蒼朮白虎湯)과 承氣湯, 太陰寒濕證에는 理中湯(附子理中湯)을 기본방으로 하여 치료한다.

한편 陽明經은 多氣多血한 특성으로 燥와 濕의 邪氣는 熱과 쉽게 겸하여 燥熱이나 濕熱의 병태(呑酸·噯腐)를 초래하나, 胃陽이 부족한 경우는 濕邪가 寒으로 전화하여 腸鳴·腹脹·腹水 및 寒慄의 증상을 특징으로 하는 陽明中寒證으로 나타나기도 한다.

54) 《黃元御醫書十一種·四聖心源·六氣偏見》: 中氣衰則陰陽不交而燥濕偏見 濕盛其燥 則飮少而食減 溺澁而便滑 燥勝其濕 則疾飢而善渴 水利而便堅五 … 陽明雖燥 病則太陰每勝而陽明每負 土燥而水虧者 傷寒陽明承氣證外 絶無而僅有.

55) 《黃元御醫書十一種·四聖心源·六氣偏見》: 土生於火而火滅於水 土燥則剋水 土濕則水氣泛濫侮土而滅火.

도표 2-2-10. 足陽明胃經의 병태와 처방:

胃經의 기화실조는 濕化와 燥化의 태과로 인한 濕證과 燥證을 유발한다.

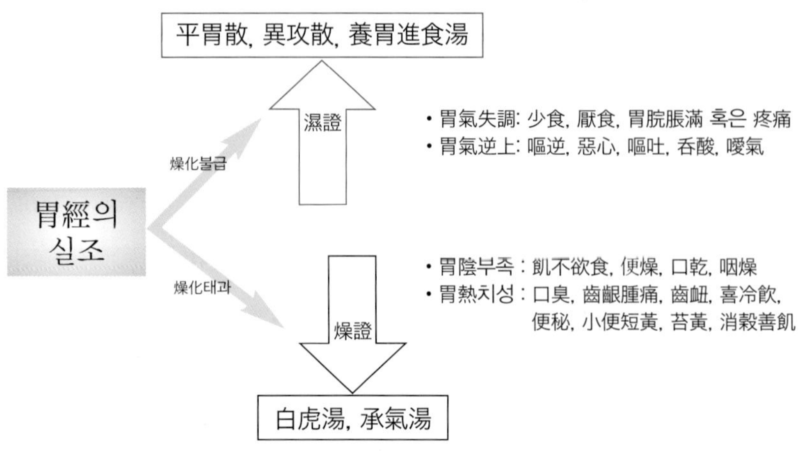

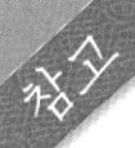

● 承氣湯의 처방 원칙

陽明之標須承氣 詳痞滿燥實於便堅 痞滿燥實俱全者 大承氣湯 有痞滿而無燥實者 小承氣湯 有燥實而無痞滿者 調胃承氣湯(醫學入門 · 傷寒用藥賦)

2 流注와 생리

胃의 經脈은 위에서 아래로 순행하여 胃氣의 主降을 도와 음식을 수납하며 탁기를 하강시킨다. 또 屬胃絡脾로 脾胃의 표리를 구축함으로서 胃

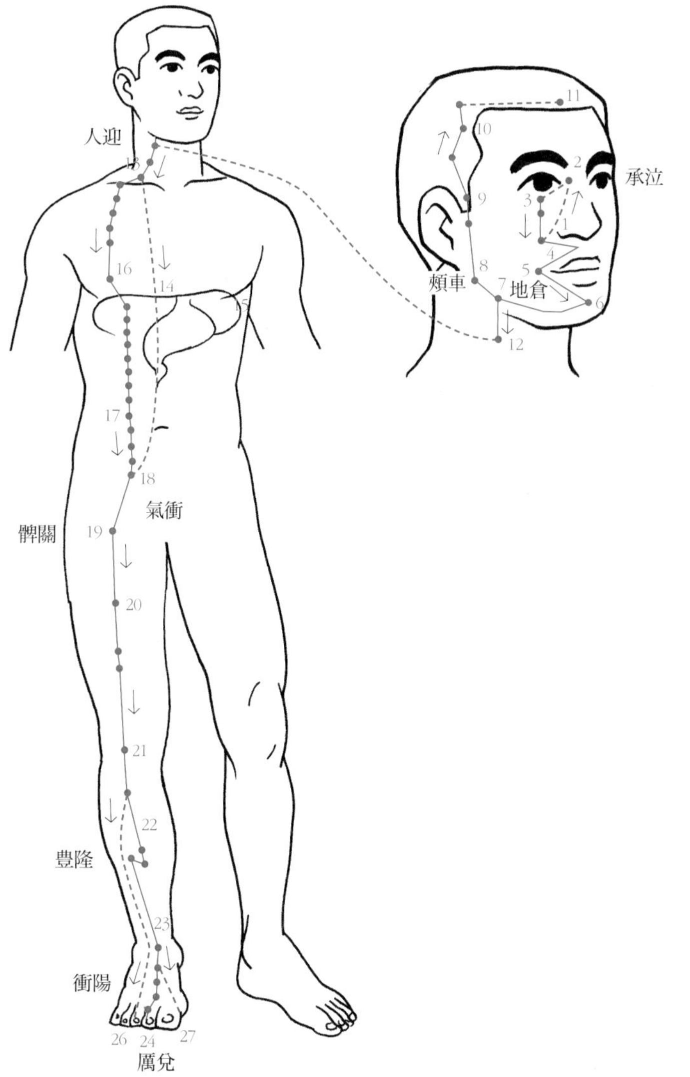

그림 2-2-09. 足陽明胃經의 유주

腑의 受納腐熟과 脾臟의 運化가 상호 협조하여 소화생리를 완수한다. 이외 하지의 대퇴전면 · 脛骨外廉 · 足跗 · 中趾 · 次趾 · 大趾를 연락한다.

《靈樞 · 經脈》 胃足陽明之脈 起於鼻之交頞*中[1] 旁納太陽之脈*[2] 下循鼻外[3] 入上齒中[4] 還出挾口環脣唇[5] 下交承漿[6] 却循頤*後下廉 出大迎[7] 循頰車[8] 上耳前 過客主人[9] 循髮際[10] 至額顱*[11] 其支者 從大迎前下人迎 循喉嚨[12] 入缺盆[13] 下膈[14] 屬胃 絡脾[15] 其直者 從缺盆下乳內廉*[16] 下挾臍 入氣街中[17] 其支者 起於胃口 下循腹裏 下至氣街*中而合[18] 以下髀關*[19] 抵伏兎*[20] 下膝臏中[21] 下循脛外廉[22] 下足跗[23] 入次趾外間*[24] 其支者 下膝三寸[25]而別 下入中趾外間[26] 其支者 別跗上 入大趾間 出其端[27]

☞足陽明胃經은 鼻의 양옆 迎香穴에서 시작하여 鼻根에서 좌우의 경맥이 교회하고 內眼角의 睛明穴에서 足太陽膀胱經과 교회한 후 鼻의 외측을 따라 내려가 윗니로 진입하고, 입을 끼고 돌아 나와 脣을 돌아 아래로 承漿穴(任脈)에서 좌우의 經脈이 만난다. 이후 뒤로 하악골의 아래 가장자리를 따라 大迎穴로 나와 頰車穴을 따라 귀 앞으로 올라가서 客主人(足少陽膽經)을 지나고 髮際를 따라 額頭에 이른다. 그 분지는 大迎穴 앞쪽에서 人迎穴로 내려와 喉嚨을 따라 缺盆(쇄골상와)으로 진입한다. 쇄골상와로 진입한 후 內行하는 支脈은 횡격막을 지나 胃에 귀속되고 脾를 연락한다. 직행하는 外行線은 缺盆에서 유방의 내측을 따라 배꼽(臍)을 끼고 내려와 氣街(氣衝)로 진입한다. 내행선의 다른 한 支脈은 胃의 下口에서 복부의 내측을 따라 氣街에 이르러 외행하는 支脈과 만나 髀關 · 伏兎 · 膝臏으로 내려오고 脛骨의 外側을 따라 발등으로 하행하여 둘째 발가락의 외측 끝(厲兌)으로 진입한다. 그 支脈은 膝下의 3寸 부위(足三里)에서 별도로 가운데 발가락의 外側에 이른다. 또 한 支脈은 발등의 衝陽穴에서 분리되어 엄지발가락의 끝(隱白)으로 나와 足太陰脾經으로 이어진다.

◎ **注 釋 과 校 勘** ◎

*頞: 鼻根部로 좌우의 目內眥 사이의 부위를 말하며 山根이라고도 한다.

*旁納太陽之脈: 鼻根이 양쪽에서 足太陽經과 교회함을 의미한다. 納은《甲乙經》,《銅人》,《脈經》,《十四經發揮》에서 '約'으로 쓰여 있다.

*頤: 腮(뺨)의 아래를 頷이라 하고, 하악의 전체를 頤라 한다.
*額顱: 앞이마의 머리털이 나는 경계부위를 말한다.
*廉: 《太素》, 《脈經》, 《甲乙經》에 근거하여 '膝'로 교정했다.
*氣街: 배꼽의 5寸 아래에서 양쪽으로 2寸이 되는 足陽明胃經의 氣衝穴을 말한다.
*髀關: 넓적다리 앞쪽 윗부분의 고관절부위를 말한다.
*伏兎: 넓적다리 앞쪽의 肌肉이 융기된 부위이다.
*中趾內間: 《醫宗金鑑 · 胃經循行經文》에 "足陽明 是足大指之次指 不是中指 必傳寫之誤"에 의하여 次趾外間으로 교정했다.

---

3 胃經의 經穴

胃經은 45개의 經穴이 있다. 그 명칭은 承泣 · 四白 · 巨髎 · 地倉 · 大迎 · 頰車 · 下關 · 頭維 · 人迎 · 水突 · 氣舍 · 缺盆 · 氣戶 · 庫房 · 屋翳 · 膺窓 · 乳中 · 乳根 · 不容 · 承滿 · 梁門 · 關門 · 太乙 · 滑肉門 · 天樞 · 外陵 · 大巨 · 水道 · 歸來 · 氣衝 · 髀關 · 伏兎 · 陰市 · 梁丘 · 犢鼻 · 足三里 · 上巨虛 · 條口 · 下巨虛 · 豊隆 · 解谿 · 衝陽 · 陷谷 · 內庭 · 厲兌의 穴로 좌우 90穴이 된다.[56)]

56) 胃의 經穴歌:
四十五穴足陽明 頭維下關頰車停 承泣四白巨髎經 地倉大迎對人迎 水突氣舍連缺盆 氣戶庫房屋翳屯 膺窗乳中延乳根 不容承滿梁門起 關門太乙滑肉門 天樞外陵大巨存 水道歸來氣衝次 髀關伏兎走陰市 梁丘犢鼻足三里 上巨虛連條口位 下巨虛跳上豊隆 解谿衝陽陷谷中 內庭厲兌經穴終.

4 胃經의 효능

胃經은 調理脾胃 · 調和氣血 · 瀉陽明熱(止痛, 寧神, 明目, 解毒, 汗證) · 利濕消腫 · 止咳平喘 · 補中益氣 · 醒腦開竅 · 强身保健 · 通經活絡의 효능으로 脾胃의 생리를 조절하고, 頭面 · 인후 · 위장 및 열병과 정신병을 치료한다.

5 胃經의 病態

胃經의 병증은 燥濕의 氣化장애가 頭面 · 鼻部 · 口齒 · 咽喉 · 腸胃 · 腦(精神) · 下肢의 질환으로 나타난다. 胃經의 病機는 陽明經의 氣化 실조에 의한 燥熱의 太盛, 濕熱의 熏蒸 및 胃陽의 허약에 의한 寒濕으로 나타난다. 그 병후는 '是動則病'과 '是主血所生病'으로 개괄되고 陽明熱이 심한 陽明熱證, 陽明熱과 糟粕이 결합한 陽明實證, 濕熱의 울증으로 인한 陽明發黃證, 胃陽의 부족으로 인한 陽明中寒證, 熱이 血分으로 들어가 血絡을 손상함으로 인한 陽明血症 및 유주 부위의 병증으로 辨證된다.

陽明熱證은 溫熱(溫淫)이 심하여 초기에 惡寒이 잠시 나타났다가 곧

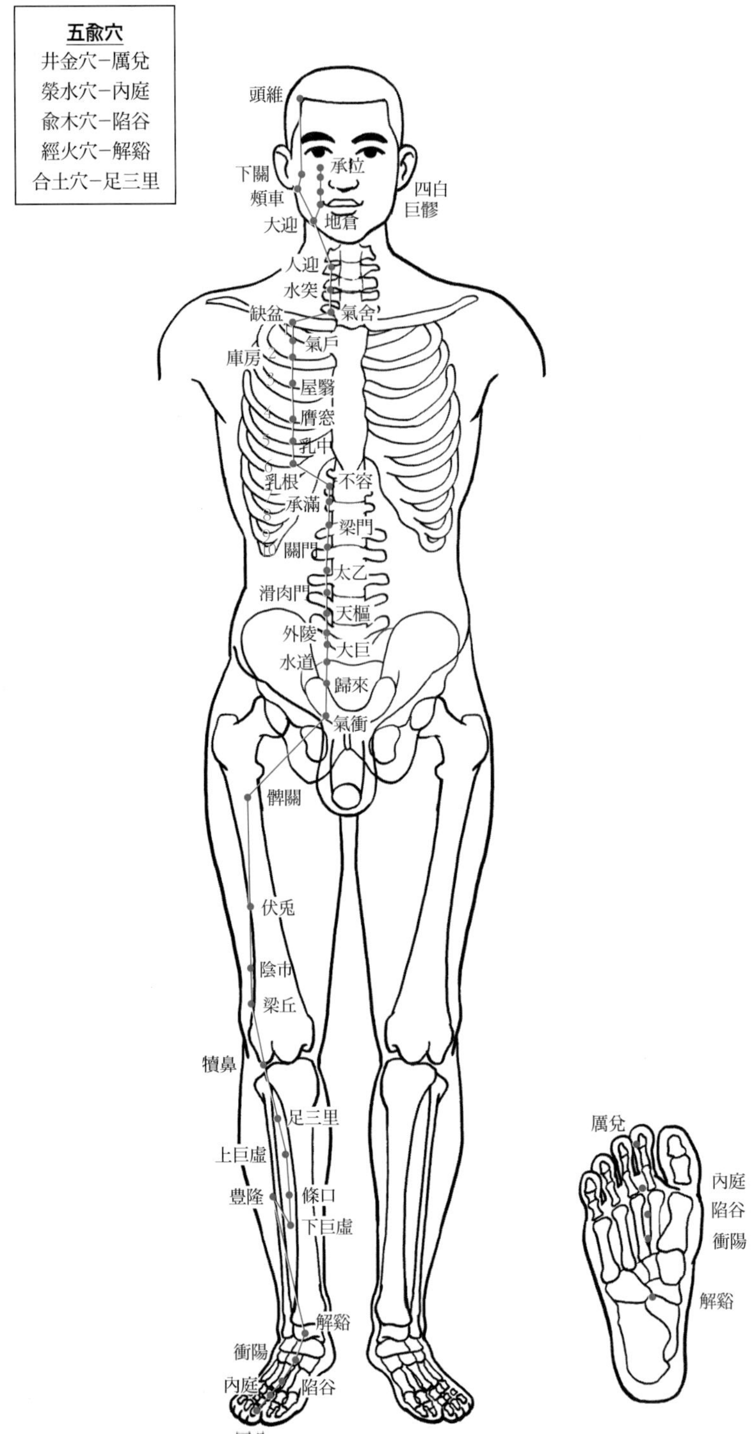

그림 2-2-10. 足陽明胃經의 경혈

發熱 · 汗出 · 消穀善飢 · 口脣部의 瘡瘍 · 頸腫 · 喉痺 · 身前의 發熱 등 溫熱病의 증상이 나타난다. 陽明實證은 발병 시에 사람과 불빛을 싫어하며 木聲을 들은 즉 놀라고 두려워 가슴이 뛰며 방문과 들창을 닫고 홀로 있기를 좋아한다. 심하면 胃熱이 心神을 침범하여 上高而歌 · 棄衣而走 · 發狂 등의 정신질환이 나타난다. 陽明發黃證은 濕熱의 熏蒸으로 小便의 색이 黃色을 띠게 된다. 陽明中寒證으로는 胃中의 陽氣가 부족하면 복부의 賁響(腸鳴)과 脹滿 · 腹水 · 身前의 寒慄 및 手足冷의 증상이 있다. 陽明血證은 燥熱이 血分으로 들어가 血絡을 손상하므로 鼻出血의 증상이 나타난다.

經脈의 유주 분포와 연계하여 惕然而驚 · 心欲動 · 獨閉戶塞牖而處 欲上高而歌, 棄衣而走의 癲狂은 經別이 眼系를 따라 진입하여 뇌를 연락(還繫目系)하기 때문이며,[57] 鼽衄은 '起於鼻之交頞中 下循鼻外'와 口喎(구안와사) · 脣疹은 '入上齒中 挾口環脣(出於口 上頞頔, 經別)'과 頸腫 · 喉痺 · 痓瘖은 '下人迎 循喉嚨' 및 絡脈의 '下絡喉嗌'과 膝臏腫痛 · 膺 · 乳 · 氣街 · 股 · 伏兎 · 骭外廉 · 足跗上의 痛症과 中趾不用은 胃經이 유주 분포하는 부위의 증상이다. 또 胃의 대사 질환으로 賁響 · 腹脹(脹滿) · 大腹水腫 · 消穀善飢 · 溺色黃 · 汗出의 증상이 있다.

[57] 《靈樞 · 動輸62》: 胃氣上注於肺 其悍氣上沖頭者 循咽上走空竅 循眼系 入絡腦 出顑 下客主人 循牙車 合陽明 幷下人迎 此胃氣別走於陽明者也.

《靈樞 · 經脈》 是動則病洒洒*振寒 善呻數欠* 顔黑 病至則惡人與火 聞木聲則惕然*而驚 心欲動 獨閉戶塞牖*而處 甚則欲上高而歌 棄衣而走 賁響*腹脹 是爲骭厥* 是主血所生病*者 狂瘧*溫淫* 汗出 鼽衄 口喎 脣疹* 頸腫 喉痺 大腹水腫 膝臏腫痛 循膺* 乳 氣街 股 伏兎 骭外廉 足跗上皆痛 中趾不用 氣盛則身以前皆熱 其有餘於胃 則消穀善飢 溺色黃 氣不足則身以前皆寒慄 胃中寒則脹滿

☞胃經의 經氣 변동으로 因한 病變은 추워서 오슬오슬 떨고 빈번히 허리와 四肢를 쭉 펴고 하품을 하며 額部의 色이 검고, 병이 이르면 사람과 불빛을 싫어하며 木聲을 들으면 놀라고 두려워 가슴이 뛰며 방문과 들창을 닫고 홀로 있기를 좋아한다. 病이 심하면 높은 곳에 올라 노래를 부르며 의복을 벗어버리고 달아나고 또한 腸鳴과 腹脹의 증상이 있는데, 이

러한 증상은 陽明의 經氣가 厥逆한 것으로 '骭厥'이라고 한다.

본 經脈이 치료할 수 있는 血이 生한 바의 證候는 發狂 · 虐疾 · 심한 溫熱로 인한 汗出 · 鼻出血 · 口顔喎斜 · 口脣의 瘡瘍 · 頸腫 · 喉痺 · 大腹의 水腫 · 膝部의 부종과 동통 및 側胸과 乳部 · 氣街 · 大腿前緣 · 伏兎(大腿前方의 肌肉隆起部) · 足脛의 外側 · 발등(足背)에 통증이 있고 가운데 발가락을 사용하지 못한다. 經氣가 有餘한 實證은 흉복부에 發熱이 있고, 胃에 熱이 심하면 소화가 잘되어 자주 굶주림을 느끼며 小便이 黃色을 띠게 된다. 經氣가 부족한 虛證은 흉복부에 寒冷과 전율이 있으며 胃中이 寒하면 脹滿이 발생한다.

◎ 注釋과 校勘 ◎

*洒洒: 추워 오슬오슬(덜덜) 떠는 모양을 말한다.

*善呻數欠: 기지개를 자주 켜고, 하품을 자주 한다. 《甲乙經》, 《太素》에 '呻'은 '伸'으로 되어 있다.

*惕然: 두려워하여 삼가는 모양, 놀라 두려워하는 모양을 말한다.

*戶牖: 戶는 방의 출입구, 牖는 窓 즉 들창을 말한다.

*賁響: 腸鳴의 항진을 형용한 것이다. 張介賓은 "腸胃에서 천둥소리가 난다(腸胃雷鳴也)." 했다.

*骭厥: 骭은 고대에 脛骨을 지칭한 것이다. 張介賓은 "骭은 정강이이다. 足陽明胃經은 무릎에서 脛骨 외측 가장자리로 내려가므로 정강이의 氣가 厥逆한다(骭足脛也 陽明之脈自膝臏下脛骨外廉 故爲脛骭厥逆)."고 했다

*是主血所生病: 張介賓은 "胃는 水穀之海로 營血의 생성을 주관하는데, 胃에 병이 있으면 營血을 생성하지 못한다(胃爲水穀之海 主生營血 如胃有病 則營血不生)."고 했다. 中焦는 水穀을 받아 변화하여 붉은 것은 血이 된다.

*狂虐: 張介賓은 "陽明熱이 勝하면 狂症, 風勝하면 虐症이 나타난다."고 했다.

*溫淫: 溫邪가 지나치게 盛한 것이다.

*脣胗: 口脣의 부스럼, 궤양을 말한다.

*膺: 흉부 양측의 肌肉이 융기한 곳을 말한다.

3.2. 足陽明經別

經別은 '上通於心'으로 심장을 연락하고, '上循咽'하여 인후를 연락하며, '還繫目系'를 통하여 안구 후방으로 진입하고 뇌를 연락한다.

> 足陽明之正 上至髀 入於腹裏 屬胃 散之脾 上通於心 上循咽 出於口 上頞䪼* 還繫目系 合於陽明也

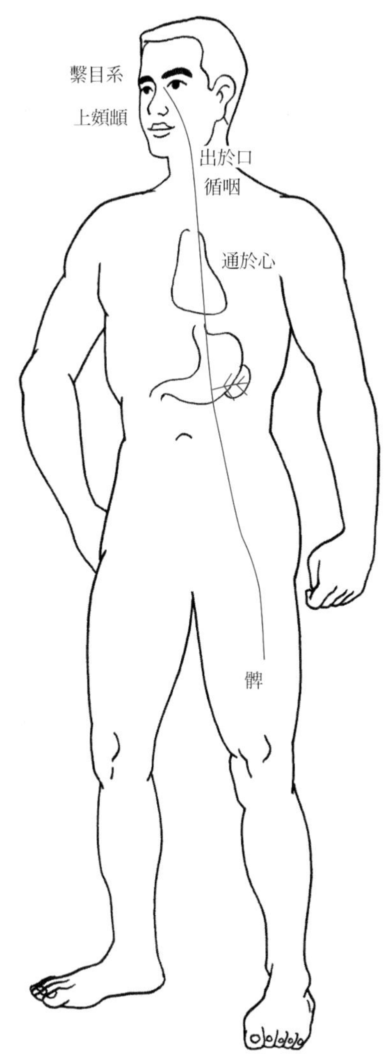

그림 2-2-11. 足陽明經別의 유주

☞足陽明經脈의 正經은 상행하여 대퇴의 전면에서 별도로 나와 복강내로 진입하여 胃에 屬하고 脾에 산포된다. 위로 心臟을 통과하고 咽喉를 따라 口로 나오며 鼻根과 眼眶으로 상행하여 目系를 둘러 연계를 맺고 足陽明經脈과 合한다.

◎ **注 釋** ◎

*頔: 眼眶(눈언저리) 아랫부분을 가리킨다.

3.3. 足陽明絡脈

1 流注

胃의 絡脈은 豊隆에서 분출하여 頭項(上絡頭項)과 咽喉(下絡喉嗌)를 연락한다.

2 病證

絡脈 병증의 喉痺 · 瘁瘖은 下絡喉嗌, 狂癲은 上絡頭項, 足不收 · 脛枯는 循脛骨外廉하기 때문이다.

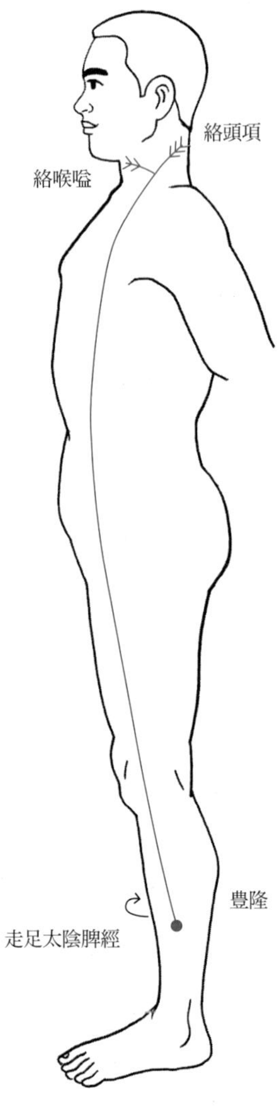

그림 2-2-12. 足陽明絡脈의 분포

❶足陽明之別 名曰豊隆 去踝八寸 別走太陰 其別者 循脛骨外廉 上絡頭項 合諸經之氣 下絡喉嗌
❷其病氣逆則喉痺瘁瘖 實則狂癲 虛則足不收 脛枯 取之所別也

☞足陽明胃經의 絡脈이 분출하는 絡穴을 豊隆이라고 한다. 足陽明絡脈은 豊隆(外踝上 8寸)에서 足太陰經으로 別走하고, 그 別行하는 支脈은 脛骨의 외측을 따라 위로 頭項을 연락하여 여러 經의 氣와 회합하고 아래로 咽喉를 연락한다.

☞그 병증은 氣가 上逆하면 咽喉가 폐색되고 갑자기 벙어리가 되며, 病邪가 實하면 狂巓이 되고, 正氣가 虛하면 다리를 추스르지 못하며, 脛部의 근육이 위축된다. 본 絡脈이 別出한 豊隆穴을 치료한다.

3.4. 胃의 大絡

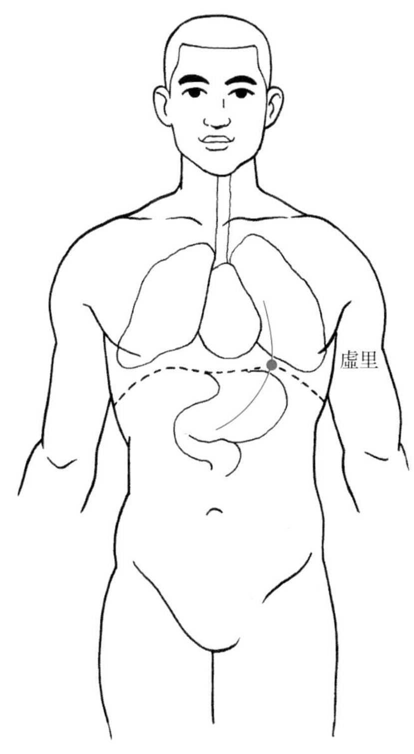

그림 2-2-13. 胃의 大絡 분포

胃之大絡 名曰虛里 貫膈絡肺 出於左乳《素問·平人氣象論》

☞胃의 大絡을 虛里라고 한다. 胃脘部에서 위로 횡격막을 관통하여 肺를 연락하고 왼쪽 乳部 아래로 나온다. 虛里는 脈動의 근원이 되는 심장의 박동 처에 해당한다. 이곳은 心氣가 반영되는 부위일 뿐 아니라 宗氣가 나타나는 곳으로 임상에서 虛里의 박동으로 宗氣의 성쇠를 관찰할 수 있다. 심박동은 胃氣가 근본이 되므로 心氣가 반영되는 虛里를 胃의 大絡이라고 한다.

3.5. 足陽明經筋

1 분포

經筋은 跗上·膝外廉·髀樞·膝·外輔骨·髀·缺盆·鼻·耳前에 結하고, 협부에서 척주에 이어지고 입을 끼며, 복토·陰器·복부·頄(광대뼈)·下眼瞼에 분포한다.

足陽明之筋 起於中三趾[*1] 結於跗上[2] 斜外上加於輔骨 上結於膝外廉[3] 直上結於髀樞[4] 上循脇屬脊[5] 其直者 上循骭[6] 結於膝[7] 其支者 結於外輔骨 合少陽 其直者 上循伏兎 上結於髀[8] 聚於陰器[9] 上腹而布[10] 至缺盆而結[11] 上頸上挾口[12] 合於頄 下結於鼻[13] 上合於太陽 太陽爲目上綱 陽明爲目下綱[*14] 其支者 從頰結於耳前[15]

☞足의 가운데 세 발가락에서 起하여 발등에 結하고, 비스듬히 외측으로 腓骨을 따라 상행하여 膝 외측에 結하며 곧바로 올라가 고관절(髀樞)에 結하고, 위로 脇을 따라 척추에 이어진다. 直行하는 것은 脛骨을 따라 膝에 結하고, 그 분지는 대퇴골 외측과에 結하여 足少陽經筋과 합쳐진다. 膝部에서 직행하는 經筋은 大腿部의 伏兎를 따라 위로 大腿 전방에 結하고 陰器에 모인다. 상행하여 腹部에 산포되고 缺盆에 結한다. 頸部로 상행하여 口角을 끼고 顴骨에서 합하며 아래로는 鼻에 結하고 상행하여 足太陽經筋과 합치는데, 足太陽經筋은 目上綱을 형성하고 足陽明의 經筋은 目下綱을 형성한다. 분지는 頰에서 耳前으로 가서 結한다.

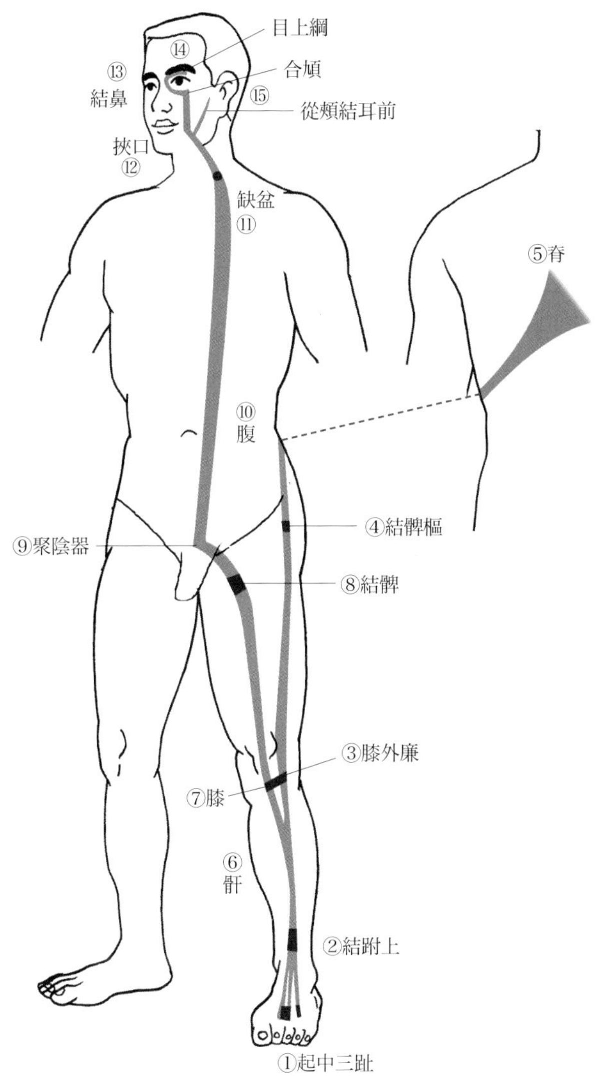

그림 2-2-14. 足陽明經筋의 분포

◎ 注 釋 ◎

*中三趾: 楊上善은 "足陽明脈은 中趾의 안쪽과 바깥쪽 사이로 들어가는데 經脈의 氣가 세 발가락에 모두 있고 근육이 中趾와 中趾 좌우의 두 발가락에서 기시하므로 中三趾라고 했다(足陽明脈入於中趾內間外間 脈氣三趾俱有 故筋起於中指幷中指左右二指 故曰中三趾也)."

*太陽爲目上綱 陽明爲目下網: 足太陽의 細筋이 상안검에 산포하여 瞼睫을 約束하고, 足陽明經筋은 하안검에 산포하여 下眼瞼을 約束하여 눈의 開闔을 주관한다.

2 病證

經筋의 병증은 그 분포 근육의 질환으로 둘째발가락 및 脛部의 痙攣, 足背의 拘急, 伏兎의 痙攣, 大腿前部의 부종, 陰囊의 腫痛, 腹筋의 拘急, 缺盆의 拘攣, 口眼窩斜가 있다.

其病足中指支脛轉筋 脚跗堅* 伏兎轉筋 髀前腫 㿉疝 腹筋急 引缺盆及頰卒口僻* 急者目不合 熱則筋縱目不開* 頰筋有寒則急引頰移口* 有熱則筋弛縱緩不勝收 故僻 治之以馬膏* 膏其急者 以白酒和桂以塗 其緩者 以桑鉤鉤*之 卽以生桑灰置之坎中* 高下以坐等 以膏熨急頰 且飮美酒 啖美炙肉* 不飮酒者 自强也 爲之三拊*而已 治在燔針劫刺 以知爲數 以痛爲輸輸 名曰季春痺也

☞본 經筋의 병증은 둘째발가락 및 脛部의 痙攣, 足背의 拘急, 伏兎의 痙攣, 大腿前部의 腫, 陰囊의 腫痛, 腹筋의 拘急, 缺盆部가 당기고, 돌연 口眼窩斜[58]가 발생하는 것이다. 經筋이 拘急하면 눈을 감을 수 없고 熱로 인하여 筋이 이완하면 눈을 뜰 수가 없게 되며, 빰(頰)의 筋에 寒邪가 있으면 頰部가 당겨 입이 돌아가고, 熱邪가 있어도 筋이 이완되어 수축되지 못하므로 눈과 입이 돌아간다.

이와 같은 病의 치료는 馬脂를 사용한다. 筋이 拘急한 곳에 馬脂를 칠하여 술과 桂皮의 분말을 배합하여 환부에 바르며, 그 頰筋이 이완된 곳은 뽕나무 갈고리로 口角을 끌어당기고, 생 뽕나무를 태운 숯을 그릇에 담아 환부와 높이를 같이하여 열을 가하면서 馬脂로 拘急한 빰을 찜질한다. 또 美酒를 마시고 구운 羊肉을 먹는다. 술을 마시지 못하는 사람은 억지로라도 마신다. 아울러 3번 馬脂를 환부에 붙이고 안마해 주면 치료된다. 鍼치료는 火鍼(鍼燒紅而刺)을 사용하여 病이 효과를 나타내는 것을 鍼刺의 횟수로 하고 痛處를 刺鍼의 부위(腧穴)로 한다. 이를 季春痺라고 한다.

58) 口眼喎斜: 《靈樞 · 經筋13》에 '足之陽明 手之太陽 筋急則口目爲僻 眥急不能卒視 治皆如右方也' 라 하여, 足陽明胃經과 手太陽小腸經의 筋이 拘急하면 口眼喎斜 · 眼角拘急 및 갑자기 물건을 볼 수 없게 된다. 王肯堂은 '口目喎斜者有筋脈之分 口目爲僻 眥急不能卒視 此胃土之筋爲喎斜也 口喎脣斜 此胃土之脈爲喎斜也 筋急喎斜 藥之可愈 脈急喎斜 非灸不愈' 라 했다.

◎ 注 釋 과 校 勘 ◎

*脚跳堅: 마땅히 '足跗緊'이 되어야 하며, '跳'는 '跗'의 잘못된 글자이고, '堅'은 '緊'과 같다. 筋은 跗上에 結하므로 병이 들면 足跗에 拘急이 일어난다.

*引缺盆及頰 卒口僻:《太素 · 經筋》에 "引缺盆 頰口卒僻"이라고 했다. 즉 喎斜를 말한다. 張介賓은 "僻는 喎斜이다. 卒口僻은 갑자기 입 꼬리가 비뚤어지는 것이다(僻 喎斜也. 卒口僻 卽突然發生口角喎斜)."라고 했다.
*急者目不合 熱則筋縱 目不開: 楊上善의 注에는 "寒하면 상하의 눈꺼풀이 拘急하여 눈을 감을 수 없고, 熱하면 상하로 늘어져 눈을 뜰 수 없다(寒則目網上下拘急 故開不得合也 熱則上 下緩縱 故合不得開)."고 했다.
*移口: '移'는 잘못된 글자로 '哆'이다.《說文 · 口部》'哆 張口也'라 하여, '口僻'의 의미와 같다.
*馬膏: 張介賓의 注에 "馬膏는 말의 기름이다. 그 性味가 甘平柔潤하여 筋을 滋養하고 痺證을 치료할 수 있으므로 拘急한 사람에게 말기름을 사용할 수 있다(馬膏 馬脂也. 其性味甘平柔潤 能養筋治痺 故可以膏其急者)."고 했다.
*桑鉤鉤: 張介賓은 "뽕나무의 성질이 平하여 관절운동을 원활하게 하고, 風寒濕痺의 통증을 제거할 수 있으므로 뽕나무 가지로 갈고리를 만들어 이를 끌어당기는 것은 그 입을 바르게 당긴다는 것이다(桑之性平 能利關節 除風寒濕痺諸痛 故桑鉤鉤之者 鉤正其口也)."고 했다.
*坎中: 땅굴의 한 가운데를 의미한다.
*啖美炙肉: '美'는 마땅히 '羔'로 교정해야 한다. 羔炙는 구운 양고기를 말하는데 양고기는 甘味이며 大熱하므로 이를 먹으면 足陽明筋에 寒邪가 침입한 것을 치료할 수 있다.
*拊: '拊'는 '撫'와 같으며, 어루만지다, 안마하다의 뜻이다.

제3절 脾와 胃의 표리

脾와 胃는 土의 장기로 中焦에 위치하며 足太陰脾經과 足陽明胃經의 屬絡에 의하여 氣의 교통이 이루어지는 표리의 관계에 있다. 이를 '脾合胃'라 하며 受納과 運化, 升淸과 降濁, 喜燥와 喜濕의 세 방면에서 상호 협조하여 정상적 소화생리를 수행한다. 한의학에서 脾胃의 소화흡수는 小腸의 흡수와 大腸의 배설 기능을 포함한다.

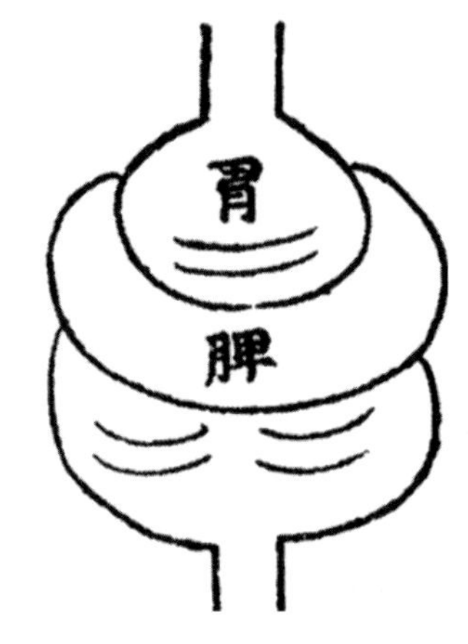

그림 2-2-15. 脾胃의 형상과 관계

1. 受納과 運化

음식물의 소화와 정미물질(영양분)의 흡수는 胃의 受納과 脾의 運化에 의하여 완성된다. 脾와 胃는 표리의 臟腑로서 胃腑는 음식물의 受納하여 소화하고, 脾臟은 위에서 소화된 영양분을 흡수하여 전신에 운송하는 등 음식물의 소화흡수는 脾와 胃의 상호작용에 의하여 완성된다. 이를《素問 · 靈蘭秘典論》에서 "脾胃者 倉廩之官 五味出焉"이라고 했다. 脾 · 胃의 소화과정으로부터 흡수된 水穀의 정미물질은 기혈의 생성원이 되고, 출생 후 생명활동의 원천이 되므로 腎主先天에 상대하여 脾主後天(後天之本)이라 한다.[59]

2. 升降相因

脾胃는 氣의 운동에 있어서 戊土인 胃氣가 下降을 주관하고, 己土인 脾氣가 上升을 주도함으로써 정상적인 소화생리를 돕는다.

소화과정에 있어서 脾氣는 升을 主하여 정미물질을 위로 肺에 보낸 다음 肺의 선발작용에 의하여 전신으로 산포하게 하고, 胃氣는 降을 主하

59) 《素問 · 平人氣象論18》의 '人以水谷爲本 故人絶水谷則死' 및 《東垣十書 · 脾胃論》의 '人以胃氣爲本 蓋人受水穀之氣以生'은 출생 후 水穀精微가 생명의 근원이 됨을 지적한 것이며, 脾胃는 水穀精微를 化生하는 근본이 되기 때문에 後天之本이라고 한다. 《醫宗必讀》에 '脾何以爲後天之本 蓋嬰兒卽生 一日不再食則飢 七日不食則腸胃涸絶而死 經曰 安谷則昌 絶谷則亡 … 胃氣一敗 百藥難施 一有此身 必資穀氣谷入於胃 灑陳於六腑而氣至 和調於五臟而血生 而人資之以爲生者也 故曰後天之本在脾'라고 하여 그 이유를 설명했다.

여 胃에서 소화된 음식물을 순차적으로 小腸과 大腸에 내려 보내는 등 升降의 상호작용에 의하여 정상적인 소화기능을 유지한다.[60] 이에 葉天士는 "脾氣는 마땅히 상승해야 健運하고 胃氣는 마땅히 하강해야 和順하게 된다."[61]하고, 喻嘉言은 "中脘의 氣가 왕성하면 水穀의 淸氣는 肺로 상승하여 百脈으로 灌漑되고, 水穀의 濁氣는 小腸으로 보내져 대변과 소변으로 배설된다."[62]고 했다. 또한 脾胃의 升降은 心肺의 陽氣를 하강하게 하고, 肝腎의 陰氣를 상승시키는 등 臟腑의 氣機를 조절하는 축으로서 '升降의 樞紐'라고 한다.[63]

임상에서 脾氣의 升淸작용이 실조되어 淸氣가 상승하지 못하면 泄瀉가 나타나고, 胃氣의 降濁작용에 이상이 생겨 濁氣가 역상하면, 惡心 · 嘔吐 · 脘腹脹滿 · 不思飮食 등 증상이 나타난다.[64]

3. 燥濕相濟

脾胃의 소화과정에서 脾氣는 陰土로서 喜燥惡濕하고, 胃氣는 陽土로서 喜潤惡燥의 특성으로 燥濕의 조화를 유지함으로서 정상적인 생리를 발휘하게 된다. 이를《臨證指南醫案》에서는 "太陰의 濕土는 陽을 얻어야 이에 運化하고 陽明의 燥土는 陰을 얻어야 비로소 편안해짐은 脾는 剛燥를 좋아 함이요, 胃는 柔潤을 좋아하는 까닭이다."[65]고 했다.

만약 濕邪가 脾陽을 고달프게 하거나 脾陽이 虛하여 水濕을 運化하지 못하면 脾臟의 運化 기능이 실조되며, 燥熱은 胃의 진액을 손상시키므로 수곡의 수납과 부숙에 영향을 준다. 그러므로 胃土는 진액이 충족하여야만 비로소 수곡을 수납하고 소화된 음식물을 小腸으로 내려 보내고, 脾土는 陽이 충족해야만 水濕을 運化하여 濕邪가 脾를 고달프게 하지 못한다. 이처럼 脾 · 胃의 氣化에 의한 燥濕의 相濟는 정상적인 소화기능을 유지하는 조건이 된다.

60)《臨證指南醫案》: 脾宜升則健 胃宜降則和.

61)《臨證指南醫案》: 納食主胃 運化主脾 脾宜升則健 胃宜降則和.

62) 喻嘉言, 中脘之氣旺 則水穀之淸氣 上升於肺 而灌輸百脈 水穀之濁氣 下達於小腸 從便溺而消.

63)《醫論》: 脾胃居中 爲上下升降之樞紐.

64)《素問 · 陰陽應象大論5》: 淸氣가 아래에 있으면 飧泄(소화가 덜된 설사)하고, 濁氣가 위에 있으면 胃脘이 脹滿하게 된다.(淸氣在下 則生飧泄 濁氣在上 則生䐜脹) 했다.

65)《臨證指南醫案》: 太陰濕土 得陽始運 陽明燥土 得陰自安 以脾喜剛燥 胃喜柔潤故也.

제 3 장

心氣能系는 五行의 火와 六氣의 少陰火 · 太陽寒의 속성을 바탕으로 心 · 小腸의 생리, 병태 및 임상 원리를 체계화한 계통이다.

心機能系
(Cardiac Systems)

The aims of the lesson

- ▶心의 생리, 병태 및 그 상변수와의 관계를 파악한다.
- ▶小腸의 생리와 병태를 이해한다.
- ▶心經과 小腸經의 기화 · 유주 · 병후를 분석하고 생리적 · 임상적 의의를 설명한다.
- ▶心과 小腸의 경락계통을 이해한다.

제1절 心(Heart)

1. 心의 개설

心은 순환기계의 대표적 장기로서 '火熱之臟'이라 한다. 이는 心氣가 五行의 火와 六氣의 少陰火의 속성으로 火熱을 추동하고 主明의 작용을 발휘하여 心의 생리 · 병리 · 진단 · 치료의 관건이 되기 때문이다.

心氣의 추동으로 심장은 혈액을 뿜어내어 전신으로 운행하고, 그 主明의 특성으로 불빛이 주위와 사물을 밝히는 것처럼 인간의 정신의식 기능을 가능하게 한다. 이에 李梴은 실질 장기로서의 심장을 '血肉之心'이라 하고, 心의 정신작용을 '神明之心'으로 구분하여 심신의학적 측면에서 심장을 인식하였다.[1] 특히 心氣의 추동의 특성은 여름의 熱한 기후에 만물의 생장이 가속화되는 '長'의 현상과 상통하므로 心은 '通於夏氣'라고 한다. 또 心은 火熱의 臟으로서 각 臟腑의 기능을 주재하고 조절하므로 이를 임금의 역할에 비유하여 '君主之官'이라 하고, 정신활동에 대한 작용을 '神明出焉'이라 한다.[2]

心은 舌 · 脈 · 面 · 汗 · 神 · 喜와 밀접한 연계로 이들의 작용에 영향을 미치고, 이들은 心의 생리나 병리 상태를 반영하는 象變數로서 心질환의

1) 《醫學入門》: 有血肉之心 形如未開蓮花 居肺下肝上是也 有神明之心 神者氣血所化 生之本也 … 主宰萬事萬物 虛靈不昧者是也.

2) 《素問 · 靈蘭秘典論8》: 心者 君主之官 神明出焉. 《中藏經》: 心者 五臟之尊號 帝王之稱也. 《靈樞 · 口問28》: 心者 五臟六腑之主也. 《靈樞 · 邪客71》: 心者 五臟六腑之大主也 精神之所舍也. 《靈樞 · 師傳29》: 五臟六腑 心爲之主.

도표 2-3-01. 心의 기능계:

해부학적 장기의 이해와 五行의 火와 六氣에 少陰火의 속성을 기초로 한 氣化, 象變數, 經脈을 이해한다.

臟 腑	心臟	Heart 君主之官
	小腸	Small Intestine 受盛之官
氣 化	心氣	主明, 溫煦, 推動, 炎上 通夏氣(溫熱, 加速)
	五行	火 ┐ 火熱之臟
	六氣	火 ┘
五 行	분류	熱 苦 赤 焦 徵 麥 杏 馬
	상변수	舌 汗 脈 面 神 喜
經 脈	手少陰心經 ◀ 表裏經 ▶ 手太陽小腸經	
	火	寒

진단에 활용된다. 나아가 氣·味·色·音·臭의 熱氣·苦味·赤色·徵音·焦臭와 麥·杏·馬의 음식은 火의 속성으로 心의 정기를 기르므로 心의 양생 및 치료에 중요한 인자이다.[3)]

한편 心의 經脈은 인체 少陰火의 氣化를 주도하므로 手少陰心經이라 하고, 太陽寒의 氣化를 제어하는 手太陽小腸經과 표리를 이루어 체내 寒熱의 항상성을 유지한다.[4)]

2. 위치와 形象

심장은 가슴에 위치하며, 횡격막 위(上) 허파 사이 중앙에서 약간 왼쪽으로 치우쳐 있다. 바깥은 두 겹으로 이루어진 적황색의 심낭막이 심장을 둘러싸서 보호하는 心包絡이 있다. 심장은 왼쪽 부분과 오른쪽 부분으로 나뉘며 각각 심방과 심실이 있고, 각 부분 사이에는 판막이 있다.

李梴은 心의 실질 장기로서의 인식을 '血肉之心'이라 했고, 그 형상은 끝이 둥글고 피지 않은 연꽃과 같다고 했다.[5)]

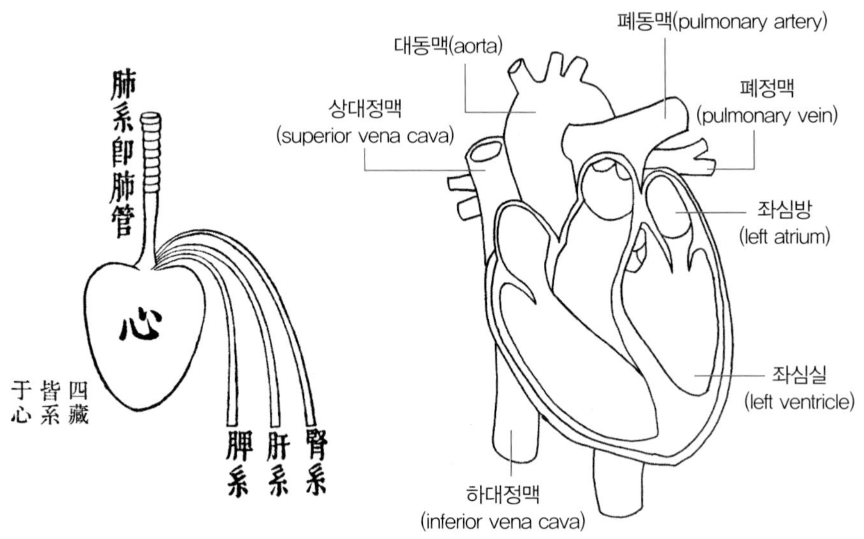

그림 2-3-01. 심(heart):

심장은 가슴의 중앙에서 왼쪽으로 치우쳐 위치하며 형상은 피지 않은 연꽃과 같다.

3) 《素問·陰陽應象大論5》: 南方生熱 熱生火 火生苦 苦生心 心生血 血生脾 心主舌 其在天爲熱 在地爲火 在體爲脈 在臟爲心 在色爲赤 … 在聲爲笑 在變動爲憂 在竅爲舌 在味爲苦 在志爲喜 喜傷心 恐勝喜 熱傷氣 寒勝熱 苦傷氣. 《素問·金匱眞言論4》: 南方赤色 入通於心 … 其味苦 其類火 … 其數七 … 其臭焦. 《素問·五運行大論67》: 南方生熱 熱生火 火生苦 苦生心 心生血 血生脾. 《素問·五常政大論70》: 升明之紀 正陽而治 德施周普 五化均衡 其氣高 其性速 其用蕃灼 其類火 其政明曜 其候炎暑 其令熱 其藏心 心其畏寒 其主舌 其穀麥 其果杏 其實絡 其應夏 其蟲羽 其畜馬 其色赤 其養血 其病瞤瘛 其味苦 其音徵 其物脈 其數七.

4) 《素問·臟氣法時論22》: 心主夏 手少陰太陽主治 其日丙丁 心苦緩 急食酸而收之.

5) 《類經圖翼經絡》: 心居肺管之下 膈膜之上 附着脊之第五椎 … 心象尖圓 形如蓮蘂 … 心外有赤黃裹脂 是爲心包絡. 《入門》: 有血肉之心 形如未開蓮花 居肺下肝上是也.

3. 心의 생리

心의 생리는 특성과 기능으로 설명할 수 있다.

3.1. 心의 특성

心은 火熱의 장기로서 그 氣는 主明, 溫煦, 推動 및 炎上의 특성을 지니고 있다.

1 主明

主明은 인지(cognition)에 대한 心氣의 특성을 말한다. 心은 火의 장기로서 불(火)이 빛을 내어 어둠을 밝히듯 사물에 대한 인지능력이 있다. 이에 唐容川은 "心爲火臟 燭照事物"이라고 했다. 이러한 사고는 한의학에서 心을 정신작용을 주재하는 주요 장기로 인식하는 계기가 되었다.

또 火의 색상인 붉음(赤)은 心血의 순환을 판단하는 기준이 되는데, 얼굴이나 혀의 紅潤으로 정상적 순환을 관찰할 수 있고, 안색이 창백하거나 혀의 색이 담백하면 혈액순환의 부족을 의미한다.

2 溫煦와 推動

心氣는 火의 溫煦와 推動의 특성으로 체온을 유지하고 혈액의 순환을 추동하는 '主血脈'의 기능을 발휘하게 한다. 또 心氣는 心의 火氣 즉 心陽을 지칭하기도 하는데, 이는 자연의 태양(日)에 해당한다.[6]

[6] 《醫學實在易》: 人與天地相合 天有日 人亦有日 君火之陽 日也.

도표 2-3-02. 心氣의 특성과 心의 생리

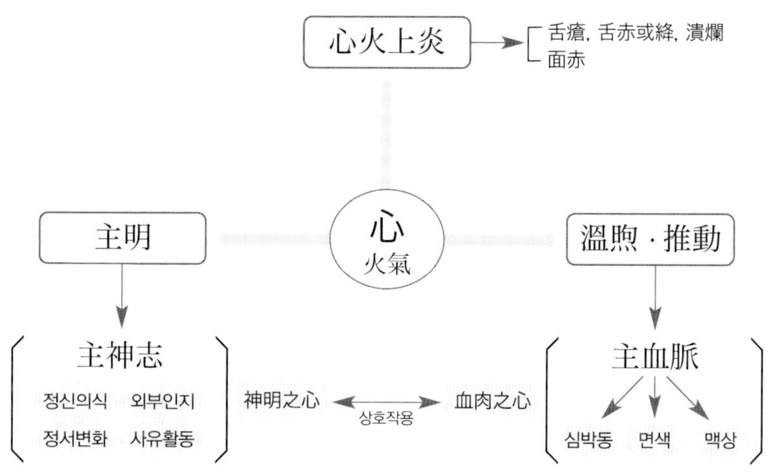

병리적으로 火의 사기가 同氣相感의 이치로 心을 침범하면 血熱妄行하고, 心神을 동요시켜 躁搖狂越하게 하므로 '心惡熱'이라고 한다. 따라서 心病에는 火氣를 부추기는 溫食과 熱衣를 금한다.[7]

③ 炎上

心의 火氣는 병리적으로 炎上하거나 亢盛하기 쉽다. 이는 불꽃이 위(上)로 타오르는 속성에 기인하며 心火의 炎上은 일반적으로 얼굴의 發赤이나 혀의 紅絳으로 관찰할 수 있다.

3.2. 心의 기능

① 主神志

心의 정신작용을 心藏神 또는 心主神志라 한다.[8] 李梴은 실질 장기로서의 心을 '血肉之心'이라고 했으며, 특히 心의 정신작용을 '神明之心'으로 구분하여 설명했다.[9] 여기서 神明은 의식 · 사유 · 정서 및 인지기능의 정신작용을 의미한다.

한의학에서 心이 정신의식과 사유활동을 담당한다는 인식은 心의 主明의 특성에 의한다. 곧 불(火)이 빛을 내어 주위를 밝히는 현상과 火의 장기인 心이 사물을 인지하는 정신작용은 일치하기 때문이다.

心의 정신작용은 心血의 정상적 운행과 영양을 바탕으로 이루어지는데,[10] 心血의 운행이 조화로우면 사유가 민첩하고 총명 · 지혜로우나, 만약 心血이 心神이 자양하지 못하면 心悸 · 失眠 · 健忘 · 心煩 · 多夢 · 易驚의 心神不安의 증상을 초래한다. 이외에도 熱 · 痰 · 瘀血로 인한 心神의 병태로 癲狂 · 神昏 · 譫語의 정신착란과 善悲欲哭 · 喜笑不休의 정서

도표 2-3-03. 心主神志:

心의 정신활동에 대한 통솔 작용을 心藏神 또는 心主神志라 한다. 心이 정신의식과 사유활동을 지배하는 것은 心氣의 主明의 특성에 의한다.

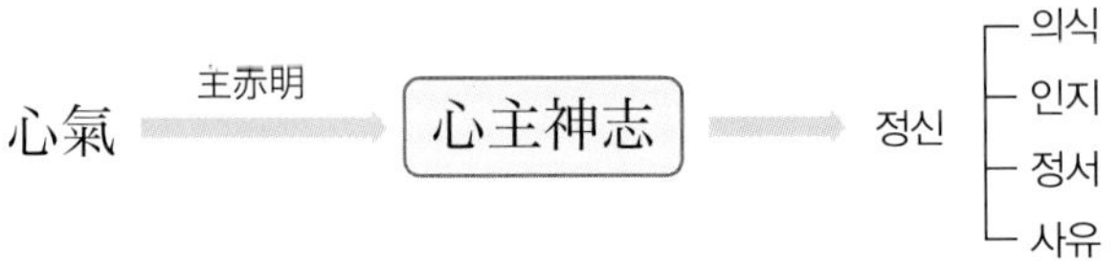

7) 血熱妄行은 熱이 몹시 성하여 혈액이 血脈을 따라 질서 있게 순환하지 못하고 밖으로 넘쳐 피부에 출혈반점이 생기거나 코피가 나고 피를 토하며 대소변으로 피가 섞여 나오게 된다. 迫血妄行이라고도 한다. 心火가 亢盛하게 되면 心神과 神明이 躁搖하여 躁動不安하고, 狂越하여 精神錯亂의 증상이 동반된다. '躁'는 煩躁不寧한 뜻이고, '狂'은 狂亂 · 顚狂 등의 뜻이 있으며, '越'은 거동의 실상을 의미한다. 《靈樞 · 九鍼論78》, 《素問 · 宣明五氣23》, 《素問 · 臟氣法時論22》: 心病者 禁溫食熱衣.

8) 心의 장신작용은 내경의 여러 편에 기대되어 있는데, 《靈樞 · 邪客71》: 心者 五臟六腑之大主也 精神之所舍也. 《素問》의 〈調經論62〉, 〈宣明五氣23〉, 《靈樞 · 九鍼論78》: 心藏神. 《靈樞 · 大惑論80》: 心者 神之舍也. 《素問》의 〈靈蘭秘典論8〉, 〈刺法論72〉: 心者 君主之官 神明出焉. 《靈樞 · 五色49》: '積神於心 以知往今'의 기재로 살펴볼 수 있고, 《靈樞 · 本神8》에 '所以任物者 謂之心'이라고 하여 외계의 사물에 대한 心의 반응을 지적했다.

9) 有血肉之心 形如未開蓮花 居肺下肝上是也 有神明之心 神者氣血所化 生之本也 … 主宰萬事萬物 虛靈不昧者是也.

10) 《靈樞 · 本神8》에 心藏脈 脈舍神 心氣虛則悲 實則笑不休; 《素問 · 八正神明論26》에 血氣者 人之神 不可不謹養. 《靈樞 · 營衛生會18》에 血者 神氣也라 하고, 《靈樞 · 平人絶穀32》에서는 血脈和利 精神乃居라 하여 정신활동은 心血의 운행이 물질적 기초가 됨을 설명했다.

이상이 있다.[11] 치료는 心血이 心神을 滋養하지 못하여 나타나는 心神不安에 四物安心湯 · 歸脾湯으로 養血安心하고, 熱邪가 心包를 침범한 神昏 · 譫語에는 淸心開竅의 치법, 痰火搖心의 癲狂에는 滌痰 · 瀉火 · 鎭心의 치법을 운용한다.

2 主血脈

心은 心氣의 溫煦 · 推動에 의하여 전신으로 혈액의 운행을 추동하는데, 이를 '心主血脈'이라고 한다.[12] 즉 心은 火熱의 추동으로 혈액을 뿜어내어 전신으로 운행한다. 心의 혈액운행 상태는 일반적으로 심박동과 얼굴 · 입술 · 혀의 색과 脈의 형상으로 관찰할 수 있다.

心氣가 왕성하면 혈액의 운행이 원활하여 모세혈관의 분포가 많은 얼굴과 혀가 홍조를 띠고 윤기가 나며(紅潤光澤), 脈象은 조화롭고 힘이 있다. 만약 心氣가 부족하여 혈액의 운행이 순조롭지 못하면 얼굴에 윤기가 없고 창백하며 脈象은 가늘고 미약(細弱)하게 되며, 혀는 담홍색을 나타내게 된다.

心血이 瘀滯하여 심장의 脈絡(관상동맥)을 손상하면, 心悸 · 胸悶 · 心痛 · 口唇靑紫(cyanosis) · 舌有瘀斑 · 面色灰暗 · 脈澁 혹은 結 · 代의 부정맥[13]을 초래한다. 이를 《素問 · 痺論》에서 "血脈이 통하지 못하면 가슴이 답답하고 두근거리며 갑자기 氣가 逆上하여 숨이 가쁘고 咽喉가 건조하며 트림이 나고 두려움을 느끼게 되며 심통이 나타나는 心痺의 병증이 발생 한다."[14]고 했다. 이는 심근경색(myocardial infarction)이나 협심증(stenocardia)에 해당하며 치료에 丹蔘을 활용한다.

도표 2-3-04. 心主血脈:

心은 心氣의 溫煦 · 推動에 의하여 전신으로 혈액의 운행을 추동한다. 이러한 心主血脈의 기능은 심박동, 얼굴색, 脈象으로 반영된다.

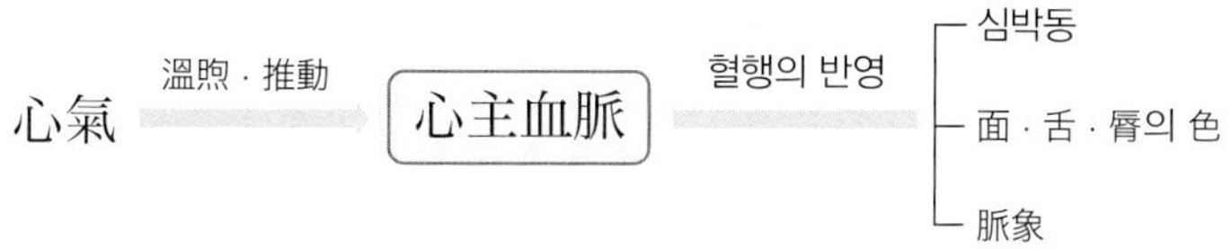

心氣 —(溫煦 · 推動)→ 心主血脈 —(혈행의 반영)→ 심박동 / 面 · 舌 · 脣의 色 / 脈象

11) 《素問 · 脈要精微論17》: 衣被不斂 言語善惡 不避親疏者 此神明之亂也(옷을 잘 여미지 못하고 좋은 말과 막말을 가리지 않고 하며 친근하거나 소원한 사람을 구분하지 못하는 것은 정신이 착란을 일으킨 것이다); 《素問 · 調經論62》: 神有餘則笑不休 神不足則悲.

12) 혈액의 운행과 心의 상관성에 대하여 《素問 · 五臟生成10》: 諸血者 皆屬於心. 《靈樞 · 痿論44》: 心主身之血脈. 《素問 · 陰陽應象大論5 · 五運行大論67》: 心生血. 《靈樞 · 九針論78》, 《素問 · 宣明五氣23》: 心主脈이라 하고, 또 《素問 · 平人氣象論18》에 心藏血脈之氣. 《醫學入門》에 人心動 則血行於諸經 … 是心主血이라 하여 心氣의 추동에 의한 혈액순환을 설명했다.

13) 한의학에서 부정맥은 促脈 · 結脈 · 代脈으로 구분되는데, 結脈은 맥박이 느리면서 불규칙적으로 그쳤다가 다시 뛰는 것이며(結脈往來緩 時一止 復來), 代脈은 脈象이 느리고 약하면서 규칙적으로 멎고 멎는 시간이 비교적 길다(代脈 止有常數 不能自還 良久乃動). 促脈은 맥이 빠르면서 힘이 있고 불규칙적으로 한번 쉬었다가 다시 뛴다(促脈來去數 時一止 復來).

14) 《素問 · 痺論43》: 心痺者 脈不通 煩則心下鼓 暴上氣而喘 嗌乾善噫 厥氣上則恐.

도표 2-3-05. 心의 생리와 병리

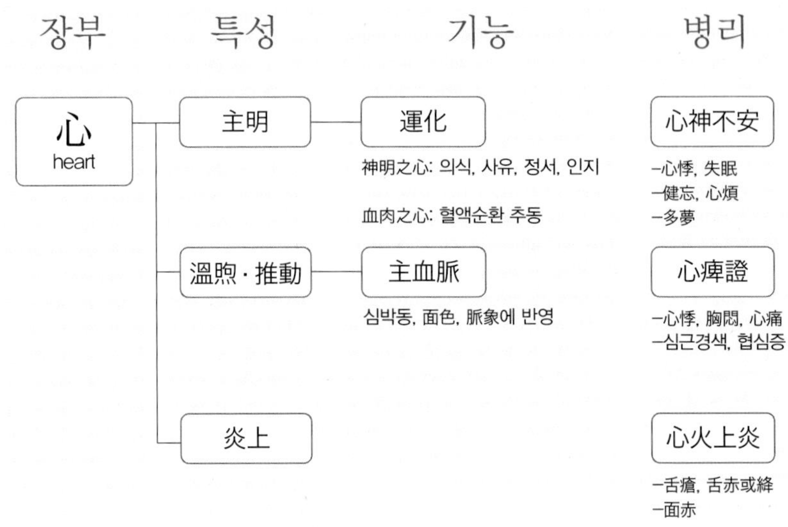

4. 心臟의 象變數

心은 舌(開竅於舌), 脈象(其充在脈), 面色(其華在面), 汗(其液爲汗), 神(藏神), 喜(主喜) 및 手少陰心經 · 手太陽小腸經의 經絡과 유기적인 관계로 이들의 작용에 영향을 미치고, 이들은 心의 생리나 병리상태를 반영하는 변수로서 象變數/기능발현계를 형성한다. 따라서 이 계통은 心의 기능 및 병태를 파악하는 진단의 요소로서 의미가 있다.[15]

도표 2-3-06. 心의 상변수:

心의 기능 및 병태를 파악하는 진단의 기본변수가 된다.

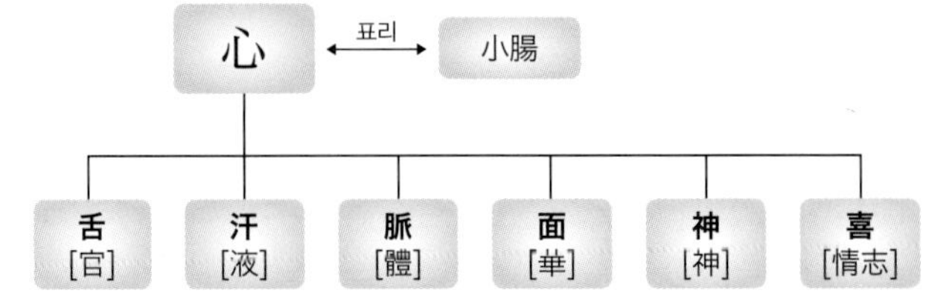

15) 《靈樞 · 本臟47 · 本輸2》: 心合小腸. 《素問》의 〈六節臟象論9〉: 心者生之本 神之變也 其華在面 其充在血脈. 〈金匱眞言論4〉: 南方赤色 入通於心 開竅於耳 藏精於心 … 是以知病之在脈也. 《素問 · 五臟生成10》: 心之合脈也 其榮色也 其主腎也; 開竅於耳에 대하여 張介賓은 '舌本屬心이나 귀는 心과 腎이 겸하고 있다(耳則兼乎心腎也)'고 했고, 王冰은 '舌爲心之官으로 當言於舌이나 舌用非竅 故云耳也'라고 했다. 또 繆刺論에 '邪客於手足少陰太陰足陽明之絡 此五絡皆會於耳中'이라 하고, 汪昂은 '耳爲腎竅 然舌無竅 故心亦寄竅於耳 是以夜臥聞聲 而心知也'라 했다.

4.1. 舌

舌(혀)은 五臟의 기능과 모두 연계되어 있으며 특히 心의 絡脈이 舌本을 연계하므로[16] 心의 外候로 그 생리 · 병리를 반영한다. 心과 혀의 밀접한 관계는 예로부터 '舌爲心之苗', '心主舌'이라 했고, 혀의 운동 · 언어 · 색택 · 형태의 변화로 心의 기능 변화를 유추할 수 있다.

혀에는 혈관이 풍부하게 분포되어 있으므로 혀를 통하여 心의 혈액순환 상태를 판단할 수 있는데, 心의 혈액 운행이 조화로우면 舌質이 紅色을 띠고 광택이 있다. 만약 心의 陽氣가 虛하면 舌質이 淡白하고 胖嫩(두툼하고 번들거림)하며, 心의 陰血이 부족하면 舌質이 새빨갛고(紅絳) 야위어 쪼그라지게(瘦癟) 된다. 心의 火氣가 上炎하면 혀가 매우 붉고, 헐거나 궤양이 생겨 아프고, 心血이 瘀滯되면 혀가 暗紫色을 띠거나 瘀斑이 나타난다.

혀는 또한 미각과 언어에 영향을 미친다. 心의 기능이 조화로우면 미각과 언어의 기능이 정상적으로 발휘되나, 만약 痰이 心竅(관상동맥)를 막거나 혹은 熱이 心包를 침범하면 정신착란 이외에 舌强 · 舌券 · 語蹇 · 失音 등의 증상이 나타난다.[17] 이처럼 혀는 心의 氣가 통하는 外候로 그 기능변화는 진단의 중요한 단서가 됨을 알 수 있다.

16) 《素問 · 經脈別論21》: 手少陰之別 … 系舌本.

17) 《靈樞 · 脈道17》: 心氣通於舌 心和則舌能知五味矣. 《靈樞 · 憂恚無言69》: 舌者 音聲之機也. 《素問 · 脈要精微論17》: 心脈摶堅而長 當病舌券不能言. 《靈樞 · 五閱五使37》: 心病者 舌卷短顴赤.

4.2. 脈

脈은 心氣의 강약과 心血의 성쇠를 반영한다. 이를 '心合脈'이라 하며,[18] 心氣의 추동(박동)에 의한 혈액의 운행 상태가 脈象으로 나타남을 말한다. 心氣가 왕성하고 心血이 충만하면 脈象이 조화롭고 힘이 있다. 心氣가 부족하여 혈액의 추동력이 미약하면 脈象이 細弱하고, 心血이 부족으로 血脈이 충만하지 않으면 脈象이 細小하며, 心血의 瘀滯로 血의 순행이 원활하지 못하면 結 · 促 · 代 등의 부정맥이 나타난다. 이처럼 脈象은 心의 氣血 상태를 진단하는 근거가 된다.

18) 《素問 · 五臟生成10》: 心之合脈也. 《素問 · 脈要精微論17》: 夫脈者 血之府也. 《靈樞 · 決氣30》: 壅遏營氣 令無所避 是謂脈. 《素問 · 宣明五氣23》: 心主脈. 《靈樞 · 五色49》: 心合脈. 《靈樞 · 本臟47》: 心應脈.

4.3. 面

심장의 혈액순환은 心火의 炎上하는 특성에 의하여 혈관의 분포가 풍부한 얼굴의 색택으로 반영된다.[19] 心氣(心陽)가 왕성하여 혈액의 추동

19) 《素問 · 六節臟象論9》: 心者 … 其華在面.

이 정상이면 얼굴색이 紅潤하며, 만약 心氣가 쇠약하여 心血이 얼굴을 영양하지 못하면 안색이 창백하고 광택이 없어진다.[20] 또 血脈이 瘀滯하여 혈액의 운행에 장애가 발생하면 얼굴색이 잿빛으로 변하고 입술이 보랏빛(靑紫色)을 띠며, 心陽이 亢盛하면 面赤의 증상이 나타난다. 이는 안색을 통하여 心의 기혈 상태를 판단하는 예이다.

20) 《靈樞 · 決氣30》: 血脫者 色白 夭然不澤 其脈空虛.

4.4. 汗

진액은 五臟의 작용에 의하여 官竅로 분비되는데, 汗(땀)은 진액의 대사산물이 피부로 배출된 체액을 말한다. 땀은 혈액과 함께 진액으로부터 생성되어 근원이 같으므로 '汗血同源'이라 한다.[21] 따라서 땀의 배설이 지나치면 津液을 소모시켜 血液이 생성되지 못하고, 반대로 지나친 출혈 역시 진액을 고갈시켜 땀이 나지 않으므로《靈樞 · 營衛生會》에 "奪血者無汗 奪汗者無血"이라고 한다.

21) 《類經》: 心主血 汗則血之餘也. 《醫宗必讀》: 心之所藏 在內者爲血 在外者爲汗 汗者心之液也.

임상적으로 땀의 배설 상태는 心과 밀접한 관계로 心氣 · 心陽 및 心陰의 상태를 반영한다.[22] 지나친 땀의 배출은 心의 陰液을 소모시켜 心悸 · 怔忡의 증상을 초래하며, 땀을 따라 陽氣가 과도하게 배설되면 亡陽[23]의 危症을 야기하기도 한다. 또한 心氣가 虛하면 땀구멍의 開泄이 지나쳐 自汗이 나타나고, 心陰이 虛하면 陽氣가 浮動하여 진액을 수렴하지 못하므로 盜汗이 나타난다. 어떠한 경우든 지나친 땀의 배설은 진액의 손상을 가져오므로 주의해야 한다.

22) 《靈樞 · 九針論78》: 心主汗. 《素問 · 宣明五氣23》: 五臟化液 心爲汗.

23) 땀을 많이 흘려 陽氣가 고갈된 것으로 끊임없이 땀이 흐른다.

치료는 自汗에 生麥散으로 心氣를 도와 斂陰止汗하고, 心陽의 虛脫로 인한 冷汗이 흐르며 사지의 厥冷 · 脈伏의 증상에는 參附湯에 龍骨 · 牡蠣를 추가하여 强心斂汗 · 回陽固脫하며, 血虛로 火가 동하여 수면 중 땀이 나는 盜汗에는 當歸六黃湯, 神經衰弱으로 인한 發汗에 甘麥大棗湯으로 養心安神하는 것은 '心主汗'의 이론에 근거한 것이다.

4.5. 喜

기쁨(喜)의 정서는 心의 생리에 영향을 미친다.[24] 기쁨은 氣의 흐름을 조화롭게 하여 마음을 편안하고 쾌적하게 하며, 營血과 衛氣를 잘 통하게 하는데, 이를 '喜則氣緩'이라고 한다.[25] 그러나 기쁨이 지나치면 心氣

24) 《素問 · 陰陽應象大論5》: 在臟爲心 … 在志爲喜.

25) 《素問 · 擧痛論39》: 喜則氣和志達 營衛通利 故氣緩矣.

가 과도하게 이완되어 心의 허탈(shock)을 야기하고 心神을 수렴하지 못하여 精神을 집중할 수 없게 되며, 심하면 失神・狂亂하게 되므로 '喜傷心'이라고 한다.[26)]

한편 心의 기능 이상은 비정상적인 喜悲의 감정 변화를 초래하는데, 神의 기능이 항진되면 웃음을 그치지 않고, 억제되면 슬퍼하게 된다.[27)] 이외 憂・愁・思・慮・恐懼 등의 지나친 감정의 변화도 心의 정신의식과 사유활동을 손상시킬 수 있다.[28)]

26)《素問・擧痛論39》: 喜樂者 神憚散而不藏.《素問・陰陽應象大論5》: 喜傷心.

27)《素問・調經論62》: 神有餘則笑不休 神不足則悲.

28)《靈樞・邪氣臟腑病形4》: 愁憂恐懼則傷心.《素問・本病論73》: 人憂愁思慮卽傷心.

5. 心의 經絡

心의 經絡은 心의 氣(少陰火)가 운행・분포하는 경로로 手少陰心經・手少陰經別・手少陰絡脈・手少陰經筋 및 手少陰皮部로 구성된다.

5.1. 手少陰心經(Heart Meridian)

手少陰心經은 馬王堆漢墓의 帛書에 처음 '臂少陰溫' 혹은 '臂少陰脈'이라 칭했고,《靈樞・經脈》에 '心手少陰之脈'으로 기재되어 현재 手少陰心經이라고 한다.

[1] 氣化: 少陰經의 司化經으로 水火旣濟를 조절한다.

手少陰心經(心經)은 心火와 少陰君火가 결합한 司化經으로 火熱의 氣化를 주관한다.[29)] 心經의 氣化에 의한 생리조절 다음과 같다.

첫째, 心經의 氣化는 火熱의 主明과 溫熱의 특성으로 心의 정신작용(心主神明), 혈액순환(心主血脈)의 기능을 발휘하게 한다.

29)《中藏經》: 心者 五臟之尊號 帝王之稱也 與小腸爲表裏 神之所舍 又主於血 屬於火 旺於夏 手少陰是其經也.《靈樞・邪客71》: 少陰心脈也.

둘째, 手太陽小腸經과 表裏經으로 經氣가 상통하여 소장의 寒熱대사를 조절한다. 즉, 心의 火性(心陽)은 小腸經의 寒化(熱從寒化)를 조절하여 小腸이 寒氣에 손상되는 것을 방지하고, 小腸經의 寒化는 心의 火性를 제어하여 炎上하지 않도록 한다.[30)] 곧 心과 小腸 사이의 寒熱의 대사 기능이다.

30)《素問・臟氣法時論22》: 心主夏 手少陰太陽主治 其日丙丁 心苦緩 急食酸而收之.

셋째, 足少陰腎經과 同名經으로 經氣가 상통하여 腎의 寒熱대사 조절한다. 즉 心의 火性은 아래로 腎의 寒性을 溫養하여 지나치게 寒하지 않도록 하고, 腎의 寒水는 위로 心의 火性을 제어하여 心火가 항진하지 않

도표 2-3-07. 手少陰心經의 기화:

手少陰心經은 少陰의 君火와 心의 火(熱)가 결합한 司化經으로 체내 火(熱)의 氣化를 주관한다. 또 表裏經, 同名經과 경기상통으로 寒熱의 대사를 조절하여 小腸과 腎의 생리와 병리에 영향을 미친다.

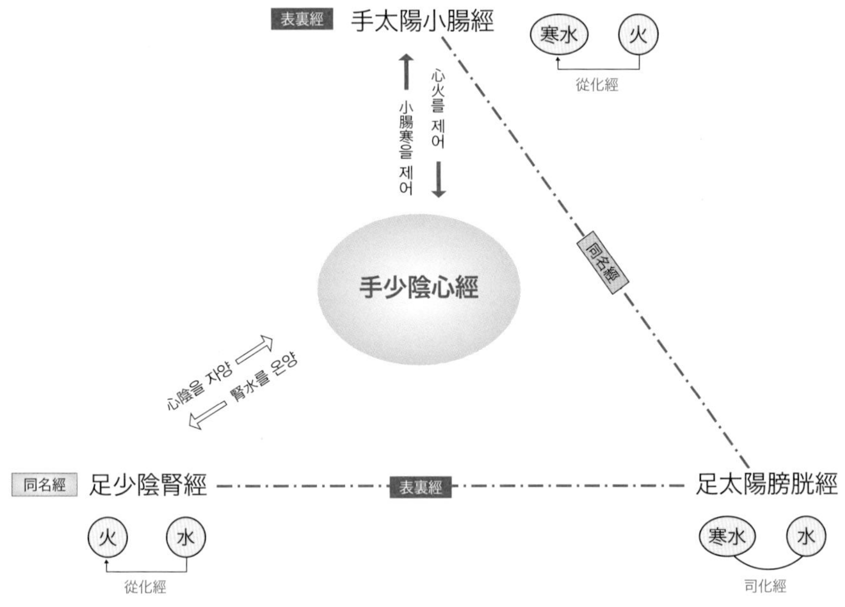

도록 한다. 이른바 心腎의 水火旣濟이다.

이처럼 手少陰心經은 氣化는 心, 小腸(表裏經), 腎(同名經)의 水火(온도)를 조절하여 그 생리를 유지하도록 한다.

[임상적 고찰]

임상적으로 手少陰心經의 병변은 水火旣濟의 실조로 인한 寒이나 熱의 편성으로 나타난다. 熱證은 少陰火의 이상 항진으로 心火가 치성하여 가슴이 답답하고 괴로우며(心胸煩熱), 心神을 동요시켜 不眠이 나타나기도 한다. 心火가 上炎하면 口渴 · 口糜 · 面赤의 증상이 발현되고, 心竅의 혀에 반영되어 舌質의 紅赤 · 糜爛 혹은 腫痛이 발생한다. 이러한 증상은 表裏經의 小腸熱이 心臟에 영향을 미쳐 나타나기도 한다.

또한 心熱이 表裏經의 小腸經으로 전이되고, 다시 小腸經과 同名經인 膀胱經으로 전이되면 尿赤 · 배뇨시의 작열감 · 尿血의 증상이 나타난다. 반대로 膀胱經의 熱이 小腸經으로 전이되고 다시 心經에 영향을 미치면 口糜의 증상이 발생하기도 한다.[31] 이는 모두 經氣의 상통에 의한 병태

31) 《素問 · 氣厥論37》: 膀胱移熱於小腸 隔腸不便 上爲口糜.

생리이며, 치료는 導赤散이 기본 처방이다.

한편 지나친 사려(勞心過度)에 의한 열의 발생이 心血을 소모하거나 열병의 후기에 心의 陰液이 손상되면 心血虛와 心陰虛의 증상이 나타난다. 心血虛하게 되면 面色의 不華 · 頭暈 · 心悸 · 失眠 · 多夢 · 健忘 · 脈細 · 舌淡 등의 증상을 볼 수 있다. 心陰虛의 경우에는 盜汗 · 口乾 · 咽燥 · 舌紅少津의 증상이 나타나고, 심하면 心血虛의 증상 외에 煩躁 · 低熱 · 五心煩熱 · 苔光剝 · 脈數而細弱의 陰虛陽亢의 증상이 출현한다.

寒證은 少陰火의 기화 부족으로 心火의 추동력이 부족한 心氣虛와 心火의 溫煦작용이 부족한 心陽虛의 증상으로 변증된다. 心氣虛로 火氣의 추동력이 쇠약하면 心悸 · 氣短 · 自汗의 증상이 활동할 때에 심하고, 體倦 · 乏力 및 脈象의 細弱 또는 結 · 代의 부정맥이 나타나게 된다. 또 心火의 추동력 부족으로 心血이 瘀滯하면 心悸 · 胸悶 혹은 刺痛 · 唇甲靑紫 · 舌質暗紅 혹은 瘀斑 및 脈澁의 心血瘀阻의 증상이 출현한다. 心陽虛로 心火의 溫煦 작용이 부족하면 面色蒼白 · 肢冷 · 面浮 · 肢腫 등의 증상이 나타난다.

도표 2-3-08. 手少陰心經의 병태와 처방:

心經의 기화실조는 心火의 치성과 心陽의 부족으로 인한 熱證과 寒證을 유발한다.

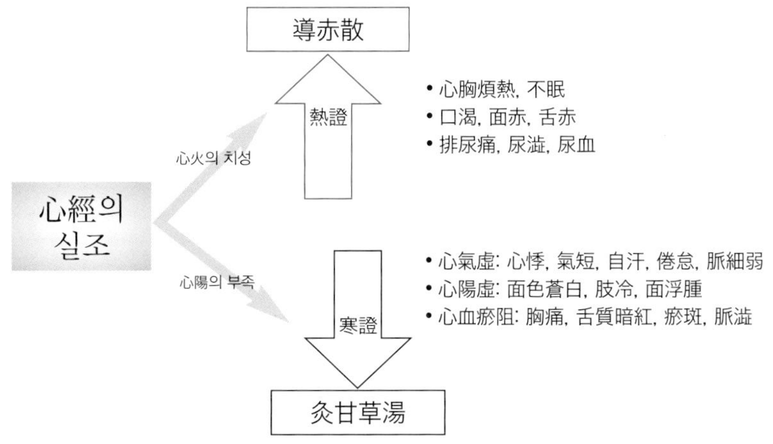

2 流注와 생리

手少陰心經은 心・肺・小腸・心系・인후(咽)・舌・目系・腋下・肘・상지의 내측 뒤쪽・掌內後廉・小指의 내측을 연락한다. 이는 心의 생리・병리적 현상이 반영되는 중요한 부위이다.

手少陰心經은 위로 肺와 心을 연계하고 아래로 肝・脾・腎을 연계하므로 心이 五臟의 氣를 총괄하여 '五臟六腑의 大主'가 된다. 또 繫目系로 目黃은 물론 腦神經에 관련된 精神疾患의 치료에 유효하며, 絡小腸으로 心과 小腸의 표리를 구축하여 생리・병리적으로 상호 영향한다.

> **《靈樞・經脈》** 心手少陰之脈 起於心中[1] 出屬心系 下膈 絡小腸[2] 其支者 從心系*[3] 上挾咽[4] 繫目系*[5] 其直者 復從心系却上肺 下出腋下[6] 下循臑內後廉行手太陰心主之後[7] 下肘內 循臂內後廉[8] 抵掌後銳骨*之端[9] 入掌內後廉[10] 循小指之內 出其端[11]

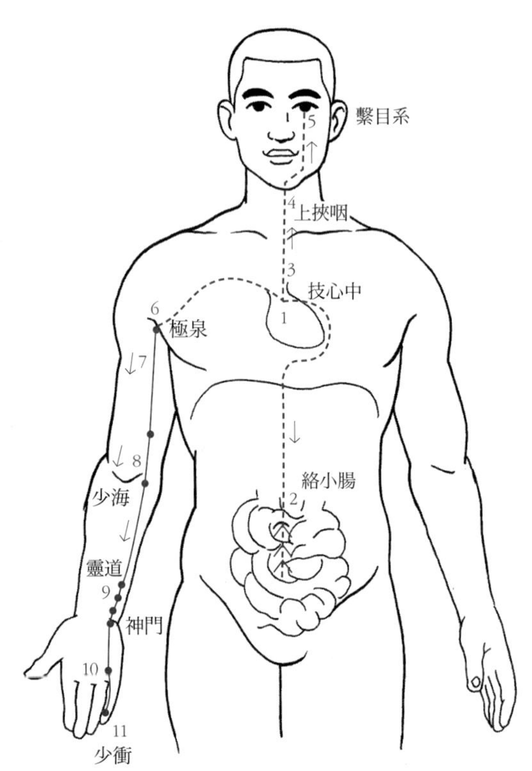

그림 2-3-02. 手少陰心經의 유주

☞手少陰心經은 心中에서 시작하여 심장에서 나와 心系에 귀속하고, 아래로 횡격막을 지나 小腸을 연락한다. 그 支脈은 心系에서 위로 咽喉의 양측을 따라 目系를 연계한다. 직행하는 經脈은 다시 心系에서 상행하여 肺에 이르고 아래로 腋下로 나와 상완(臑)의 내측 뒤쪽 즉 手太陰肺經과 手厥陰心包經의 후면으로 순행하여 팔꿈치(肘) 내측을 지나서 하완(臂)의 내측 뒤쪽을 따라 척골 경상돌기의 神門穴에 이르고, 손바닥 뒤쪽의 제4·5 중수골 사이로 進入하여 새끼손가락 내측을 따라 그 끝의 少衝穴로 나와 手太陽小腸經에 이어진다.

◎ **注 釋** ◎

*心系: 心과 五臟을 연계하는 脈絡을 가리킨다. 張介賓은 "心臟은 第5椎 아래 해당하는데 系가 다섯이 있어서 위로 肺와 이어지고 肺는 아래의 心과 이어지며, 心은 아래에 있는 脾·肝·腎 세 臟과 이어져 있다. 그러므로 心은 五臟의 氣와 통하며 이들을 주관한다(心當五椎之下 其系有五 上系連肺 肺下系心 心下三系連肝脾腎 故心通五臟之氣而爲之主也)."고 했다.

*目系: 腦를 連系하는 眼球의 脈絡이나 眼球 주위의 유관 조직을 말한다.

*銳骨: 척골(ulna)의 경상돌기(styloid process)를 말한다. 張介賓은 "손목 아래의 복사뼈를 銳骨이라 하는데, 神門穴 부위를 가리킨다(手腕下踝爲銳骨 神門穴處也)."고 했다. 楊上善은 "兌骨은 손바닥 후방 小指의 뾰족한 뼈를 말한다(兌骨 謂掌後當小指尖骨也)."고 했다.

---

3 心經의 經穴

肺經은 9개의 經穴이 있다. 그 명칭은 極泉·靑靈·少海·靈道·通里·陰郄·神門·少府·少衝으로 좌우 18穴이다.[32]

32) 心의 經穴歌:
九穴午時手少陰 極泉靑靈少海深
靈道通里陰郄邃 神門少府少衝尋

4 心經의 효능

心經은 寧心安神·瀉心火(解熱, 止痛, 解毒)·養心陰·調理脾胃·利尿·通經活絡 등의 효능으로 心의 생리를 조절하고, 심장병·정신신경 질환 등을 치료한다.

5 心經의 病態

心經의 병증은 心·小腸·肺·舌·目·인후의 질환이나, 經脈이 분포하는 脇部·상지내측의 後緣으로 반영된다. 그 병후는 '是動則病'과 '是主心所生病'으로 개괄된다.

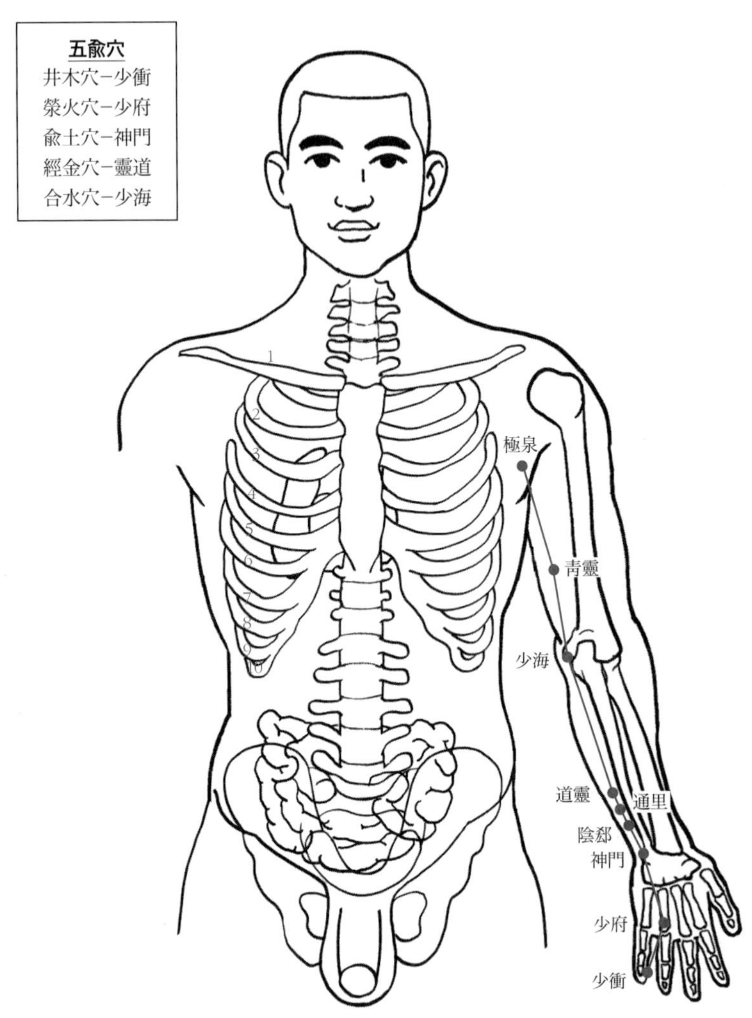

그림 2-3-03. 手少陰心經의 경혈

주요 증상은 咽乾 · 心痛 · 口渴 · 目黃 · 脇痛 · 上肢內後廉의 疼痛 · 掌中의 發熱 · 疼痛의 外經의 병후와 心痛 · 精神疾患의 內臟의 병후가 있다.

心經의 病機는 水火未濟가 원인이다. 咽乾 · 心痛 · 渴而欲飮 · 目黃은 心火의 上炎이 從心系 上挾咽 繫目系의 분포와 손바닥의 발열과 동통은 入掌內後廉의 분포에 반영되는 증상이다.[33] 脇痛은 下出腋下와 臑臂內後廉의 疼痛과 厥冷은 心陽虛의 증상이 下循臑內後廉 行手太陰心主之後 下肘內 循臂內後廉의 분포로 나타난 증상이다.

[33] 張志聰, 少陰之上 君火主之 故是動則病 嗌乾 心痛 渴而欲飮 少陰之氣盛也 是主 心所生病者 目黃 心系上系於目 心火盛故也 臑臂 掌中心脈所循之部分 蓋心所生之病 而外及於經脈也.

> **《靈樞 · 經脈》** 是動則病嗌乾 心痛 渴而欲飮 是爲臂厥 是主心所生病者 目黃 脇痛 臑臂內後廉痛厥 掌中熱痛

☞心經脈의 經氣 변동으로 인한 病變은 咽乾 · 心痛 · 口渴 등 證이 발현하는데, 이를 臂厥이라고 한다. 본 經脈이 치료할 수 있는 心이 生한 바의 證候는 目黃 · 脇痛 · 上肢內側의 後緣痛 · 掌中熱痛 등 이다.

5.2. 手少陰經別

經別은 屬於心으로 心을 연락하고, 上走喉嚨으로 인후를 연계하며 또 目內眥를 연계한다.

> 手少陰支正 別入於淵腋兩筋之間 屬於心 上走喉嚨 出於面 合目內眥 此爲四合也

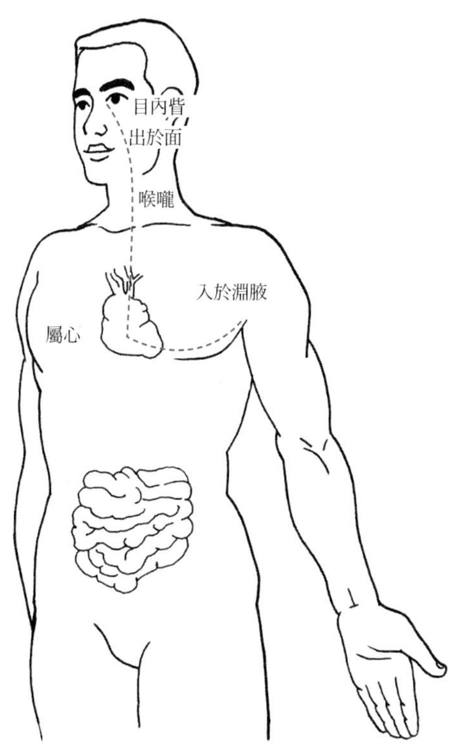

그림 2-3-04. 手少陰經別의 유주

☞手少陰經脈의 正經은 별도로 腋下 3寸의 淵腋穴의 兩筋사이로 들어가서 心에 歸屬하고, 위로 喉嚨을 따라서 面部로 나와 內眼角에서 手太陽經脈과 회합한다. 이것이 第4合이다.

5.3. 手少陰絡脈

1 流注

心의 絡脈은 通里에서 분출하여 심장 · 舌本 및 目系를 연락한다. 특히 '系舌本'의 유주는 '舌爲心之苗'의 근거가 된다.

2 病證

絡脈 병증의 흉격에 불편(支膈)은 下膈; 不能言은 系舌本의 연계에 기인한 병변이다.

❶手少陰之別 名曰通里 去腕一寸* 別而上行 循經入於心中 系舌本 屬目系
❷其實則支膈 虛則不能言 取之掌后一寸 別走太陽也

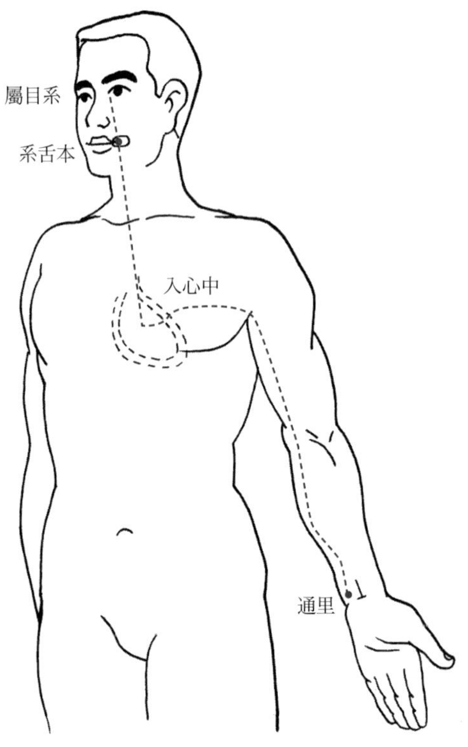

그림 2-3-05. 手少陰絡脈의 분포

☞手少陰心經의 絡脈(別)이 분출되는 絡穴을 通里라고 한다. 足少陰絡脈은 通里(腕後1寸)에서 手太陽經으로 別走하고, 그 別行하는 支脈은 상행하여 本經脈을 따라 心中으로 入하고, 舌本을 연계하며 目系에 귀속한다.

☞본 絡脈에 病邪가 實하면 횡격막 사이에 무엇이 버티는 것 같아 고통스럽고, 正氣가 虛하면 말을 할 수 없다. 腕後 1寸의 通里穴을 치료한다. 본 絡脈은 여기에서 別出하여 手太陽經에 이어진다.

◎ **校 勘** ◎

*一寸: 《太素》, 《千金方》에 근거하여 '一寸半'을 '一寸'으로 교정했다.

5.4. 手少陰經筋

[1] 분포

經筋은 銳骨 · 肘內廉 · 胸中에 結하고, 賁門에서 아래로 臍를 연계한다.

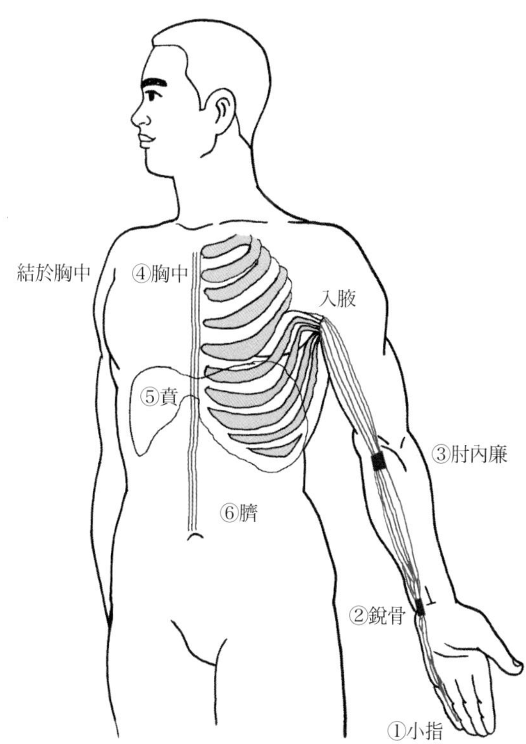

그림 2-3-06. 手少陰經筋의 분포

手少陰之筋 起於小指之內側 結於銳骨[1] 上結肘內廉[2] 上入腋 交太陰[3] 伏* 乳裏 結於胸中[4] 循賁*下繫於臍[5]

☞手少陰經筋은 새끼손가락의 내측에서 시작하여 팔목 尺側의 豆狀骨의 돌기(銳骨)에 結하고, 위로 팔꿈치(肘部)의 내측에 結하며, 위로 겨드랑이(腋窩)로 진입하여 手太陰經筋과 交會한다. 乳內로 들어가 胸中에 結하고 賁門을 따라 아래로 臍部를 연락한다.

◎ **校 勘** ◎

*伏: 《太素》의 《經筋》에 '挾'을 '伏'으로 교정했다.

*賁: 《太素》의 《經筋》, 《甲乙經》에 근거하여 모두 '臂'를 '賁'으로 교정했다.

2 病證

經筋의 병증은 胸內의 拘急 · 伏梁 · 肘의 屈身不利와 본 經筋이 경과하는 부위의 轉筋 · 疼痛이 있다.

其病內急 心承伏梁* 下爲肘網* 其病當所過者 支轉筋 筋痛 治在燔針劫刺 以知爲數 以痛爲輸 其成伏梁唾血膿者 死不治 經筋之病 寒則反折筋急 熱則筋弛縱不收 陰萎不用 陽急則反折 陰急則俯不伸* 焠刺*者 刺寒急也 熱則筋縱不收 无用燔針 名曰季冬痺也

☞본 經筋이 발생하는 병증은 胸內의 拘急, 心積인 伏梁, 肘의 屈身不利 등이 있다. 본 經筋이 분포하는 부위의 轉筋 · 疼痛이 발생한다. 치료는 火鍼(鍼燒紅而刺)을 사용하여 痛處(腧穴)에 刺하며 효과가 나타나는 정도에 따라 刺鍼 횟수를 정한다. 만약 이미 伏梁의 證이 발생하여 血膿을 吐하면 치료할 수 없다. 이 經筋의 病은 寒하면 筋이 拘急하고, 熱에 屬하면 筋이 이완되어 수축할 수 없게 되고 陰萎가 발생한다. 背部의 筋이 拘急하면 反張하고, 腹部의 筋이 拘急하면 몸을 구부려 펴지를 못한다. 火鍼은 寒邪로 因한 筋急의 病을 다스린다. 만약 熱로 인하여 經筋이 이완되면 火鍼을 사용할 수 없다. 이를 季冬痺라고 한다.

◎ **注 釋** ◎

*心承伏梁: 楊上善은 "心積을 伏梁이라고 하는데, 배꼽 위에서 생기고 마치 팔뚝과 같으며 위로 心下에 이른다. 그 筋은 격막을 따라 배꼽으로 내려가 여기서부터 통증이 아래까지 미치므로 承이라 한다(心之積名曰伏梁 起臍上如臂 上至心下 其筋循膈下臍 在此痛下故曰承也)."고 했다.

*下爲肘網: 楊上善은 "팔꿈치를 屈伸할 때, 이 筋이 그물을 당기는 것과 같이 구급하므로 肘網이라 한다(人肘屈伸 以此筋爲網維 故曰肘網)."고 했다.

*陽急則反折 陰急則俯不伸: 楊上善은 "인체의 背部는 陽에 해당하고, 腹部는 陰에 해당하므로 陽(背部)의 근육이 땅기면 몸이 뒤로 젖혀지고, 陰(腹部)의 근육이 땅기면 몸이 앞으로 숙여져 바로 펴지지 않는다(人背爲陽 腹爲陰 故在陽之筋急者反折也 在陰之筋急 則俯而不伸也)."고 했다.

*焠刺: 火針을 가리킨다.

제2절 小腸(Small Intestine)

小腸은 火의 腑로 心과 표리를 이루며, 그 手太陽小腸經은 太陽寒水의 기화를 조절하여 心과 小腸의 寒熱의 항상성을 유지한다.

1. 위치와 形象

소장은 위로 幽門을 통하여 胃와 연접하고, 아래로는 闌門을 통하여 大腸과 연접한다.[34]

형상은 복강 내에서 굴곡을 이루어 중첩되어 있는 관의 형태로 16번의 굴곡(16曲)을 이루고, 둘레가 2寸半, 직경은 8⅓分, 길이는 3丈2尺이다. 2斗4升의 곡식과 6升 3⅔合의 물을 수용할 수 있는 용적이다.[35]

해부학적으로 소장은 길이 약 6~7m, 직경 3~5cm인 소화관으로 십이지장(샘창자; duodenum), 공장(빈창자; jejunum), 회장(돌창자; ileum)으로 구성되어 있다. 샘창자는 분비샘이 발달되어 있고, 빈창자는 평소에 비어 있다는 뜻이며, 돌창자는 장점막에 돌기가 많아 붙여진 이름으로 길이는 각각 약 25cm, 2.5m, 3.5m 정도이다.

34) 《醫學入門 · 臟腑條分擧 · 小腸》: 難經日 小腸大腸會 爲之闌門 言由關闌分隔也.

35) 《靈樞 · 腸胃31》: 小腸後附脊左環廻周葉積 其注於廻腸者 外附於臍上 廻運環反 十六曲 大二寸半 徑八分分之少半 長三丈二尺. 《靈樞 · 平人絶穀32》: 小腸 大二寸半 徑八分分之少半 長三丈二尺 受穀二斗四升 水六升三合合之大半. 《難經 · 42難》: 小腸大二寸半 徑八分分之少半 長三丈二尺 受穀二斗四升 水六升三合合之太半.

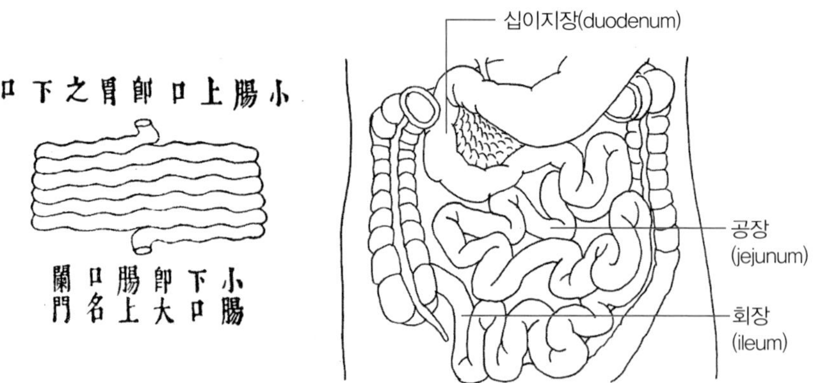

그림 2-3-07. 소장(small intestine):

소장은 胃와 大腸 사이에 있으며 십이지장(duodenum), 공장(jejunum), 회장(ileum)의 세 부분으로 구분된다.

2. 小腸의 생리

2.1. 小腸의 기능

小腸의 기능은 受盛과 化物로 개괄된다.[36] 受盛의 受는 접수, 盛은 수용의 뜻으로 胃에서 일차적으로 소화된 음식물을 받아 수용하고, 化物은 胃에서 넘어온 음식물을 완전히 소화하여 영양소를 흡수하고, 노폐물을 분리하는 과정을 말한다. 이러한 소장의 작용을 受盛之官으로 化物出焉이라고 한다.

小腸의 샘창자는 쓸개즙과 이자액 등의 소화 효소를 분비하여 지질과 단백질을 소화시키며, 영양소(淸)의 흡수는 대부분 공장(빈창자)에서 일어난다. 한편 노폐물(濁)은 小腸의 아래 부분에서 수분과 찌꺼기로 분리되는데, 대사 후 수분은 膀胱으로 滲入되어 소변으로 배출되고 음식물의 찌끼는 大腸으로 보내어져 대변으로 배설된다. 이러한 전 과정을 소장의 '泌別淸濁'이라고 한다.[37] 그러나 영양소의 흡수를 제외한 대변과 소변의 분리만을 일컬어 泌別淸濁이라 하기도 한다.

임상적으로 小腸의 병변은 소화흡수 및 淸濁의 분별 장애에 원인이 있다. 그 주요 증상은 소복부의 동통과 창만 · 腸鳴 · 설사 · 便溏 혹은 尿閉 등이 있다.[38]

36) 《素問 · 靈蘭秘典論8》: 小腸者 受盛之官 化物出焉. 《靈樞 · 本輸2》: 小腸者 受盛之腑. 張介賓, 小腸居胃之下 受盛胃中水穀 而分淸濁 水液由此而滲於前 糟粕由此而歸於後 脾氣化而上升 小腸化而下降 故曰化物出焉. 《靈樞 · 營衛生會18》: 故水穀者 常幷居於胃 成糟粕 而俱下於大腸 而成下焦 滲而俱下 濟泌別汁 循下焦 而滲入膀胱.

37) 《醫學入門》: 小腸上接胃上口 受盛其糟粕 傳化下達膀胱 泌別其淸濁宣通; 凡胃中腐熟水穀 其滓穢 自胃之下口 傳入於小腸上口 自小腸下口 泌別淸濁 水入膀胱上口 滓穢入大腸上口. 《醫原》: 小腸化糟粕 傳於大腸而下降. 《諸病原候論》: 水入小腸 下於胞 行於陰 爲溲便也.

38) 《醫宗必讀》에서 泌別淸濁의 실조로 인한 泄瀉 · 癃閉(소변불통)의 증상에 대하여 '小腸下口 乃膀胱之際 水液由此別廻腸 隨氣泌滲而下 其出其入 皆由氣化 入氣不化 則水歸大腸而爲泄瀉 出氣不化 則閉塞下竅爲癃閉'라고 했다.

3. 小腸의 經絡

小腸의 經絡은 小腸의 氣가 운행 · 분포하는 경로로 手太陽小腸經 · 手太陽經別 · 手太陽絡脈 · 手太陽經筋 및 手太陽皮部로 구성된다.

3.1. 手太陽小腸經(Small Intestine Meridian)

手太陽小腸經은 馬王堆漢墓의 帛書에서 처음 '臂泰陽温' 혹은 '肩脈'이라 칭했고, 《靈樞 · 經脈》에 '小腸手太陽之脈'으로 기재되어 현재 手太陽小腸經이라고 통칭한다.

① 氣化: 太陽經의 從化經으로 水火旣濟를 조절한다.

手太陽小腸經(小腸經)은 太陽의 寒과 小腸의 火가 결합한 從化經이다. 그 氣化는 太陽經이 寒水를 통솔하기 때문에 小腸火가 太陽의 寒水를 따

라 熱從寒化(寒化)하며, 小腸經의 氣化에 의한 생리조절은 다음과 같다.

첫째, 小腸經의 寒化는 소장 자체의 火性을 제어하여 泌別淸濁 기능을 발휘하도록 한다. 또 太陽經의 多血少氣의 특성으로 수곡의 정미를 흡수하고, 開의 氣化로 소화 후의 노폐물을 대변과 소변으로 분리하여 배출시키는 泌別淸濁의 기능을 발휘한다.

둘째, 手少陰心經과 表裏經으로 經氣가 상통하여 心의 寒熱을 조절한다. 즉 小腸經의 寒化는 心의 火性을 제어하여 心火의 熾盛을 막고, 心의 火性은 小腸經의 지나친 寒化를 제어한다. 셋째, 足太陽膀胱經과 同名經으로 經氣가 상통하여 膀胱의 寒熱 대사를 조절한다. 즉 小腸의 火性은 膀胱의 寒水를 溫養하여 소변의 배설을 돕는다. 반대로 膀胱의 寒水는 小腸의 火性를 제어하여 小腸의 火熱이 亢盛하지 않도록 한다.

이상에서 手太陽小腸經의 氣化는 小腸, 心(表裏經), 膀胱(同名經)의 水火를 조절하여 그 생리를 유지하도록 한다.

도표 2-3-09. 手太陽小腸經의 기화

手太陽小腸經은 太陽의 寒과 小腸의 火가 결합한 從化經으로 체내 寒熱의 氣化를 주관한다. 또한 表裏經, 同名經과 경기상통으로 寒熱의 대사를 조절하여 心과 膀胱의 생리와 병리에 영향을 미친다.

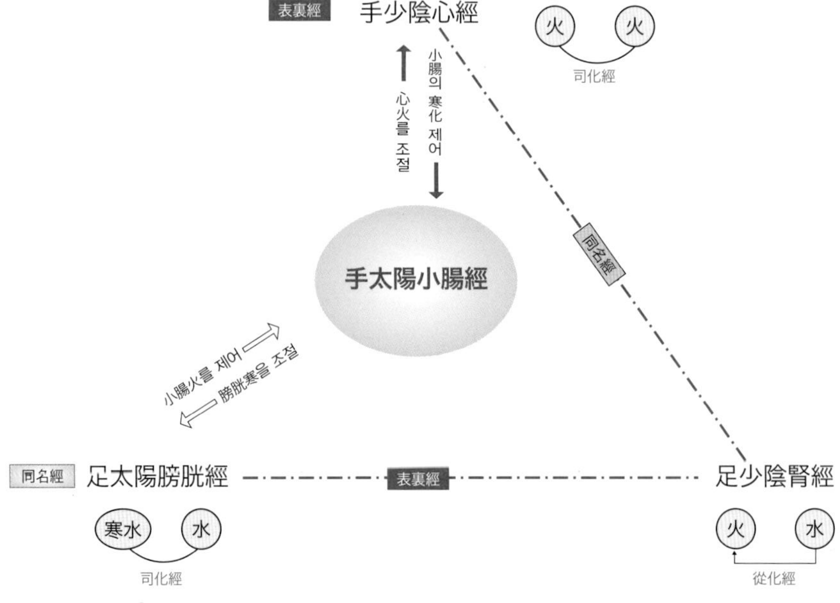

도표 2-3-10. 手太陽小腸經의 병태와 처방:
小腸經의 기화실조는 寒化의 태과와 불급으로 인한 小腸의 寒證과 熱證의 병태로 나타난다.

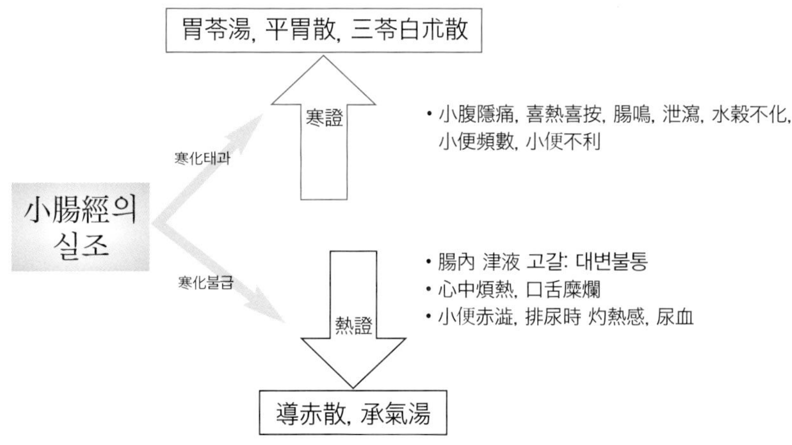

[임상적 고찰]

임상적으로 小腸經의 병후는 太陽寒水의 氣化 실조로 인한 小腸의 熱證과 寒證으로 나타난다.[39] 즉 小腸의 寒化가 지나치면 陰寒이 內盛하고 分別淸濁의 이상을 초래하여 小腹隱痛 · 喜熱喜按 · 腸鳴 · 泄瀉 · 소변의 頻數이나 불리를 주요 증상으로 하는 小腸의 虛寒證을 유발시킨다.

반대로 小腸의 寒化의 불급하면 小腸의 火가 腸內의 진액을 고갈시켜 복통과 변비를 일으킨다. 만약 表裏經인 心經에 영향을 미치면 心中이 煩熱하고 口舌에 瘡이 생기거나 궤양(糜爛)이 생기고, 同名經인 膀胱으로 전이되면 소변의 赤澁, 배뇨시의 작열감 및 尿血을 주요 증상으로 하는 小腸의 實熱證이 나타난다.

39) 《素問 · 擧痛論39》: 寒氣客於小腸 小腸不得成聚 故後泄腹痛矣 熱氣留於小腸 腸中痛 癉熱焦渴 則堅乾不得出 故痛而閉不通矣.

2 流注와 생리

手太陽小腸經은 小腸 · 心 · 胃를 연락하고, 臂骨(ulnar)의 아래쪽 · 肘內側 · 肩胛 · 缺盆 · 인후(咽) · 頸側 · 面頰 · 目外眥 · 目內眥 · 耳 · 鼻 · 顴을 연계한다. 이는 小腸의 생리, 병리 상태를 반영하는 중요한 부위이다.

小腸經의 '循咽 下膈 抵胃 屬小腸'의 經氣 운행은 음식물이 식도를 따라 胃에 들어오고, 胃에서 일차 소화된 음식물을 小腸으로 보내 소화흡

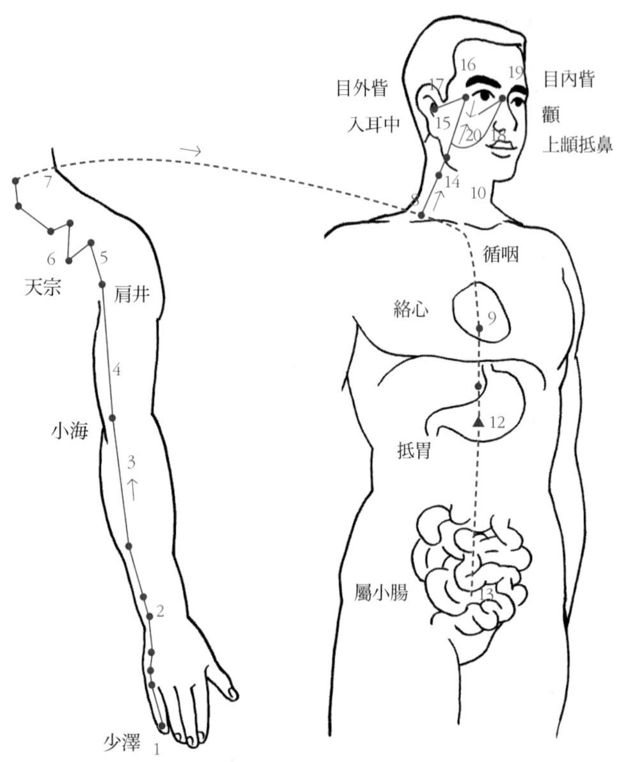

그림 2-3-08. 手太陽小腸經의 유주

수의 기능을 완성하게 한다. 이러한 작용을 '小腸은 受盛之官으로 化物出焉'이라고 한다. 또 소장의 經氣는 '心을 연락(絡心)'하므로 임상에서 소장의 熱이 經脈을 따라 心으로 上炎하면 心煩, 舌赤 및 口舌에 헌데(瘡)이나 궤양이 나타나기도 하며, 心熱이 소장으로 전이되면 소변이 붉고 잘 나오지 않으며 배뇨시의 작열감을 유발하기도 한다.

《靈樞 · 經脈》 小腸手太陽之脈 起於小指之端[1] 循手外側 上腕 出踝[*]中[2] 直上循臂骨[*]下廉 出肘內側兩筋[*]之間[*3] 上循臑外後廉[4] 出肩解[*5] 繞肩胛[6] 交肩上[*7] 入缺盆[8] 絡心[9] 循咽[10] 下膈[11] 抵胃[12] 屬小腸[13] 其支者 從缺盆[8] 循頸[14] 上頰[15] 至目銳眥[16] 却入耳中[17] 其支者 別頰上䪼 抵鼻[18] 至目內眥[19] 斜絡於顴[20]

☞手太陽小腸의 경맥은 새끼손가락의 바깥 측 끝(少澤穴)에서 시작하여 손의 바깥쪽을 따라 손목을 지나 척골의 경상돌기로 나와 곧장 척골의 아래쪽을 순행하여 팔꿈치 내측의 兩骨(尺骨肘頭와 上腕骨內側上踝, 小海穴)사이로 나온다. 상행하여 상완(臑) 외측의 뒤쪽 가장자리를 따라 肩解(견관절 후면의 肩貞·臑兪穴)로 나와 肩胛(天宗·秉風·曲垣穴)을 돌아 肩上의 大椎에서 足太陽膀胱經(大杼·附分)과 만난 다음 缺盆(쇄골상와)로 들어가 심장을 연락하고, 식도를 따라 아래로 횡격막을 지나 胃에 도달하고 小腸에 귀속한다. 그 支脈은 缺盆(쇄골상와)에서 頸部를 따라 뺨으로 올라가서 目外眥(足少陽膽經의 瞳子髎穴)에 이르고 뒤로 耳中(聽宮)으로 진입한다. 다른 支脈은 뺨에서 眼眶의 하방으로 비스듬히 올라가 鼻根部에 도달하여 目內眥(睛明穴)에 이르러 足太陽膀胱經과 만나고 비스듬히 顴部를 연락한다.

◎ **注 釋 과 校 勘** ◎

*踝: 손목 뒤의 새끼손가락 쪽 高骨, 즉 척골(ulna)의 경상돌기를 가리킨다.

*臂下骨: 《太素》에 근거하여 '臂骨'을 '臂下骨'로 교정했다.

*筋: 《甲乙經》·《脈經》·《太素》에 의거하여 '骨'로 교정했다.

*肘內則兩筋之間: 《甲乙經》·《脈經》·《太素》에 근거하여 '骨'로 교정했다. 張介賓은 "팔꿈치 안쪽 骨端의 오목한 곳, 즉 小海穴이다(出肘內側兩骨尖陷中 小海穴也)."고 했다.

*肩解: 견관절의 後面으로 張介賓은 "어깨 뒤쪽에 뼈와 뼈가 만나는 틈새를 肩解라고 하는데, 즉 肩貞穴(肩後骨縫曰肩解 卽肩貞穴也)."이라고 했다.

*交肩上: 張介賓은 "肩上의 秉風 曲垣 등 穴을 말하며, 좌우로 양어깨의 위에서 교회하고, 督脈의 大椎穴에서 회합한다(肩上 秉風 曲垣等穴也. 左右交於兩肩之上 會於督脈之大椎)."고 했다.

---

3 小腸經의 經穴

小腸經은 19개의 經穴이 있다. 그 명칭은 少澤·前谷·後谿·腕骨·陽谷·養老·支正·小海·肩貞·臑兪·天宗·秉風·曲垣·肩外兪·肩中兪·天窓·天容·顴髎·聽宮으로 좌우 38穴이다.[40]

40) 小腸의 經穴歌:
手太陽穴一十九 少澤前谷後谿首
腕骨陽谷養老繩 支正小海肩貞隅
臑兪天宗連秉風 曲垣肩外肩中走
天窓天容上顴髎 聽宮耳前珠傍取

4 小腸經의 효능

小腸經은 瀉心火(止痛, 開竅, 熄風, 明目, 止咳, 解毒, 除煩)·養心陰(止汗, 通乳, 止血)·利尿·通經活絡의 효능으로 小腸의 생리를 조절하

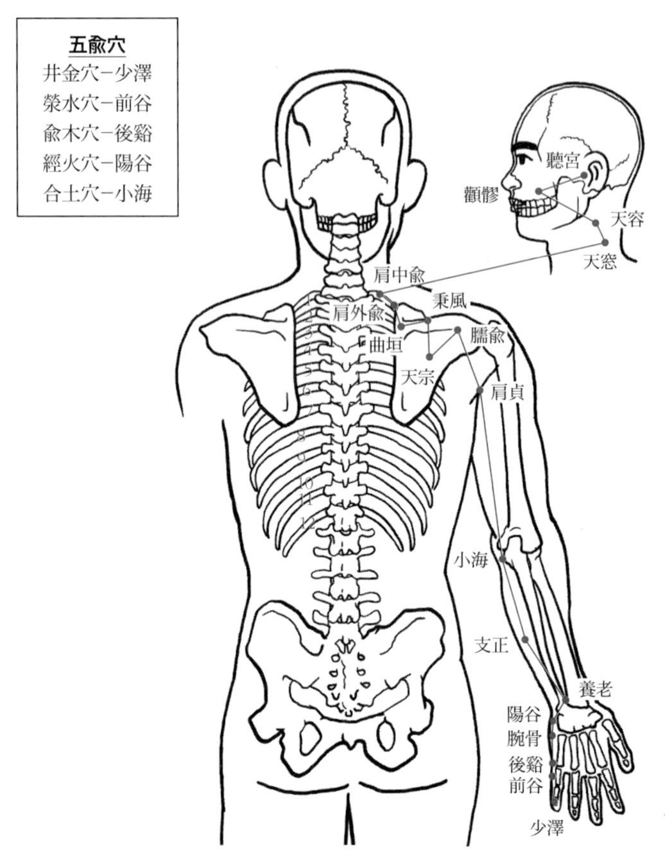

그림 2-3-09. 手太陽小腸經의 경혈

고, 정신, 인후, 비뇨의 질환 및 견비통, 이명, 두통 등을 치료한다.

5 小腸經의 病態

小腸經의 병증은 心 · 小腸 · 胃 · 目 · 耳 · 咽喉의 질환이나, 經絡이 분포하는 頸 · 頷 · 頰 및 상지외측 아래쪽으로 나타난다. 그 병후는 '是動則病'과 '是主液所生病'으로 개괄되며, 耳聾 · 目黃 · 頸 · 頷 · 頰部의 腫痛 · 頸項强直 · 咽痛 · 상지외측 아래쪽의 동통 등을 주요 증상으로 하는 外經의 병후와 少腹이 脹滿하고 허리로 당기면서 아프거나 少腹이 아프면서 睾丸이 당기고(疝氣) · 尿赤 · 尿頻 · 泄瀉의 內臟의 병후가 있다.[41]

小腸經의 病機는 寒熱相濟의 실조로 小腸火가 炎上하면 咽痛 · 頷腫 · 頰腫 · 耳聾 · 目黃이 나타나고, 泌別淸濁의 진액대사 장애로 인한 濕痰

41) 《靈樞 · 邪氣臟腑病形4》: 小腸病者 小腹痛 腰脊控睾而痛 時窘之後 當耳前熱 若寒甚 若獨肩上熱甚 及手小指次指之間熱 若脈陷者 此其候也 手太陽病也 取之巨虛下廉. 《靈樞 · 脹論35》: 小腸脹者 少腹䐜脹 引腰而痛.

의 형성은 상완(上膊)의 극심한 통증을 특징으로 하는 견비통을 일으킨다.

經脈의 분포와 연계하여 咽痛은 '循咽'; 耳聾은 '入耳中'; 目黃은 '至目銳眥 … 至目內眥'; 頷腫 · 頰腫은 '循頸上頰'; 肩似拔 臑似折 · 頸 · 頷 · 肩 · 臑 · 肘 · 臂의 외측 아래쪽의 동통은 經脈이 유주하는 부위의 증상이다.

《靈樞 · 經脈》是動則病嗌痛 頷腫不可以顧* 肩似拔 臑似折 是主液所生病* 者 耳聾 目黃 頰腫 頸頷* 肩臑肘臂外後廉痛

☞小腸經은 經氣 변동으로 咽痛과 턱 아래가 부어 목을 돌릴 수 없는 증상, 어깨가 빠지듯이 아프며 上腕이 끊어지듯 아픈 증상을 일으키고, 진액대사의 이상으로 인한 耳聾 · 目黃 · 頰腫과 頸 · 頷 · 肩 · 臑 · 肘 및 臂의 외측 뒤쪽의 가장자리에 발생하는 疼痛을 치료한다.

◎ 注 釋 ◎

*不可以顧: 목을 좌우로 돌릴 수 없음을 말한다.

*是主液所生病: 張介賓은 "小腸은 淸濁을 분별하는 것을 주관하는데, 病이 들면 水穀을 분별하지 못하므로 津液이 넘쳐흘러 제어할 수 없게 되므로 液으로 生한 病을 주관한다(小腸主泌別淸濁 病則水穀不分而流衍無制 是主液所生病也)."고 했다.

*頷: 아래턱의 하방을 말한다.

3.2. 手太陽經別

經別은 견관절 후면과 腋 · 心 · 小腸을 연락한다.

手太陽之正 指地* 別於肩解 入腋走心 繫小腸也

☞手太陽經脈의 正經은 위에서 아래에 이르는데, 견관절 후면에서 별도로 腋下로 진입하고 心臟으로 走入하며 아래로 小腸과 연계된다.

◎ 注 釋 ◎

*指地: 위에서 아래에 이름을 말한다.

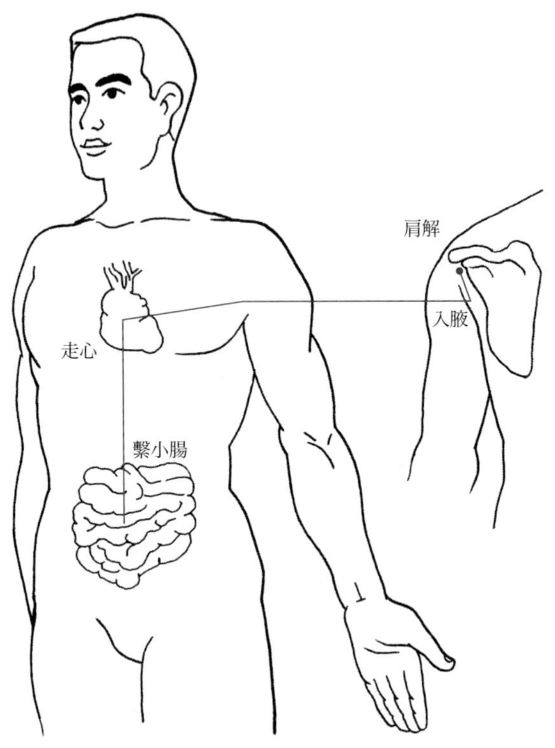

그림 2-3-10. 手太陽經別의 유주

3.3. 手太陽絡脈

1 流注

小腸의 絡脈은 支正에서 분출하여 주관절과 견관절을 연락한다.

2 病證

絡脈의 병증의 주관절을 움직일 수 없는 것은 '上走肘'의 연계에 기인하고, 소장의 正氣가 虛하면 피부에 작은 사마귀가 생긴다.

> ❶手太陽之別 名曰支正 上腕五寸 內注少陰 其別者 上走肘 絡肩髃
> ❷實則節弛肘廢 虛則生肬* 小者如指痂疥* 取之所別也

☞手太陽小腸經의 絡脈(別)이 분출되는 絡穴은 支正이라고 한다. 手太陽絡脈은 支正(腕上 5寸)에서 안으로 內行하여 手少陰心經으로 流走하고, 그 別行하는 支脈은 위로 팔꿈치(肘)를 지나 肩髃를 연락한다.

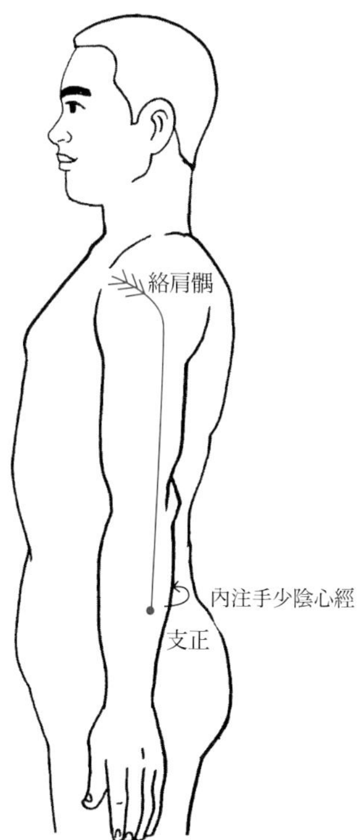

그림 2-3-11. 手太陽絡脈의 분포

☞病邪가 實하면 관절이 이완되고 주관절을 사용할 수 없고, 正氣가 虛하면 혹(군살 · 사마귀)이 생기는데 작은 것은 손가락의 마른 딱지와 같다. 본 絡脈이 別出하는 支正을 치료한다.

◎ 注 釋 ◎

*肬: 피부의 군살(贅肉)을 말한다.

*痂疥: 헐어서 마른 딱지가 앉고 가려운 것. 혹은 옴(疥癬; scabies)으로 손가락 사이나 팔 · 다리의 관절 안쪽, 아랫배, 허벅지 안쪽, 음부 등에 좁쌀만 한 구진(丘疹) · 물집 · 농포(膿疱)가 산발적으로 나타난다.

3.4. 手太陽經筋

□ 분포

經筋은 腕 · 肘內銳骨 · 腋下 · 耳後完骨 · 頷 · 額角에 結하고, 肩胛 · 頸側 · 耳中 · 目內眥 · 目外眥 · 曲牙를 연계한다.

> 手太陽之筋 起於小指之上[1] 結於腕[2] 上循臂內廉 結於肘內銳骨之後[3] 彈之應小指之上 入結於腋下[4] 其支者 後走腋後廉 上繞肩胛 循頸出走太陽之前[5] 結於耳後完骨[6] 其支者入耳中 直者出耳上 下結於頷[7] 上屬目外眥 … 本支者 上曲牙 循耳前 屬目外眥[8] 上額* 結於角[9]

☞手太陽의 經筋은 새끼손가락의 少澤穴에서 시작하여 手背 외측의 팔목에 結하고, 위(上)로 하박(臂)의 내측을 따라 팔꿈치 내측, 상완골 내측상과의 후연(小海穴)에 이어지는데, 이 부위를 튕기면 저린 감각이 새

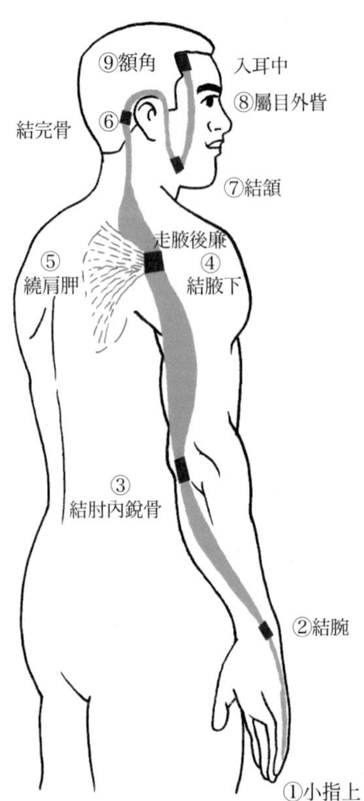

그림 2-3-12. 手太陽經筋의 분포

끼손가락까지 울리고, 상행하여 腋下로 들어가서 結한다. 그 분지는 별도로 腋後로 주행하여 위로 肩胛部를 두르고 頸部를 따라 足太陽經筋의 앞으로 나와 귀 뒤의 完骨에 結한다. 耳後에서 나온 支筋은 耳中으로 들어간다. 直行하는 것은 귀 위로 나와 아래로 턱에 結하고 上行하여 外眼角에 귀속한다. … 또 하나의 支筋은 曲牙(頰車穴)에서 귀의 앞쪽을 따라 外眼角에 연속되고 이마로(額) 올라가 頭角에 結한다.

◎ **注 釋** ◎

*額: 《太素 · 經筋》에 근거하여 '頷'을 '額'으로 교정했다. 귀 위 눈썹 후방의 太陽穴 부위를 말한다.

2 病證

經筋의 병증은 새끼손가락 및 상완골 내측상과 後緣의 동통이 상지의 내측과 액하로 이어지고, 腋後緣痛, 견갑부로부터 頸部가 당기면서 아프고, 耳鳴而痛, 頷部가 당기면서 아프며, 目瞑 · 頸部의 임파결핵(瘰癧), 頸腫 등의 증상이 발생한다.

其病小指支 肘內銳骨后廉痛 循臂陰*入腋下 腋下痛 腋後廉痛 繞肩胛引頸而痛 應耳中鳴痛引頷 目瞑 良久乃得視 頸筋急則爲筋瘻頸腫* 寒熱在頸者* 治在燔針劫刺之 以知爲數 以痛爲輸 其爲腫者 復而銳之 … 其痛 當所過者支轉筋 治在燔針劫刺 以知爲數 以痛爲輸 名曰仲夏痺也

☞본 經筋이 발생하는 병증은 새끼손가락 및 肘 내측 상완골 내측상과의 後緣의 동통, 상지 내측과 腋下痛, 腋後緣의 동통, 견갑부로부터 경부가 당기면서 아프고, 耳鳴이 있으면서 아프고 頷部까지 당기며, 눈이 캄캄해졌다가 한참 후에야 볼 수 있다. 頸筋이 拘急하면 瘰癧의 병증이 발생한다.

寒熱이 경부에 발생하면 치료방법은 火針을 사용하여 病이 효과를 나타내는 것을 針刺의 횟수로 하고 통처를 침자의 부위(腧穴)로 한다. 침자 후에 頸腫이 소멸하지 않으면 銳針으로 다시 자침한다. … 그 經筋이 지나가는 부위의 轉筋은 火針을 사용하여 病이 효과를 나타내는 것을 針刺의 횟수로 하고 통처를 針刺의 부위(腧穴)로 한다. 이를 仲夏痺라고 한다.

◎ **注 釋** ◎

*臂陰: 팔의 안쪽을 말하며, 楊上善은 "팔의 안쪽 부위를 臂陰이라 한다(臂臑內爲臂陰也)."고 했다.

*筋瘻頸腫: 瘰癧의 병증을 말한다. 張介賓은 "筋瘻頸腫은 鼠瘻의 일종이다."고 했다.

*則爲筋瘻頸腫 寒熱在頸者: 周學海는 "寒熱이 頸部에 있으면 筋瘻頸腫 병증이다."고 했다.

제3절 心과 小腸의 표리

心과 小腸은 火의 臟과 腑로 표리가 되어 상호 영향을 미친다. 手少陰心經은 심장에 귀속하고 소장을 연락하며, 手太陽小腸은 소장에 귀속하고 심장을 연락하는 등 心과 小腸은 經脈의 연계로 상호 긴밀한 관계를 형성하는데, 이에 '心合小腸'이라고 한다.

생리적으로 心陽의 溫煦 작용은 아래로 小腸의 受盛化物과 청탁의 분별을 돕고, 소장이 흡수한 水穀의 精微는 心血의 化生을 돕는다. 병리적으로 心火가 치성하면 소장에 전이되어 口渴 · 小便赤澁 · 排尿痛 등이 나타나는데, 이를 '心移熱於小臟'이라고 한다. 반대로 소장의 熱이 經脈을 따라 上炎하여 心에 영향을 미치면 心煩, 舌赤하고 심하면 口舌에 瘡과 궤양이 생기는데, 모두 導赤淸心의 치법을 적용한다. 이는 '心合小腸'의 관계에 의한 병리의 표현이다.

제4장

腎氣能系는 五行의 水와 六氣의 少陰火 · 太陽寒의 속성을 바탕으로 腎 · 膀胱의 생리, 병태 및 임상의 원리를 체계화한 계통이다.

腎機能系
(Renal Systems)

The aims of the lesson

▶腎의 생리, 병태 및 그 상변수와의 관계를 파악한다.

▶膀胱의 생리와 병태를 이해한다.

▶腎經과 膀胱經의 기화 · 분포 · 병후를 분석하고 생리적 · 임상적 의의를 설명한다.

▶腎과 膀胱의 경락계통을 이해한다.

제1절 腎(Kidney)

1. 腎의 개설

腎은 비뇨생식기계의 대표적 장기로서 '寒水之臟'이라 한다. 이는 腎氣가 水(五行)와 寒(六氣)의 속성으로 下走·沃衍·封藏·凝堅의 특성을 발휘하기 때문이다. 이러한 특성은 腎의 양생은 물론 생리·병리·진단·치료를 설명하는 핵심이 된다.

腎氣의 封藏과 凝堅의 특성은 겨울에 만물이 얼어붙고 동물이 칩거하는 '藏'의 현상에 상응하므로 腎은 '通於冬氣'라 한다.[1] 또한 腎은 封藏·沃衍의 특성으로 精을 저장하여 뼈를 영양하여 강하게 하므로 '作强之官'이라하고, 腎精이 뇌수를 보익하여 智力을 왕성하게 함을 '技巧出焉'이라 한다.[2] 특히 腎이 저장하는 精은 임신과 태아의 발육 등 생식의 근원이 되므로 腎을 '先天之本'이라 하기도 한다.

腎은 耳·骨·髮·唾液·志·驚·恐·二陰·腰와 유기적인 관계로 이들의 작용에 영향을 미치고, 이들은 腎의 생리나 병리 변화를 반영하는 象變數로서 腎질환의 진단에 활용된다. 또 氣·味·色·音의 寒氣·鹹味·黑色·羽音과 豆(콩)·栗(밤)·豕(돼지)의 음식은 水의 속성으로

1) 《素問·六節臟象論9》: 腎者 … 爲陰中之少陰 通於冬氣.

2) 《素問·靈蘭秘典論8》: 腎者 作强之官 伎巧出焉; 技巧를 성적 의미로 해석하기도 한다.

도표 2-4-01. 腎의 기능계:

해부학적 장기와 더불어 五行의 水와 六氣에 太陽寒의 속성을 기초로 氣化, 象變數, 經脈을 이해한다.

臟 腑	腎	Kidney 作强之官
	膀胱	Bladder 州都之官, 津液之府
氣 化	腎氣	主蟄, 封藏, 下走 通冬氣(結氷, 淸謐)
	五行	水 (寒水之臟)
	六氣	寒 (寒水之臟)
五 行	분류	寒 鹹 黑 腐 羽 豆 栗 豕
	상변수	耳 唾 骨髓 髮 志 恐 驚 二陰 腰部
經 脈	足少陰腎經 ◀ 表裏經 ▶ 足太陽膀胱經	
	濕	燥

腎의 정기를 기르므로 腎의 양생 및 치료에 중요하다.[3]

한편 腎의 經脈은 少陰火의 氣化를 조절하므로 足少陰腎經이라 하고, 太陽寒의 氣化를 주도하는 足太陽膀胱經과 표리를 이루어 체내 寒熱의 기화를 조절한다.[4]

2. 위치와 形象

腎臟은 제2요추 아래(11번 흉추와 3번 요추 사이)에서 좌우로 1寸 5分 떨어진 곳에 서로 마주보며 쌍으로 위치한다. 오른쪽 콩팥은 肝의 바로 아래에 위치하고, 왼쪽은 횡격막 아래 비장 근처에 자리하기 때문에 오른쪽 콩팥이 왼쪽 콩팥에 비해 아래쪽에 위치한다.

형태는 강낭콩 모양과 같고, 황색의 脂膜(지방피막)이 싸고 있으며 내부는 白色(수질)이고 외부는 黑色(피질)으로 각각 두 개의 관을 갖고 있는데, 상부의 관은 心包에 연결되고 하부의 관은 屛翳穴(會陰)을 지나 脊骨로 향한다.[5] 길이는 약 10~14cm, 폭은 5~6cm, 두께는 2.5~4cm 정도이며 한쪽 콩팥의 무게는 100~150g 정도이다.

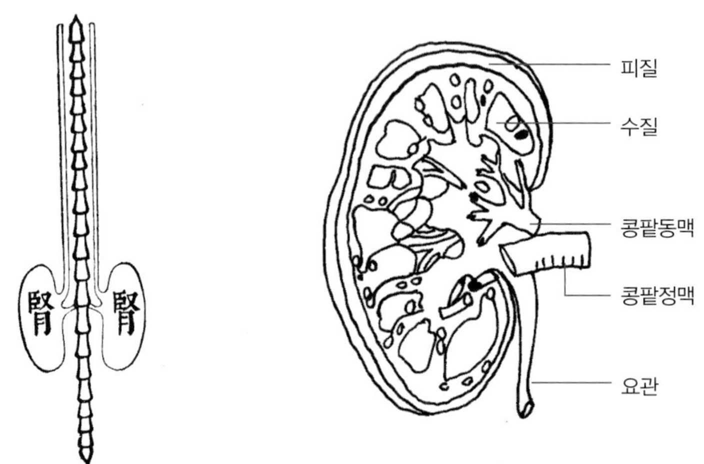

그림 2-4-01. 신장(kidney):

신장은 腰部의 제2요추 아래 좌우에서 1寸 5分 떨어진 곳에 마주 보고 위치한다. 강낭콩 모양으로 내부의 수질과 외부의 피질로 되어 있다.

3) 《素問 · 陰陽應象大論5》: 北方生寒 寒生水 水生鹹 鹹生腎 … 其在天爲寒 在地爲水 … 在藏爲腎 在色爲黑 在音爲羽 在聲爲呻 在變動爲慄 … 在味爲鹹 在志爲恐. 《素問 · 金匱眞言論4》: 北方黑色 入通於腎 開竅於二陰 藏精於腎 … 其味鹹 其類水 其畜彘 其穀豆 其應四時 上為辰星 是以知病之在骨也 其音羽 其數六 其臭腐. 《素問 · 五常政大論70》: 靜順之紀 藏而勿害 治而善下 五化咸整 其氣明 其性下 其用沃衍 其化凝堅 其類水 其政流演 其候凝肅 其令寒 其藏腎 腎其畏濕 其主二陰 其谷豆 其果栗 其實濡 其應冬 其蟲鱗 其畜彘 其色黑 其養骨髓 其病厥 其味鹹 其音羽 其物濡 其數六.

4) 《素問 · 臟氣法時論22》: 腎主冬 足少陰太陽主治 其日壬癸 腎苦燥 急食辛而潤之.

5) 腎의 형태와 위치에 관한 기술로 《難經》의 36難에 臟各有一 腎獨有兩者. 42難에 腎有兩枚 重一斤一兩을 비롯하여 《類經圖翼》: 腎有兩枚 形如豇豆 相幷而曲 附於脊之兩旁 相去各一寸五分 外有黃脂包裹. 《醫貫》: 腎有二 … 生於脊膂十四椎下 兩旁各一寸五分 形如豇豆 相幷而曲附於脊外 有黃脂包裹 裏白外黑 各有帶二條 上條繫於心包 下條過屛翳穴後趨脊骨. 《醫宗必讀》: 腎附於脊之第十四椎下; 華元化曰 … 腎有兩枚 形如豇豆 相竝而曲 附於脊之兩傍 相去一寸五分 有黃脂包裹 各有帶二條 上條繫於心 下條趨脊下大骨이라고 했다.

3. 腎의 생리

腎의 생리는 특성과 기능으로 구분된다.

3.1. 腎의 특성

腎은 寒水의 장기로 그 氣는 凝堅 · 封藏 · 沃衍 · 就下의 특성이 있다.[6]

1 封藏(主蟄)

封藏은 腎氣의 閉藏하는 특성이다. 이는 겨울에 寒의 凝堅 · 封藏의 속성으로 陽氣가 잠복하여 만물이 결빙하고 동물이 겨울잠을 자는 현상과 같다. 封藏의 특성으로 腎은 陽氣(腎陽)를 갈무리하여 장부를 溫養하고, 陰精(腎陰)을 저장하게 된다.[7] 따라서 精氣를 저장하되 함부로 배설하지 않는 것이 腎 양생의 핵심이다. 이러한 특성으로 腎의 병태는 實證이 없고 精氣의 손상으로 인한 虛證이 위주가 된다.

2 下走

下走의 특성은 물(水)이 아래로 내려가는 속성을 취한 것이다. 腎은 腎氣의 下走의 특성에 의하여 '納氣'와 '主水'의 기능을 발휘한다. 즉 肺가 흡입한 청기를 아래로 받아들여 호흡의 일정한 심도를 유지하는 納氣의 기능과 노폐물 중 수액을 방광으로 보내어 소변으로 배출시키는 主水의 기능을 유지하도록 한다.

6) 《素問 · 五常政大論70》: 靜順之紀 藏而勿害 治而善下 五化咸整 其氣明 其性下 其用沃衍 其化凝堅 其類水 其政流演 其候凝肅 其令寒 其藏腎 腎其畏濕 其主二陰 … 其應冬.

7) 《素問 · 六節臟象論9》: 腎者 主蟄 封藏之本 精之處也.

도표 2-4-02. 腎氣의 특성과 腎의 생리

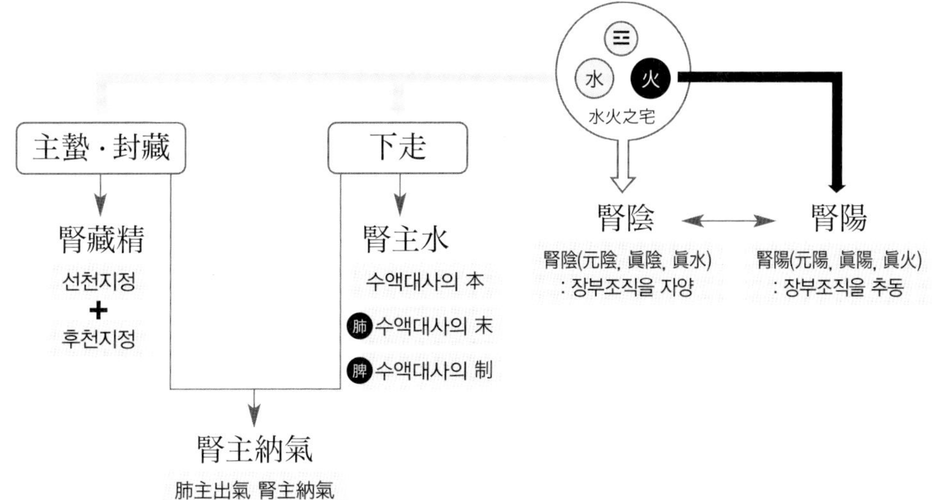

3.2. 腎의 기능

腎은 封藏 · 沃衍 · 下走의 특성으로 藏精(생식) · 納氣(호흡) · 主水(배뇨)의 기능을 발휘한다.

1 腎藏精

腎은 封藏과 沃衍의 특성으로 생명활동의 근원 물질인 精의 저장을 관장하여 생식 · 성장 · 발육 및 노화에 관여한다.[8] 腎이 관장하는 精을 腎精이라고 한다.

8) 《素問 · 六節臟象論9》: 腎者 主蟄 封藏之本 精之處也. 《素問 · 上古天眞論1》: 腎者主水 受五臟六腑之精而藏之 故五臟盛 乃能瀉. 《醫貫》: 腎有二 精所舍也.

腎精은 先天과 後天의 精으로 구분된다. 선천의 精은 부모로부터 품수한 생식의 물질(정자와 난자)을 말하고, 후천의 精은 출생 후에 섭취한 영양물질(수곡정미)로 성장과 발육의 기초가 되며 끊임없이 선천의 精을 보충한다. 때문에 생명의 유지를 위해서는 항상 精을 생성하고 저축해야 한다. 특히 腎은 선천의 精을 갈무리하여 孕胎와 태아의 발육 등 생식을 관장하므로 '先天之本'이라고 한다.

이처럼 腎精은 인체의 생식 · 성장 · 발육의 다양한 역할을 수행할 뿐만 아니라 골수를 보익하여 뼈를 튼튼하게 하고, 뇌수를 보익하여 智力을 왕성하게 하므로 《素問 · 靈蘭秘典論》에서 腎은 '作强之官으로 伎巧出焉'이라고 했다. 또 腎精은 위로 心陽을 제어(上濟)하고, 心陽은 아래로 腎精을 溫養하는 心腎相交의 생리를 조절하기도 한다.

도표 2-4-03. 腎藏精:

신장은 腎氣의 封藏의 특성으로 생명활동의 근원 물질인 精의 저장을 관장하여 生殖, 生長, 發育, 强壯에 관여한다.

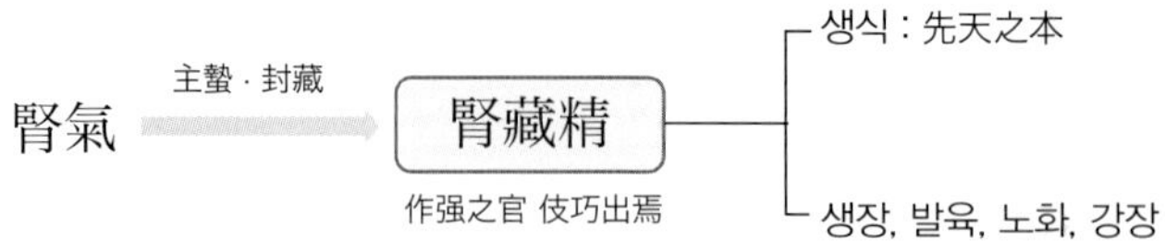

한편 腎精이 화생한 氣를 腎氣라 하는데, 精과 氣는 상호 전화하므로 腎氣 또한 腎精을 생성한다. 이러한 腎精과 腎氣는 생명활동의 근본으로 통상 腎의 精氣라고 칭한다. 腎의 精氣는 생식 및 성장 · 발육 · 노화와 밀접한 관계가 있다.

《素問 · 上古天眞論》에 의하면 幼年期인 여자의 7세, 남자의 8세에 腎氣가 왕성하고 튼튼해져 '齒更'과 '髮長'의 변화가 일어난다. 靑春期인 여자의 14세, 남자의 16세를 전후하여 '天癸'가 분비되어 성기능이 성숙하면 여자는 배란을 시작하여 월경이 시작되고, 남자는 정자를 생산하여 음양의 氣가 조화를 이루면 생식력을 갖게 된다. 壯盛期에는 腎氣가 고르고 충만하게 되는데, 여자는 21~28세에 사랑니(眞牙)가 나서 다 자라고 筋骨이 튼튼해지고 신체가 장성(壯盛)해진다. 남자는 24~32세에 근력이 강하며 사랑니가 나서 다 자라고, 근골이 융성하며, 肌肉이 풍만하고 단단해지는 등 형체의 발육이 왕성하고 건장하게 된다. 노쇠기인 여자의 35~49세, 남자의 40~56세에는 腎氣가 점점 쇠퇴하여 面焦 · 齒槁 · 髮墮 · 形壞의 현상이 나타나고, 天癸의 생성이 감소하여 여자는 월경이 멎고 남자는 精少하여 성기능이 감퇴하고 생식력을 잃게 된다.[9] 곧 腎의 精氣의 성쇠는 성장과 노화의 지표로서 齒牙 · 骨 · 髮 · 肌肉 · 筋 및 생식기능에 영향을 미치고, 질병의 예방은 물론 장수를 결정하는 중요한 요소가 되므로 精氣의 보전에 힘써야 한다.

임상적으로 腎의 병태는 藏精의 실조로 인한 腎精의 虛損이 위주가 된다. 소아의 경우 선천 稟賦의 부족으로 인한 腎精의 쇠약은 五遲(立遲 · 行遲 · 齒遲 · 髮遲 · 語遲)와 五軟(頭項軟 · 口軟 · 手軟 · 脚軟 · 身軟)의 성장과 발육의 부전을 유발한다. 성인에 있어서 腎의 精氣가 부족하면 남자는 精少(정액과 정자수의 감소) · 陽萎(발기장애) · 早泄(조루) · 遺精을 야기하고,[10] 여자는 월경부조 · 폐경 · 성욕감퇴 · 불잉 · 滑胎(유산)를 유발하는 등 성기능과 생식력의 저하를 초래한다. 또한 腰 · 脊 · 膝 · 脛을 포함하는 근골의 연약과 무력 및 早老를 야기하는 원인이 되며, 뇌를 보익하지 못하여 頭暈 · 目眩 · 耳鳴의 증상을 초래하기도 한다.[11]

9) 《素問 · 上古天眞論1》: 女子七歲 腎氣盛 齒更髮長 二七而天癸至 任脈通 太沖脈盛 月事以時下 故有子 三七腎氣平均 故眞牙生而長極 四七筋骨堅 髮長極 身體盛壯 五七陽明脈衰 面始焦 髮始墮 六七三陽脈衰於上 面皆焦 髮始白 七七任脈虛 太衝脈衰少 天癸竭 地道不通 故形壞而無子也; 丈夫八歲腎氣實 髮長齒更 二八腎氣盛 天癸至 精氣溢瀉 陰陽和 故能有子 三八腎氣平均 筋力勁强 故眞牙生而長極 四八筋骨隆盛 肌肉滿壯 五八腎氣衰 髮墮齒槁 六八陽氣衰竭於上 面焦 髮鬢頒白 七八肝氣衰 筋不能動 天癸竭 精少 腎臟衰 形體皆極 八八則齒髮去. 《素問 · 金櫃眞言論4》: 夫精者 身之本也.

10) 《景岳全書》: 精盛則陽强 精衰則陽萎.

11) 《靈樞 · 口問28》: 故上氣不足 腦爲之不滿 耳爲之苦鳴 頭爲之苦傾 目爲之眩.

도표 2-4-04. 腎氣의 성쇠와 신체변화

구분	신체의 변화		비고
	여	남	
幼年期 (7/8세)	齒更, 髮長	齒更, 髮長	腎氣의 盛實
靑春期 (14/16)	任脈通, 太衝脈盛, 月事時下	精氣溢瀉	天癸至 생식력의 구비 有子
壯盛期 (21～28/24～32)	眞牙生而長極, 筋骨堅, 身體盛壯	眞牙生而長極, 筋骨勁强, 肌肉豊滿	腎氣의 平均
老衰期 (35～49/40～56)	• 35세: 陽明脈의 衰 面始焦, 髮始墮 • 42세: 三陽脈衰於上 面焦, 髮始白 • 49세: 任脈虛 · 太衝脈衰少 天癸竭, 地道不通, 形壞	• 40세: 腎氣衰 髮墮, 齒槁 • 48세: 陽氣衰竭於上 面焦, 髮鬢頒白 • 56세: 肝氣衰 筋不能動, 天癸竭, 精少	腎氣衰, 天癸竭

2 腎主水

腎은 인체의 수액대사에 있어서 노폐물을 거르고 소변의 배출을 조절하여 체내 전해질과 수분의 항상성을 유지한다.[12] 체내 수분양이 많아지면 과다한 수분을 소변으로 배출하고, 반대로 수분양이 감소하면 신장에서 물의 재흡수를 촉진하여 소변의 배설을 감소시킨다. 이러한 腎主水의 기능은 물이 아래로 흐르는 就下의 특성을 반영하는 것이다.

신장에서 여과된 대사 후의 水濕은 膀胱에 모여 소변으로 배출되는데,[13] 腎陽의 氣化에 의한 膀胱 괄약근의 이완(開)과 수축(闔)에 의하여 조절된다. 腎陽의 氣化는 뇌하수체 후엽에서 분비되는 抗이뇨호르몬(ADH)의 분비 조절에 상응한다. 한편 소변의 생성과 배설에는 脾의 水濕運化, 肺의 通調水道, 腎陽의 氣化 작용이 상호 밀접하게 관여한다. 즉 腎은 소변의 생성과 배설을 주관하므로 그 本은 腎에 있고, 肺는 대사 후의 수습을 방광으로 보내거나 피부 및 호흡을 통해 배설시키므로 그 末은 肺에 있으며, 脾는 수습의 運化를 도우므로 그 조절 · 제약은 脾에 있다고 한다.[14] 또 胃가 섭취한 음식물의 대사 후 수액은 腎陽의 기화에 의

12) 《素問 · 逆調論34》: 腎者水臟 主津液. 《素問 · 上古天眞論1》: 腎者主水. 수액대사는 胃의 受納, 脾의 轉輸, 肺의 通調, 腎의 蒸騰, 膀胱의 開闔, 小腸의 主津, 大腸의 主液 및 三焦의 決瀆 등 복잡한 과정에 의한 진액의 輸布와 땀과 소변을 통한 대사 후 水濕의 배설을 총칭한다.

13) 《素問 · 水熱穴論61》: 諸水 皆生於腎乎 岐伯曰 腎者 牝臟也 地氣上者 屬於腎而生水液也.

14) 《景岳全書》: 蓋水爲至陰 故其本在腎 水化於氣 故其標在肺 水惟畏土 故其制脾.

해 소변으로 배설되므로 腎을 胃의 관문이라 한다.[15)]

임상에서 腎陽의 氣化 이상으로 방광의 開의 기화가 불급하면 尿少 · 尿閉의 소변불리와 水濕의 저류로 부종이 나타나고, 開의 기화가 태과하면 소변이 잦거나 遺尿로 수액의 유실 증상이 발생하는데, 이러한 병태를 '關門不利'라고 한다.[16)] 또 腎은 병리적으로 水氣가 肺를 침범하면 편안히 누울 수 없고 누우면 喘症이 발생한다.[17)] 이는 腎과 肺의 金水相生의 실조 관계에 의한 병변 증상으로 足少陰腎經이 '從腎 上貫肝膈 入肺中'의 유주로 횡격막을 관통하여 肺로 들어가기 때문이다.

이상에서 수액대사의 장애로 인한 부종의 치료는 脾 · 肺 · 腎의 작용을 고려해야 하는데, 越婢湯은 宣肺利水의 목적에, 實脾飮은 溫腎健脾의 목적에, 眞武湯이나 牛車腎氣丸은 溫腎利水의 목적에 사용하는 처방이다.[18)]

도표 2-4-05. 腎主水:

腎臟은 인체의 수액대사에 있어서 물의 재흡수를 조절하여 체내 수분의 항상성을 유지한다.

腎氣
就下
腎陽
腎主水本
肺: 通調水道 末
脾: 水濕運化 制
소변의 생성: 방광에 저장
소변의 배출: 방광의 開闔

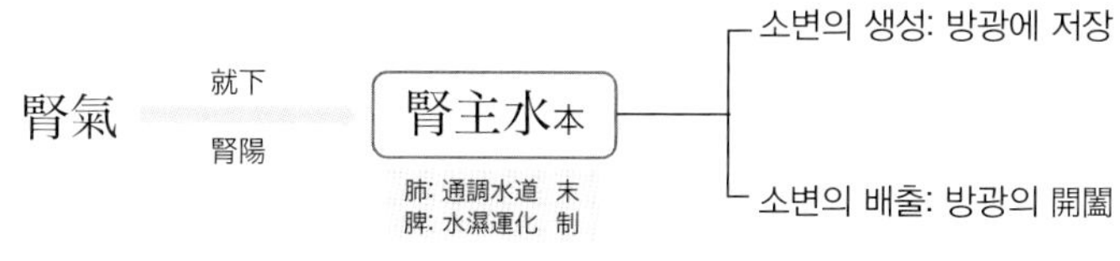

3 腎主納氣

腎은 就下와 封藏의 특성으로 肺가 흡입한 淸氣를 받아들여 심호흡을 가능하게 하는데, 이를 腎主納氣라고 한다.[19)] 일반적으로 호흡은 肺의 呼出과 吸入의 작용이지만, 肺의 흡기는 腎의 攝納에 의하여 아래로 받아들여져 비로소 심호흡과 호흡의 조화가 완성된다. 이처럼 호흡은 肺와 腎과 상호작용에 의하여 조절되는데, 이러한 관계를 '肺主出氣 腎主納氣'라고 한다.[20)] 실재 腎經은 肺로 注入되어 생리적으로 상호영향을 미침을 알 수 있다.[21)] 만약 腎의 納氣에 이상이 생기면 肺의 흡기를 下納하지 못하고 역상하여 呼吸이 얕고 조금만 움직여도 숨이 차며(動輒氣喘) 호기가

15) 《素問 · 水熱穴論61》: 腎者胃之關也. 《黃帝內經疑難解讀》에서는 腎者胃之關의 '胃'는 '謂'의 假字로 곧 '腎者謂之關'을 이르니, 腎은 방광의 開闔을 조절하여 대사 후 水濕의 배출을 제어하는 關門에 해당한다고 설명했다.

16) 《醫門法律》에 '腎은 開闔을 주관한다. 腎氣가 陽을 따른즉 開하니 陽이 太盛하면 關門이 大開하여 尿崩症이 되고, 腎氣가 陰을 따르면 闔하니 陰이 太盛하면 關門이 항상 闔하여 水가 통하지 않아 浮腫이 된다(腎司開闔 腎氣從陽則開 陽太盛則關門大開 水直下而爲消 腎氣從陰則闔 陰太盛則關門常闔 水不通而爲腫).' 또 《素問 · 水熱穴論61》에 '腎 何以能聚水而生病? 岐伯曰 腎者 胃之關也 關門不利 故聚水而從其類也 上下溢於皮膚 故爲浮腫 浮腫者 聚水而生病也'라고 했다.

17) 《素問 · 逆調論34》: 夫不得臥 臥則喘者 是水氣之客也 夫水者 循津液而流也 腎者水臟 主津液 主臥與喘也.

18) 《醫學從衆錄》: 夫所謂氣化者 卽腎中之氣也 卽陰中之火也 陰中無陽 則氣不能化 所以水道不通 溢而爲腫 故凡治氣者 必先治水 治水者必先治氣.

19) 《醫學入門》: 腎有兩枚 … 納氣化血化精 爲封藏之本.

20) 《類證治裁 · 喘證》: 肺爲氣之主 腎爲氣之根 肺主出氣 腎主納氣 陰陽相交 呼吸乃和. 《醫碥》: 氣根於腎 亦歸於腎 故曰腎納氣; 腎主納氣 故丹田爲下氣海 肺爲氣主 故胸中爲上氣海. 《人齋直指方》: 肺出氣也 腎納氣也 肺爲氣之主 腎爲氣之根.

21) 《靈樞 · 經脈10》: 腎足少陰之脈 … 其直者 從腎上貫肝膈 入肺中. 《靈樞 · 本神8》: 腎上連肺.

22)《證治準繩》: 其氣耗損 喘生於腎 氣之上奔.

많고 흡기는 적어지는 증상이 나타나는데,[22] 이를 '腎不納氣'라고 한다.

호흡기 질환인 천식의 虛實 구분은 '在肺爲實 在腎爲虛'가 기준이 되며, 일반적으로 천식의 초기는 폐 속의 기관지가 알레르겐에 의하여 민감해진 상태로 肺實로 변증하고, 만성화되면 腎의 納氣의 장애로 呼多吸少하고 호흡이 얕고 숨이 차면 腎虛로 변증하나 따라서는 肺와 腎을 동시에 치료하기도 한다. 노인의 경우 호흡이 촉박한 것은 腎虛로 인한 경우가 많다. 처방은 肺實의 경우 定喘湯 혹은 蘇子降氣湯을 활용하여 平喘, 止咳, 降氣한다. 한편 腎陽이 虛한 경우의 金匱腎氣丸, 腎陰이 虛한 경우에 六味地黃丸으로 補腎納氣하는 것은 '腎主納氣'의 이론에 근원한다. 또 肺腎虛寒에는 金水六君煎을 기본으로 투여한다.

도표 2-4-06. 腎主納氣:

腎氣의 就下와 封藏의 특성은 肺의 흡기를 도와 심호흡을 가능하게 한다.

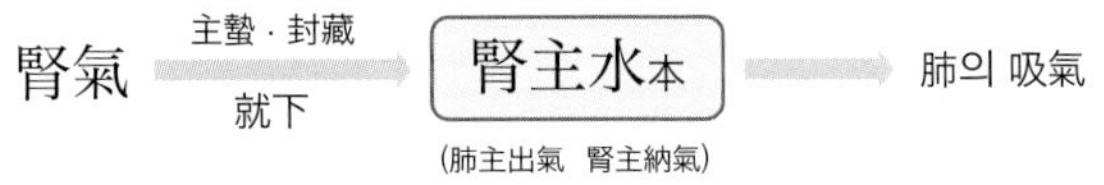

腎氣 —主蟄·封藏 / 就下→ 腎主水本 (肺主出氣 腎主納氣) → 肺의 吸氣

4 腎陰과 腎陽

腎은 水의 臟이나 少陰火의 氣를 내포하여 인체 水火의 발원지가 되므로 腎을 '水火之宅'이라 하고, 水를 상징하는 坎卦(☵)의 卦象에 비유된다. 이러한 腎의 水火는 腎陰(腎水)과 腎陽(腎火)으로 관찰되는데, 상호제약과 의존의 관계로 정상적 생명활동에 있어서 陰陽/水火의 동태평형을 유지하는 관건이 된다.

腎陰은 인체 陰液의 근본으로 장부와 조직을 滋潤·濡養하며 元陰·眞陰·眞水라 부르기도 한다. 반면 腎陽은 인체 陽氣의 근본으로 장부와 조직을 溫煦하고 그 활동을 추동하는데, 元陽·眞陽·眞火라 칭한다. 특히 腎陽은 열에너지의 생산이란 점에서 서양의학의 부신의 작용을 포함한다.

임상에서 腎陰과 腎陽의 실조는 腎精虛–腎陰虛와 腎氣虛–腎陽虛로

표현되어 精・氣의 허손과 寒・熱의 병변을 반영한다. 腎精虛는 腎精의 소모나 손상을 의미하며, '腦爲髓之海'의 관계에서 腎精이 腦髓를 자양하지 못하면 頭暈・耳鳴・耳聾・健忘・失眠하고, '腎主骨'의 관점에서 骨을 充養하지 못하면 腰・脊・腿・膝・脛의 酸軟無力이 나타난다. 또 腎經은 '循喉嚨 挾舌本'의 유주로 인후와 혀를 자양하지 못하면 咽乾・舌燥의 증상이 나타난다. 이처럼 腎精의 단순 부족으로 인한 증상은 熱象이 없으므로 腎精虧損이라고 한다.

치료는 六味地黃丸 혹은 左歸飮을 처방하여 腎精을 보한다. 그러나 腎精의 손상이 오래 지속되면 '陰虛則陽亢'[23]의 원리로 內熱이 발생하여 潮熱(升火)・顴紅・盜汗・遺精・早泄・骨蒸・舌紅・咽燥・脈數無力・五心煩熱의 虛火의 증상이 나타나는데, 이를 腎陰虛라고 정의한다. 知柏地黃丸(六味+知母・黃柏)으로 滋陰을 통한 降火의 치법을 활용한다.

23) 陰虛로 인한 陽亢은 水가 火를 제약하지 못한 것으로 虛熱과 虛性 기능항진이 위주가 된다. 치료는 滋陰制陽해야 하므로 '壯水之主 以制陽光'이라고 한다.

도표 2-4-07. 腎陰과 腎陽:

腎은 水의 臟으로 火를 내포하는 坎卦(☵)의 象으로 水火의 발원지가 되어 '水火之宅'이라 한다. 이러한 腎의 水火작용은 상호 제약과 의존의 관계로 생명활동에 있어서 陰陽/水火의 동태평형을 유지하는 관건이 된다.

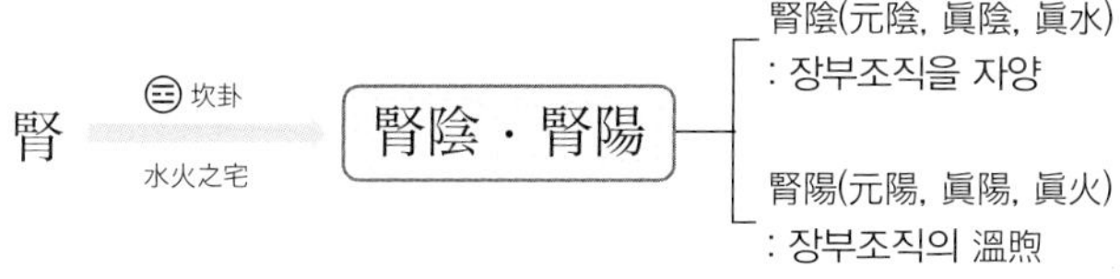

腎陽虛는 腎火(命門火)의 溫養작용이 부족한 것을 의미한다. 그 임상적 증상은 '陽虛則陰盛'[24]의 원리에 의해 陽氣가 밖으로 이르지 못하여 外寒의 寒象이 나타난다. 즉 形寒肢冷・面色蒼白・腰脊冷痛・小便淸長・大便淸稀・舌淡苔白・陽萎・早泄의 증상이 발생한다. 腎陽虛에는 八味地黃丸 혹은 右歸飮으로 腎陽을 補하며 특히 腎陽虛로 새벽에 복통과 腸鳴이 있으면서 설사를 하면 四神丸을 사용한다. 腎의 陽氣가 虛하나 寒象이 뚜렷하지 않으면 일반적으로 腎氣虛라고 한다. 腎氣虛로 腎氣의 閉藏, 固攝의 기능이 쇠퇴하면 津液과 精血을 제어하지 못하여 腎虛不固의

24) 陽虛로 인한 陰盛은 火가 水를 제약하지 못한 것으로 虛寒과 기능저하가 위주가 된다. 치료는 益火制水 즉 補陽制陰해야 하는데, 이를 '益火之源 以消陰翳'라고 한다.

도표 2-4-08. 腎의 생리와 병리

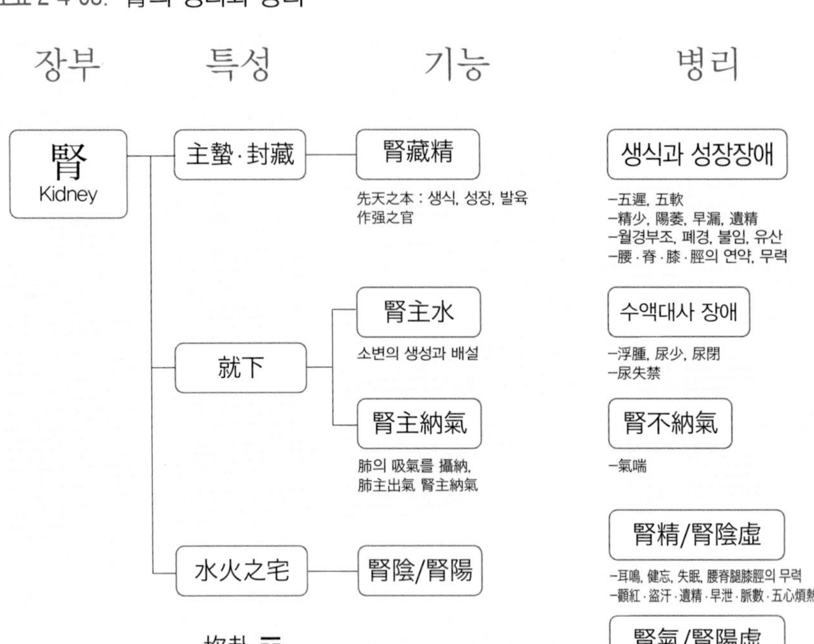

증상이 나타나게 된다. 즉 精을 제어하지 못하여 遺精·精滑의 증상이 나타나면 固腎澁精하는 金鎖固精丸을 처방하고, 소변(腎主水)을 제어하지 못하여 尿頻·遺尿하면 縮泉丸이나 桑螵蛸散을 활용한다. 또한 納氣의 기능상실로 腎氣가 역상하여 咳嗽·氣喘의 증상이 있으면, 都氣丸 加紫菀牡蠣·蘇子降氣湯 加熟地黃·金水六君煎 등의 처방을 활용한다. 한편 臟腑의 陰陽 실조는 오래되면 반드시 腎의 陰陽 실조를 일으키므로 '久病及腎'이라고 한다. 예를 들어 肝陰不足이 腎陰에 영향을 미쳐 肝腎陰虛하게 되거나 脾陽不振이 腎陽에 영향을 미쳐 脾腎陽虛의 證을 야기하는 것이다. 이를 《景岳全書》에서 "五臟之傷 窮必及腎", "久病不已 窮必及腎"이라고 했다.

4. 腎의 象變數

腎은 耳(在竅爲耳), 骨(其充在骨), 髮(其華在髮), 唾(其液爲唾), 志(藏志), 恐(在志爲恐), 二陰(開竅二陰), 腰(其應在腰), 腦(通腦) 및 足少陰腎

도표 2-4-09. 腎의 상변수:

腎의 기능 및 병태를 파악하는 진단의 기본 변수가 된다.

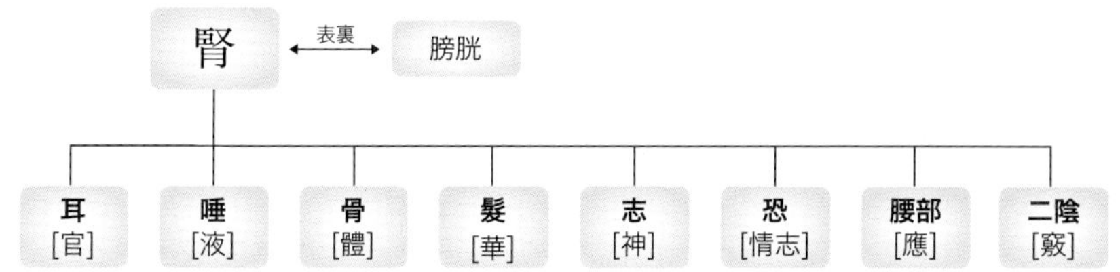

經 · 足太陽膀胱經의 經絡과 유기적인 관계로 象變數를 형성한다.[25] 따라서 이들은 腎의 기능 및 병태를 파악하는 진단의 요소로서 중요한 의미가 있다.

4.1. 耳

귀는 腎의 징후를 살피는 곳으로 腎精의 성쇠는 청각기능과 밀접한 관계가 있다.[26] 腎精이 충만하면 청각이 예민하고 五音에 대한 변별력이 높다.

腎精이 부족하면 청력이 감퇴하고 혹은 耳鳴이 나타나며, 腎精이 고갈되면 耳聾이 발생한다. 그러나 노인의 청력 감퇴는 腎精의 생리적 감소로 인한 현상이다. 또 腎水(腎陰)의 부족으로 虛火가 上炎하면 耳痒의 증상이 나타나기도 한다. 이처럼 腎精의 병증은 耳鳴, 耳聾, 耳痒의 증상으로 나타나며, 임상에서 耳鳴 · 耳聾 및 청력 감퇴는 일반적으로 補腎의 치법을 쓴다.

4.2. 二陰

腎臟은 二陰의 생리와 병태에 주요한 영향을 미친다. 二陰은 前陰(생식기)과 後陰(항문)을 말한다. 前陰은 생식과 배뇨에 관여하는데, 腎陽의 기화는 방광의 開闔을 조절하여 신장에서 생성된 소변의 저장과 배출을 조절한다. 만약 신장의 氣化 실조로 방광의 開의 氣化가 지나치면 尿頻 · 遺尿(요실금)의 증상이 나타나고, 氣化가 불급하면 尿少 · 尿閉 · 尿澁의 배뇨 이상과 부종을 일으킨다. 생식기능 또한 腎과 밀접한 관계가 있는데, 신장의 精氣가 부족하면 남자는 陽萎 · 早漏 · 精滑하고, 여자는 月

25) 《素問 · 五臟生成10》: 腎之合骨也 其榮髮也 其主脾也. 《素問 · 六節臟象論9》: 腎者 … 其華在髮 其充在骨. 《素問 · 陰陽應象大論5》: 腎生骨髓 髓生肝 腎主耳 … 在體爲骨 在藏爲腎 在色爲黑 在音爲羽 在聲爲呻 在變動爲慄 在竅爲耳 在味爲鹹 在志爲恐. 《素問 · 脈要精微論17》: 腰者 腎之府. 《素問 · 金匱眞言論4》: 北方黑色 入通於腎 開竅於二陰 藏精於腎 … 其味鹹 … 是以知病之在骨也 其音羽 … 其臭腐. 《素問 · 臟氣法時論22》: 腎主冬 足少陰太陽主治. 《中藏經》: 腎者 精神之舍 性命之根 外通於耳 男以閉精 女以包血 與膀胱爲表裏 足少陰太陽是其經也. 《醫宗必讀》說, 腎 … 其合骨也 其榮髮也 開竅於二陰. 《靈樞 · 本輸2》: 腎合膀胱 膀胱者 津液之府. 《靈樞 · 本臟47》: 腎合三焦膀胱 三焦膀胱者 腠理毫毛其應.

26) 《靈樞 · 脈度17》: 腎氣通於耳 腎和則耳能聞五音矣. 《難經》: 耳者 腎之候.

經不調 · 閉經 · 不孕 · 滑胎의 생식기능 장애를 초래한다.

한편 後陰을 통한 대변의 배설 역시 腎陽의 작용과 밀접한 관계가 있다. 腎陽은 脾胃를 溫養하여 脾胃의 運化는 물론 腸道를 溫潤함으로써 대장의 傳導를 원활하게 하여 대변의 배설을 돕는다. 만약 腎陽虛로 脾陽을 溫煦하지 못하여 脾腎이 虛하면 새벽에 腸鳴과 腹痛을 동반한 泄瀉를 하며(腎泄; 五更泄), 또한 津液을 蒸하여 腸道를 溫潤하지 못하면 腸寒氣滯로 변비나 배변 곤란을 야기한다. 腎陰虛 역시 腸道를 滋潤하지 못하여 변비를 유발하는데, '腎惡燥'[27]는 이를 가리킨다.

이처럼 腎臟은 二陰의 배뇨 · 배변에 관여하므로[28] '腎司二便'이라고 한다. 임상에서 腎氣의 不足과 膀胱의 虛寒으로 인한 小便頻數 · 遺尿에 縮泉丸으로 溫腎祛寒 · 固澁小便하고, 腎氣의 부족으로 인한 소변불리(소변이 감소하고 배뇨가 곤란하거나 小便이 막혀 나오지 않는 것을 말함)와 부종에 金匱腎氣丸으로 溫補腎氣하며, 脾腎陽虛의 水氣內停으로 소변이 불리하고 肢體에 浮腫과 四肢가 무겁고 동통이 있는 경우에 眞武湯으로 溫陽利水한다. 또한 腎陽虛로 인한 冷秘에 半硫丸으로 下焦를 溫暖하게 하거나, 脾腎陽虛로 인한 五更泄에 四神丸으로 命門火衰를 다스리는 것은 모두 腎臟과 二便의 관계를 응용한 치료이다.

4.3. 髓, 骨, 腦

髓, 骨, 腦는 각각 奇恒之腑의 하나로 腎의 생리와 밀접한 관계가 있다.[29] 즉 腎은 髓의 생성을 통하여 骨이나 腦의 기능에 영향을 미친다. 腎精이 髓로 전환하여 뼈를 영양하면 골격이 튼튼하고(腎主骨), 腦를 充養하여(腎通腦) 감각과 운동신경 및 智力에 영향을 미친다. 이에 腎을 '作强之官으로 伎巧出焉'[30]이라고 한다.

임상에서 腎精의 부족으로 髓의 생성이 충분하지 못하면, 骨 · 척추 · 뇌가 髓의 영양을 받지 못하여 해당 기관의 병변이 나타난다. 骨이 髓의 영양을 받지 못하면 骨軟無力으로 腰脊不擧 · 腰腿酸軟 · 足痿無力의 骨痿(골밀도 저하와 골다공증) 증상과 골절이 발생하기 쉽다.[31] 또 치아를 영양하지 못하면 치아가 약하고 흔들리며 심하면 일찍 빠지기도 하고, 소

27) 신장은 水의 臟으로 그 성질이 潤한데, 腎氣가 燥하면 腎精이 고갈되어 潤下의 속성을 손상하므로 燥氣를 싫어한다.

28) 《景岳全書》: 腎爲胃之關 開竅二陰 所以二便之開閉 皆腎臟之所主; 이를 馬蒔는 '腎主下焦 膀胱爲府 開竅於二陰 故腎氣化則二陰通 腎氣不化則二陰閉 閉則胃上滿 故曰腎者胃之關也'라고 했다. 腎陽의 기화에 의한 소변의 조절은 항 이뇨호르몬(ADH)의 분비조절과 관련성이 있다.

29) 《素問 · 陰陽應象大論5》: 腎生骨髓. 《素問 · 五臟生成論10》: 腎合骨. 《素問 · 六節臟象論9》: 腎者 … 其充在骨. 《靈樞 · 本臟47》: 腎應骨. 《黃帝內經素問集注》: 腎藏精髓 而注於骨 故所主在骨. 《素問 · 痿論44》: 髓者骨之充也. 《素問 · 五臟生成論10》: 諸髓者 皆屬於腦. 《靈樞 · 海論33》: 腦爲髓之海.

30) 《素問 · 靈蘭秘典論8》: 腎者 作强之官 伎巧出焉. 唐容川은 이를 '盖髓者 腎精所生 精足則髓足 髓在骨內 髓足則骨强 所以能作强 而才力過人也 精以生神 精足神强 自多伎巧 髓不足者力不强 精不足者智不多'로 해석했다.

31) 《素問 · 痿論44》: 腎氣熱 則腰脊不擧 骨枯而髓減發爲骨痿. 《素問 · 脈要精微論17》: 骨者 髓之府 不能久立 行則振掉 骨將憊矣.

아에게서 치아의 발육이 지연되는 '齒遲'의 증상이 나타난다. 또한 腦가 髓의 영양을 받지 못하면 성인이나 노인의 경우 頭暈·耳鳴·健忘·失眠·사고지연 등 뇌기능이 감퇴하고,[32] 소아에게 있어서는 대뇌의 발육 부전이 나타난다. 이때에는 '腎主骨'과 '腎生骨髓'의 이론을 응용하여 補腎塡精을 위주로 치료하며, 이는 골절의 치료나 골질의 형성에도 좋은 효과를 거둔다.

32) 《靈樞·海論33》: 髓海有餘 則輕勁多力 自過其度 髓海不足 則腦轉耳鳴 脛酸眩冒 目無所見 懈怠安臥(髓海가 유여하면 사지가 가볍고 힘이 있어서 노력이 지나쳐도 인내할 수 있으며, 髓海가 부족하면 腦轉, 耳鳴, 脛酸, 眩冒, 目無所見의 증상이 나타나고 나태하여 눕기를 좋아한다)

4.4. 髮

頭髮은 腎의 外候로서 두발의 생장과 탈락, 윤택과 枯槁는 신장 精氣의 성쇠를 반영하는 지표이다.[33] 腎精은 두발을 영양하는 중요한 물질로 腎精이 充足하면 두발의 생장이 빠르고 稠密하며 광택이 있으나, 腎精이 虛衰하면 탈모가 일어나 성기고 새치가 생기기도 한다.

33) 《素問·五臟生成10》: 腎之合骨也 其榮髮也. 《素問·六節臟象論9》: 腎 … 其華在髮.

일반적으로 腎精이 충만한 청·장년기에는 모발이 검고 윤기가 있으나, 노인은 腎精이 점점 쇠퇴하여 모발이 희어지고 윤기가 없으며 잘 빠지게 된다. 그러나 젊고 건강한 사람이 새치가 생기는 것은 신경성과 스트레스로 인한 경우가 많다. 한편 두발의 생리나 병리는 혈액의 濡養 작용과도 유관하므로 "髮은 血의 餘가 된다." 그러나 精과 血은 상호 전화하므로 결국 腎精에 그 근원이 있다고 하겠다.

4.5. 志, 恐, 驚

腎은 정신·정지의 방면에서 志, 恐, 驚과 밀접한 관계가 있다. 志는 기억을 통한 생각과 사물을 인식하는 의식 활동으로 腎精의 자양에 의존한다.[34] 腎精이 부족하면 藏志의 활동이 위축되어 사고지둔, 기억력 감퇴 및 건망증을 야기한다.[35] 임상에서 이러한 경우에 補腎의 방법으로 양호한 효과를 얻는다.

34) 《靈樞·本神8》: 腎藏精 精舍志. 《靈樞·本神8》: 意之所存 謂之志.

35) 《靈樞·本神8》: 腎盛怒而不止 則傷志 志傷則喜忘其前言.

腎氣의 상태는 驚과 恐의 정서변화에 영향을 미친다. 腎氣가 虛하면 조그마한 자극에도 쉽게 놀라고 무서워하며 불안해한다. 이를 '腎氣虛則恐'이라고 한다. 驚과 恐은 자신의 안전이 위협을 받음으로써 느끼는 놀라고 두려워하는 정서 변화로서 서로 유사하나 驚은 외부의 자극에 기인하며 스스로 알지 못하고, 恐은 내부로부터 생기며 스스로 안다. 氣機의 관점에서 恐은 氣를 하행하게 하고 驚은 氣의 문란을 초래하여,[36] 임상적으로 二便의 失禁, 遺精, 骨酸, 痿厥의 병증을 일으킨다.

4.6. 唾

唾(침)는 구강에서 분비되는 액체로 비교적 농도가 짙은 부분을 말한다. 타액은 腎精이 화생한 것으로, 腎精이 腎經을 따라 舌下로 上注하고 이것이 廉泉·玉英으로 나와 口舌을 滋潤하고 소화를 돕는다.[37] 腎精이 虛하면 타액의 분비가 감소하여 口乾, 咽燥, 舌燥의 증상이 나타나고, 腎陽이 虛하면 타액의 분비가 과도하여 多唾, 久唾의 증상이 야기되어 腎精을 耗損시킬 수 있다.

4.7. 腰

腰(허리)는 腎의 府이며, 그 經脈이 腰脊을 관통하므로 腎과 밀접한 관계로 腎의 생리와 병리 변화를 반영한다.[38] 이에 '腰者腎之外候'라 한다. 腎精은 허리를 滋養하여 健壯하게 하고 굴신활동을 원활하게 한다. 따라서 腎精이 虛損되면 허리가 시큰거리고 힘이 없으며(酸軟無力), 통증이 있고 굴신활동이 자유롭지 못하게 되는데, 이를 腎虛腰痛이라고 한다.

《黃帝內經》에서는 腎臟의 병변에 의한 腰脊痛, 腰尻痛, 屈伸不利의 증상을 지적하고 있으며[39] 임상적으로 중요한 의의가 있다.

5. 腎의 經絡

腎의 經絡은 腎의 氣가 운행·분포하는 경로로 足少陰腎經·足少陰經別·足少陰絡脈·足少陰經筋 및 足少陰皮部로 구성된다.

5.1. 足少陰腎經(Kidney Meridian)

足少陰腎經은 馬王堆漢墓의 帛書에서 처음 '足少陰温' 혹은 '少陰脈'이라 칭했고, 《靈樞·經脈》에 腎足少陰之脈으로 기재되어 현재 足少陰腎經이라고 통칭한다.

① 氣化: 少陰經의 從化經으로 水火既濟를 조절한다.

足少陰腎經(腎經)은 少陰의 君火와 腎의 寒水가 결합한 從化經이다. 그 氣化는 少陰經은 君火를 주관하므로 腎의 水性이 少陰의 火를 따라

36) 《素問·擧痛論39》: 恐則精却 却則上焦閉 上焦閉則氣還 還則下焦脹 故氣下行矣 … 驚則心無所倚 神無所歸 慮無所定 故氣亂矣. 《靈樞·本神8》: 恐懼而不解則傷精 精傷則骨酸痿厥 精時自下.

37) 《靈樞·九鍼78》: 五液 心主汗 肝主淚 肺主涕 腎主唾 脾主涎 此五液所出也. 楊上善曰 … 腎爲唾 口中較稠厚的爲部分 所以腎液 可循腎脈上注於舌下 出廉泉 玉英而爲唾 潤澤口舌. 《靈樞·脹論35》: 廉泉玉英者 津液之道也.

38) 《素問·脈要精微論17》: 腰者腎之府; 腰者腎之府 轉搖不能 腎將憊矣. 《東醫寶鑑》: 腰者腎之外候

39) 《素問·標本病傳論65》: 腎病少腹腰脊痛䯒痠. 《靈樞·本臟47》: 腎下則腰尻痛 不可以俯仰.

寒從熱化(熱化)하며, 腎經의 氣化에 의한 생리조절은 다음과 같다.

첫째, 腎經의 熱化는 腎 자체의 水性이 少陰火의 溫養을 얻어 寒氣에 손상되지 않고 藏精과 主水의 기능을 발휘하게 된다. 그러나 腎水의 熱化하려는 특성으로 腎精이 소모되기 쉬우므로 항상 '節慾貯精'하여 腎精을 보존해야 한다. 이에 腎을 양생적 측면에서 '腎本無實 不可瀉'라 한다. 또한 腎은 少陰經의 多氣少血의 특성으로 腎陽이 전신을 溫煦하고, 樞機의 특성으로 膀胱의 開闔을 조절하여 소변의 저장과 배설을 가능하게 한다.

둘째, 足太陽膀胱經과 表裏經으로 經氣가 상통하여 膀胱의 寒熱대사를 조절한다. 즉 腎經의 熱化는 膀胱의 寒水를 溫養하여 開闔의 작용을 제어하므로 방광이 소변의 저장과 배설의 기능을 발휘하도고 한다. 이것이 腎陽의 기화에 의한 방광의 貯尿와 排尿로《黃帝內經》에서 "膀胱은 州都之官으로 진액을 저장하며 腎의 氣化에 의하여 배출된다."고 했다. 반대로 膀胱의 寒性은 腎經의 熱化를 제어하여 腎精의 손상을 막는다.

도표 2-4-10. 足少陰腎經의 기화:

足少陰腎經은 少陰相火와 腎水가 결합한 從化經으로 체내 水火의 氣化를 조절한다. 또 表裏經, 同名經과 경기상통으로 膀胱과 心의 생리와 병리에 영향을 미친다.

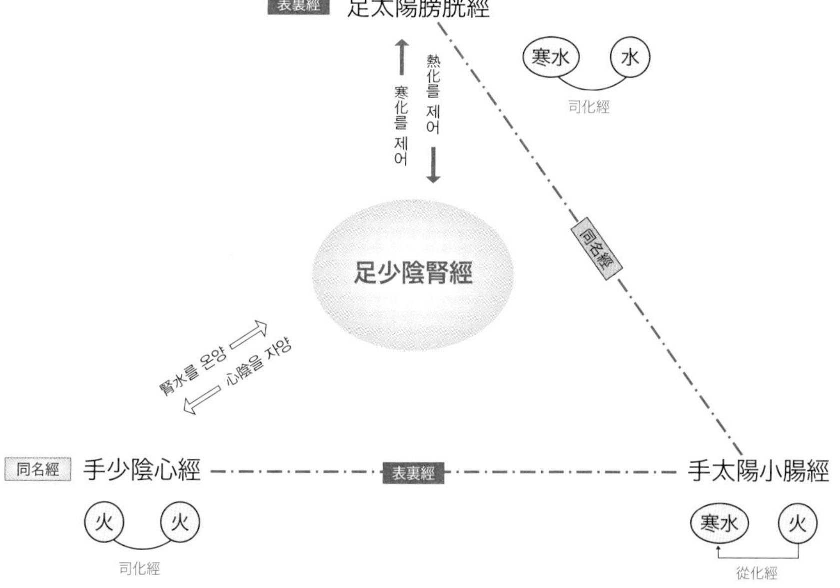

셋째, 手少陰心經과 同名經으로 經氣가 상통하여 心의 寒熱대사를 조절한다. 즉 腎의 水性은 心의 火性을 제어하여 心火가 치성하지 않도록 하고, 반대로 心의 火性은 아래로 腎水를 溫養함으로써 腎陽의 氣化를 도와 腎이 藏精과 主水의 기능을 발휘하도록 한다.

이처럼 足少陰腎經은 水火旣濟의 氣化를 제어하여 腎, 膀胱(表裏經), 心(同名經)의 생리를 조절함을 알 수 있다.

[임상적 고찰]

임상적으로 足少陰腎經의 병태는 水火旣濟의 실조로 인한 寒證과 熱證으로 구분된다. 이를 腎의 생리특성에 의하여 분류하면 寒證은 腎氣虛와 腎陽虛로 구분되고, 熱證은 腎陰虛와 陰虛火動의 證으로 나눌 수 있다.

寒證은 少陰火의 氣化가 不及하면 腎精의 氣化가 부족하여 腎氣虛의 병태가 나타난다. 腎氣虛로 氣의 封藏과 固攝의 기능을 상실하면 遺精·早泄과 尿頻·遺尿(요실금) 및 喘息·氣短(呼多吸少)의 병증이 나타난다. 腎氣虛가 진행되어 腎水가 少陰火의 溫養을 받지 못하여 腎陽虛의 병태를 초래한다. 腎陽虛로 陽氣가 外達하지 못하면 腎氣虛의 증상 외에 形寒肢冷·腰膝冷感의 寒象과 陽萎의 증상이 나타난다. 또한 腎陽虛로 脾陽을 溫養하지 못하면 脾의 運化기능이 실조되어 식욕부진, 새벽녘의 설사(五更泄), 복통 등의 소화장애와 水濕의 운화 불리로 尿少·尿閉의 소변불리와 肢體의 부종(眞武湯으로 溫陽利水)은 물론 四肢厥冷을 특징으로 하는 脾腎陽虛의 증상을 유발하기도 한다. 또한 寒濕의 울체로 陰黃이 나타나기도 한다.

熱證은 少陰의 기화가 太過하면 腎水가 少陰火를 따라 熱化하여 腎精을 소모하고 손상시키는데, 이를 腎陰虛라고 한다. 腎陰虛의 증후를 살펴보면 腎精이 腦髓를 자양하지 못하여 頭暈·耳鳴·耳聾·健忘·失眠하고(腦爲髓之海), 骨을 充養하지 못하면 腰·脊·腿·膝·脛의 酸軟無力의 병증이 나타나고(腎主骨), 腎經이 연계하는 인후에 咽乾·舌燥의 증상이 나타난다(循喉嚨 挾舌本). 또한 腎精의 손상이 오래 지속되면 腎

도표 2-4-11. 足少陰腎經의 병태와 처방:

腎經의 기화실조는 少陰火의 태과와 불급으로 인한 熱證과 寒證의 병태로 나타난다.

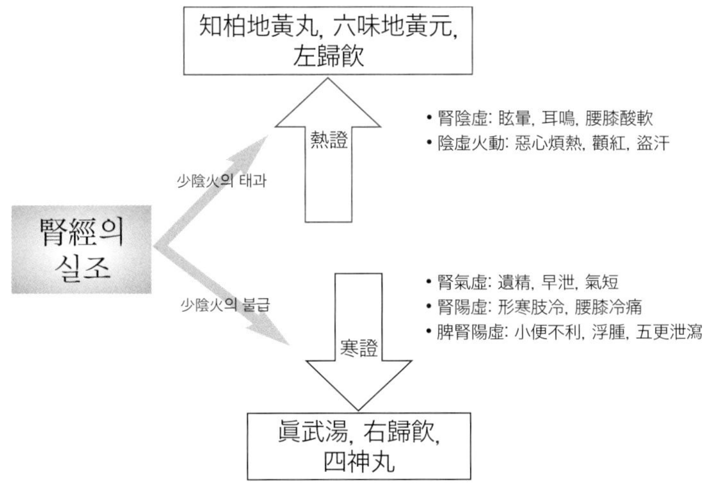

의 水가 火를 제어하지 못하여 陰虛火動의 병태로 五心煩熱 · 潮熱 · 顴紅 · 盜汗 · 遺精 · 早泄 · 骨蒸의 증상이 발생하며 滋陰降火湯을 활용한다.

2 流注와 생리

腎은 足少陰經絡의 經氣의 운행을 통하여 膀胱 · 肝 · 肺 · 心의 장부를 연락하고, 足跟 · 小腿의 내측 · 膕窩의 내측 · 大腿내측의 뒤쪽 · 腰脊 · 喉嚨 · 舌根 · 項部를 연계한다. 이는 腎의 생리 · 병리적 정황을 반영하는 중요한 상응부위이다.

腎經의 '屬腎絡膀胱'의 연계는 腎陽이 膀胱의 開闔을 조절하여 尿의 저장과 배설에 관여하는 腎과 膀胱의 표리관계를 설명한다. 또한 '從腎 上貫肝膈'의 流注는 肝과 腎을 연계하여 精血이 상호 전화하는 '乙癸同源'의 이론적 근거가 된다. 또한 '入肺中'의 운행은 腎陰이 肺陰을 滋養하고, 호흡에 있어 肺主出氣와 腎主納氣의 생리 즉 '金水相生'의 생리적 협조를 유지한다. '絡心'은 心腎의 相交에 의한 '水火旣濟'의 생리를 인식하는 근거가 된다. 이처럼 腎經의 유주는 腎과 膀胱 · 肝 · 肺 및 心 사이의 상호관계를 설명하는 기초가 됨을 알 수 있다.

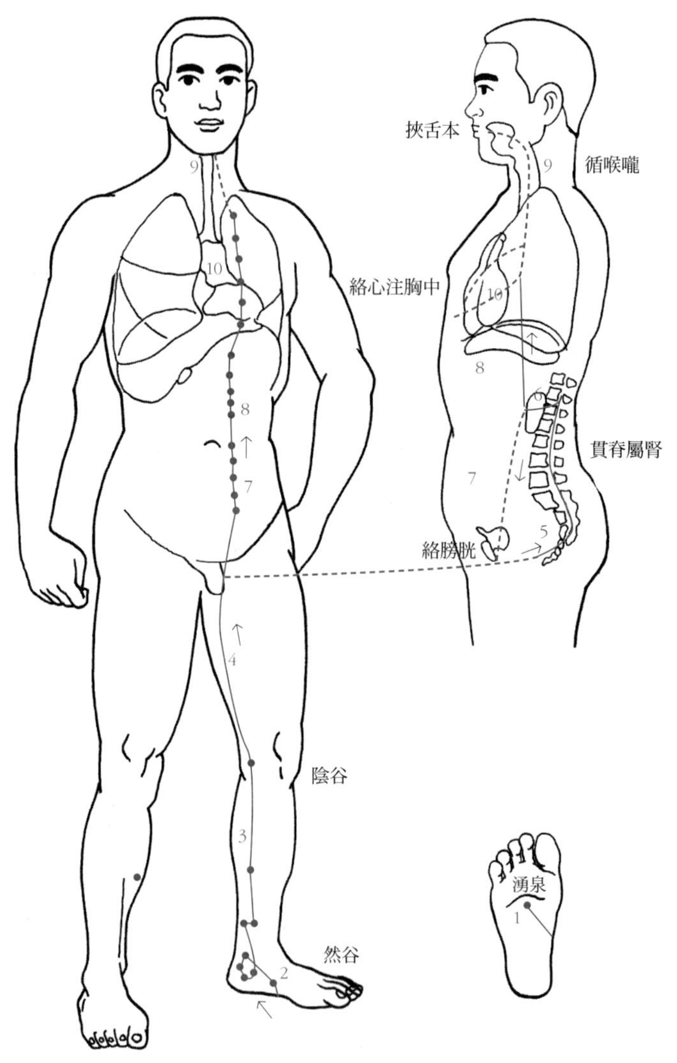

그림 2-4-02. 足少陰腎經의 유주

> **《靈樞 · 經脈》** 腎足少陰之脈 起於小趾之下 斜走足心[1] 出於然谷之下 循內踝之後 別入跟中[2] 以上腨內[3] 出膕內廉 上股內後廉[4] 貫脊[5] 屬腎[6] 絡膀胱[7] 其直者 從腎 上貫肝膈[8] 入肺中 循喉嚨[9] 挾舌本 其支者 從肺出 絡心 注胸中[10]

☞足少陰腎經은 새끼발가락의 말단 아래에서 시작하여 비스듬히 足心(湧泉穴)으로 가서 然谷穴의 아래로 나와 內踝의 뒤쪽(太溪穴)을 따라 足根으로 진입하고, 小腿 내측의 뒤쪽으로 올라가서 膝窩의 내측(陰谷穴)

으로 나와 대퇴내측의 뒤쪽을 따라 상행하여 督脈의 長强穴에서 척추를 관통하여 腎에 귀속되고 膀胱을 연락한다. 그 직행하는 經脈은 腎에서 위(上)로 肝과 횡격막을 통과해서 肺로 진입하고 喉嚨를 따라 舌根에 이른다. 그 분지는 肺에서 나와 心을 연락하고 흉중으로 들어가 手厥陰心包經에 이어진다.

3 腎經의 經穴

腎經은 27개의 經穴이 있다. 그 명칭은 涌泉 · 然谷 · 太谿 · 大鐘 · 水泉 · 照海 · 復溜 · 交信 · 築賓 · 陰谷 · 橫骨 · 大赫 · 氣穴 · 四滿 · 中注 · 肓兪 · 商曲 · 石關 · 陰都 · 腹通谷 · 幽門 · 步廊 · 神封 · 靈墟 · 神藏 · 彧中 · 兪府로 좌우 54穴이다.[40]

4 腎經의 효능

腎經은 溫陽(溫補腎陽, 溫運脾陽, 溫陽利水, 溫腎納氣) · 養腎陰(滋陰降火, 寧心安神, 調經止帶) 및 通經活絡의 효능으로 腎과 膀胱의 생리를 조절하고, 비뇨 · 생식 · 정신신경의 질환 및 요부 · 인후부의 병증을 치료한다.

5 腎經의 病態

腎經의 병증은 腎 · 膀胱 · 肝 · 肺 · 咽喉의 질환이나, 經絡이 분포하는 足跟 · 膕內廉 · 股內後廉 · 脊 · 喉嚨 · 舌本 · 胸中으로 반영된다.

주요 증상은 '是動則病'과 '是主腎所生病'으로 개괄되는데, 口熱 · 舌乾 · 咽乾 · 咽喉腫痛 · 腰痛 · 腰脊 및 股의 내측 뒤쪽 가장자리의 동통, 足의 痿厥, 발바닥의 발열과 동통을 주요 증상으로 하는 外經의 병후와 面黑 · 咳血 · 氣喘 · 目眩 · 心慌 · 心煩 · 心痛 · 心悸 · 遺尿 · 小便頻數 · 遺精 · 陽萎 · 腸澼 · 嗜臥 · 月經不調 · 水腫을 주 증상으로 하는 內臟의 병후가 있다.

腎經의 病機는 少陰火의 寒化로 인한 腎氣虛와 腎陽虛 그리고 熱化로 인한 腎陰虛와 陰虛火動으로 구분된다. 腎氣虛의 證은 腎氣의 부족으로 인한 嗜臥 · 善恐 · 心悸(心惕惕如人將捕之) 등의 증상이 있다. 腎陽虛의 證은 腎陽의 부족으로 脾胃를 溫養하지 못하면 受納과 運化능에 영향을

40) 腎의 經穴歌:
足少陰穴二十七 涌泉然谷太谿溢
大鐘水泉通照海 復溜交信築賓實
陰谷膝內跗骨後 已上從足走至膝
橫骨大赫聯氣穴 四滿中注肓兪臍
商曲石關陰都密 通谷幽門半寸開
折量腹上分十一 步廊神封膺靈墟
神藏彧中兪府畢.

미쳐 飢不欲食 · 心如懸若飢狀 · 痿厥 · 腸澼(腎陽虛로 인한 것으로 陽明經의 濕熱로 인한 이질과 감별해야 함)이 나타나고, 陽氣가 외달하지 못하여 面如漆柴 · 黃疸(陽虛로 寒濕의 울체로 인한 陰黃을 말함, 濕熱로

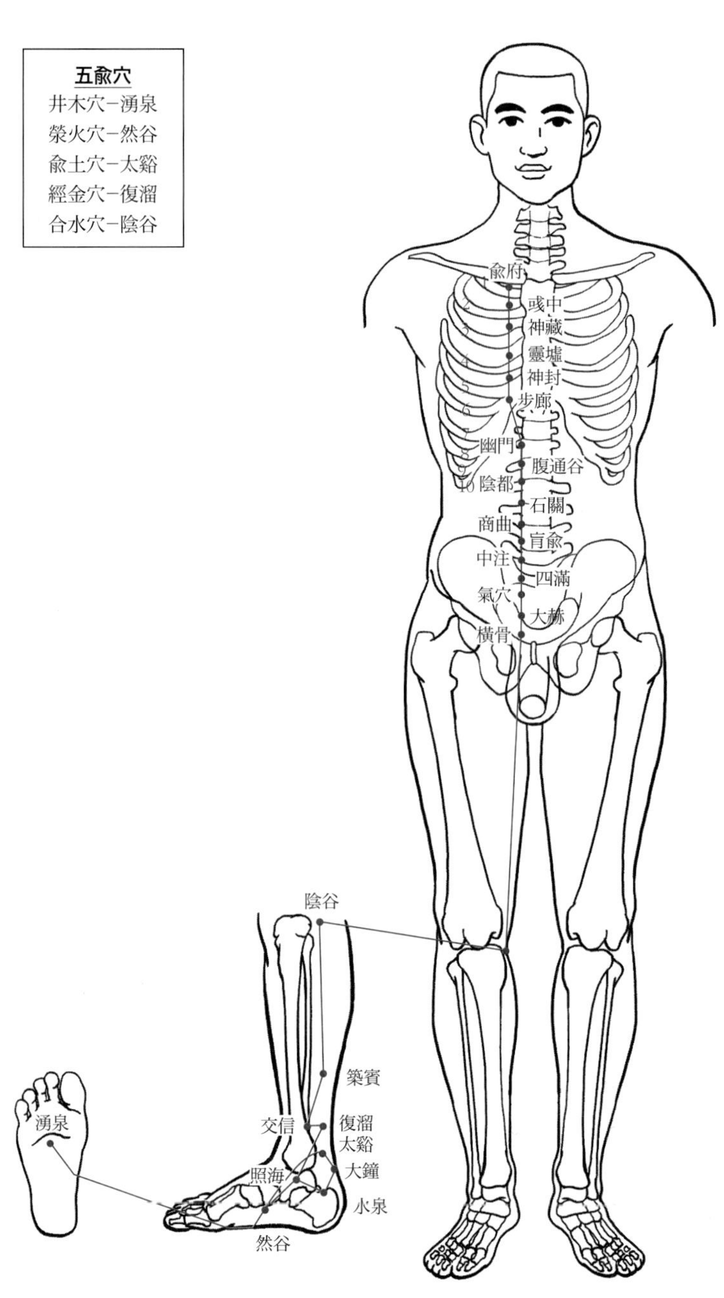

그림 2-4-03. 足少陰腎經의 경혈

인한 陽黃과 다름)의 증상을 볼 수 있다.

腎陰虛의 目䀮䀮(眼昏)은 腎精이 肝陰을 자양하지 못하여 나타나는데, '上貫肝膈'의 유주와 관련이 있다. 또한 척추와 대퇴의 내측 뒤쪽 가장자리의 동통은 '上股內後廉 貫脊'의 經脈 유주와 관련한 질환이다. 陰虛火動의 증상으로 口熱·舌乾·咽腫·嗌乾而痛은 '循喉嚨 挾舌本'의 유주, 煩心·心痛의 증상은 '絡心 注胸中'의 유주, 咳嗽와 喀血은 虛火가 肺絡을 손상한 것으로 '入肺中'의 유주, 足下의 발열과 동통은 '斜走足心'의 유주와 관련이 있다.

《靈樞·經脈》 是動則病飢不欲食 面如漆柴* 咳唾則有血 喝喝*而喘 坐而欲起 目䀮䀮*如無所見 心如懸*若飢狀 氣不足則善恐 心惕惕*如人將捕之 是爲骨厥 是主腎所生病者 口熱 舌乾 咽腫 上氣 嗌乾及痛 煩心 心痛 黃疸 腸澼* 脊股內後廉痛 痿厥 嗜臥 足下熱而痛

☞腎經의 經氣 변동으로 인한 병후는 飢不欲食·面色憔悴·咳唾有血·喘急有聲·坐臥不安·視物不明·心中이 공허한 것이 굶주린 것과 같은(心慌) 증상이 있다. 腎氣가 부족하면 잘 두려워하고 누군가 자기를 붙잡으러 오는 것처럼 마음이 불안하게 된다. 이는 足少陰腎經의 經氣가 厥逆한 것으로 骨厥이라고 칭한다.

본 經脈이 치료할 수 있는 證候는 口熱·舌乾·咽喉腫痛·呼吸氣逆·咽乾·咽痛·心煩·心痛·陰黃·痢疾·脊樞와 大腿의 내측 뒤쪽 가장자리의 동통·足의 萎軟과 厥冷·嗜臥·발바닥의 發熱과 동통의 증상이 있다.

◎ **注 釋** ◎

*漆柴: 안색이 憔悴하고 옻칠과 같이 거무스레하여 광택이 없음을 형용한 것이다.
*喝喝: 喘聲嘶啞를 형용한 것으로 숨을 헐떡이고 거칠게 쉬는 것을 말한다.
*䀮䀮: 사물이 똑똑히 보이지 않고 흐릿하게 보이는 것을 형용한 것이다.
*心如懸: 마음이 공허한 느낌을 말한다.
*惕惕: 겁먹어 불안한 모양을 형용한 것이다.
*腸澼: 설사·痢疾의 고대 명칭이다.

5.2. 足少陰經別

腎의 經別은 '上至腎'으로 腎臟을 연락하고, '出屬帶脈'으로 帶脈, '繫舌本'으로 舌根을 연계한다.

> 足少陰之正 至膕中 別走太陽而合 上至腎 當十四椎 出屬帶脈 直者繫舌本 復出於項 合於太陽 此爲一合

☞足少陰經脈의 正脈(別)은 무릎오금(膕)에서 별도로 나와 足太陽經別로 주행하여 합하고, 위로 腎에 이르고 제2요추에서 나와 帶脈에 귀속한

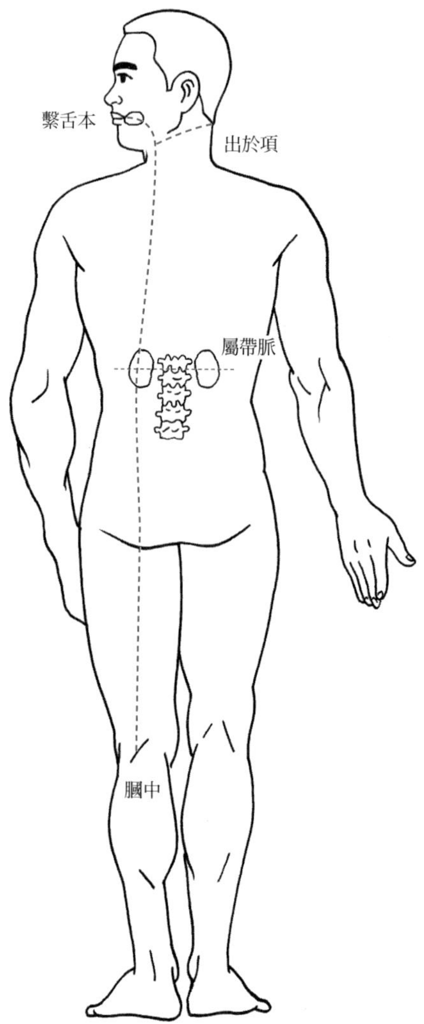

그림 2-4-04. 足少陰經別의 유주

다. 직행하는 經別은 舌根을 연계하고 목덜미로 와서 合하니 이것이 一合이다.

5.3. 足少陰絡脈

Ⅰ 流注

腎의 絡脈은 大鍾穴에서 足跟을 연계하고, 위(上)로 心包를 연락한다. 특히 밖으로 腰脊을 관통하여 '腰者腎之外候'의 이론적 근거를 제공한다.

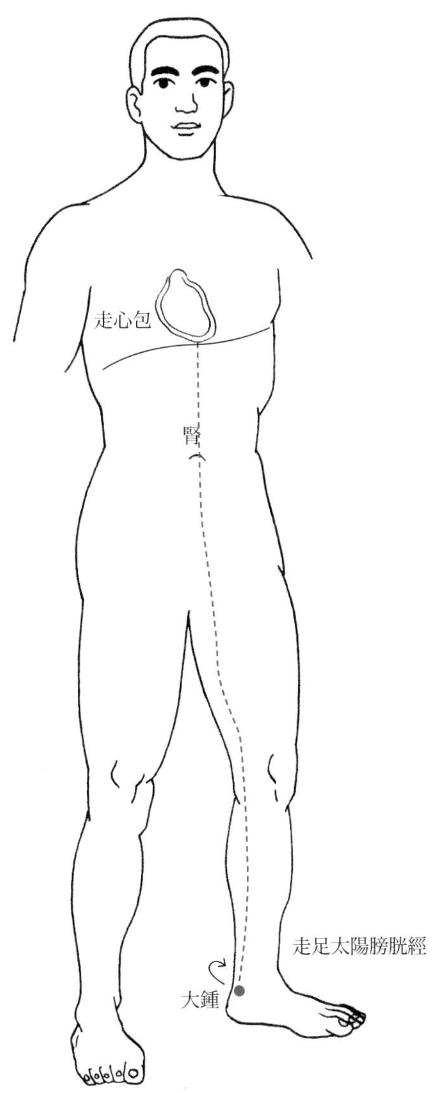

그림 2-4-05. 足少陰絡脈의 분포

2 病證

絡脈 병증의 經氣의 逆上으로 心煩・胸悶하고, 소변불통은 別走太陽, 요통은 外貫腰脊의 경락 유주에 기인한다.

❶足少陰之別 名曰大鍾 當踝後繞跟 別走太陽 其別者 幷經上走於心包下 外貫腰脊
❷其病氣逆則煩悶 實則閉癃 虛則腰痛 取之所別者也

☞足少陰腎經의 絡脈이 분출되는 絡穴을 大鍾이라고 한다. 足少陰絡脈은 大鍾에서 足太陽膀胱經으로 別走하고, 그 別行하는 支脈은 足少陰腎經과 함께 心包의 아래로 주행하고 밖으로 腰脊을 관통한다.

☞病으로 經氣가 上逆하면 心煩・胸悶의 증상이 나타나고, 邪氣가 實하여 腎의 氣化作用이 실조되면 膀胱의 氣化가 불리하여 小便이 불통한다. 또 腎氣가 虛하면 腰痛이 발생한다. 본 絡脈이 別出하는 大鍾穴을 치료한다.

5.4. 足少陰經筋

1 분포

腎의 經筋은 足跟・內輔下・陰器・枕骨에 結하고, 하지의 내측과 척주의 내부를 따라 척추를 끼고 침골에 닿는다.

足少陰之筋 起於小趾之下[1] 幷足太陰之筋 斜走內踝之下 結於踵[2] 與太陽之筋合 而上結於內輔之下[3] 幷太陰之筋 而上循陰股 結於陰器[4] 循脊內挾膂[5] 上至項[6] 結於枕骨[7] 與足太陽之筋合

☞새끼발가락의 아래에서 시작하여 足太陰經筋과 함께 內踝의 아래로 비스듬히 주행하여 跟部에 結하고, 足太陽經筋과 합하여 위로 脛骨의 內髁 아래에 結한다. 足太陰經筋과 함께 대퇴 내측을 따라 올라가 陰器에 結하고, 다시 脊柱 안쪽의 등골을 끼고 올라가 項部에 이르러 枕骨에 結하고 足太陽經筋과 結合한다.

2 病證

足少陰經筋의 병증은 筋骨이 腎精의 濡養을 상실하여 일어나는 것으

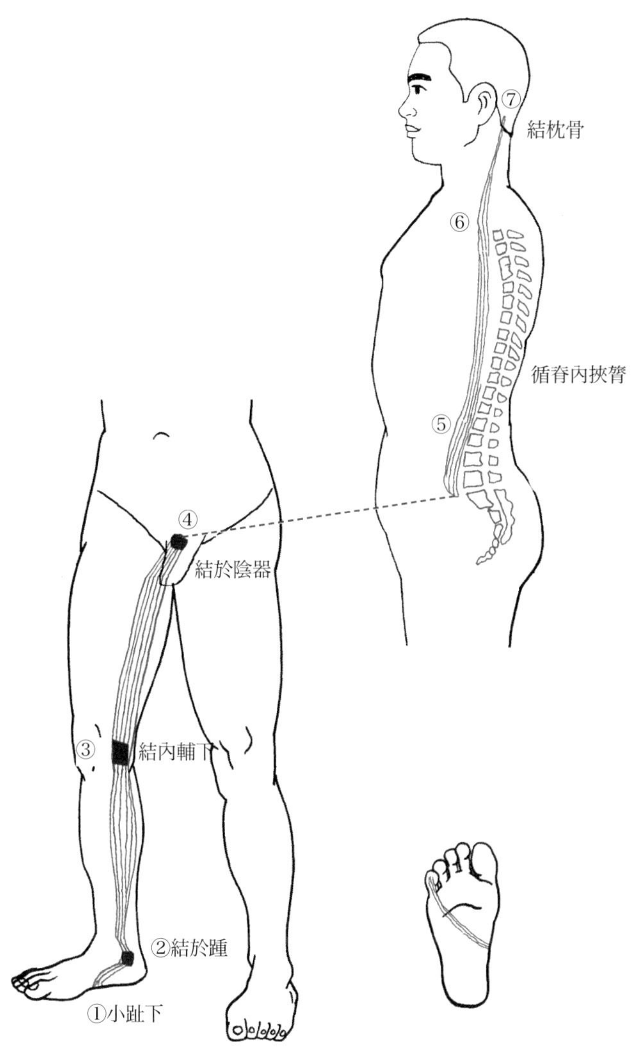

그림 2-4-06. 足少陰經筋의 분포

로 癲癇 · 拘攣 · 痓攣이 주요 증상이다. 또 배부의 經筋의 병변으로 허리를 굴신할 수 없게 된다.

> 其病足下轉筋 及所過而結者 皆痛及轉筋 病在此者 主癇瘛及痓* 在外者不能俯 在內者不能仰* 故陽病者 腰反折不俯 陰病者不能仰 … 在內者熨引飮葯 此筋折紐* 紐發數甚者 死不治

☞본 經筋이 발생하는 병증은 발바닥의 痙攣, 足少陰經筋이 지나고 結聚하는 부위의 통증과 痙攣이 발생한다. 足少陰經筋에 病이 생기면 癲癎·拘攣·痙攣의 증상이 주가 된다. 만약 背筋에 病이 있으면 허리를 굽힐 수 없고, 腹筋에 病이 있으면 허리를 뒤로 젖힐 수 없다. 그러므로 陽病(背部의 拘急)은 허리를 굽혀 숙일 수 없고, 陰病(腹部의 拘急)은 몸을 뒤로 젖힐 수 없다. 病이 內에 있는 것은 熨法·導引·湯藥의 飮服 등의 치법을 사용한다. 본 經筋의 紐折病(癲癎證·拘攣證·痙攣證)의 발작 횟수가 많고 심하면 치료할 수 없다.

◎ **注 釋** ◎

*癎瘛及痙: 張介賓은 "癎은 癲癎이고, 瘛는 경련이며, 痙은 强直·反張으로서 瘛보다 심한 것이다. 足少陰經은 天一의 經으로 眞陰이 상하므로 이러한 病이 생긴다(癎 癲癎也 瘛 牽急也 痙 堅强反張尤甚於瘛也 足少陰爲天一之經 眞陰受傷 故爲此病)."고 했다

*外者不能俯 在內者不能仰: 楊上善은 "등은 외부이며 陽에 속한다. 腹部는 내부이며 陰이다. 병이 등의 筋에 있으면 근육이 땅기므로 머리를 숙이지 못하고, 병이 腹部의 筋에 있으면 근육이 땅기므로 몸을 뒤로 젖히지 못한다(背爲外爲陽也 腹爲內爲陰也 故病在背筋 筋急故不得低頭也 病在腹筋 筋急不得仰身也)."고 했다. 馬蒔는 "병이 외부에 있으면 숙이지 못한다는 것은 陽病으로 허리가 뒤로 젖혀져 숙일 수 없고 그 병은 뒤쪽에 있다. 병이 안에 있으면 젖힐 수 없다는 것은 陰病으로 腹部가 불편하므로 몸을 젖힐 수 없으니 병이 앞쪽에 있는 것이다(在外不能俯者 正以陽病之腰反折 故不能俯 其病在後也 在內不能仰者 以陰病之腹不舒 故不能仰 其病在前也)."라고 했다.

*折紐: 張志聰은 "折紐은 癎·瘛·强·痙이다. 이러한 증상이 자주 일어나면서 심하면 치료할 수 없다. 少陰은 津液을 저장하여 筋骨을 濡養함으로써 관절운동을 원활하게 한다. 陽氣가 유연하면 筋을 기르게 되는데 뒤틀림이 잦고 심하다는 것은 精陽의 氣가 끊어진 것이다(折紐者 癎瘛强痙也 如紐發頻數而甚者 死不治 盖少陰主藏津液 所以濡筋骨而利關節 陽氣者柔則養筋 紐折數甚 精陽之氣絶也)."라고 했다.

제2절 膀胱(Bladder)

膀胱은 水의 腑로 腎과 표리를 이루어 소변의 저장과 배출을 담당하는 속이 빈 주머니 같은 근육기관으로 水曹掾(고대에 물을 관리하는 관직의 명칭) 또는 玉海라고도 한다.[41] 그 足太陽膀胱經은 太陽寒水의 기화를 다스려 체내 水火旣濟의 항상성을 조절한다.

41) 《中藏經》: 膀胱者 津液之府 與腎爲表裏 號曰水曹掾 又名玉海 足太陽是其經也.

1. 위치와 形象

膀胱은 腎臟의 아래 대장의 앞쪽에 자리하는데,[42] 골반 내 치골결합의 뒤쪽에 있고 남자는 직장의 앞, 여자는 질과 자궁 앞에 위치한다. 위로는 尿官을 통해 신장에 연결되고 아래로는 요도를 통하여 前陰으로 통한다. 방광의 저장되는 소변의 양은 성인 남성을 기준으로 400~500mL 정도이다. 《難經》에 의하면 무게는 9兩 2銖, 가운데 둘레(縱廣)는 9寸이며 상구의 둘레(口廣)는 2寸 半이고, 9升 9合의 소변을 저장한다.[43]

42) 《醫宗必讀》: 膀胱當十九樞 居腎之下 大腸之前 有下口 無上口 當臍上一寸水分穴 爲小腸下口 乃膀胱之際.

43) 《難經 · 42難》: 膀胱重九兩二銖 縱廣九寸 盛尿九升九合 口廣二寸半.

2. 膀胱의 생리

2.1. 소변의 저장과 배설

膀胱은 방광 괄약근의 이완(開)과 수축(闔)을 조절하여 소변의 저장과

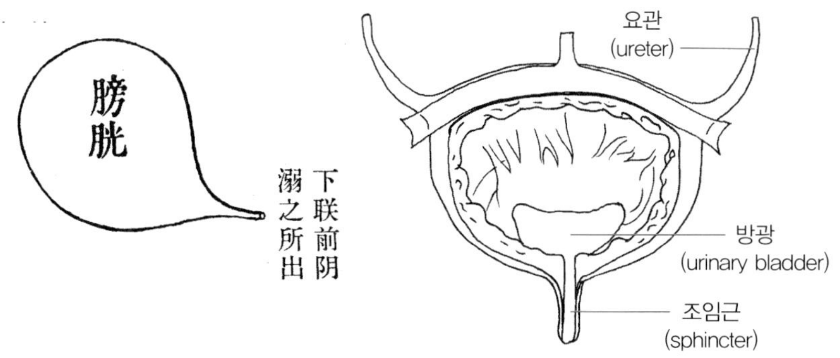

그림 2-4-07. 방광(bladder):

방광은 속이 빈 주머니 모양의 근육 기관으로 골반 내에 있으며 윗면은 복막으로 덮여 있다. 성인 방광의 평균 용적은 약 500ml이고, 팽창되었을 때 방광벽은 2mm 두께가 된다.

배설을 담당한다. 《素問 · 靈蘭秘典論》에 "방광은 州都之官으로 津液藏焉하고, 氣化則能出"이라 하였다.[44] 여기서 '州都'는 水液을 모은다는 뜻이며 '津液'은 소변을 말하고, '氣化則能出'은 방광에 모인 소변이 일정한 용량에 달하면 腎陽의 氣化에 의하여 체외로 배출됨을 말한다.

임상적으로 膀胱의 闔의 작용이 불리하면 尿頻 · 尿急(요절박) · 多尿 · 遺尿의 증상이 나타나고, 開의 작용이 불리하면 잔뇨감 · 尿少 · 尿閉의 증상을 초래한다.[45] 또 대사 후의 수습이 방광으로 滲入하지 못하고 下焦에 정류하면 少腹이 脹滿하고 水濕이 밖으로 넘쳐 부종이 발생한다.[46]

치료는 五苓散(豬苓 · 茯笭 · 澤瀉 · 白朮 · 桂枝)으로 化氣利水한다. 이 처방은 膀胱의 기화실조로 인한 小便不利 · 少腹裏急 · 渴欲飮水 · 水入則吐 · 浮腫 및 舌苔가 薄白하고 수분이 있어 윤기가 나는 증상을 다스리고, 소아의 가성 뇌수막염의 치료에도 응용할 수 있다. 鍼치료는 膀胱經의 絡穴인 飛陽을 취하며, 하복부의 부종이 胃脘의 부위까지 미치면 胃經의 足三里를 다스린다.[47]

3. 膀胱의 經絡

膀胱의 經絡은 膀胱의 氣가 운행 · 분포하는 경로로 足太陽膀胱經 · 足太陽經別 · 足太陽絡脈 · 足太陽經筋 및 足太陽皮部로 구성된다.

3.1. 足太陽膀胱經(Bladder Meridian)

足太陽膀胱經은 馬王堆漢墓의 帛書에서 처음 '足泰陽温' 혹은 '鉅陽脈'으로 기재되었으며, 《靈樞 · 經脈》에 '膀胱足太陽之脈'으로 기재되어 현재 足太陽膀胱經이라고 통칭한다.

[1] 氣化: 太陽經의 司化經으로 水火旣濟를 조절한다.

足太陽膀胱經(膀胱經)은 太陽의 寒과 膀胱의 寒水가 결합한 司化經으로 寒水의 氣化를 수관한다. 膀胱經의 氣化에 의한 생리조절은 다음과 같다.

첫째, 膀胱經의 氣化는 寒과 水의 氣가 同氣로 감응하여 陰의 기운이

44) 《素問 · 靈蘭秘典論8》: 膀胱者 州都之官 津液藏焉 氣化則能出矣. 《醫宗必讀》: 膀胱州都之官 津液藏焉 氣化則能出矣. 《諸病源候論》: 津液之餘者 入胞則爲小便.

45) 《素問 · 宣明五氣23》: 膀胱不利爲癃 不約爲遺尿. 《素問 · 脈要精微論17》: 水泉不止者 是膀胱不藏也. 《靈樞 · 本輸2》: 三焦者 足少陽太陰之所將 太陽之別也 上踝五寸 別入貫腨腸 出於委陽 並太陽之正 入絡膀胱 約下焦 實則閉癃 虛則遺溺 遺溺則補之 閉癃則瀉之.

46) 《靈樞 · 五癃津液別36》: 水穀幷行腸胃之中 別於廻腸 留於下焦 不得滲膀胱 則下焦脹 水溢則爲水脹.

47) 《靈樞 · 四時氣19》: 小腹痛腫 不得小便 邪在三焦約 取之太陽大絡 視其絡脈與厥陰小絡結而血者 腫上及胃脘 取三里.

왕성하게 되므로 방광은 多血少氣와 闔의 특성으로 소변을 저장하게 된다.

둘째, 足少陰腎經과 表裏經으로 經氣가 상통하여 膀胱의 寒熱대사를 조절한다. 즉 膀胱의 寒性은 腎經의 熱化가 지나치지 않도록 제어하여 腎의 藏精의 기능을 유지하게 한다. 반대로 腎經의 熱化는 膀胱의 寒水를 溫養하여 소변의 배출을 유도한다. 《素問 · 靈蘭秘典論》의 "膀胱者 州都之官 津液藏焉 氣化則能出"은 바로 이를 말한다.

셋째, 手太陽少腸經과 同名經으로 經氣가 상통하여 小腸의 寒熱대사를 조절한다. 즉 胱胱의 寒性은 小腸의 火性을 제어하여 小腸의 火가 편성하거나 心으로의 전이를 막고, 반대로 小腸의 火性은 膀胱의 寒水를 溫養하여 소변의 저장과 배출을 조절한다.

이처럼 足太陽膀胱經의 氣化는 膀胱, 腎(表裏經), 小腸(同名經)의 水火旣濟를 제어하여 그 생리를 조절한다.

도표 2-4-12. 足太陽膀胱經의 기화:

足太陽膀胱經은 太陽의 寒과 膀胱의 水가 결합한 司化經으로 체내 水火의 氣化를 주관한다. 또한 表裏經, 同名經과 경기상통으로 腎과 小腸의 생리와 병리에 영향을 미친다.

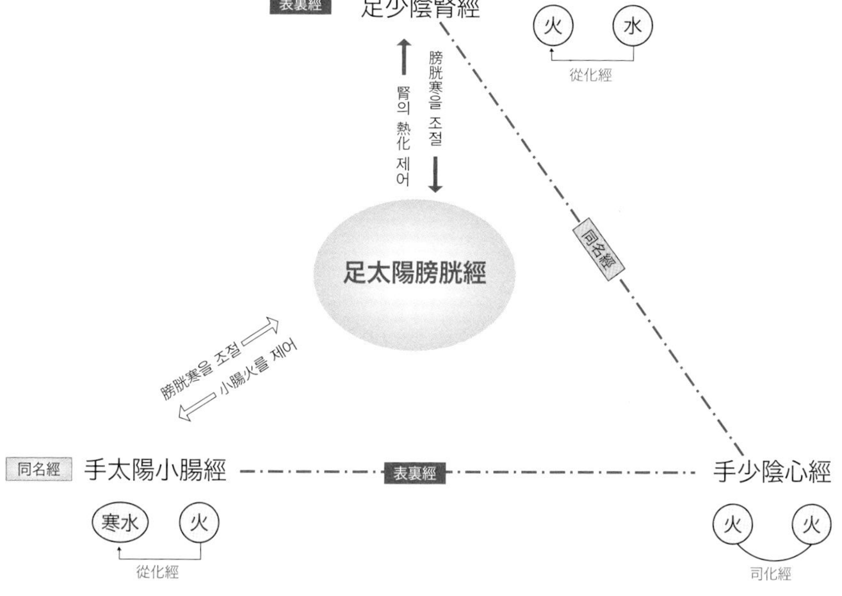

[임상적 고찰]

임상에서 足太陽膀胱經의 氣化 병태는 水火의 未濟로 인한 寒證과 熱證으로 구분할 수 있다.

첫째, 膀胱經이 風寒의 邪氣에 감촉되어 頭項强痛 · 惡寒發熱 · 目痛如脫 · 脊痛(角弓反張) · 迎風淚出의 증상이 나타나는 外感風寒의 寒證과 風熱의 邪氣에 감촉되어 目疼 · 目黃 · 鼻乾 · 鼻衄의 증상이 발생하는 外感風熱의 熱證이 있다.

둘째, 表裏經인 足少陰腎經의 氣化 실조로 인한 虛寒證과 濕熱證이 있다. 虛寒證은 足少陰腎經의 熱化가 부족하여 腎陽이 虛하게 되고 이로 말미암아 방광의 寒水를 溫養하지 못하면 소변이 빈삭하고 淸長하며, 심하면 遺尿의 증상이 나타난다. 縮泉丸(烏藥 · 益智仁)으로 溫陽散寒한다. 濕熱證은 足少陰腎經의 熱化가 지나쳐 膀胱의 寒水를 훈증(熏蒸)하므로 濕熱이 정체되어 小便淋瀝 · 尿黃 · 排尿痛 혹은 灼熱感 · 血尿 등 小便不利의 증상이 나타난다.[48]

48) 《中藏經》: 傷熱則小便不利 熱入膀胱則氣急 而苦小便黃澁也 膀胱寒則小便數而淸也.

셋째, 同名經의 小腸熱이 방광으로 전이되어 濕熱證이 나타나기도 한다. 導赤散(생지황 · 감초 · 목통 각 등분)이나 八正散(차전자 · 瞿麥 · 萹

도표 2-4-13. 足太陽膀胱經의 병태와 처방:

膀胱經의 기화실조는 寒化의 태과와 불급으로 인한 寒證과 熱證의 병태로 나타난다.

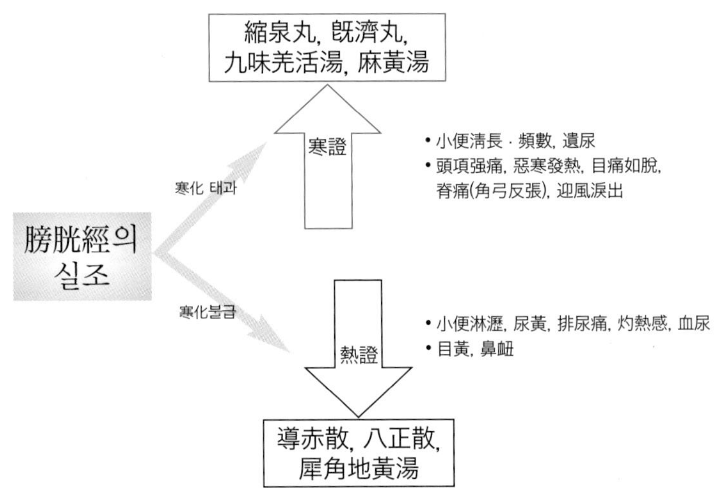

蓄 · 활석 · 치자 · 감초구 · 목통 · 대황)으로 淸熱利濕한다.

2 流注와 생리

足太陽膀胱經은 방광과 腎을 연락하고, 內眼角(內眥) · 巓頂(頭頂) · 腦 · 項 · 肩髆 · 腰脊 · 臀 · 髀樞 · 膕(膝窩) · 腨(小腿) · 小趾를 연계한다. 이는 방광의 생리 · 병리적 정황이 반영되는 부위이다.

足太陽膀胱經의 '絡腎屬膀胱'의 유주는 방광과 신의 상호 작용에 의한 소변의 생성 · 저장 및 배출의 기능을 설명하는 근거가 된다. 또한 '挾脊

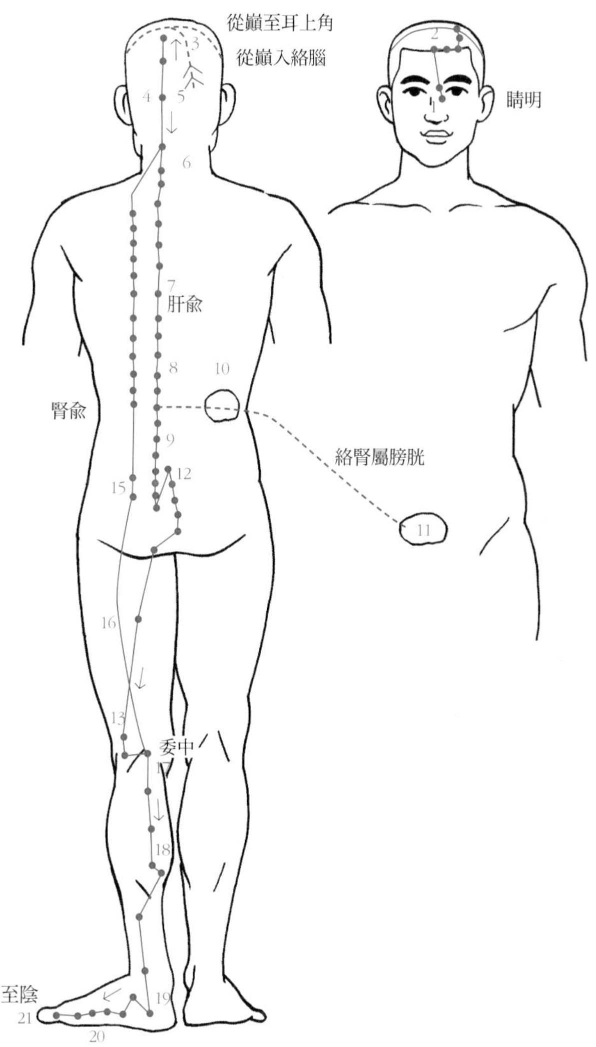

그림 2-4-08. 足太陽膀胱經의 유주

抵腰中 入循膂'의 유주에 의한 腰脊(허리와 척추)의 연계는 腰脊痛의 주 치료 經脈으로서 膀胱經의 의의를 제시한다. 뿐만 아니라 표리가 되는 腎의 外候로서 상관성을 강화하기도 한다.

한편 '從巓入絡腦'에 의한 뇌와의 연계는 정신질환 치료의 근거를 제공한다. 실제 膀胱經의 제2선에 위치한 魄戶 · 神堂 · 魂門 · 意舍 · 志室의 背部 兪穴은 정신질환의 치료에 응용되고 있다. 또한 腎主水의 기능과 관련하여 뇌하수체 후엽에서의 분비되는 抗이뇨호르몬의 분비에도 영향을 미침을 시사한다. '起於目內眥'에 의한 눈의 연계는 안질환의 치료에 대한 膀胱經의 응용을 제시한다.

《靈樞 · 經脈》 膀胱足太陽之脈 起於目內眥[1] 上額[2] 交巓[3] 其支者 從巓至耳上角[4] 其直者 從巓入絡腦[5] 還出別下項[6] 循肩髆內 挾脊[7]抵腰中[8] 入循膂[9] 絡腎[10] 屬膀胱[11] 其支者 從腰中下挾脊 貫臀[12] 入膕中[13] 其支者 從髆內左右 別下貫胛 挾脊內[14] 過髀樞[15] 循髀外 從後廉[16] 下合膕中[17] 以下貫腨內[18] 出外踝之後[19] 循京骨[20] 至小趾外側[21]

☞足太陽膀胱의 경맥은 目內眥(睛明穴)에서 시작하여 이마로 상행하고 頭頂部(百會穴)에서 左右가 교회한다. 그 분지는 頭頂에서 耳上角에 이른다. 직행하는 經脈은 頭頂에서 안으로 腦를 연락하고 다시 나와서 목덜미로 내려와 견갑골 내측(背部 正中線의 약 1寸 5分)을 따라 척추를 끼고 腰中에 도달하여 척추의 肌筋(膂)을 따라 들어가 腎을 연락하고 膀胱에 귀속된다. 그 支脈은 腰中에서 척추의 양측을 따라 내려와 臀部를 통과하고 膝窩(委中穴)로 진입한다. 背部의 다른 한 支脈은 견갑골 내측(背部 正中線에서 약 3寸되는 곳)에서 견갑골을 지나고 척추의 내측을 따라 髀樞(대퇴골 대전자부의 環跳穴)를 통과하고 대퇴외측의 後緣으로 하행하여 膝窩에서 다른 支脈과 會合한 다음, 장딴지(腓腸筋)의 내측을 지나서 외과의 뒤쪽(崑崙穴)으로 나오고 京骨을 따라 새끼발가락의 외측(至陰穴)에 이르러 足少陰腎經에 이어진다.

3 膀胱經의 經穴

膀胱經은 67개의 經穴이 있다. 그 명칭은 睛明・攢竹・眉衝・曲差・五處・承光・通天・絡却・玉枕・天柱・大杼・風門・肺兪・厥陰兪・心兪・督兪・膈兪・肝兪・膽兪・脾兪・胃兪・三焦兪・腎兪・氣海兪・大腸兪・關元兪・小腸兪・膀胱兪・中膂兪・白環兪・上髎・次髎・中髎・下髎・會陽・承扶・殷門・浮郄・委陽・委中・附分・魄戶・膏肓・神堂・譩譆・膈關・魂門・陽綱・意舍・胃倉・肓門・志室・胞肓・秩邊・合陽・承筋・承山・飛揚・跗陽・崑崙・僕參・申脈・金門・京骨・束骨・足通谷・至陰으로 좌우 134穴이다.[49]

4 膀胱經의 효능

膀胱經은 瀉熱(明目, 利膽, 解毒, 止痛, 除煩)・宣肺解表・止咳平喘・調理脾胃・滋養肝腎・利尿消腫(溫陽化氣)・凉血止血・調經止帶・寧心安神・醒腦開竅・補氣升陽・通經活絡의 다양한 효능을 갖는다. 腎과 膀胱의 생리를 조절하고, 비뇨・생식・인후・정신신경 및 腰脊의 질환을 치료한다.

5 膀胱經의 病態

膀胱經의 병후는 '是動則病'과 '是主筋所生病'으로 개괄되는데, 膀胱・腎・心의 질환과 그 경락이 분포하는 鼻・目內眥・巓頂・腦・項・肩膊・腰脊・肛門・尻・臀・髀樞・膕・腨・脚・小趾에서 살필 수 있다.

주요 증상은 頭痛・目痛・淚出・衄血・項痛・背痛・腰脊痛・尾骶痛・痔疾 및 大腿・膝窩・小腿・脚部의 동통을 주로 하는 外經의 병후와 閉癃・遺尿・神志失常(癲狂)의 內臟의 병후가 있다. 그 病機는 太陽의 寒化로 衛氣의 작용이 저하되면 外感 風寒으로 頭痛・目痛(如似脫)・淚出・衄血・項痛(如拔)・背痛・腰脊痛이 발생하고, 膀胱의 經筋이 유계하는 項・背・腰脊・尻・膕・腨・脚・小趾의 동통과 운동장애가 발생한다.

經脈의 유주와 관련하여 頭頂痛은 '上額交巓', 目似脫・目黃・淚出은 '起於目內眥', 項如拔은 '別下項', 脊痛은 '挾脊', 腰似折은 '挾脊抵腰中 入

49) 膀胱의 經穴歌:
足太陽經六十七 睛明目內紅肉藏
攢竹眉衝與曲差 五處上寸半承光
通天絡却玉枕昂 天柱後際大筋外
大杼背部第二行 風門肺兪厥陰四
心兪督兪膈兪強 肝膽脾胃俱挨次
三焦腎氣海大腸 關元小腸到膀胱
中膂白環仔細量 自從大杼至白環
各各節外寸半長 上髎次髎中復下
一空二空腰髁當 會陽陰尾骨外取
附分挾脊第三行 魄戶膏肓與神堂
譩譆膈關魂門九 陽綱意舍仍胃倉
肓門志室胞之續 二十椎下秩邊場
承扶臀橫紋中央 殷門浮郄到委陽
委中合陽承筋是 承山飛揚踝跗陽
崑崙僕參連申脈 金門京骨束骨忙
通谷至陰小趾傍.

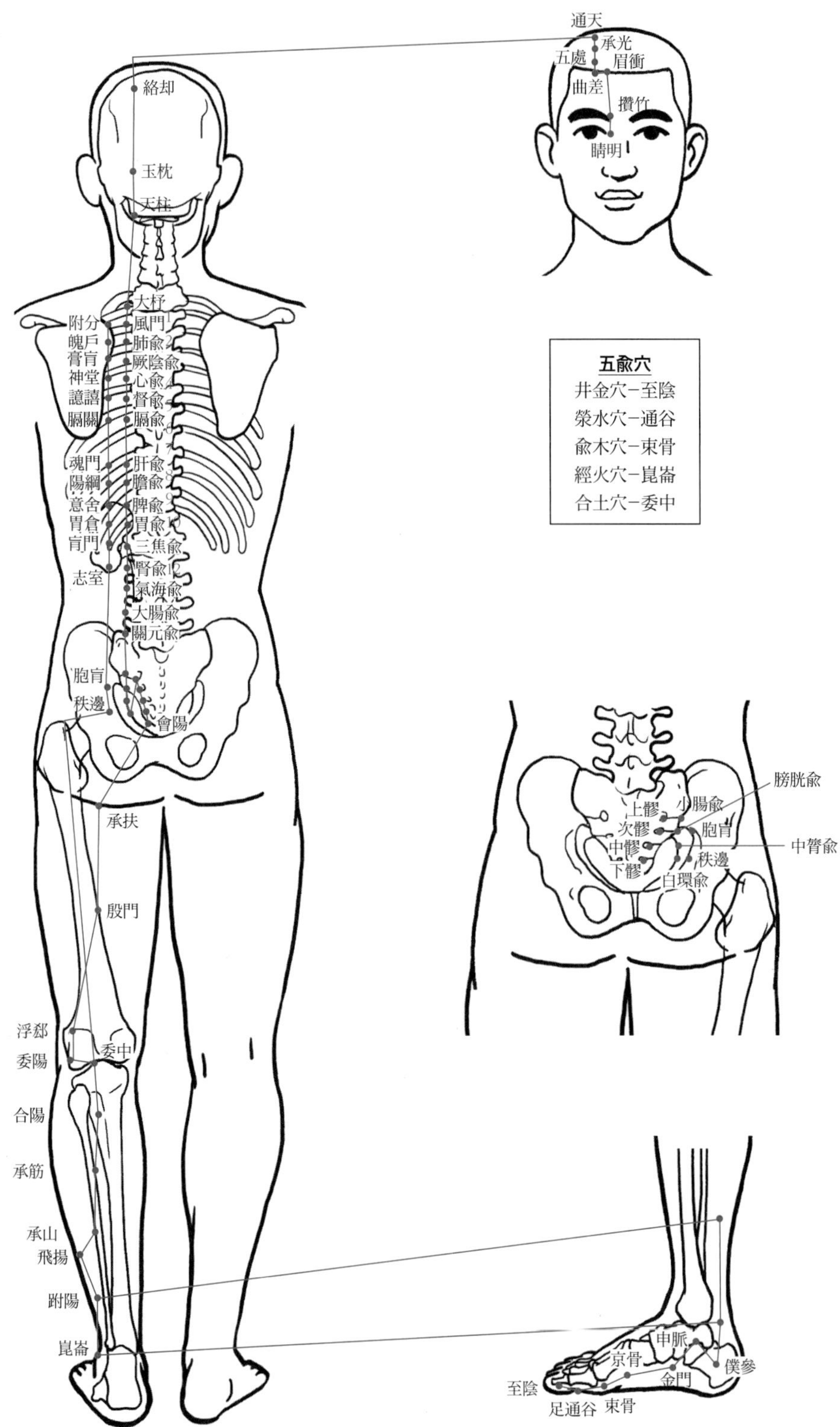

그림 2-4-09. 足太陽膀胱經의 경혈

循膂', 髀不可以曲은 '過髀樞', 膕如結은 '入膕中', 腨如裂은 '下貫腨內', 癲狂은 '從巓入絡腦'의 연계로 項 · 背 · 尻 · 膝窩 · 小腿 · 脚部의 동통과 새끼발가락을 사용하지 못하는 것은 본 經脈이 분포하는 부위의 증상이다. 또한 鼽衄은 經筋의 結於鼻, 痔는 經別의 '別入於肛'의 분포와 연계하여 인식할 수 있다.

《靈樞 · 經脈》是動則病衝頭痛 目似脫 項如拔 脊痛 腰似折 髀不可以曲 膕如結 腨如裂 是爲踝厥 是主筋所生病者 痔 虐 狂 癲疾 頭顖項痛 目黃 淚出 鼽衄 項 背 尻 膕 腨 脚皆痛 小趾不用

☞膀胱經의 經氣에 이상이 발생하면 양기가 상충하여 頭痛이 오고, 눈의 통증이 안구가 빠져나오는 것 같고(目痛如脫), 목덜미가 빠질 것 같이 아프고(項痛如拔), 척추의 통증(脊痛), 허리가 끊어지듯 아프고(腰痛如折), 대퇴를 굴신하지 못하며, 오금(膕)을 펴지 못하며, 종아리가 찢어질

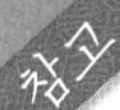

● 膀胱經과 정신질환 치료

膀胱經의 背部 第二線의 '五藏神'과 관련한 魄戶(肺), 神堂(心), 魂門(肝), 意舍(脾), 志室(腎)의 兪穴은 정신질환의 치료에 응용된다.

표 2-4-14. 膀胱經과 臟腑의 背兪穴

臟腑	背俞	위치	臟腑	背俞	위치
肺	肺兪	3흉추下 양측 1.5寸	胃	胃兪	12흉추下 양측 1.5寸
心包	厥陰兪	4흉추下 양측 1.5寸	三焦	三焦兪	1요추下 양측 1.5寸
心	心兪	5흉추下 양측 1.5寸	腎	腎兪	2요추下 양측 1.5寸
肝	肝兪	9흉추下 양측 1.5寸	大腸	大腸兪	4요추下 양측 1.5寸
膽	膽兪	10흉추下 양측 1.5寸	小腸	小腸兪	1천추下 양측 1.5寸
脾	脾兪	11흉추下 양측 1.5寸	膀胱	膀胱兪	2천추下 양측 1.5寸

* 臟腑의 背兪穴은 五臟六腑의 氣가 背部의 특정 穴位에 輸注되고 있는 곳으로 五臟六腑의 기능을 조절할 뿐 만 아니라, 그 병변을 반영한다. 따라서 臟腑와 관련이 있는 질환이나 상응하는 오관질환의 진단과 치료에 응용한다.

듯 아픈 증상(小腿痛如裂)이 나타나는데, 이를 踝厥이라고 한다. 본 經脈이 치료할 수 있는 유관 筋의 병증은 痔瘡 · 虐疾 · 癲疾 · 頭頂과 項의 疼痛 · 鼻出血 · 目黃 · 流淚 및 項 · 背 · 尻 · 膝窩 · 小腿 · 脚 등 經脈 분포 부위의 통증과 새끼발가락을 사용할 수 없는 증상이 나타난다.[50)]

50) ①踝厥: 本經의 經脈이 순행하는 小腿部 氣血의 厥逆으로 인한 병증을 말한다. ②衝頭痛: 張介賓, 本經脈上額交巓入絡腦 故邪氣衝而爲頭痛. ③膕如結: 오금쟁이의 筋脈이 묶인 것 같이 운동이 원활하지 못함. ④是主筋所生病: 張志聰, 太陽之氣 生於膀胱水中而爲諸陽主氣 陽氣者柔則養筋 故是主筋所生之病; 張介賓, 周身筋脈 惟足太陽爲多爲巨 其下者結於踵 結於腨 結於膕 結於臀 其上者 挾腰脊 絡肩項 上頭爲目上網 下結於頄 故凡爲攣爲弛爲反張戴眼之類 皆足太陽之水虧 而主筋所生病者. ⑤頭顖: 頭頂部. ⑥尻: 脊骨의 末端으로 尾骶骨을 통칭한다.

3.2. 足太陽經別

膀胱의 經別은 膕中 · 肛門 · 膀胱 · 腎 · 心을 연락한다. 특히 '當心入散'의 분포는 膀胱經의 정신질환 치료의 응용을 제시한다.

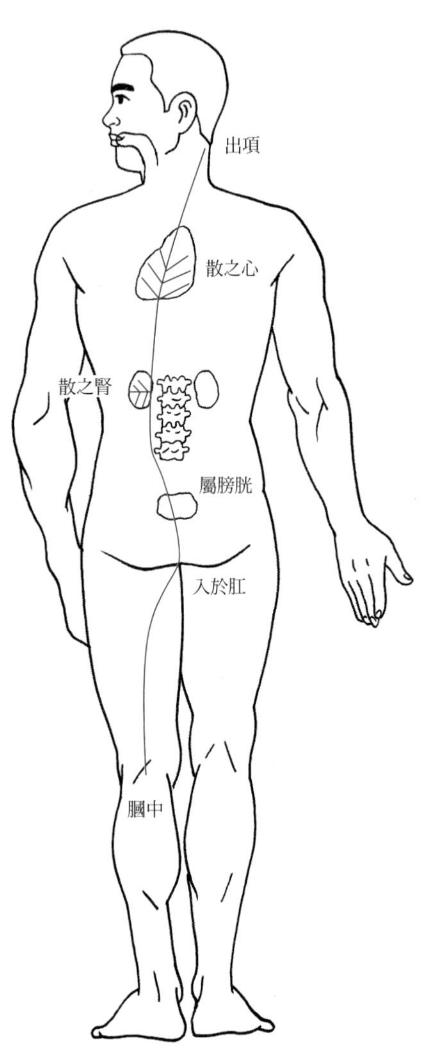

그림 2-4-10. 足太陽經別의 유주

> 足太陽之正 別入於膕中 其一道下尻五寸 別入於肛 屬於膀胱 散之腎 循膂 當心入散 直者 上出於項 復屬於太陽 此爲一經

☞足太陽經脈의 正經은 오금에서 足太陽膀胱經으로부터 분출하여 그 한 가닥은 꽁무니(尻) 아래 5寸(承扶穴)에서 肛門으로 진입하여 안으로 膀胱에 귀속하고 腎에 산포된다. 脊椎 양쪽의 肌肉을 따라 심장에 이르러 심장 안으로 진입하여 산포한다. 직행하는 經別은 척추 양측의 肌肉을 따라 계속 상행하여 項部로 나와서 足太陽經脈에 귀속한다. 이것이 足太陽膀胱經에서 별도로 운행하는 一經이다.

3.3. 足太陽絡脈

1 流注

膀胱의 絡脈은 飛陽穴에서 腎經으로 주행한다.

2 病證

絡脈의 병증의 鼽窒·鼽衄은 經筋의 結於鼻, 頭痛은 上額交巓 入絡腦, 背痛은 別下項 挾脊抵腰의 經絡 연계와 관련된 증상이다.

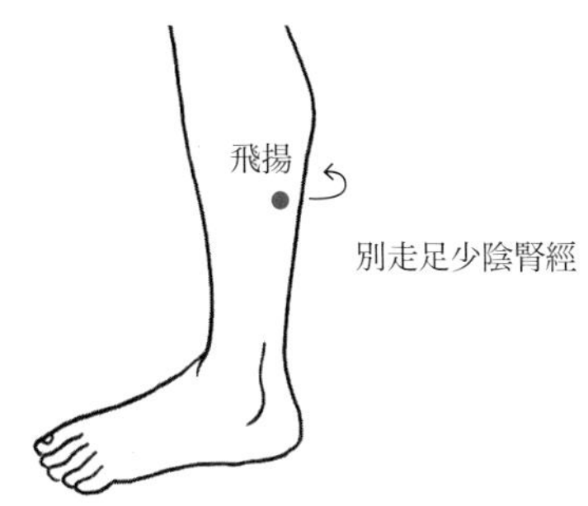

그림 2-4-11. 足太陽絡脈의 분포

> 足太陽之別 名曰飛陽 去踝七寸 別走少陰 實則鼽窒 頭背痛 虛則鼽衄 取之所別也

☞足太陽膀胱經의 絡脈이 분출되는 絡穴은 飛陽이라고 한다. 足太陽絡脈은 飛陽(外踝上 7寸)에서 足少陰腎經으로 別走한다.

☞病邪가 實하면 코가 막히고 頭背部에 동통을 느끼며, 正氣가 虛하면 코피가 난다. 본 絡脈이 別出하는 飛陽穴을 치료한다.

3.4. 足太陽經筋

1 분포

經筋은 外踝・足跟・膝・膕・腨外・膕內廉・臀・舌本・枕骨・鼻・頄・肩髃・完骨에 結하고 目上網을 형성한다.

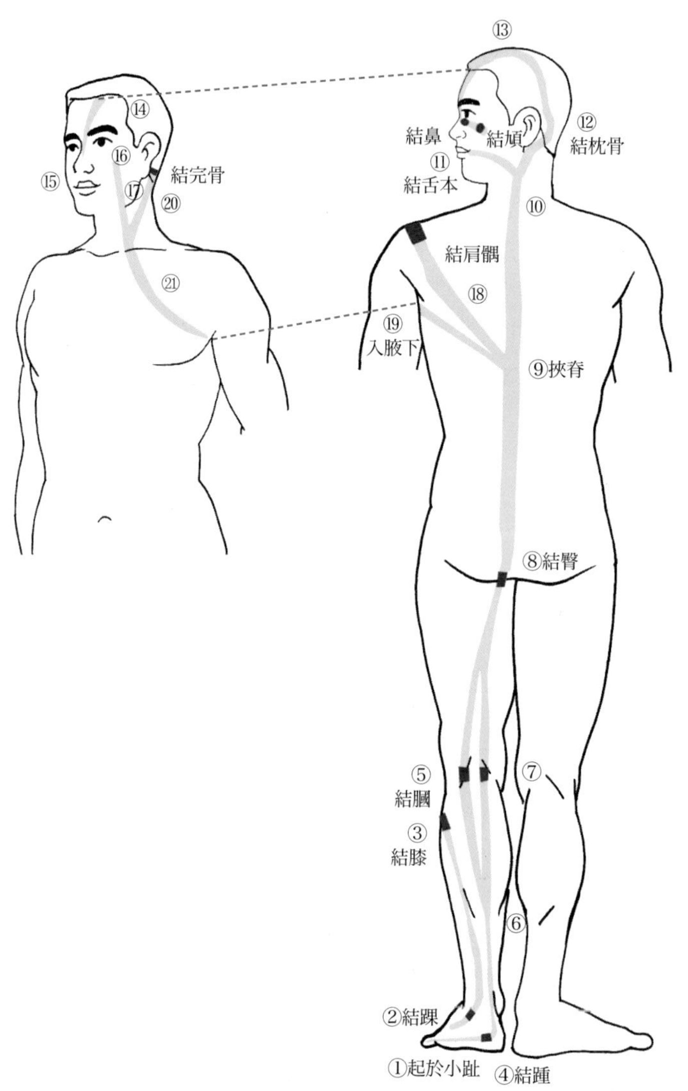

그림 2-4-12. 足太陽經筋의 분포

> 足太陽之筋 起於足小趾[1] 上結於踝[2] 斜(邪)上結於膝[3] 其下循足外側 結於踵[4] 上循跟 結於膕[5] 其別者 結於腨外[6] 上膕中內廉[7] 與膕中幷上結於臀[8] 上挾脊[9] 上項[10] 其支者 別入結於舌本[11] 其直者 結於枕骨[12] 上頭[13] 下顔[14] 結於鼻[15] 其支者 爲目上網[16] 下結於頄[17] 其支者 從腋後外廉結於肩髃[18] 其支者 入腋下[19] 上出缺盆 上結於完骨[20] 其支者 出缺盆 斜上出於頄[17]

☞새끼발가락에서 시작하여 위(上)로 外踝에 結하고 비스듬히 위로 올라가 膝部에 結하고, 아래로 足외측을 따라 뒤꿈치(踵)에 結하며 위로 足跟을 따라 오금(膕)에 結한다. 그 分支는 장딴지(小腿)의 외측에 結하고 오금의 내측으로 상행하여 膝窩의 다른 分支와 병행해서 臀部에 結한다. 다시 脊柱를 끼고 上行하여 項後에 이른다. 그 分支는 별도로 舌本에 結한다. 직행하는 것은 枕骨에 結하고 頭頂으로 상행한 후, 안면으로 하행하여 鼻에 結한다. 그 分支는 上眼瞼에 분포하고 하행하여 광대뼈(頄)에 結한다. 背部의 다른 한 分支는 腋後의 외측에서 肩髃에 結한다. 다른 分支는 腋下로 들어가서 위로 缺盆으로 出하여 상행해서 完骨(耳後高骨)에 結하고, 한 分支는 缺盆에서 위로 비스듬히 올라가서 광대뼈로 나온다.[51)]

51) ①結: 有紆曲結聚의 뜻. 楊上善注, 結 曲也 筋行回曲之處謂之結. ②目上網: 上眼瞼, 눈꺼풀(瞼睫)을 約束하여 눈의 開闔을 주관한다. ③頄: 王氷注, 面顴也.

2 病證

足太陽經筋의 병증은 經筋이 분포하는 足跟・膝・膝窩・腰脊・項・腋・缺盆・肩胛部의 緊張・拘攣 및 동통이다.

> 其病小指支跟腫痛 膕攣 脊反折 項筋急 肩不擧 腋支缺盆中紐痛 不可左右搖 治在燔針劫刺 以知爲數 以痛爲輸 名曰仲春痺

☞본 經筋이 발생하는 病症은 새끼발가락 및 발뒤꿈치의 동통(跟踵痛), 오금의 담김(膕攣), 척추의 젖혀짐(脊柱反張), 목덜미 근육의 긴장(項筋發緊), 肩不擧, 腋部 및 缺盆部의 뒤틀리는 듯한 통증으로 어깨를 左右(내전과 외전)로 움직일 수 없다. 치료방법은 火針(針燒紅而刺)을 사용하고 劫刺法(자침 후 즉시 발침)을 사용하며 痛處에 효과가 나타날 때까지 자극한다. 이를 仲春痺라고 한다.[52)]

52) ①支:《聖濟總錄》에 '及'으로 기재되어 있다. ②腫: 太素와 甲乙經에 근거하여 '踵'으로 해석한다. ③紐痛: 楊上善注, 謂轉展痛也. ④劫刺: 指疾刺疾出의 一種刺法. ⑤以知爲數: 知, 指病獲效或痊愈. 數, 指針刺次數的限度. ⑥以痛爲輸: 痛處를 取穴의 부위로 삼음을 말하며, 이를 天應穴 혹은 阿是穴이라고 한다. ⑦仲春痺: 春季의 두 번째 달에 발생한 筋痺, 각 계절의 개월을 순서대로 孟・仲・季라고 함.

제3절 腎과 膀胱의 표리

腎과 膀胱은 經絡의 屬絡을 통한 표리의 관계로 생리나 병리적으로 상호 영향을 미친다. 즉 腎과 膀胱은 상호 협력하여 소변의 생성, 저장 및 배출을 조절한다. 腎에서 생성된 소변은 膀胱에 저장되고, 膀胱에 저장된 소변의 배설은 腎의 기화작용에 의한 膀胱의 開闔(방광 괄약근의 수축과 이완)에 의하여 조절된다. 따라서 소변의 이상은 膀胱이 직접 濕熱의 邪氣를 감수하는 원인을 제외하면 일반적으로 腎의 氣化실조에 의해 나타난다.

임상적으로 腎의 氣化 이상으로 膀胱의 開闔이 그 균형을 잃으면 尿閉·尿少의 배뇨곤란과 遺尿 혹은 多尿의 증상이 출현한다. 노인에게서 나타나는 소변이 시원스럽게 배출되지 않고 방울방울 떨어지는 소변의 淋瀝이나 요실금은 대개 腎氣虛에 원인이 있다.

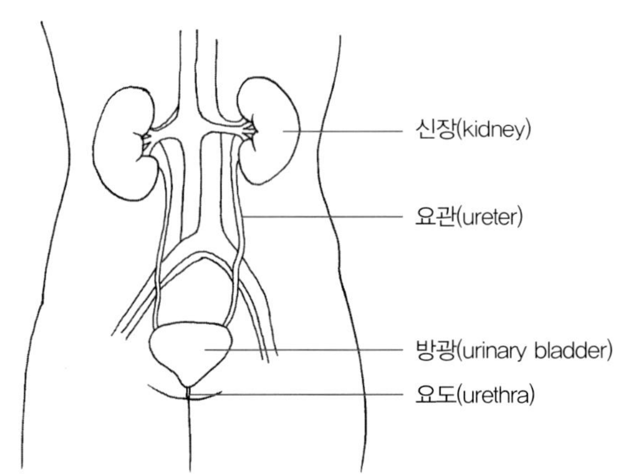

그림 2-4-13. 腎 · 膀胱의 형상

제4절 命門(Vital gate)

命門의 용어는 《黃帝內經》에서 유래하나 이는 命門학설과 무관하다. 命門학설은 《難經》에서 右腎을 命門이라고 한 이후, 의가들의 논쟁을 불러일으키고 있다.

1. 命門의 개념

命門은 말 그대로 生命의 門을 의미한다. 옛 의가들은 생명의 근원을 命門으로 想定하고, 命門의 水火작용에 의하여 생명활동이 발휘된다고 인식했다.[53]

생명의 근원으로서 命門은 太極에 비유되고, 그 水火의 작용은 一陽이 二陰의 가운데에 있는 坎卦(☵)를 상징한다. 이때 命門의 水는 元陰, 命門의 火는 元陽으로 이는 생명에 대한 한의학의 陰陽觀을 잘 보여준다.

2. 歷代의 命門論

2.1. 黃帝內經

命門의 용어는 《靈樞》의 〈根結〉과 〈衛氣〉 그리고 《素問 · 陰陽離合論》에서 유래하며 구체적으로 눈을 지칭했다.[54] 이에 대하여 후대 王氷은 精을 갈무리하고 빛을 비추는 곳이라 했고, 馬蒔는 足太陽膀胱經의 睛明穴을 지칭한다고 했다.

2.2. 難經~宋代

《難經》의 36難과 39難에서는 좌우 두 개의 腎 중 좌측을 腎, 우측을 命門이라 하고, 命門에 정신이 깃들고 原氣가 매여 있어 남자는 精을 저장하고, 여자는 胞가 매달려 있다고 했다.[55] 그러나 腎間의 動氣가 사람의 생명이며 12經脈의 근본이라고 한 것은 命門이 原氣의 근원으로서 양쪽 腎 사이에 존재한다는 빌미를 제공하고 있는 것이다.[56] 그러나 宋代까지는 命門과 相火에 대한 인식은 없었다.

53) 《景岳全書》: 命門爲原氣之根 爲水火之宅 五臟之陰氣 非此不能滋 五臟之陽氣非此不能發.

54) 《靈樞 · 根結篇5》: 太陽根起於至陰 結於命門 命門者 目也. 《靈樞 · 衛氣52》: 足太陽之本 在跟以上五寸中 標在兩絡命門 命門者目也. 《素問 · 陰陽離合論6》: 太陽根起於至陰 結於命門.

55) 《難經 · 36難》: 腎兩者 非皆腎也 其左者為腎 右者為命 命門者諸神精之所舍 原氣之所繫也 故男子以藏精 女子以系胞 故知腎有二也. 《難經 · 39難》: 五臟亦有六臟者 謂腎有兩臟也 其左為腎右為命門 命門者 謂精神之所捨也 男子以藏精 女子以系胞 其氣與腎通 故言臟有六也.

56) 《難經 · 66難》: 十二經皆以俞為原者 何也? 然五藏俞者 三焦之所行 氣之所留止也 三焦所行之俞為原者 何也? 然臍下腎間動氣者 人之生命也 十二經之根本也 故名曰原 三焦者 原氣之別使也 主通行三氣 經歷於五藏六府 原者三焦之尊號也 故所止輒為原 五藏六府之有病者 皆取其原也. 《難經正義》: 三焦之根 起於腎間命門 人之生命之原 十二經之根本 皆系乎此.

2.3. 金元時代

金元시대는 命門을 相火의 작용으로 인식한 것이 특징이다. 劉河間은 右腎을 命門이라 하고, 命門을 相火와 결부시켜 手厥陰包絡의 臟이라고 했다. 相火는 心君의 역할을 대행하므로 君火에 대하여 小心이라고 하는데, 이로부터 命門과 小心·心包의 문제가 야기되었다.

張元素는 命門은 相火의 體가 되고 三焦는 相火의 用이라고 하는 體用의 문제를 제시했다. 곧 三焦는 元氣의 別使로 相火를 전신으로 산포하여 五臟六腑와 營衛經絡 그리고 內外·上下·左右의 氣를 총괄한다고 했다. 또 命門의 相火는 包絡의 相火로서 元氣之火를 가리키고, 肝火가 상승하면 腎火가 上浮하는 병리적 관점을 제시했는데, 이는 후에 肝膽相火論의 모태가 되었다. 李東垣 역시 命門의 相火는 元氣로서 오장육부의 근본이 되지만, 지나치면 腎中의 伏火가 되어 元氣의 賊이 된다고 했다. 또한 命門을 일명 胞라고 하여 생명을 주재하며 생명의 기원이 된다고 했다. 朱丹溪 또한 命門의 相火는 元氣로서 五臟六腑의 근본이 되지만, 지나치면 元氣의 賊이 된다고 했다. 滑壽는 命門과 相火의 관계를 논하지 않고, 右腎이 命門으로 생식 기능을 주관한다고 했다. 그러나 腎은 비록 '左腎右命門'으로 구분되지만 그 氣는 腎과 통하여 실은 하나일 뿐이라 했다.[57]

57) 《難經·36難》: 腎之兩者 以左者為腎 右者為命門也 男子於此而藏精 受五臟六腑之精而藏之也 女子於此而系胞 是得精能而施化情胞則受胎之所也.

2.4. 明代

明代는《難經》의 이론에 기초하여 命門을 일신의 太極으로 상정했고, 卦象의 坎卦(☵)에 비유하여 陰陽/水火의 관점을 제시했다.

虞摶은 양쪽 腎이 命門으로서 元氣의 근본이 되고 性命을 관장한다고 했으며,[58] 특히 양쪽 腎 사이의 命門穴이 動하여 生火하고 靜하면 涵水하는 命門의 水火 개념을 제시했다. 이는 腎陰과 腎陽의 작용을 말하며 생명활동의 음양인식으로 이해된다.

58) 《醫學正傳》: 夫人有生之初 先生兩腎 號曰命門 原氣之所司 性命之所繫焉.

李梴은 命門을 右腎 및 心包라 했는데, 이는 命門 相火를 腎陽과 包絡相火의 작용으로 설명한 것으로 볼 수 있다. 李時珍은《素問·刺禁論52》의 "七節之傍 中有小心"의 小心을 命門이라고 했다. 이 命門의 실체는 白

膜이 싸고 있으며 제7척추의 중앙에 위치하여 아래로 腎과 통하고 위로는 心·肺 및 腦와 통하며, 相火를 주관하고 精氣의 府가 되어 생명의 근원이 된다고 했다.

孫一奎는 命門을 腎間動氣로 설명했다. 이 動氣는 眞氣를 내포한 생명의 始原으로서 조화의 樞紐, 陰陽의 根蒂이며 太極의 이치에 해당한다고 했다. 趙獻可 역시 命門을 일신의 太極에 비유하여 性命의 문으로 인식하고, 人身의 主는 心이 아닌 命門이라고 했다. 命門은 양 腎으로부터 1寸 5分에 위치하여 一身의 중앙이 되는 '黃庭'이 되며, 一陽이 二陰의 사이에 陷入한 坎卦의 像(☵)으로 眞水와 相火가 함께 존재하는 水火之府가 됨을 설명했다. 命門의 水火는 선천 無形의 水火로 후천 有形의 水火와 같지 않고, 眞水(眞陰)는 相火를 따라 전신을 潛行한다고 했다. 또 命門의 水火는 12經脈을 주도하고 腎의 作强과 伎巧, 膀胱의 水液代謝, 三焦의 氣化, 脾胃의 腐熟水谷, 肝膽의 謀慮決斷, 大小腸의 傳導와 受盛, 心의 接應 등 장부의 기능을 주관함을 설명했다. 임상에 있어서 火가 유여한 것은 眞水의 부족으로 水를 補해야 하고, 火가 부족한 것은 眞水가 有餘한 것으로 水를 瀉하지 않고 火를 補해야 한다는 관점을 제시했다.

張景岳은 命門을 太極이 兩儀를 生하는 것에 비유하여 '水火之宅'이라고 했다. 그러나 "命門의 氣는 陽이 主가 된다."고 하여 命門火의 작용을 중시했다. 命門水火는 인체 陰精과 陽氣의 근원이 되며, 心의 君主以明, 肺의 治節, 脾胃의 倉廩之官, 肝膽의 謀慮, 膀胱의 三焦氣化, 大·小腸의 傳導 등의 장부 생리는 모두 命門水火의 작용에 의한다. 이러한 命門의 작용은 장부·안색·음성·맥박·七竅·사지·二便으로 반영되므로 형체의 神氣를 판단하여 알 수 있다고 했다. 또 命門과 脾胃가 모두 五臟六腑의 근본이 되나 脾胃는 後天之本이 되고, 命門은 先天之本이 됨을 설명했다.

明代의 학자들은 易의 철학사상으로 命門을 人身의 太極에 비유하여 생명의 근원이 됨을 설명했고, 金元代의 命門相火의 개념에서 나아가 水의 개념을 부가시켜 陽氣의 근본인 '元陽之宅'일뿐 아니라 藏精의 '眞陰

之府'로 파악하여 '水火之府' 또는 '陰陽之宅'으로 인식했다. 그러나 一陽이 二陰의 가운데에 陷入한 坎卦의 象(☵)에 비유하여 命門火의 작용을 중시했다.

2.5. 淸代

淸代의 命門論은 明代의 命門學說을 계승하여 좌우의 양쪽 腎 사이에 위치하는 생명의 근본으로 인식했다.

李中梓는 命門이 좌우의 양쪽 腎 사이에 위치하며 一陽이 二陰의 가운데에 處한 坎卦(☵)의 象이라고 했다. 陳士鐸은 腎의 가운데 命門이 있으며 無形의 火라고 했다.[59] 그는 心의 神明, 肝의 謀慮, 膽의 決斷, 胃의 受納, 脾의 轉輸, 肺의 治節, 大腸의 傳導, 小腸의 布化, 腎의 作强, 三焦의 決瀆, 膀胱의 收藏의 기능은 모두 命門火의 溫養에 의존한다고 하여 命門이 臟腑 활동의 동력으로서 생명의 근원이 됨을 설명했다. 이는 明代의 張景岳의 說을 계승한 것이다. 한편 命門火는 先天之火로 水가 生하는 것이므로, 水가 克하는 有形之火와는 구별했다.

59) 《辨證錄》: 蓋命門藏於腎中 乃無形之火.

徐靈胎 역시 命門을 '先天의 眞一之氣'로 인식하여 臟腑 활동의 근본이 됨을 설명했다. 命門은 水中之火로 양쪽 腎의 중간 즉 '七節之旁中'의 小心이며, 진단에서는 左腎 · 右命門으로 오른쪽 尺脈에 의하여 相火를 진단하고 왼쪽의 尺脈으로 腎水를 진단한다고 했다. 또한 命門과 脾胃가 모두 五臟六腑의 근본이 되나 命門은 生化之原인 元氣의 근본으로 先天의 氣가 되고, 脾胃는 灌注(영양)의 근본인 後天의 氣가 된다고 했다. 한편 命門의 火候는 元氣(生氣)의 別使인 三焦를 통하여 나타나는데, 下焦의 火候는 夭壽 · 生育 · 勇怯 · 精血로, 中焦의 火候는 胃陽의 작용으로, 上焦의 火候는 聲色 · 動靜 · 智愚賢으로 나타나며, 命門의 火候를 잘 살피는 것은 活人의 으뜸가는 대의라고 했다. 何夢瑤 역시 命門은 '七節之陷中' 즉 양 腎 사이의 小心이라 했다. 命門火를 先天의 元陽이라 하고, 腎水를 先天의 元陰이라고 하여 命門火와 腎水의 先天水火를 생명의 근원으로 보았다.

錢一桂는 命門의 象을 양쪽 腎 사이에 위치한 坎卦로 보았으며, 우측이 火의 위치에 해당하므로 越人이《難經》에서 右腎을 命門이라 했음을 밝혔다. 唐容川은 命門이 양쪽 腎 가운데 있는 한 가닥의 油膜으로 三焦의 근원이 되며, 肝氣 · 膽氣 · 心 · 心包 · 小腸 · 大腸 · 膀胱 · 血室 · 氣海 · 皮 · 肉 · 腠理 등과 연계된다고 했다.[60] 또 命門火의 작용을 중시했고, 命門火는 腎에 내포한 陽氣가 화생한 元氣로 호흡과 衛氣의 작용이 있다고 했다.

이상에서 命門은 처음《黃帝內經》에서 언급되고 있으나 이는 눈을 지칭한 것으로 命門학설과는 다르다. 命門학설의 효시는《難經》에서 越人이 右腎을 命門이라 하고, 그 작용을 神精之所舍 · 元氣之所繫로 남자는 정액을 저장하고(藏精) 여자는 자궁이 매어 있다(繫胞)한 것에서 유래한다. 金元代에는 劉河間이 命門의 相火說을 제창한 이후 李東垣 · 朱丹溪 등이 이를 계승하여 相火를 생명의 근본으로 인식했다. 明 · 淸代에는 대체로 命門이 생명의 근원이 됨을 설명하였고, 太極에 비유하여 '水火之宅'으로 인식했다.

결론적으로 命門은 시대와 의가에 따라 그 표현에 차이가 있으나 생명의 始原으로 상정하고, 이를 腎과 연계하여 설명한 점은 일치하고 있음을 알 수 있다.

3. 命門의 부위

命門의 부위에 관한 설은 다음과 같다.

3.1. 右腎命門

右腎을 命門으로 본 것으로《難經》에서 右腎을 命門이라고 정의하여, '右腎命門說'이 형성된 이후, 晉의 王叔和, 宋의 陳無擇 · 嚴用和, 金元代의 劉完素 · 李東垣 · 滑壽, 明代의 李梴 등이 이를 주장했다. 右腎을 命門이라 한 것은 腎의 生殖, 生化의 작용을 命門火의 生氣 작용과 동일시한 것으로 생각된다.

3.2. 兩腎命門

양 腎을 모두 命門이라 한 것으로 明代의 虞搏과 張景岳이 주장했다.

60)《血證論 · 臟腑病機論》: 按兩腎中一條油膜 為命門 即是三焦之原 上連肝氣膽氣 及胸膈 而上入心 為包絡 下連小腸大腸 前連膀胱 下焦夾室 即血室氣海也 循腔子為肉皮 透肉出外 為包裹周身之白膜 皆是三焦所司 白膜為腠理 三焦氣行腠理 故有寒熱之證 命門相火布於三焦 火化而上行為氣 火衰則元氣虛 火逆則元氣損 水化而下行為溺 水溢則腫 結則淋 連肝膽之氣 故多挾木火 與腎心包相通 故原委多在兩處 與膀胱一陰一陽 皆屬腎之府也.

虞摶은 양쪽 腎 사이에 命門穴을 설정하여 命門穴이 動하면 火를 生하고 靜하면 水를 涵한다 했다. 그러므로 양쪽 腎을 命門이라고 한 것은 命門水火의 작용과 腎中水火의 작용을 동일시한 결과로 볼 수 있다.

3.3. 命門在兩腎

命門이 양쪽 腎 사이에 위치한다는 것으로 明代의 薛立齋 · 李時珍 · 孫一圭 · 趙獻可, 清代의 徐靈胎 · 李中梓 · 何夢瑤 · 錢一桂 등이 주장했다. 明 · 清代의 많은 의가들은《難經》의 右腎命門說을 부정하고, 命門은 양쪽 腎의 중간에 위치한다 했다. 즉 命門의 부위는 左右의 양쪽 腎으로부터 1寸 5分에 위치하며 구체적으로 위에서 아래로 세어 제14척추의 함중이 되고, 아래에서 위로 세면 제7척추 즉 臍와 마주 대하고 있다고 했다. 특히 인체의 중심점이 됨을 黃庭이라 하고, 또 人身의 太極에 비유하기도 했다.

이처럼 命門의 부위에 대한 의가들의 견해는 일치하지 않으나,《難經》이후 腎을 중심으로 설명되어 왔음을 알 수 있다. 腎을 중심으로 설명한 命門의 부위를 분석하면, 腎은 水의 臟이지만, 左水右火의 관점에서 右腎은 火에 속하므로, 右腎을 命門으로 인식했다. 또한 양쪽 腎 사이에 있다고 인식 한 것은 易의 坎卦(☵)중 陽爻를 중심으로 一陽이 二陰 중에 陷入해 있는 것을 설명한다. 그리고 양쪽 腎을 命門이라 하는 것은 坎卦(☵)의 陰爻를 중심으로 二陰이 一陽을 싸고 있는 것을 설명한 것이라고 할 수 있다. 이는 모두 命門火와 腎火를 동일시한 결과로 腎은 비록 水의 臟이지만 水中之火를 命門으로 인식한 것이라고 볼 수 있다. 더욱이 命門은 先天水火의 개념을 내포한 생명활동의 원천으로서, 그 위치의 설정은 인신의 중심이 되는 양쪽 腎의 사이, 즉 黃庭이 타당하다.

4. 命門의 작용

命門은《難經》의 神精所舍 · 原氣所繫 · 藏精 · 繫胞의 작용을 기초로 시대와 의가에 따라 다양하게 해석되어 왔으나, 생명의 근원으로 元氣가 관계하고 腎과 불가분의 관계에 있는 것으로 인식한 점은 모두 동일하다.

4.1. 腎間動氣

動氣는 腎 사이의 命門에서 나오는 元氣로 腎과 통하며, 元陰과 元陽을 포함하는 생명의 근원으로 五臟六腑 · 十二經脈의 기능을 주도한다. 즉 心의 神明, 肺의 治節, 肝膽의 謀慮決斷, 脾胃의 腐熟水谷, 腎의 作强과 伎巧, 膀胱의 수액대사, 三焦의 氣化, 大 · 小腸의 傳導와 受盛은 動氣에 의하여 발휘된다.

4.2. 相火

命門의 相火는 腎陽을 포함하는 元氣의 근본이며 인체 열 생산의 근원으로 三焦의 氣化를 돕고, 脾胃를 溫暖하게 하여 음식의 소화를 돕는다. 또 생식기능 및 호흡의 納氣와도 밀접한 관계를 가지고 있다. 즉 命門의 相火는 인체 장부 · 조직 · 기관의 '原動力'으로서 의의가 있다.

命門 相火의 설은 劉河間이 제창하여 張元素 · 李東垣이 이를 계승했다. 그러나 劉河間의 命門相火는 左腎의 屬水에 대한 右腎의 屬火의 개념에 불과하며, 張元素 · 李東垣은 命門相火를 元氣之火의 개념으로 발전시켰다. 이후 朱丹溪는 '生氣의 原'으로서 "天非此火 不能生物 人非此火 不能有生"이라 정의하고, 臟腑와 經脈의 근본이 되며 呼吸의 門, 三焦의 原이 된다고 했다. 또한 相火는 마땅히 潛行해야 하나 만약 그 火를 制約하지 못하여 妄動하면 '邪火'라고 하는데, '元氣의 賊'으로서 肝腎의 陰虛火旺뿐만 아니라 五臟의 火도 포괄시켜 그 유해성을 강조했다.

相火의 문제는《素問 · 天元紀大論》의 "君火以明 相火以位"에서 비롯되는데, 생명의 근본이 되는 陽氣가 위로 心에 있으면 君火라 하고 아래의 腎에 위치하면 相火라고 한다. 또 임금에 해당하는 심장의 火氣를 君火라고 한 것에 상대하여 재상의 기관인 심포의 火氣를 相火라고 하기도 한다.[61] 한편 劉河間이 말한 包絡의 相火는 心의 君火와 相配되는 火의 개념으로 三焦의 相火와 표리가 된다. 또 右腎의 命門을 包絡의 相火라고 했는데, 이는 包絡의 相火의 근원이 腎陽에 있음을 말한 것이다.

4.3. 精神所舍

命門은 神精이 머무는 곳으로 정신활동에 관여한다.

61) 《類經 · 卷22 · 針刺類 · 刺害》: 七節之旁 中有小心. 注: 人之脊骨共二十一節 自上而下當十四節之間 自下而上是為第七節 其兩旁者 乃腎俞穴 其中 則命門外俞也 人生以陽氣為本 陽在上者 謂之君火 君火在心 陽在下者 謂之相火 相火在命門 皆真陽之所在也 故曰七節之旁中有小心.

4.4. 藏精과 繫胞

命門은 남자의 경우 藏精하여 '精室'이 되고, 여자의 경우 系胞하여 자궁이 되는 등 생식과 연계하여 인식했다.

5. 命門과 臟腑의 상관성

5.1. 命門과 腎

《難經》에서 양 腎 가운데 右腎을 命門이라 하고, 命門의 氣와 腎氣는 서로 통한다고 하여 命門과 腎의 관련성을 제시했다. 이러한 관점은 劉河間외 金元代의 의가도 右腎이 命門의 相火로 五臟의 원동력이 된다고 한 것에서 살펴볼 수 있으며, 張景岳은 "命門은 兩腎을 주도하고 兩腎은 命門에 屬한다."고 하여 命門과 腎의 관련성을 지적했다.

5.2. 命門과 心包 三焦

劉河間은 命門이 手厥陰包絡의 臟이며, 手少陽三焦와 표리가 되고, 二經은 모두 相火를 주관한다고 했다. 張元素는 心包가 命門으로 相火의 原이며, 三焦는 相火의 用으로 命門의 相火를 전신으로 산포한다고 했다. 이처럼 命門 · 心包 · 三焦는 모두 相火의 관점에서 불가분의 관계에 있다. 命門의 相火는 生化의 근원으로 생명의 본체로서 太極에 해당한다. 命門과 三焦의 관계에서 命門의 相火는 생명의 근원이 되므로 '原氣之所繫'라 하고, 三焦는 相火를 전신으로 산포하여 생리활동을 조절하므로 '原氣之別使'라고 한다.

한편 包絡은 心을 보필하는 재상으로 心의 君火에 상대하여 相火라 하며, 표리가 되는 三焦는 역시 相火를 주관한다.

5.3. 小心

命門이 小心이라는 문제는《素問 · 刺禁論》의 "七節之傍 中有小心"에서 비롯된다.

劉河間은 처음으로 '小心'이 命門으로 右腎을 말한다고 했으며, 吳崑 역시 右腎을 命門이라 하고, 命門의 相火는 心君(君火)을 대행하는 小心이라 하였다. 그러나 趙獻可는 小心이 양쪽 腎 사이의 1寸 5分에 위치하는 命門으로 人身의 주재자인 眞君眞主가 되고 水火의 之氣를 내포한 생명의 原動力이 된다고 했다. 또 清代의 徐靈胎 · 何夢瑤도 小心을 命門의 元氣로 인식하여 이미 《黃帝內經》에서 命門이 小心으로 언급되었음을 주장했다.

한편 《甲乙經》 · 《太素》에는 小心이 腎의 精神인 志心으로 기재되었고, 王冰은 "小心 謂眞心 神靈之宮室也"라 했다. 또 孫一圭와 馬蒔는 心包絡, 高士宗은 心氣가 제7추 아래의 양방의 膈兪穴로 나오는 곳이라는 등 의견이 분분하다. 《黃帝內經》에서 언급한 小心은 七節의 해석 여하에 따라 두 방면으로 설명할 수 있다. 즉 척추를 위에서 아래로 세면 小心은 心君을 대행하는 心包絡으로 볼 수 있으며, 아래에서 위로 세면 양쪽 腎의 중간에 위치한 한 점으로 生身의 根蒂가 되는 命門으로 이해할 수 있다.

6. 命門의 별칭

《黃帝內經》에서 命門은 睛明穴로 눈을 지칭했고, 《難經》에서는 右腎을 命門으로 인식했다. 《脈經》에서는 右腎 命門을 子戶로, 劉完素 등은 命門을 小心으로, 李東垣은 右腎 命門을 赤宮 · 丹田 · 胞라고 칭했다. 道家는 先天 眞一의 氣를 저장하는 丹田으로 인식했고 衝脈과 任脈이 이곳에 盛하면 생리가 있으므로 血室이라고도 했다. 趙獻可는 命門을 小心이라 하고 一身의 중심이 되는 黃庭이라 했고, 張介賓은 睛明穴 사이 鼻의 山根 부위가 腦心으로 命門에 屬한다고 했다. 한편 蔡陸仙은 命門이 男子에 있어서는 精室(精囊), 女子에 있어서는 血室(子宮)을 말한다고 하여 생식기로 이해했다.

이상에서 命門에 대한 子戶 · 精室 · 血室 · 赤宮 · 胞 등의 별칭은 命門의 생식작용을 강조하여 말한 것이며, 小心 · 黃庭 · 丹田 · 元氣 등의 별칭은 命門이 생명의 중심이 됨을 말한 것으로 이해할 수 있다.

7. 命門의 임상적 의의

命門의 水火는 생리적으로 先天之本인 腎의 陰陽(水火)활동으로 표현된다. 따라서 임상에서 命門의 치법은 腎의 陰陽을 보하는 수밖에 없다. 곧 命門의 水火는 腎陰과 腎陽으로 발현되므로 李東垣과 張景岳은 眞陰의 부족에 六味地黃丸 · 左歸飮으로 腎陰을 補하고, 命門의 火衰에 八味地黃丸 · 右歸飮으로 腎陽을 補하는 임상의 원리를 제시했다.

제 5 장

心包와 三焦는 한의학의 독특한 생리 체계이다. 그 작용은 相火를 중심으로 설명되며, 手厥陰心包經과 手少陽三焦經의 氣化를 바탕으로 이해할 수 있다.

心包와 三焦의 機能系

The aims of the lesson

▶心包와 三焦의 개념을 이해한다.

▶心包와 三焦의 생리 · 병태 및 임상활용을 장부의 기능과 연계하여 파악한다.

▶心包經과 三焦經의 기화 · 유주 · 병후를 분석하고 생리적 · 병리적 의의를 이해한다.

▶心包와 三焦의 경락계통을 이해한다.

제1절 心包(Pericardium)

心包는 군주인 心을 싸서 호위하는 기관으로 心之包絡·心主之宮城·臣使之官이라고 하며, 膻中 또는 心主의 별칭이 있다.[1] 心包의 氣는 心(임금)의 君火에 대하여 재상의 의미에서 相火로 정의한다. 心包의 經脈은 厥陰風의 기화를 조절하므로 手厥陰心包經이라 하고, 三焦와 표리로 함께 相火를 맡아 다스린다.[2]

1) 《靈樞·脹論35》: 膻中者 心主之宮城也 是謂心包 合爲六臟. 《素問·靈蘭秘典論8·刺法論72》: 膻中者 臣使之官 喜樂出焉. 《靈樞·經脈10》: 心主手厥陰心包絡之脈 起於胸中 出屬心包絡….

2) 《難經正義·39難》: 按, 手厥陰包絡 即心外之衣 為心主之宮城 手少陽三焦 乃腔內脂膜 為臟腑之郛郭 同司相火而相合 是六臟六腑以應夫十二經脈也.

1. 心包의 실체

心包의 실체는 《靈樞·邪客》의 '心之包絡'에서 그 근거를 찾을 수 있으며, 역대 문헌에 의하면 심장을 둘러싸고 있는 赤黃色의 脂膜(외막)이며 형상은 사발(盂)과 같다.[3] 이를 해부학적으로 보면 心囊(pericardium)에 상당한다. 그러나 《難經》에서는 三焦와 표리를 이루고 '有名而無形'이라고 하여 유형과 무형의 논란이 있다.[4]

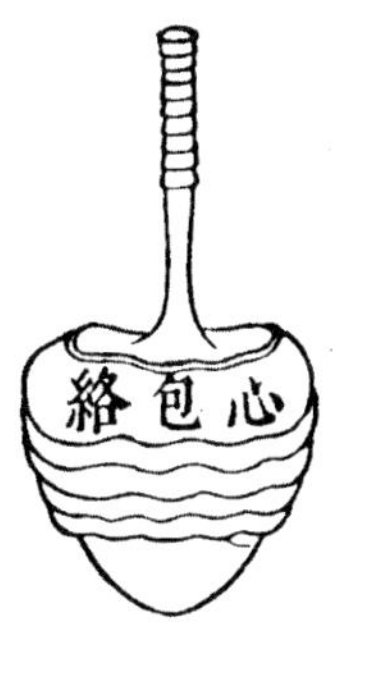

그림 2-5-01. 心包

3) 《靈樞·邪客71》: 故諸邪之在於心者 皆在於心之包絡 包絡者 心主之脈也. 《太素·卷8·經脈》: 心外有脂 包裏其心 名曰心包 脈起胸中 入此包中 名手厥陰 故心有兩經也. 《醫學正傳》: 心包絡 實乃裹心之包膜也 包於心外 故曰心包絡. 《醫貫·內經十二官論》: 心之下有心包絡 卽膻中也 象如仰盂 心卽居於其中. 《類經圖翼說·經絡》: 心外有赤黃裹脂 是爲心包絡.

4) 《難經·25難》: 手少陰與心主別脈也 心主與三焦爲表裏 俱有名而無形.

2. 心包의 생리

心包의 생리는 相火의 작용에 근거하여 파악할 수 있다.

2.1. 心包의 기능

心包(包絡)는 相火를 운용하여 心火의 온열작용을 돕고, 이를 통하여 心의 主神明과 主血脈의 기능을 보좌한다. 이에 心包는 臣使之官으로 喜樂을 낸다고 한다.[5] 또 바깥에서 심장을 방어하여 外邪의 침범으로부터 심장을 보호하므로 '代心受邪'라 하는데, 病邪가 심장을 직접 침범하면 위중하게 된다.[6]

임상적으로 包絡의 相火가 부진하여 心火에 의한 血脈을 溫通시키지 못하면 胸悶·胸痛·心悸·冷汗·惡寒·肢冷을 주요 증상으로 하는 心陽虛를 유발시킨다. 반대로 相火의 태과로 心火가 치성하게 되면 心胸煩

5) 《素問·靈蘭秘典論8》, 《素問·刺法論72》: 膻中者 臣使之官 喜樂出焉.

6) 《靈樞·邪客71》: 心者 五臟六腑之大主也 精神之所舍也 其臟堅固 邪弗能容也 容之則心傷 心傷則神去 神去則死矣 故諸邪之在於心者 皆在於心之包絡 包絡者心主之脈也. 《素問·痺論43》: 脈痺不已 復感於邪 內舍於心.

熱 · 不眠 · 面赤 · 神昏 · 譫語의 병증을 초래하는데, 이를 '熱入心包'라 하고 치료는 心病의 치법을 따른다.

3. 心包의 經絡

心包의 經絡은 心包의 氣가 운행 · 분포하는 경로로 手厥陰心包經 · 手厥陰經別 · 手厥陰絡脈 · 手厥陰經筋 및 手厥陰皮部로 구성된다.

3.1. 手厥陰心包經(Pericardium Meridian)

手厥陰心包經은 《靈樞 · 經脈》에 '手厥陰心包絡之脈'으로 기재되어 현재 手厥陰心包經이라고 통칭한다.

Ⅰ 氣化: 厥陰經의 從化經으로 風火相生을 조절한다.

手厥陰心包經(心包經)은 厥陰의 風과 心包의 相火가 결합한 從化經이다. 그 氣化는 心包(包絡)의 相火가 厥陰의 風을 따라 火從風化(風化)하며, 心包經의 氣化에 의한 생리조절은 다음과 같다.

첫째, 心包經의 風化는 心包(包絡) 자체의 相火를 제어(淸泄)하여 조화로운 상태에서 心의 君火를 보좌하는 기능을 유지하도록 한다. 특히 心包는 厥陰經의 '多血少氣'하고 '闔'의 특성으로 相火를 내장(內藏)하여 妄動하지 않도록 하고, 心의 君火를 溫養함으로써 心의 主神明과 主血脈의 기능을 보좌한다.

둘째, 手厥陰心包經은 表裏經으로 經氣가 상통하여 三焦의 風火相生의 평형을 조절한다. 즉 心包經의 風化는 風의 소통작용으로 三焦의 相火(元氣)를 전신으로 운행 · 산포하도록 돕는다.[7] 이에 三焦를 '元氣之別使'라고 한다. 반대로 三焦의 相火는 心包의 氣를 온양하여 相火의 발생과 작용을 돕는다.

셋째, 足厥陰肝經과 同名經으로 經氣가 상통하여 肝의 風火相生의 대사를 조절한다. 즉 包絡의 相火는 肝의 木氣를 溫養하므로 肝陽이 비로소 발생하고 升發의 특성으로 肝이 主疏泄의 기능을 발휘하게 한다. 반대로 肝의 風性은 包絡의 相火를 제어하여 지나치거나 부족하지 않고 항상성을 유지하도록 한다.

[7] 五行의 火는 君火와 相火로 구분된다. 心의 君火는 직접 用事하지 않고 包絡의 相火가 代行하므로 君火以明이라 하고, 相火는 腎중의 火氣(腎間動氣)가 근원으로 腎水의 主蟄 · 封藏의 속성으로 潛藏하여 밖으로 드러나지 않고 '元氣之別使'인 三焦에 의하여 전신을 유행하여 모든 臟腑에 위치하게 됨을 相火以位라고 한다. 생리적으로 相火는 妄動하지 않고 각 臟腑에 위치하여 그 기능을 추동한다.

도표 2-5-01. 手厥陰心包經의 기화:

手厥陰心包經은 厥陰風과 包絡火가 결합한 從化經으로 체내 風火의 氣化를 조절한다. 또 表裏經, 同名經과 경기상통으로 肝과 三焦의 생리와 병리에 영향을 미친다.

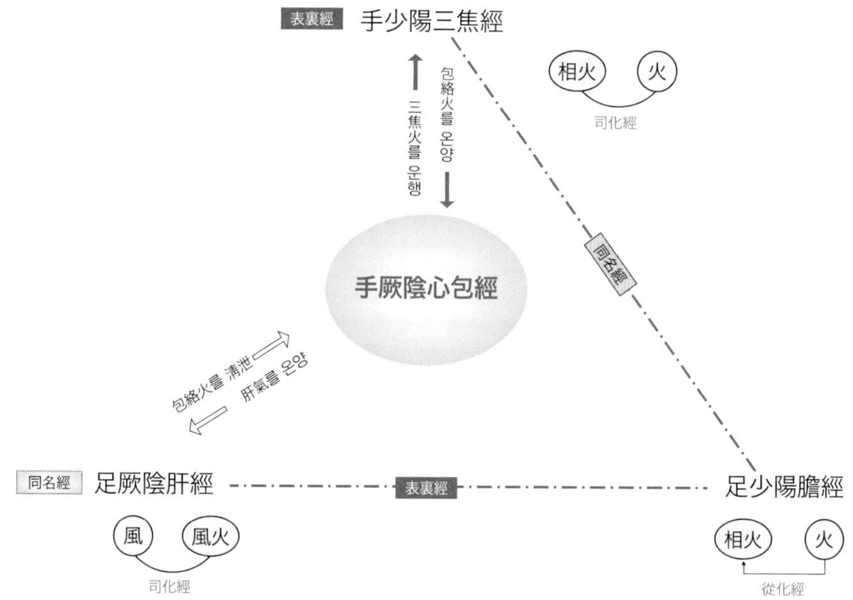

이처럼 手厥陰心包經은 風火相生의 氣化를 제어하여 心包, 三焦(表裏經), 肝(同名經)의 생리를 조절한다.

[임상적 고찰]

手厥陰心包經의 병태는 風火相生의 실조로 인한 相火의 태과와 부진으로 살펴볼 수 있다.

厥陰의 氣化가 태과하면 風勝則動의 病機에 의하여 包絡의 相火가 망동하게 되고, 이로 인하여 心火가 동요하여 上炎하면 心煩 · 不寐 · 口舌의 糜爛과 腫痛 · 面赤 · 目黃의 心火上炎의 證이 나타난다. 厥陰의 氣化가 不及하면 包絡의 相火가 흉중에 結하고, 이로 말미암아 熱邪가 內陷하여 高熱 · 神昏 · 譫語 · 發狂 · 笑不休의 狂躁證이 나타나는데 이를 '熱入心包'라고 한다.

한편 包絡相火의 부진으로 心陽을 溫養하지 못하면 心脈(관상동맥)이 잘 통하지 못하여 心痛 · 心悸 · 氣短 · 自汗 · 四肢厥冷 · 脈虛弱 등의 心氣虛나 心陽虛의 증상이 나타나고, 이로 인하여 心血이 瘀滯되면 心胸의

疼痛・口唇의 靑紫・舌質의 暗紅 등의 心血瘀阻의 증상이 나타난다.

2 流注와 생리

手厥陰心包經은 흉부・상복・하복의 三焦를 연락하고, 胸中・脇部・腋・肘中・掌中・中指를 연계한다. 이는 心包의 생리・병리적 현상을 반영하는 중요한 부위이다. 心包絡은 五臟六腑의 大主인 心의 주도 하에 있으므로 '心主手厥陰心包絡之脈'이라 하고, '歷絡三焦'로 三焦와 표리를 형성한다.

《靈樞・經脈》 心主手厥陰心包絡之脈 起於胸中 出屬心包絡[1] 下膈[2] 歷絡三焦[*3] 其支者 循胸出脇[4] 下腋三寸[*5] 上抵腋[6] 下循臑內 行太陰少陰之間[7] 入肘中[8] 下臂 行兩筋之間[9] 入掌中[10] 循中指出其端[11] 其支者 別掌中 循小指次指 出其端[12]

☞手厥陰心包經은 흉중에서 시작하고 나와서 心包絡에 귀속하며 아래

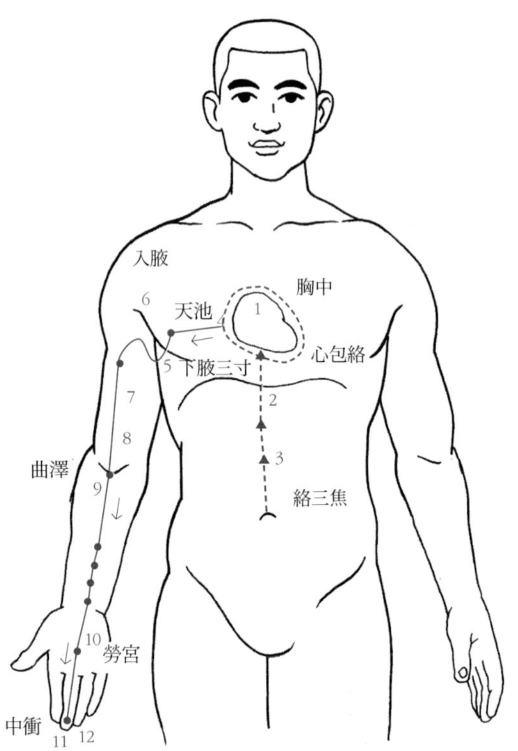

그림 2-5-02. 手厥陰心包經의 유주

로 횡격막을 지나서, 차례로 상(흉부) · 중(상복) · 하(하복)의 三焦를 연락한다. 그 分支는 흉부에서 脇部로 나와 腋下의 3寸부위(天池穴)로 내려왔다가, 다시 위로 腋窩에 이르러 上腕의 내측 가운데 즉 手太陰肺經과 手少陰心經의 사이로 운행하여 肘中(曲澤穴)으로 진입하고 下腕(臂)의 掌長肌腱과 橈側腕屈肌腱의 사이로 하행하여 손바닥의 가운데(勞宮穴)로 진입하고, 가운데 손가락을 따라 그 끝(中衝穴)으로 나온다. 그 分支는 손바닥의 한 가운데서 별도로 넷째손가락(無名指)의 외측을 따라 그 끝(關衝穴)으로 나와 手少陽三焦經에 이어진다.

◎ **注 釋** ◎

*歷絡三焦: 歷은 경과하다는 뜻으로 흉부에서 복부에 이르는 것이 차례로 上焦 · 中焦 · 下焦의 三焦를 연락함을 의미한다. 馬蒔는 膻中 · 中脘 및 陰交를 연락하는 것이라고 했다.

*下腋三寸: 李中梓는 "下腋三寸 天池 手厥陰의 經穴이 이곳에서 시작한다."고 했다.

---

3 心包經의 經穴

心包經은 9개의 經穴이 있다. 그 명칭은 天池 · 天泉 · 曲澤 · 郄門 · 間使 · 內關 · 大陵 · 勞宮 · 中衝으로 좌우 18穴이다.[8)]

8) 心包의 經穴歌: 九穴心包手厥陰 天池天泉曲澤深 郄門間使內關對 大陵勞宮中衝侵.

4 心包經의 효능

心包經은 瀉心火(寧心安神, 凉血止血, 淸熱解毒, 瀉熱解毒) · 寬胸理氣 · 和胃降逆 · 開竅聰耳 · 養陰止汗 및 通經活絡의 효능으로 心의 생리를 조절하고, 심장 · 정신신경 · 흉부의 질환을 치료한다.

5 心包經의 病態

心包經의 병증은 心臟 · 胸部 및 神志의 질환이나 經絡이 분포하는 脇部 · 腋 · 肘中 · 掌中으로 반영된다. 그 병후는 '是動則病'과 '是主脈所生病'으로 구분되며, 手心發熱 · 臂肘拘急 · 腋腫 · 胸脇脹滿 · 面赤을 주요 증상으로 하는 外經의 병후와 心煩 · 心痛 · 心悸不寧 · 喜笑不休가 主증상인 內臟의 병후가 있다.

心包經의 病機로 心煩 · 面赤 · 目黃은 包絡相火의 망동으로 인한 心火의 上炎에 기인하며, 包絡相火가 흉중에 結하여 心火가 울결하면 心神을

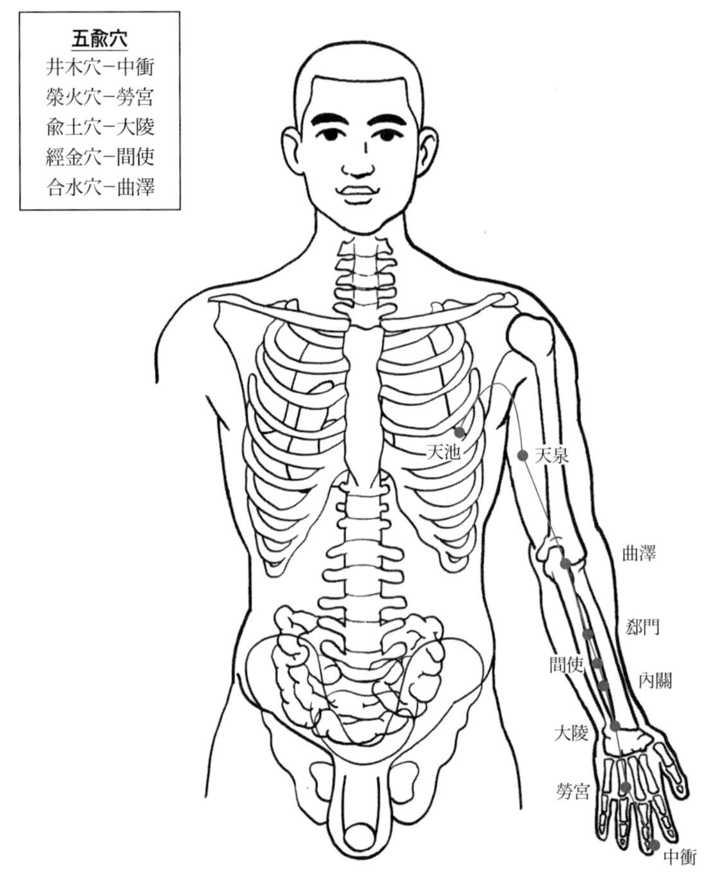

그림 2-5-03. 手厥陰心包經의 경혈

동요시켜 心悸·笑不休의 증상이 나타난다. 또 包絡相火의 부진으로 心陽을 溫養하지 못하면 心脈이 통창하지 못하여 心痛의 증상이 초래된다. 經脈의 유주와 관련한 질환으로는 手心熱·臂肘拘攣·腋腫·胸脇脹滿이 있다.

> **《靈樞·經脈》**是動則病手心熱 臂肘攣急 腋腫 甚則胸脇支滿 心中憺憺大動* 面赤 目黃 喜笑不休 是主脈所生病*者 煩心 心痛 掌中熱

☞心包經의 병변은 手心灼熱·臂肘拘攣·腋腫하며 심하면 胸脇脹滿·心悸·面赤·目黃·喜笑不休의 증상이 나타난다. 본 經脈이 치료할 수 있는 血脈과 관련한 증상은 心煩·心痛·手掌熱 등이 있다.

◎ 注 釋 ◎

*心中憺憺大動: 심계항진이 심하여 편안하지 않음을 형용한 것이다. 張介賓는 "動하여 편안하지 않다(動而不寧)."고 했다. 楊上善은 "水가 흔들리고 動한다(水搖 又動也)."고 했다.

*是主脈所生病: 心은 血脈을 主하고 모든 脈은 心에 속하는데, 心包絡은 心의 外衛로 心을 대신하여 受邪하는 故로 主脈所生病이라 한다. 張志聰은 "心은 血을 주관하는데 包絡이 君主를 대신하여 운행하게 하므로 脈을 주관한다(心主血而 包絡代君行令 故主脈)."고 했다.

3.2. 手厥陰經別

心包의 經別은 胸部 · 上腹 · 下腹의 三焦를 연락하고 喉嚨과 完骨을 연계한다.

> 手厥陰之正 別下淵腋三寸 入胸中 別屬三焦 出循喉嚨 出耳後 合少陽完骨之下 此爲五合也

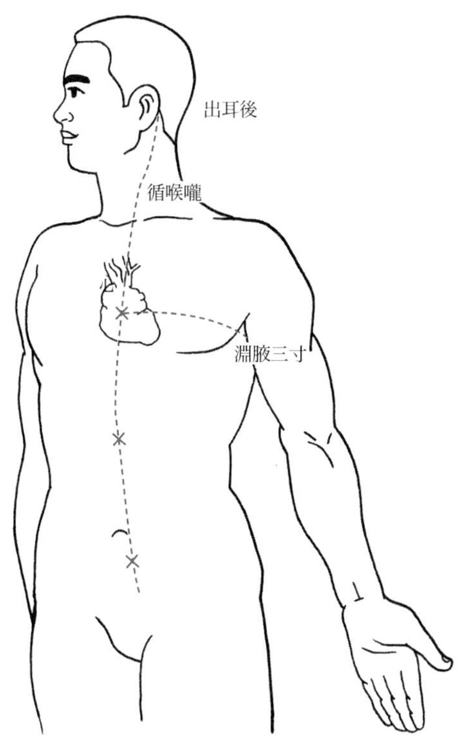

그림 2-5-04. 手厥陰經別의 유주

☞手厥陰經脈의 正經은 腋下 3寸의 淵腋穴에서 별도로 갈라져 胸中으로 진입하고, 별도로 上・中・下의 三焦를 연락하고 상행하여 喉嚨을 따라 耳後로 나와 完骨(耳後의 유양돌기) 아래에서 手少陽經脈과 합한다. 이것이 제5합이다.

3.3. 手厥陰絡脈

[1] 流注

心包의 絡脈은 內關에서 분출하여 手厥陰心包經을 따라 心包와 心系로 연락한다.

[2] 病證

絡脈 병증의 心痛・心煩은 系心包絡心系의 유주에 기인한다.

❶手心主之別 名曰內關 去腕二寸 出於兩筋之間 循經以上 系於心包 絡心系
❷實則心通 虛則爲煩心 取之兩筋間也

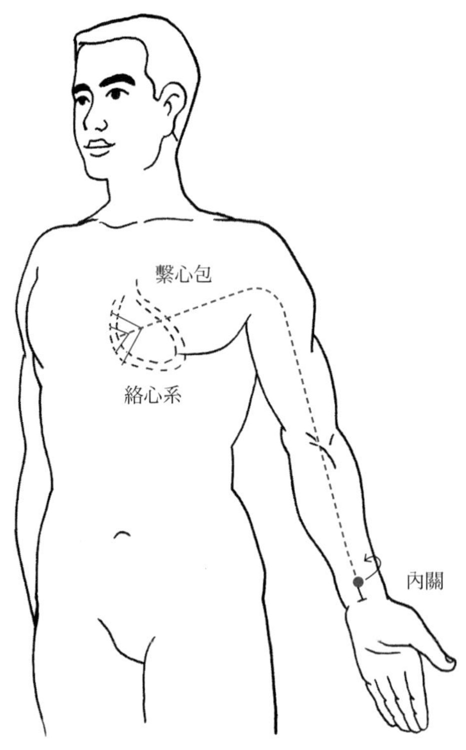

그림 2-5-05. 手厥陰絡脈의 분포

☞手厥陰心包經(心主)의 絡脈이 분출되는 絡穴을 內關이라고 한다. 手厥陰絡脈은 內關(腕上 2寸의 兩筋의 사이)에서 나와 手厥陰心包經을 따라 상행하여 心包를 연계하고 心系를 연락한다.

☞病邪가 實하면 心痛의 증세가 나타나고, 虛하면 心煩이 발생하는데, 이는 內關穴로 다스린다.

3.4. 手厥陰經筋

Ⅰ 분포

心包의 經筋은 肘內・腋下・賁門에 結하고, 상지의 내측・脇肋의 전후・胸中에 산포한다.

> 手心主之筋 起於中指[1] 與太陰之筋幷行 結於肘內廉[2] 上臂陰 結腋下[3] 下散前後挾脇[4] 其支者 入腋散胸中[5] 結於賁*[6]

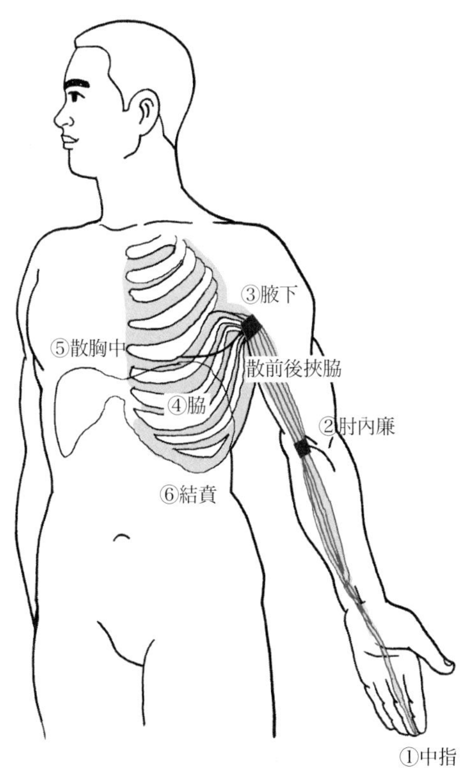

그림 2-5-06. 手厥陰經筋의 분포

☞手厥陰經筋은 手의 中指에서 起하여 手太陰經筋과 나란히 行하여 팔꿈치의 내측에 結하고, 臂(上腕)의 내측으로 상행하여 腋下에 結하고, 아래로 脇肋의 앞과 뒤에 산포한다. 그 分支는 腋下로 진입하여 흉중으로 산포되고 흉격의 賁門에 結한다

◎ **校 勘** ◎

*結於賁: 《太素 · 經筋》, 《聖濟總錄》에 근거하여 '臂'를 '賁'으로 교정했다.

2 病證

手厥陰經筋의 병증은 본 經筋이 분포하고 結聚하는 부위의 牽引 · 轉筋 · 胸痛 · 息賁이다. 협심증 환자에서 보이는 흉통과 좌측 팔의 안쪽으로 퍼지는(방사) 통증은 手厥陰心包經과 手少陰心經의 經筋의 분포에 근거하여 이해할 수 있다.

其病當所過者 支轉筋 前及*胸痛 息賁 治在燔針劫刺 以知爲數 以痛爲輸 名曰孟冬痺也

☞본 經筋의 병증은 經筋이 경과하는 부위의 轉筋 · 胸痛 · 息賁이다. 치료방법은 火針을 사용하여 "痛處를 針刺의 부위(腧穴)로하여 침자 횟수는 효과가 나타날 때까지 치료한다." 이를 孟冬痺라고 한다.

◎ **校 勘** ◎

*前及: 《太素 · 經筋》, 《甲乙經》에는 '及'의 앞에 '前'字가 없다.

제2절 三焦(Triple Burner)

三焦는 '태우다' '연소시키다'를 의미하는 '焦'의 내용에서 알 수 있듯이 인체의 생리를 熱 에너지의 대사적 관점에서 총괄하고자 한 것이다. 그 手少陽三焦經의 少陽은 相火로 열에너지를 의미하는 것에서도 三焦가 인체의 에너지대사의 통로임을 알 수 있다.

1. 三焦의 개념

1.1. 三焦의 개념

모든 생물은 살아가는데 에너지의 생성과 물질의 소모를 필요로 한다. 우리가 음식을 먹는 것은 생명활동에 필요한 에너지를 얻는 과정이다. 이러한 물질과 에너지의 출입 과정을 한의학에서 三焦의 역할로 설명한다.[9] 이에 《難經》에서 三焦는 생명활동의 근원이 되는 原氣(腎間動氣)의 別使가 되어 五臟六腑의 대사를 다스린다고 했다.[10]

三焦의 '三'은 상 · 중 · 하 부위의 으뜸이 되는 宗氣 · 中氣 · 原氣를 말하고, '焦'는 연소의 뜻으로 에너지의 생성을 의미한다. 따라서 三焦는 인체 상 · 중 · 하의 에너지대사를 포괄적으로 설명하고자 한 한의학 특유의 생명관이라 할 수 있다.[11] 이러한 관점은 《靈樞 · 營衛生會》에서 "上焦如霧 中焦如漚 下焦如瀆"라 하여 인체 음식의 섭취와 소화, 흡수, 분포, 배설의 물질대사를 '霧' · '漚' · '瀆'의 표현에 비유하여 압축적으로 설명하고 있다. 여기서 霧는 호흡과 순환, 漚는 소화와 흡수, 瀆은 노폐물의 배설을 의미한다.

9) 《靈樞 · 五癃津液別36》: 水穀皆入於口 其味有五 各注其海 津液各注其道 故三焦出氣 以溫肌肉充皮膚.

10) 《難經 · 66難》: 臍下腎間動氣者 人之生命也 十二經之根本也 故名曰原 三焦者 原氣之別使也 主通行三氣 經歷於五藏六府.

11) 《中藏經》: 三焦者 人之三元之氣也 … 總領五臟六腑 營衛經絡內外左右上下之氣也 三焦通 則內外左右上下皆通也 其於周身灌體和內調外 榮左養右 導上宣下 莫大於於此者也.

1.2. 三焦의 성립배경

인체의 에너지대사를 상 · 중 · 하의 부위로 구분하여 통합적으로 인식하고자 한 三焦의 개념 은 우주를 구성하는 기본 요소를 天 · 地 · 人의 삼위일체로 인식하는 동양철학의 三才思想에서 연원한다. 이는 한의학의 형성과 발전과정에 당시 天人相應의 관점이 반영된 것으로 볼 수 있다.

한편 三焦를 '決瀆之官'이라 하여 수액대사를 관장하는 기관으로 인식한 것은 三焦의 성립이 고대 국가의 治水정책 즉 수리공학적 발상과 밀접한 관련이 있음을 시사한다. 왜냐하면 고대 농경사회에서 제방을 다스리고 물길을 통하게 하는 治水는 치국의 제일 조건이었다. 이는 사람의 총 수분양이 약 70% 임을 감안할 때 三焦에 의한 체액의 원활한 유통을 생명의 필수 조건으로 인식한 결과로 볼 수 있다. 그리고 三焦의 수액대사 작용과 관련하여 決瀆 · 中瀆 · 漑 · 注 · 滲 · 泌 · 蒸의 용어는 이를 반영한다. 실재 肺의 通調水道, 脾의 運化水濕, 腎의 氣化水液의 기능은 각각 상 · 중 · 하의 부위에서 인체의 수액대사에 관여하는 대표적 장기이다. 그러나 서양의학의 도입으로 三焦의 기능을 淋巴系統 · 油膜 · 體液의 평형조절 계통으로 설명하기도 한다.

결론적으로 인체의 에너지대사를 上 · 中 · 下의 부위로 구분하여 설명하고자 한 三焦의 성립 배경은 三才의 사상과 治水의 정치에서 비롯된 한의학의 기능적 개념이라 할 수 있다.[12] 물론 外府, 孤府 또는 大腑로서 흉복강이나 여러 장부를 싸고 있는 흉막과 복막을 지칭한다는 견해도 있다.[13]

12) 《難經 · 38難》: 臟唯有五 腑獨有六者 何也? 然所以腑有六者 謂三焦也 有原氣之別焉 主持諸氣 有名而無形 其經屬手少陽 此外腑也 故言腑有六焉. 《難經 · 25難》: 心主與三焦爲表裏 俱有名而無形.

13) 《難經 · 38難》: 謂三焦也 有原氣之別焉 主持諸氣 有名而無形 其經屬手少陽此外府也. 《類經 · 藏象類》: 三焦者曰中瀆之府 是孤之府 分明確有一府 蓋即臟腑之外軀體之內 包羅諸臟 一腔之大府也 故有中瀆是孤之名 而亦有大府之形.

2. 三焦의 부위

三焦는 上焦 · 中焦 · 下焦로 구분된다. 《黃帝內經》과 《難經》에 의하면 上焦는 위의 분문 이상에 해당하는 부위로 心 · 肺를 중심으로 한 흉부에 해당한다. 中焦는 횡격막이하 배꼽이상의 부위로 脾 · 胃 · 肝을 포함하는 상복부가 되고, 下焦는 배꼽 이하의 腎 · 膀胱 · 大腸 · 小腸을 포함하는 하복부에 해당한다.[14]

한편 肝은 생리 · 병리적인 특성을 중시하여 下焦에 귀속시키고 있으나, 특별히 下焦와 연계하여 인식할 이유가 없으므로 해부학적 부위에 근거하여 中焦에 배속함이 합당할 것이다.

14) 《靈樞 · 營衛生會18》: 上焦出於胃上口 幷咽以上 貫膈而布胸中 走腋 循太陰之分而行還至陽明 上至舌 … 中焦亦幷胃中 出上焦之後 此所受氣者 泌糟粕 蒸津液 化其精微 上注於肺脈 乃化而為血 以奉生身 莫貴於此 … 下焦者 別廻腸 注於膀胱 而滲入焉 故水穀者 常幷居於胃中 成糟粕而俱下於大腸 而成下焦 滲而俱下 濟泌別汁 循下焦而滲入膀胱焉. 《難經 · 31難》: 上焦者 在心下 下膈 在胃上口 … 其治在膻中 玉堂下一寸六分 直兩乳間陷者是; 中焦者 在胃中脘 不上不下 … 其治在臍傍; 下焦者 當膀胱上口 … 其治在臍下一寸.

3. 三焦의 작용

인체의 생명현상은 끊임없는 에너지의 소비과정이라고 말할 수 있고,

에너지의 공급이 없이는 생물은 잠시도 살 수 없다. 생성된 에너지는 저장되었다가 여러 생명활동에 사용되고, 나머지는 열로 변하여 체온을 유지하며 필요하지 않은 물질은 몸 밖으로 내보낸다.

三焦의 작용은 이러한 에너지대사에 해당되며[15] 上焦의 호흡순환, 中焦의 소화흡수 및 下焦의 생식 및 배설로 요약할 수 있다. 이를《靈樞》에서는 '如霧' · '如漚' · '如瀆'이라 했고,《難經》에서 '主內而不出' · '主腐熟水穀' · '主分別淸濁'으로 설명했으며,《醫學入門》에서는 '主氣' · '主食' · '主便'으로 표현했다.[16]

3.1. 上焦如霧

'霧'는 안개가 흩어지듯 水穀의 精氣를 산포하는 현상을 형용하는 말이다. 如霧는 上焦의 心肺가 호흡과 순환을 통하여 水穀에서 흡수한 營血과 衛氣를 전신으로 운수 · 산포하는 작용을 일컫는다. 이러한 작용을 마치 안개가 사방으로 흩어져 자욱한 형상에 비유하여 霧라 했다. 이를《難經 · 31難》에서 '主內而不出',《醫學入門》에서 '主氣'라고 했다. 上焦의 작용에 의하여 전신으로 산포된 水穀의 精氣는 몸을 살찌우고(充身) 피부를 따뜻하게 하며(熏膚), 皮毛를 윤택하게 한다.[17]

3.2. 中焦如漚

'漚'는 水穀의 소화과정에서 거품이 발생하는 발효의 현상을 형용한 것이다. 이는 中焦의 脾胃의 소화흡수 작용을 설명한 것으로《難經》에서 '主腐熟水穀',《醫學入門》에서 '主食'이라고 했다.[18]

3.3. 下焦如瀆

'瀆'은 溝渠(도랑), 水道의 뜻으로 대소변의 배설 및 생식에 대한 腎 · 膀胱 · 大腸 · 小腸의 작용을 표현한 것이다.

《黃帝內經》에서 三焦를 決瀆 또는 中瀆의 기관이라 하고, 膀胱에 속한다고 한 것은 水道의 통리에 대한 下焦의 작용을 의미한다.《難經》에서도 下焦의 소변 배출을 瀆에 비유하여 설명했다.[19] 한편《靈樞 · 營衛生會》에서는 "下焦의 氣는 廻腸에서 나누어져 膀胱으로 흘러 스며든다. 그

15)《靈樞 · 五癃津液別論36》: 三焦出氣 以溫肌肉 充皮膚.

16)《靈樞 · 營衛生會18》: 上焦如霧 中焦如漚 下焦如瀆.《難經 · 31難》: 三焦者 水谷之道路 氣之所終始也 上焦者 在心下 下膈 在胃上口 主內而不出 其治在膻中 玉堂下一寸六分 直兩乳間陷者是 中焦者 在胃中脘 不上不下 主腐熟水穀 其治在臍傍 下焦者 當膀胱上口 主分別淸濁 主出而不內 以傳導也 其治在臍下一寸 故名曰三焦 其腑在氣街.《醫學入門 · 臟腑》: 三焦 如霧如漚如瀆 雖有名而無形 主氣主食主便 雖無形而有用.

17)《靈樞 · 決氣30》: 上焦開發 宣五穀味 熏膚充身澤毛 若霧露之漑 是謂氣.

18)《靈樞 · 營衛生會18》: 中焦亦幷胃中 此所受氣者 泌糟粕 蒸津液 化其精微 上注於肺脈 乃化而爲血 以奉生身 … 名曰營氣.《難經 · 31難》: 中焦者在胃中脘 不上不下 主腐熟水穀.《靈樞 · 決氣30》: 中焦受氣取汁 變化而赤 是謂血.

19)《素問 · 靈蘭秘典論8》: 三焦者 決瀆之官 水道出焉.《靈樞 · 本輸2》: 三焦者 中瀆之府 水道出焉 屬膀胱 是孤之府也.《難經 · 31難》: 下焦者 當膀胱上口 主分別淸濁 主出而不內 以傳道也 其治在臍下一寸.

러므로 水穀은 항상 胃를 거쳐 (소장에서) 형성된 찌꺼기(糟粕)는 모두 대장으로 내려가고, 수액의 노폐물은 膀胱으로 스며든다."하여 下焦의 배변과 비뇨의 생리를 지적했다.[20] 이러한 下焦의 기능은《難經 · 31難》의 '主出而不納'이나《醫學入門》의 '主便'의 내용이 잘 설명해 주고 있다.

이상에서 三焦는 한의학 고유의 개념으로 생명활동에 필요한 에너지의 생성과 공급, 생체를 구성하는 각종 물질의 합성은 물론 노폐물을 배설하는 물질대사를 총괄한다.[21] 임상적으로 三焦가 기능이 손상되면 熱생산이 부족하게 되어 몸이 차고 惡寒의 증상이 나타난다.[22]

참고

● 三焦의 연구

◈油膜의 說

宋代의 陳無擇이 "三焦는 형태가 있으며 脂膜과 같다."고 하여 油膜에 대한 인식을 볼 수 있다. 이후, 淸代 唐容川은 油膜(網膜)을 해부학적으로 구분하여 上 · 中 · 下의 三焦로 나누었다.[23] 三焦의 기능은 網膜의 혈관과 림프관을 통하여 이루어지는데, 이러한 관점은 비록 단편적이나 三焦의 실질을 연구하는 실마리를 제공했다.

◈림프계통의 說

三焦를 림프계통에 비유하고, 림프계통을 상 · 중 · 하로 구분하여 三焦의 생리를 설명하는 학설이다. 上焦는 營衛를 주관하는데, 營衛는 유기체의 방어기능으로 T임파세포와 B임파세포를 자극함으로써 세포면역과 체액면역반응을 발생시켜 病邪에 대항하는 면역기능과 유관하다. 中焦는 水穀의 腐熟 즉 소화흡수 기능을 말하며 림프계통은 소화관에서 영양성분을 운반하는 매개체 역할을 한다. 下焦는 津液의 소통으로 수분과 전해질의 흡수 · 배설 · 공급 및 그 조절을 포괄하는데, 림프계통과 유관하다.

◈체액조절계통의 說

三焦가 水道를 소통하는 기능은 체액의 평형조절과 밀접한 관계에 있다. 인체의 수액대사에 있어서 腎의 氣化는 수액대사의 동력이 되고, 三焦의 氣化는 수습의 운행을 원활하게 하므로 '決瀆之官'이라고 한다. 따라서 체내 수분이 과잉한 상태인 부종 · 복수 및 尿閉를 三焦의 체액평형 실조에 의한 증상으로 설명하기도 한다.

4. 三焦의 經絡

三焦의 經絡은 三焦의 氣가 운행 · 분포하는 경로로 手少陽三焦經 · 手少陽經別 · 手少陽絡脈 · 手少陽經筋 및 手少陽皮部로 구성된다.

20)《靈樞 · 營衛生會18》: 下焦者 別廻腸 注於膀胱而滲入焉 故水穀者 常幷居於胃中 成糟粕而俱下於大腸 而成下焦 滲而俱下 濟泌別汁 循下焦而滲入膀胱焉.

21)《中藏經》: 三焦者 人之三元之氣也 … 總領五臟六腑 營衛經絡 內外左右上下之氣也 三焦通 則內外左右上下皆通也 其於周身灌體 和內調外 榮左養右 導上宣下 莫大於此者也.

22)《靈樞 · 五癃津液別36》: 水穀皆入於口 其味有五 各注其海 津液各注其道 故三焦出氣 以溫肌肉 充皮膚.《註解傷寒論 · 辯脈法第一》: 形冷 惡寒者 此三焦傷也; 三焦旣傷 則陽氣不通而微 致身冷而惡寒也.

23)《血證論 · 臟腑病機論》: 三焦古作膲 即人身上下內外相聯之油膜也.

4.1. 手少陽三焦經(Triple Energizer Meridian)

手少陽三焦經은 馬王堆漢墓의 帛書에서 처음 '臂少陽温' 혹은 '耳脈'이라 칭했고, 《靈樞 · 經脈》에 '三焦手少陽之脈'으로 기록되어 현재 手少陽三焦經이라 통칭한다.

三焦의 에너지대사는 少陽相火의 氣化를 주도하여 인체의 물질대사를 총괄하므로 그 經脈을 手少陽三焦經이라고 한다.

□1 氣化: 少陽經의 司化經으로 風火相生을 조절한다.

手少陽三焦經(三焦經)은 少陽의 相火와 三焦의 火가 결합한 司化經으로 相火의 氣化를 주도하여 에너지대사를 총괄한다. 三焦經의 氣化에 생리 조절은 다음과 같다.

첫째, 三焦經의 氣化는 相火의 열에너지로 인체 생리활동을 추동하므로 三焦를 '元氣의 別使'라 한다.

둘째, 手厥陰心包經과 表裏經으로 經氣가 상통하여 心包의 風火相生의 대사를 조절한다. 즉 三焦의 相火는 包絡의 相火를 도와 心火를 溫養

도표 2-5-02. 手少陽三焦經의 기화:

手少陽三焦經은 少陽相火와 三焦火가 결합한 司化經으로 체내 相火의 氣化를 주관한다. 또 表裏經, 同名經과 경기상통으로 心包와 膽의 생리와 병리에 영향을 미친다.

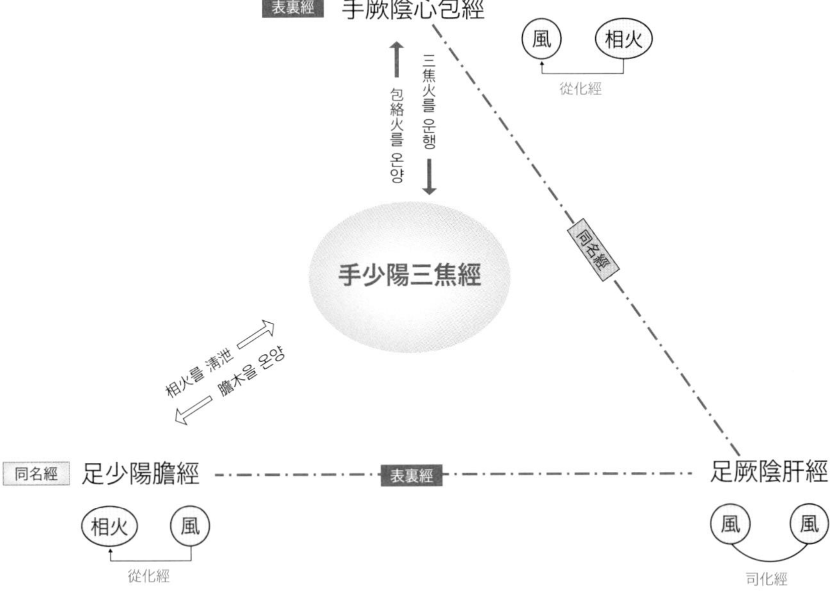

하여 추동하게 하고, 心包經의 風化는 三焦의 相火를 소통시켜 전신으로 유행하게 함으로서 三焦가 '原氣의 別使'로서의 기능을 가능하게 한다.

셋째, 足少陽膽經과 同名經으로 經氣가 상통하여 膽의 風火相生의 대사를 조절한다. 즉 三焦의 相火는 膽의 木性을 溫養하여 膽汁의 배설과 決斷의 정신작용에 영향을 미친다. 반대로 膽의 風性은 三焦 相火의 淸泄과 유행을 도와 妄動하지 않게 한다.

이상에서 手少陽三焦經은 風火相生의 氣化를 제어하여 三焦, 心包(表裏經), 膽(同名經)의 생리를 조절함을 알 수 있다.

[임상적 고찰]

임상적으로 三焦經의 병태는 風火相生의 실조로 인한 相火의 태과와 부진의 방면으로 나타난다. 三焦의 相火가 膀胱을 침범하면 膀胱이 熱을 받아 소변의 赤·澁 혹은 소변불통(癃閉)의 증상이 나타나고, 膀胱의 寒水를 溫養하지 못하면 膀胱이 虛寒하여 소변불금(遺尿)·尿頻의 증상이 발생한다.[24] 三焦의 相火가 膽木을 溫通하지 못하면 담즙 배설의 장애로 痰濁이 발생하여 胸悶·善太息·頭暈·目眩·驚悸不寧의 膽虛證을 야기한다. 또한 膽木의 相火를 항진하게 하여 咽乾·口苦의 膽熱證을 초래하기도 한다.

한편 三焦 관련 질환의 침구치료는《難經》에 의하면 上焦의 호흡·순환의 장애에 膻中(兩乳의 중간), 中焦의 소화 장애에 天樞(臍傍 2寸), 下焦의 노폐물 대사의 장애에는 陰交(臍下 1寸)를 다스린다.[25] 中焦 질환의 치료는《難經》에서 제시한 '天樞穴'는 물론 '中脘穴'도 활용할 수 있다. 또한 12經脈의 原穴은 三焦의 氣가 운행하고 머무는 곳이며, 三焦에 의해 운행되는 腎間動氣는 생명과 12經脈의 근본이 되므로 '原'이라 하니 三焦는 原氣의 別使로 전신의 氣를 주관하고 五臟六腑를 모두 다스린다. 따라서 臟腑의 병에는 三焦의 氣가 운행하고 머무는 原穴을 다스린다.[26)

2 流注와 생리

三焦經은 전신의 氣化를 주관하는 經脈으로 '下膈循屬三焦'의 유주에 의한 膻中·中脘·丹田의 三元之氣를 관장하여 臟腑·經絡·營衛·上

24) 《靈樞·本輸2》: 三焦者 足少陽太陰之所將 太陽之別也 上踝五寸 別入貫腨腸 出於委陽 並太陽之正 人絡膀胱 約下焦 實則閉癃 虛則遺溺 遺溺則補之 閉癃則瀉之.

25) 《難經·31難》: 三焦者 何稟何生 何始何終 其治常在何許 … 三焦者 水谷之道路 氣之所終始也 上焦者 在心下 下膈 在胃上口 主內而不出 其治在膻中 玉堂下一寸六分 直兩乳間陷者是; 中焦者 在胃中脘 不上不下 主腐熟水穀 其治在齊傍; 下焦者 當膀胱上口 主分別淸濁 主出而不內 以傳導也 其治在齊下一寸 故名曰三焦 其腑在氣街.

26) 《難經·66難》: 經言 肺之原 出於太淵 心之原 出於大陵 肝之原 出於太沖 脾之原 出於太白 腎之原 出於太谿 少陰之原 出於兌骨 膽之原 出於丘墟 胃之原 出於沖陽 三焦之原 出於陽池 膀胱之原 出於京骨 大腸之原 出於合谷 小腸之原 出於腕骨 十二經皆以兪為原者 何也 然 五臟兪者 三焦之所行 氣之所留止也 三焦所行之兪為原者 何也 然 臍下腎間動氣者 人之生命也 十二經之根本也 故名曰原 三焦者 原氣之別使也 主通行三氣 經歷於五臟六腑 原者 三焦之尊號也 故所止輒為原 五臟六腑之有病者 皆取其原也.

下·左右의 氣를 통행하게 하므로 '主持諸氣'라고 한다. 또한 '布膻中 散絡心包'로 心包와 표리를 구축한다.

> **《靈樞·經脈》** 三焦手少陽之脈 起於小指次指之端[1] 上出兩指之間*[2] 循手表*腕[3] 出臂外兩骨之間[4] 上貫肘[5] 循臑外[6] 上肩[7] 而交出足少陽之後[8] 入缺盆[9] 布膻中 散絡心包[10] 下膈遍*屬三焦[11] 其支者 從膻中[12] 上出缺盆[9] 上項[13] 系耳後 直上[14]出耳上角[15] 以屈下頰至䪼[16] 其支者 從耳後入耳中 出走耳前 過客主人前 交頰[17] 至目銳眥[18]

☞手少陽三焦의 經脈은 무명지의 외측 끝(關衝穴)에서 기시하여 위로 무명지의 외측을 따라 손등의 제4·5 중수골의 사이를 따라 손목의 陽池穴에 이르고 팔뚝의 외측 요골과 척골 사이로 나온다. 위로 팔꿈치를 관통하고 상박(上膊)의 바깥쪽을 따라 어깨로 올라가 足少陽膽經과 교차하

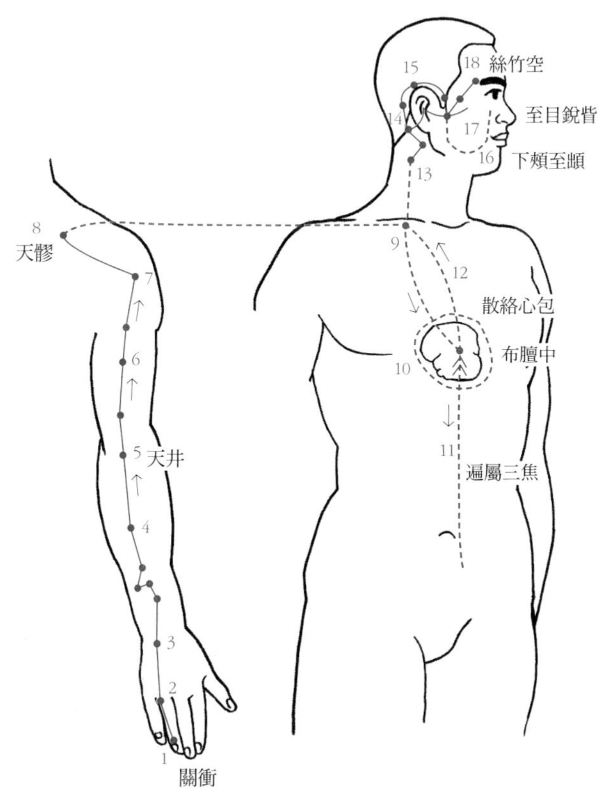

그림 2-5-07. 手少陽三焦經의 유주

여 膽經의 뒤로 나와 缺盆(쇄골상와)으로 들어가 膻中에 분포하고 心包를 연락한다. 아래로 횡격막을 통과해서 두루 상·중·하의 三焦에 귀속한다. 그 분지는 膻中에서 위로 缺盆(쇄골상와)으로 나와 목덜미를 따라 귀 뒤를 연계하며 곧장 올라가 귀의 上角으로 나와 굴절하여 아래로 뺨을 지나 眼眶의 하방에 이른다. 다른 분지는 귀 뒤의 翳風穴에서 귀속으로 진입한 다음 귀 앞으로 나와 客主人(上關穴)의 앞을 지나 뺨(手太陽小腸經의 聽宮穴)에서 앞의 분지와 만나고 눈의 외안각의 瞳子髎穴에 이르러 足少陽膽經에 이어진다.

◎ **注釋과 校勘** ◎

*兩指之間: 새끼손가락과 무명지의 사이를 가리킨다.

*手表: 손등 부위를 말한다.

*遍: 《太素》, 《甲乙經》에 근거하여 循을 遍을 교정했다.

---

3 三焦經의 經穴

三焦經은 23개의 經穴이 있다. 그 명칭은 關衝·液門·中渚·陽池·外關·支溝·會宗·三陽絡·四瀆·天井·淸冷淵·消濼·臑會·肩髎·天髎·天牖·翳風·瘈脈·顱息·角孫·耳門·和髎·絲竹空으로 좌우 46穴이다.[27]

[27] 三焦의 經穴歌: 二十三穴手少陽 關衝液門中渚傍 陽池外關支溝正 會宗三陽四瀆長 天井淸冷淵消濼 臑會肩髎天髎堂 天牖翳風瘈脈靑 顱息角孫絲竹張 和髎耳門聽有常.

4 三焦經의 효능

三焦經은 瀉三焦火(明目, 聰耳, 除煩, 止痛, 解毒, 止血, 調經)·平肝熄風·醒腦開竅·調理脾胃·通調水道·通經活絡의 효능으로 眼·耳·인후의 질환 및 견비통을 치료한다.

5 三焦經의 病態

三焦經의 병증은 三焦相火의 氣化 장애가 心包·胸中·耳·目·咽喉의 질환으로 반영된다. 그 병후는 '是動則病'과 '是主氣所生病'으로 구분되는데, 經絡이 유주·분포하는 耳聾·咽喉腫痛·眼外角痛·頰痛·肩臑肘臂 외측의 동통을 주요 증상으로 하는 外經의 병후와 腹脹·水腫·遺尿·小便不利·尿頻이 主증상인 內臟의 병후가 있다.

三焦經의 병증은 少陽火의 氣化 장애로 인한 風火上生의 실조에 기인

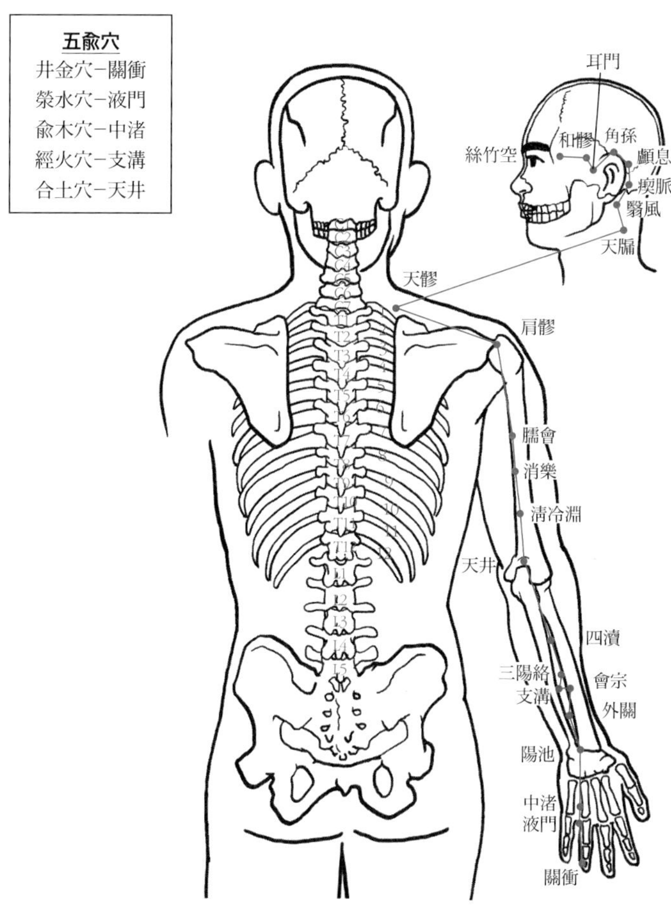

그림 2-5-08. 手少陽三焦經의 경혈

하며 三焦相火의 태과로 인한 發熱 · 汗出의 증상이 있다. 三焦相火가 耳로 逆上하여 經氣가 막혀 耳聾이 나타나고, 三焦經의 순행부위인 喉嚨에 結하면 咽腫이나 喉痺가 발생한다. 이외에 그 經絡이 지나는 부위의 目銳眥 · 頰 · 耳後 · 肘臂外側의 동통과 새끼손가락(無名指)를 사용할 수 없게 된다.

《靈樞 · 經脈》是動則病耳聾渾渾焞焞* 嗌腫 喉痺 是主氣所生病*者 汗出 目銳眥痛 頰痛 耳後 肩臑肘臂外皆痛 小指次指不用

☞三焦經脈의 經氣 변동으로 인한 병변은 耳聾으로 소리가 잘 들리지

않고, 인후가 붓고 아프며 막힌 느낌이 있는 喉痺의 증상이 있다. 본 經脈은 그 氣化의 병변으로 汗出, 外眼角痛, 頰痛, 耳後 및 상지외측의 동통·새끼손가락의 장애를 치료할 수 있다.

◎ **注 釋** ◎

*渾渾焞焞: 귀의 울림, 청각이 분명하지 않음을 형용한 것이다.

*是主氣所生病: 三焦는 決瀆을 주관하여 水道의 소통을 조절한다. 水道의 소통이 원활하지 않은 것은 氣化의 이상으로 생긴 것이므로 氣로 인해 생기는 병을 주관한다. 張介賓은 "三焦는 水瀆의 府로 水病은 반드시 氣로 인해 발생한다(三焦爲水瀆之府 水病必由於氣也)."고 했다.

4.2. 手少陽經別

三焦의 經別은 巓頂에서 기시하여 흉중에 산포하고 三焦를 연계한다.

> 手少陽之正 指天* 別於巓 入缺盆 下走三焦 散於胸中也

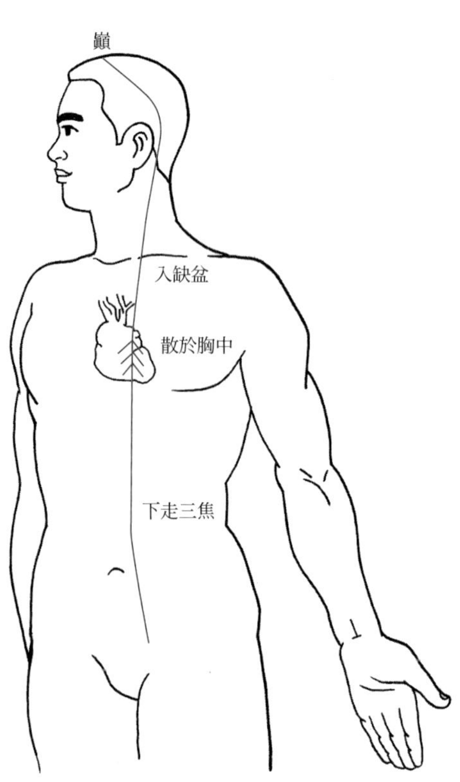

그림 2-5-09. 手少陽經別의 유주

☞手少陽經別은 두정부에서 분출하여 아래로 缺盆으로 진입하여 上·中·下의 三焦를 경과하고 흉중에 산포한다.

◎ **注 釋** ◎
*指天: 三焦의 經別이 頭頂部에서 起始함을 말한다.

4.3. 手少陽絡脈

1 流注

三焦의 絡脈은 外關에서 胸中을 연락한다.

2 病證

주관절을 펴거나 굽힐 수 없는 증상은 그 經脈의 上貫肘의 유주에 기인한다.

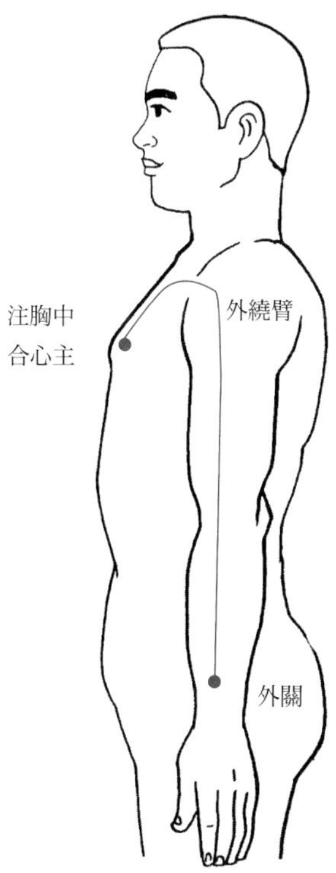

그림 2-5-10. 手少陽絡脈의 분포

> ❶手少陽之別 名曰外關 去腕二寸 外繞臂 注胸中 合心主
> ❷病實則肘攣 虛則不收 取之所別也

☞手少陽三焦經의 絡脈이 분출하는 絡穴은 外關이다. 腕後 2寸 부위의 外關에서 상지의 외측을 둘러 흉중으로 들어가서 手厥陰心包經과 합한다. 病邪가 실하면 주관절이 구련하고, 正氣가 허하면 주관절을 굽힐 수 없다. 外關을 다스린다.

4.4. 手少陽經筋

Ⅰ 분포

三焦의 經筋은 腕·肘·額角에 結하고, 舌本과 目外眦를 연계한다.

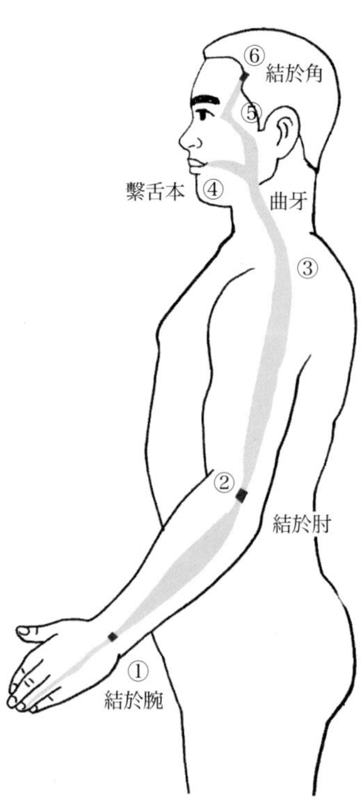

그림 2-5-11. 手少陽經筋의 분포

> 手少陽之筋 起於小指次指之端 結於腕[1] 中*循臂結於肘[2] 上繞臑外廉 上肩走頸 合手太陽[3] 其支者 當曲頰*入繫舌本[4] 其支者 上曲牙 循耳前 屬目外眥[5] 上乘頷*結於角[6]

☞手의 무명지의 끝에서 起하여 손목에 結하고 상행하여 臂를 따라 肘尖에 結한다. 위로 臑 외측을 따라 肩部로 올라가서, 頸部로 走行하여 手太陽經筋과 합친다. 그 분지는 아래턱각(曲頰)으로 진입하여 舌本에 연계된다. 또 하나의 支筋은 曲牙(하함각)로 올라가 耳前을 따라 外眼角에 연락하며, 위로 額을 지나 額角에 結한다.

◎ 注釋과 校勘 ◎

*中: 《太素 · 經筋》, 《甲乙經》에 '中'이 '上'으로 되어 있다.

*曲頰: 楊上善은 "曲頰은 빰의 曲骨 끝에 있다. 足少陽經筋은 목을 따라 曲頰의 뒤로 향하며 曲頰에서 舌本에 들어가 연락된다(曲頰在頰曲骨端 足少陽筋 循頸向曲頰後 當曲頰入系舌本)."고 했다.

*頷: 張介賓은 "頷은 마땅히 額으로 고쳐야 한다. 이 筋은 귀 앞에서 올라와 目外眥에서 三陽經筋과 만나며, 兩 이마(額)의 左右로 나와 이마의 위쪽 모서리에 이어진다(頷當作額 盖此筋自耳前行外眥與三陰交會 上出兩額之左右 以結於額之上角也)."고 했다.

---

2 病證

經筋의 병증은 분포부위의 轉筋과 舌券이다.

> 手少陽之筋 … 其病當所過者卽支轉筋 舌卷

☞본 經筋이 발생하는 병증은 經筋이 지나는 부위에 轉筋 · 舌券의 증상이 발생한다. 치료방법은 火針을 사용하여 病이 효과를 나타내는 것을 치료의 횟수로 하고 痛處를 針刺의 腧穴로 한다. 이를 季夏痺라고 한다.

제 6 장

肝氣能系는 五行의 木과 六氣의 厥陰風 · 少陽相火의 속성을 바탕으로 肝·膽의 생리 · 병태 및 임상의 원리를 체계화한 계통이다.

肝機能系

(Hepatic Systems)

The aims of the lesson

- ▶肝의 생리, 병태 및 그 상변수와의 관계를 파악한다.
- ▶膽의 생리와 병태를 이해한다.
- ▶肝經과 膽經의 기화유주 · 병후를 분석하고 생리적 · 임상적 의의를 설명한다.
- ▶肝과 膽의 경락계통을 이해한다.

제1절 肝(Liver)

1. 肝의 개설

肝은 氣血의 소통과 정지를 조절하는 대표적 장기로서 '風木之臟'이라 한다. 이는 肝氣가 木(五行)과 風(六氣)의 속성으로 好動・升發의 특성이 있기 때문이다. 이러한 특성은 肝의 생리・병리를 인식하는 핵심이 된다.[1] 아울러 好動・升發의 특성은 장군의 강직하고 조급하며 불의를 참지 못하는 성품에 비유되어 肝을 '將軍之官'이라 하기도 한다.[2]

肝氣의 好動하고 升發하는 특성은 봄의 온화한 기후에 아지랑이가 피어오르고 만물이 소생하는 '生'의 현상과 상통하므로 '通於春氣'라 한다.[3] 봄기운은 겨우내 내장되었던 陽의 기운이 비로소 발생하는 少陽之氣로 ①陰陽의 消長면에서 陽氣가 아직 왕성하지 않은 陽中之少陽이며, ②陰陽의 升降운동으로 보면 陰氣가 반쯤 상승하여 기후가 溫하나 熱하지 않은 陰中之少陽으로 관찰된다.[4]

五行의 歸類에 있어서 肝은 目・筋・爪・淚・魂・怒・脇과 밀접한 관계로 이들의 작용에 영향을 미치고, 이들은 肝의 기능변화를 반영하는 진

도표 2-6-01. 肝의 기능계:

해부학적 장기와 더불어 五行의 木과 六氣의 厥陰風의 속성을 기초로 한 氣化, 象變數, 經脈을 이해한다.

臟 腑	肝	Liver 剛藏 將軍之官
	膽	Gall Bladder 中正之官
氣 化	肝氣	升發, 剛藏 通春氣(生發, 舒展, 風)
	五行	木 ┐ 風木之臟
	六氣	風 ┘
五 行	분류	風 酸 青 臊 角 麻 李 犬
	상변수	目 淚 筋 爪 魂 怒 脇部
經 脈	足厥陰肝經 ◀ 表裏經 ▶ 足少陽膽經	
	濕	燥

1) 《素問・陰陽應象大論5》: 東方生風 風生木 … 在臟爲肝. 《素問・五運行大論67》: 東方生風 風生木 木生酸 酸生肝 肝生筋 筋生心. 《素問・五常政大論70》: 木曰敷和 … 敷和之紀 木德周行 陽舒陰布 五化宣平 其氣端 其性隨 其用曲直 其化生榮 其類草木 其政發散 其候溫和 其令風 其藏肝 肝其畏淸 其主目 … 其應春 … 其色蒼 其養筋 其病里急支滿 其味酸 其數八.

2) 《靈樞・脹論35》과 《素問》의 〈靈蘭秘典論8〉, 〈本病論73〉에 肝者 將軍之官 謀慮出焉이라 했고, 將軍之官에 대하여 張介賓은 肝屬風木 性動而急 故將軍之官 木主發生 故爲謀慮所出; 吳昆은 肝氣急而志怒 故爲將軍之官; 《醫學入門》에서는 勇而能斷故曰將軍 潛發未明故謀慮出焉으로 해석했다.

3) 《素問・水熱穴論61》: 春者木始治 肝氣始生 肝氣急 其風疾. 《中藏經》: 肝者 與膽爲表裏 足厥陰少陽是其經也 旺於春 春乃萬物之始生也.

4) 《素問・六節臟象論9》: 肝者 … 此爲陽中之少陽 通於春氣. 《靈樞》의 〈九針十二原1〉과 〈陰陽繫日月41〉: 陰中之少陽 肝也. 《素問・金匱眞言論4》: 陰中之陽 肝也. 《難經・41難》에서는 肝木이 春氣에 應하는 氣象을 '太陰(冬季)을 떠났으나 오히려 가깝고 太陽(夏季)과는 떨어져 있으나 멀지 않다(去太陰尙近 離太陽不遠).'고 했다.

단의 요소로서 象變數를 형성한다. 또한 氣·味·色·音·臭의 風·酸味·靑色·角音·臊臭(누린내)와 麻·李·犬의 음식은 木의 속성으로 肝의 정기를 기르므로 肝의 양생과 치료에 영향을 미치는 중요한 요소가 된다.[5]

한편 肝의 經脈은 厥陰風의 氣化를 주관하므로 足厥陰肝經이라 하고, 少陽火의 기화를 제어하는 足少陽膽經과 표리를 이루어 체내 風火의 氣化를 조절한다.[6]

2. 위치와 形象

肝은 횡격막 아래의 오른쪽 옆구리에 위치하는 가장 큰 장기로 우엽(right lobe)과 좌엽(left lobe)으로 구분되는데, 좌우 두개의 엽을 나누는 간의 겸상인대(falciform ligament)는 간을 고정하는 역할을 한다. 간은 우엽이 좌엽보다 5배 정도 크며, 우엽과 좌엽의 경계부 하방으로 간동맥, 문맥, 담관, 림프관이 지나가는 肝門이 있다.

성인의 경우 무게는 약 1.2kg, 좌우 지름이 약 25cm, 앞뒤 지름이 약 14cm, 높이가 약 7cm이다.《難經·42難》에 의하면 무게가 2斤 4兩(해부학적인 중량은 약 1,500g)이고 좌 3엽, 우 5엽으로 구성되어 있다.[7]

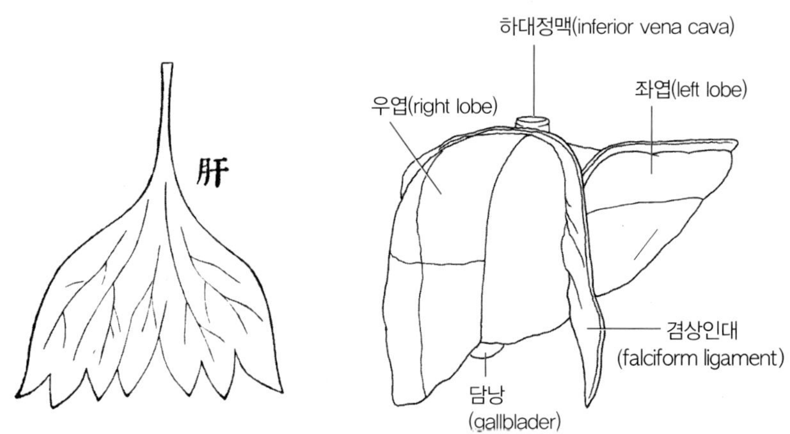

그림 2-6-01. 肝(liver):

간장은 횡격막 아래의 오른쪽 옆구리에 위치하며, 좌 3엽, 우 5엽으로 구성되어 있다. 좌우의 2엽 사이에는 담낭이 위치한다.

5)《素問·陰陽應象大論5》: 東方生風 風生木 … 在臟爲肝 在色爲蒼 … 在味爲酸 在志爲怒 怒傷肝.《素問·金匱眞言論4》: 東方靑色 入通於肝 開竅於目 藏精於肝 … 其味酸 其畜鷄 其穀麥 … 其數八 是以知病之在筋也 其臭臊.《素問·五運行大論67》: 東方生風 風生木 木生酸 酸生肝 肝生筋 筋生心.《素問·六節臟象論9》: 肝者罷極之本 魂之居也 其華在爪 其充在筋 以生血氣 其味酸 其色蒼.《素問·五常政大論70》: 敷和之紀 木德周行 陽舒陰布 五化宣平 其氣端 其性隨 其用曲直 其化生榮 其類草木 其政發散 其候溫和 其令風 其藏肝 肝其畏淸 其主目 其穀麻 其果李 其實核 其應春 其蟲毛 其畜犬 其色蒼 其養筋 其病裡急支滿 其味酸 其音角 其物中堅 其數八.

6)《素問·臟氣法時論22》: 肝主春 足厥陰少陽主治 其日甲乙.《中藏經》: 肝者 與膽爲表裏 足厥陰少陽是其經也 旺於春 春乃萬物之始生也.

7)《難經·42難》: 肝重二斤四兩 左三葉 右四葉 凡七葉.

肝臟이 좌우의 두 엽으로 되어 있는 것은 木의 장기로서 봄에 초목의 껍질이 터져 두 개의 떡잎이 싹트는 현상에 상응한다.[8)]

3. 肝의 생리

肝의 생리는 특성과 기능으로 구분된다.

3.1. 肝의 특성

肝은 風木의 장기로 그 氣는 升發과 剛藏의 특성이 있다.[9)]

[1] 升發

升發은 肝氣의 상승하고 발산하는 특성을 말한다. 이는 나무(木)의 가지가 위로 뻗어 나가는 條達과 升散의 속성에 상응하는 작용이다.[10)] 肝氣의 升發에 의하여 肝은 疏泄과 藏血의 기능을 정상적으로 발휘하게 된다.

병리적으로 升發의 기운이 미치지 못하면 肝氣의 鬱結을 일으켜 氣의 소통과 血의 운행에 이상을 초래하고, 지나치면 肝氣의 逆上이나 橫逆을 일으켜 頭痛・頭暈・目眩・耳鳴 및 耳聾의 증상이 나타난다.[11)]

[2] 剛藏

剛藏의 剛은 剛强・躁急을 의미한다. 肝은 風의 動・疾하고 木의 能直하는 속성을 부여받아 그 성정이 剛直하고 好動하므로 剛藏이라 한

참고

● 左肝右肺說

左肝右肺의 說은 肝과 肺의 氣가 운동하는 氣機의 특성을 설명하는 것이다. 방위의 좌우는 성인이 南面하여 해가 떠오르는 동쪽을 左, 해가 지는 서쪽을 右로 정했는데, 肝의 발생적인 면을 보면 '東方生風 風生木 木生酸 酸生肝'으로 肝의 升發하는 기운(少陽之氣)은 동방 木의 방위인 인체의 左로 상승하고, 肺의 肅降하는 기운(少陰之氣)은 '西方生燥 燥生金 金生辛 辛生肺'의 인식에 근거하여 서방 金의 방위인 인체의 右로 하강하는 것으로 이해했다.

이처럼 氣운행의 左右개념에서 비롯된 '左肝右肺'의 관점은 해부학적 위치가 아니라, 氣의 升降을 이해하는 기준이 된다. 즉 생리적으로 肝氣의 左로 상승하고 肺氣의 右로 하강하는 협력의 관계로 승강의 평형을 유지하며, 이로 말미암아 肝과 肺를 升降의 左右 또는 外輪이라고 한다.[12)]

8) 《難經・41難》: 肝獨有兩葉 以何應也.《難經正義・清 葉霖》: 萬物始生之初 草木甲坼 皆兩葉.《難經校注》: 草木甲坼之初 萌生兩葉等自然現象

9) 《素問・水熱穴論61》: 春者木始治 肝氣始生 肝氣急 其風疾, 봄은 木氣가 다스리고 인체는 肝氣가 始生하는데, 肝氣의 性은 急하여 그 변동이 바람처럼 迅速하다.

10) 《類證治裁・肝氣肝火肝風》: 肝木性升散 不受遏抑.《素問・五常政大論70》: 敷和之氣 … 其氣端 其性隨 其用曲直.《素問・五運行大論67》: 東方生風 風生木 … 其政爲散 其令宣發.《臨証指南醫案・中風》: 肝爲風木之臟 固有相火內奇 體陰用陽 其性剛 主動主升 全賴腎水以涵之 血液以濡之 肺金清肅下降之令 以平之 中宮敦阜之土氣 以培之 則剛勁之質 得爲柔和之體 遂其條達暢茂之性 何病之有?

11) 《素問・四氣調神大論2》: 逆春氣則少陽不生 肝氣內變, 升發條達의 불리로 인한 肝氣 울결의 병태를 지적했다.

12) 《素問・刺禁論52》: 肝有要害 不可不察 肝生於左 肺藏於右에 대하여 張志聰은 臟體藏於內 臟氣之從左右而出於外也; 楊上善은 肝爲少陽 陽長之始 故曰生 肺爲少陰 陰臟之初 故曰藏; 王氷은 肝象木 旺於春 春陽發生 故生於左也 肺象金 旺於秋 秋陰收也 故藏於右也라 하여 氣機에 있어서 승강의 좌우를 설명했다. 즉 木에 속하는 肝의 升發之氣는 좌로 상승하고, 金에 속하는 肺의 肅殺收斂의 기운은 右로 하강한다.

다.[13] 이러한 성정은 장군의 성격에 비유되므로 肝을 將軍之官이라고 한다.

임상에서 간질환 환자의 躁急하거나 易怒하는 정서변화는 剛藏의 특성을 반영하는 증상이다. 그러므로 肝의 섭생은 평소 성정을 온화하게 다스리고 느긋하게 하여 肝氣의 태과를 예방해야 하는데, 이는 木의 能曲(柔)의 속성에 부합하는 양생법이다.

◈肝의 體陰用陽(臨證指南醫案)

肝의 실체와 기능을 음양론의 관점에서 관찰하면 간장이 실질 장기로서 혈액을 저장하는 기능은 陰의 속성이므로 體陰이라 한다. 그러나 또한 肝은 風木의 臟으로 그 기운이 升發과 動을 주관하여 疎泄의 기능을 발휘하고 相火를 用事하므로 用陽이라 한다. 이러한 用陽의 특성으로 인해 肝의 병변은 쉽게 肝風의 발생과 肝火(肝陽)의 상승을 초래하게 된다.

한의학에서 肝陽의 인식은 실재 간이 가장 고온의 장기인 것에서도 그 의의를 알 수 있다.

[13] 《素問 · 水熱穴論61》: 春者木始治 肝氣始生 肝氣急 其風疾. 《類證治裁 · 肝氣肝火肝風》: 肝爲剛臟 職司疎泄 用藥不宜剛而宜柔 不宜伐而宜和.

도표 2-6-02. 肝氣의 특성과 肝의 생리:

肝은 條達의 특성으로 疏泄과 藏血의 기능을 발휘하고, 躁動의 특성으로 剛將이라 칭한다.

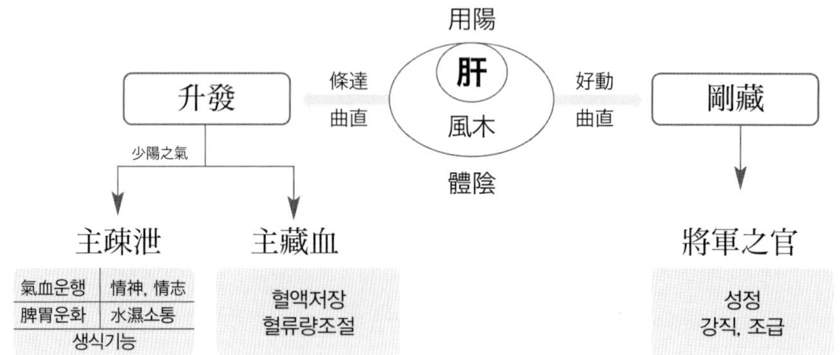

3.2. 肝의 기능

Ⅰ 主疎泄

肝은 肝氣의 升發, 條達, 主動하는 특성으로 氣를 소통, 창달, 발설시키는 疏泄의 기능을 발휘한다. 疏泄에 대한 인식은 《類證治裁 · 肝氣肝

火肝風》의 "肝은 剛臟으로 역할은 疏泄을 주관하므로 藥을 사용함에 강한 것은 마땅하지 않고 부드러운 것이 마땅하며, 정벌하는 것은 마땅하지 않고 和하는 것이 마땅하다(肝爲剛臟 職司疎泄 用藥不宜剛而宜柔 不宜伐而宜和)."에서 유래한다. 肝의 疏泄기능은 氣血의 운행, 脾胃의 運化, 精神·情志의 활동, 수액의 대사 및 생식기능 등의 조절에 중요하다.

◈ 氣血의 운행조절

肝의 疏泄은 氣의 소통을 원활히 하고 氣와 짝을 이루는 血의 운행을 조절한다. 氣는 血의 장수로서 氣의 소통은 혈액의 운행에 매우 중요하므로 생리적으로 '氣行則血行'하고, 병태 생리적으로 '氣滯則血滯'하게 된다.[14]

임상적으로 疏泄의 병태 생리는 太過와 不及의 두 방면으로 표현된다. 疏泄이 太過하면 肝氣의 升發이 지나쳐 肝氣가 逆上하면 面紅·目赤 및 頭目(머리와 눈)에 脹痛의 증상이 나타나고, 氣를 따라 血이 逆上하면 吐血·衄血하고 심하면 갑자기 의식을 잃고 쓰러져(昏倒) 인사불성이 된다. 또 下焦에서 疏泄의 태과는 氣의 문란을 일으켜 월경의 過多나 崩漏와 같은 하혈의 증상을 초래한다.

◈ 精神과 情志의 조절

疏泄은 정신활동과 정서변화에 일정한 영향을 미친다.[15] 肝의 정상적인 疏泄에 의한 氣의 소통은 神志 활동을 활성화하여 心情을 유쾌하고 명랑하게 한다.

임상에서 疏泄의 太過는 肝의 剛强하고 조급한 성정을 부추겨 躁急·易怒(大怒, 暴怒)·失眠(不得臥寐)·多夢 등의 흥분성 정서변화를 일으킨다. 疏泄의 不及은 肝氣의 울결을 초래하고 이는 정신정지 활동을 진작시키지 못하여 多愁善感(근심이 많고 감정이 예민함)·心煩·抑郁不樂(우울)·善太息(자주 한숨을 쉼)·欲哭 등 억울성 정서변화를 특징으로 하는 병변을 초래한다. 따라서 일상생활의 스트레스는 肝氣의 울결의 중요한 인자이므로 스트레스에 유연하게 대처하며 항상 心情을 온화하고 유쾌하게 하여 肝氣의 소통을 원활히 하는 것은 정신건강에 매우 중요하다.

[14] 《血證論》: 肝屬木 木氣沖和條達 不致遏郁 則血脈通暢; 氣爲血帥 血爲氣母 氣行則血行 氣滯則血滯.

[15] 《素問·六節臟象論9》: 肝者 魂之居也. 《靈樞·本神8》: 肝藏血 血舍魂. 《素問·靈蘭秘典論8》: 肝者 將軍之官 謀慮出焉. 吳昆은 將軍之官에 대하여 '肝氣急而志怒 故爲將軍之官'이라 했고, 張介賓은 '肝屬風木 性動而急故將軍之官 木主發生故爲謀慮所出'이라고 했다.

◈脾胃의 소화흡수 조절

肝의 疏泄은 脾胃의 升清과 降濁을 도와 소화흡수를 촉진한다. 脾는 至陰之類로 그 性이 兼靜하므로 반드시 肝의 疎泄작용에 의하여 정상적인 運化기능을 완성할 수 있다.[16] 또 疏泄은 膽汁과 췌액의 분비를 촉진하여 지방의 소화와 흡수를 돕는다.

16)《素問 · 寶命全形論25》: 土得木而達.

임상에서 疏泄의 실조는 脾胃의 소화에 영향을 미친다. 疏泄의 태과로 肝氣(相火)가 升泄하여 脾胃의 土를 克하면 '肝氣乘脾'와 '肝氣犯胃'의 병태를 초래한다. 飧泄 · 腸鳴 · 腹痛 · 痛必泄瀉하고 설사 후에 증상이 완화되는 '肝氣乘脾證'에 痛瀉要方(土炒白朮 · 白芍藥 · 陳皮 · 防風)을 활용하여 瀉肝補脾(疏肝健脾)한다. 또 肝經의 분포는 胃를 끼고(挾胃) 肝에 속하므로 肝氣의 橫逆으로 胃를 침범하면 胃脘部의 脹滿疼痛 · 嘔逆 · 噯氣 · 呑酸을 증상으로 하는 '肝氣犯胃證'을 야기하며, 이때 疏肝和胃의 치법을 사용한다. 한편 肝氣虛로 疏泄이 부진하면 역시 脾胃의 運化장애를 일으켜 泄瀉와 中滿(복부창만)의 '木不疏土'의 증상을 초래하는데, 補肝의 치법으로 健脾시킨다.[17]

17)《血證論 · 臟腑病機論》: 食氣入胃 全賴肝木之氣以疎泄之 而水穀乃化 設肝之清陽不升 則不能疎泄水穀 滲瀉中滿之證 在所難免.

◈水道의 소통

肝의 疏泄에 의한 氣의 소통은 肺의 通調水道, 脾의 水濕運化 및 腎의 主水에 의한 체내 수액대사를 조절하여 水濕의 소통과 운행에 영향을 미친다.[18]

18)《血證論》: 氣行水亦行, 治氣卽是治水.

임상적으로 疎泄의 실조로 수액대사의 장애를 초래하면 복수를 형성하여 鼓脹 · 복통의 병증을 일으킨다.[19] 간경화로 인한 복수가 이에 해당한다.

19)《金匱要略 · 水氣病篇》: 肝水者 其腹大不能自轉側 脇下腹痛.

◈생식기능의 조절

肝의 疎泄기능은 남자의 排精과 여자의 배란에 관여한다.[20] 정상적 疏泄은 자궁에서 기원하는 任脈과 衝脈의 기혈을 소통하여 여자의 배란 · 월경 · 孕育 및 남자의 排精을 촉진하는 등 생식기능에 영향을 미친다. 임상에서 정서의 억울이나 스트레스로 인한 肝氣의 울결은 經少 · 閉經 혹은 배란이나 排精의 장애를 야기하기도 한다.

20)《格致餘論 · 陽有餘陰不足論》: 主閉藏者腎也 司疎泄者肝也.

도표 2-6-03. 肝主疎泄:

肝은 升發, 條達의 특성으로 疏泄의 기능을 발휘한다. 이는 氣血의 운행, 脾胃의 運化, 神志의 활동, 수액의 대사 및 생식기능의 조절에 중요한 영향을 미친다.

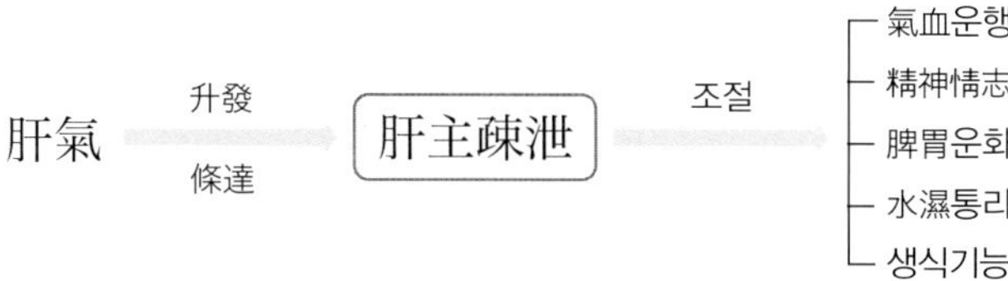

2 主藏血

肝은 다량의 혈액을 저장하고 생리활동의 수요에 따라 血流를 조절한다. 이에 肝을 血海라고 하기도 한다. 휴식과 수면 등 안정 상태에서는 혈액의 요구량이 상대적으로 감소하여 간장으로 回流하여 저장되고, 활동할 때에는 혈액을 전신으로 공급하여 생리활동의 수요를 충족시킨다.[21] 예를 들어 눈의 시각 작용이나 수족의 활동은 혈액의 공급을 받아 가능하며, 인체 운동의 기본이 되는 筋力 역시 肝血의 자양에 의존하는데 肝血이 왕성하면 근력이 강하고 피로를 잘 인내하므로 肝을 '罷極之本'이라고 한다.[22] 罷極之本은 피로를 인내하는 근본이라는 의미이다.

임상에서 혈류의 장애 즉 肝藏血의 실조로 각 조직, 기관의 수요를 충족시키지 못하면 해당 조직, 기관의 다양한 병증을 초래한다. 눈을 영양하지 못하면 眼昏 · 目乾澁 · 夜盲의 증상이 나타나고, 筋을 영양하지 못하면 筋肉의 경련 · 지체의 麻木 · 관절의 굴신이 不利하고, 정신활동의 魂을 영양하지 못하고 혼이 깃들지 못하면 失眠 · 多夢 · 夢語의 증상이 나타나고, 婦女의 경우 胞宮(자궁)에 혈액을 공급하지 못하여 經少 혹은 閉經의 원인이 된다.

한편 肝은 厥陰風과 少陽相火의 氣를 함께 다스리므로 怒則氣上의 병

21) 《素問 · 五臟生成10》: 人臥血歸於肝 肝受血而能視 足受血而能步 掌受血而能握 指受血而能攝. 《醫學入門》: 晝則運行 眼受血能視 足受血能步 掌受血能握 指受血能攝 夜臥則血歸於肝. 《醫學入門》: 名曰血海而歸於暮夜; 王氷은 '肝藏血心行之 人動則血運於諸經 人靜則血歸於肝臟 肝主血海故也'으로 肝藏血의 기능을 해석했다.

22) 《素問 · 經脈別論21》: 食氣入胃 散精於肝 淫氣於筋. 《素問 · 平人氣象論18》: 肝臟筋膜之氣也. 《素問 · 六節臟象論9》: 肝者 罷極之本. 《醫學入門》: 人身運動皆筋力所爲 肝養筋故曰罷極之本.

도표 2-6-04. 肝藏血:

肝臟은 혈액을 저장하고 생리활동의 수요에 따라 혈류를 조절한다.

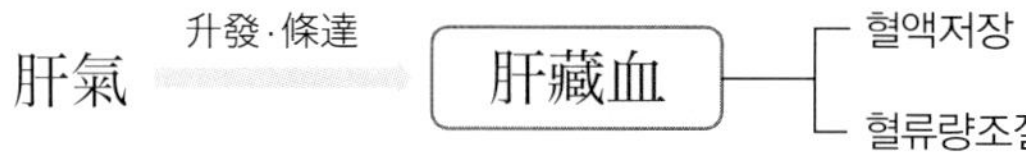

도표 2-6-05. 肝의 생리와 병리

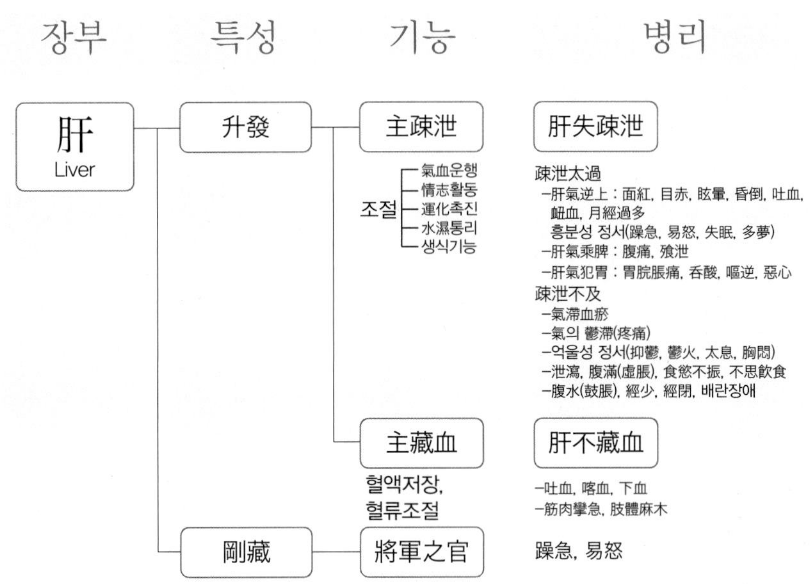

태 생리로 相火가 동요하면 血熱妄行으로 혈액이 정상적 운행을 벗어나 吐血·衄血·喀血 등의 口鼻에서 출혈의 증상이 나타난다.[23] 婦女의 경우는 자궁에 근원을 둔 衝脈과 任脈의 손상으로 하혈(崩漏)의 증상이 있을 수 있다. 이를 '肝不藏血'이라고 한다.

23) 《素問 · 擧痛論25》: 怒則氣逆 甚則嘔血. 《傅靑主女科》: 夫肝本藏血 肝怒則不藏 不藏則血難固. 《血症論》: 有怒氣傷肝 肝火橫決 血因不藏.

4. 肝의 象變數

肝은 目(在竅爲目), 筋(其充在筋), 爪(其華在爪), 淚(其液爲淚), 魂(藏魂), 怒(在志爲怒), 脇(其應在脇) 및 足厥陰肝經·足少陽膽經의 經絡과 유기적인 관계로 이들의 작용에 영향을 미치고, 이들은 肝의 기능변화를 반영하는 변수로서 象變數를 형성한다. 따라서 이들은 肝의 기능 및 병

도표 2-6-06. 肝의 상변수:

肝의 기능 및 병태를 파악하는 진단의 기본변수가 된다.

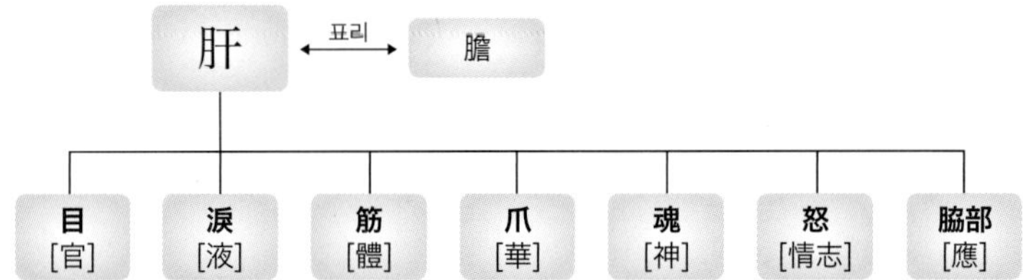

태를 파악하는 진단의 중요한 요소가 된다.[24)]

4.1. 目과 淚

눈은 肝과 밀접한 관계가 있다. 시력은 肝血의 濡養에 의존하며,[25)] 肝의 經脈은 目系를 연락하므로 시신경과 관련이 있다. 그러나 한편으로 눈은 臟腑의 精氣가 눈에 모여 정기가 충만하고 물체를 분병하게 볼 수 있게 된다. 특히 안구의 조직과 五臟이 상응하는 관계를 腎(骨)의 精은 瞳子, 肝(筋)의 精은 黑眼, 心(血)의 精은 眼絡, 肺(氣)의 精은 白眼, 脾(肌肉)의 精은 眼瞼을 주관한다.[26)] 이는 五輪(血輪, 風輪, 氣輪, 水輪, 肉輪) 학설로 발전하여 눈의 각 부위의 형색변화를 관찰하여 상응하는 五臟의 병태를 진단하기도 한다.

임상적으로 肝血이 눈을 滋養하지 못하면 안구가 건조하고(兩目乾澁), 시력이 떨어지며(眼昏) 혹은 야맹증이 나타난다.[27)] 또한 肝腎同源의 관계로 腎精이 虛하여 肝血을 자양하지 못하는 경우에도 眼昏의 증상이 나타날 수 있다.[28)] 한편 肝經의 風火相生의 실조로 風熱이 눈을 침범하면 눈이 충혈되고, 붓고 아프며(目赤腫痛), 肝火가 上炎하면 目赤・生翳(黑睛의 혼탁)하고, 肝風이 內動하면 目眩・目睛上吊・斜視의 증상이 나타난다.

눈물(淚)은 눈을 윤택하게 하고 안구를 보호하는 분비물로 눈물의 분비는 肝血이나 肝氣의 상태를 반영한다. 肝의 陰血이 부족하면 눈물의 분비가 감소하여 눈이 乾澁하고, 肝經에 濕熱이 있으면 눈곱(目眵)이 많이 끼고, 바람을 쐬면 눈물이 흐르는 迎風流淚의 증상은 肝經의 風을 반영한다. 이처럼 肝의 병리 정황은 눈물의 분비 이상으로 표현된다.

4.2. 筋

筋은 筋膜(fascia), 腱(tendon) 및 힘줄(ligament)의 총칭으로 뼈에 부착하고 관절을 연결하여 운동을 주관한다.[29)] 이러한 筋의 작용은 肝血의 滋養에 의존한다. 筋이 肝血의 영양을 충분히 받으면 筋力이 왕성하여 운동에 힘이 있고 관절의 활동이 원활하나, 肝血의 영양을 잃으면 筋力이 떨어지고 피로를 잘 인내할 수 없게 된다. 이처럼 肝의 藏血기능은 筋

24) 《素問・陰陽應象大論5》: 東方生風 風生木 … 在臟爲肝 … 在竅爲目 在味爲酸 在志爲怒 怒傷肝. 《素問・金匱眞言論4》: 東方青色 入通於肝 開竅於目 藏精於肝 … 是以知病之在筋也 其臭臊. 《素問・五運行大論67》: 東方生風 風生木 木生酸 酸生肝 肝生筋 筋生心. 《素問・六節臟象論9》: 肝者罷極之本 魂之居也 其華在爪 其充在筋 以生血氣 其味酸 其色蒼. 《素問・宣明五氣23》과 《靈樞・九針論78》: 肝藏魂. 《靈樞・本輸2》: 肝合膽 膽者中精之府. 《素問・臟氣法時論22》: 肝主春 足厥陰少陽主治 其日甲乙. 《中藏經》: 肝者與膽爲表裏 足厥陰少陽是其經也 旺於春 春乃萬物之始生也. 《素問・五常政大論70》: 木曰敷和 … 其政發散 其候溫和 其令風 其藏肝 肝其畏淸 其主目 … 其應春 … 其養筋 其病里急支滿 其味酸 其數八.

25) 《靈樞・五閱五使37》: 目者 肝之官也. 《素問・金匱眞言論4》: 東方青色 入通於肝 開竅於目 藏精於肝. 《素問・脈要精微論17》: 夫精明者 所以視萬物 別白黑審短長. 《素問・五臟生成10》: 肝受血而能視. 《靈樞・脈度17》: 肝氣通於目 肝和則目能辨五色矣.

26) 《靈樞・大惑論80》: 五臟六腑之精氣 皆上注於目而爲之精 精之窠爲眼 骨之精爲瞳子 筋之精爲黑眼 血之精爲絡 氣之精爲白眼 肌肉之精爲約束; 目者五臟六腑之精也 營衛魂魄之所常營也 神氣之所生也 故神勞則魂魄散 志意亂 … 目者心使也 心者神之使也 故神精亂而不轉 卒然見非常處 精神魂魄散不相得 故曰惑也. 《素問・靈蘭秘典論8》: 諸脈者皆屬於目.

27) 《素問・臟氣法時論22》: 肝病者 … 虛則目䀮䀮無所見. 《素問・五臟生成10》: 徇蒙招尤 目瞑耳聾 下實上虛 過在足少陽厥陰 甚則入肝.

28) 《靈樞・經脈10》: 腎足少陰之脈 … 目䀮䀮如無所見.

을 영양하여 운동을 주관하므로 其充在筋이라 하고, 또 피로를 감내하므로 肝을 '罷極之本'이라고 한다.[30] 노인의 경우는 생리적으로 肝기능이 쇠약하게 되어 근력이 약해지기도 한다.[31]

임상에서 筋이 肝血의 滋養을 받지 못하면 근육의 위축(筋痿), 관절의 굴신불리, 肢體의 麻木의 증상이 나타나고, 血虛生風의 원리로 수족의 震顫과 筋攣·瘈瘲(근맥이 땅기거나 이완되는 것) 등의 증상이 나타나는데, 이를 '血不養筋'이라 한다. 한편 肝의 經脈은 대퇴내측을 따라 생식기를 지나므로(循股陰 入毛中 過陰器) 과도한 성생활로 肝의 精血이 손상되면 宗筋이 늘어져 筋痿나 白淫의 증상을 초래한다.[32]

4.3. 爪

爪甲은 筋의 여분으로 그 색택과 형태는 肝血과 肝氣의 상태를 반영한다.[33] 肝血의 영양이 충분하면 爪甲이 윤택하고, 부족하면 爪甲이 시들어 파리하고(枯槁無澤) 얇고 연약하게 되며 심하면 형태가 변하고 갈라진다. 肝에 熱이 있으면 손톱이 푸르게 변하는데,[34] 高熱로 갑자기 손톱이 靑紫色으로 변하면 驚風(기혈의 역상과 문란으로 손발이 차고 인사불성의 증후)의 징조이다.

4.4. 魂(謀慮)

魂은 神의 활동을 보필하는 정신작용의 일부분으로 꿈·수면·變幻에 관여한다.[35] 魂의 작용은 肝血의 자양에 의존하므로[36] 肝血이 충족하면 魂이 妄行하지 않으나, 肝血이 부족하면 失眠·臥寐不安·악몽·잠꼬대·몽유·驚駭(놀람)의 '魂不守舍'의 병태가 나타난다.

한편 悲哀의 감정이 지나치면 氣의 소모를 일으키고, 이차적으로 肝氣의 疏泄의 부진을 초래하여 정신이 혼란스럽고 언행이 바르지 못하게 된다. 이는 金克木의 원리로 肺의 情志인 悲哀가 肝氣를 손상시킨 결과이다.[37] 또 肝은 인지과정에 있어서 계획·책략·지략 등의 謀慮를 주관하며, 이는 膽이 주관하는 決斷의 바탕이 된다.[38]

29) 肝과 筋의 관계는《素問》의 〈五色49〉에 肝合筋;〈陰陽應象大論5〉과 〈五運行大論67〉에 肝生筋;〈痿論44〉에 肝主身之筋膜;〈五臟生成10〉에 肝之合筋이라 했고, 그 작용은〈痿論44〉에서 宗筋主束骨而利機關也;〈五臟生成10〉에서 諸筋者皆屬於節이라고 했다.

30)《素問·經脈別論21》: 食氣入胃 散精於肝 淫氣於筋.《素問·平人氣象論18》: 肝臟筋膜之氣也.《素問·六節臟象論9》: 肝者 罷極之本.《醫學入門》: 人身運動皆筋力所爲 肝養筋故日罷極之本.

31)《素問·上古天眞論1》: 七八肝氣衰 筋不能動.

32)《素問·痿論44》: 入房太甚 宗筋弛縱 發爲筋痿 及爲白淫 故下經日 筋痿者 生於肝 使內也.

33)《素問·六節臟象論9》: 其華在爪.《靈樞·本臟47》: 肝應爪.《素問·五臟生成10》: 肝之合筋也 其榮爪也. 張志聰은 '爪乃肝之餘 故其榮在爪'라고 주석했다.

34)《素問·痿論44》: 肝熱者 色蒼而爪枯.

35)《靈樞·本神8》: 隨神往來者 謂之魂.《類經》: 魂之爲言 如夢寐恍惚 變幻游行之境 皆是也.

36)《靈樞·本神8》: 肝藏血 血舍魂.

37)《靈樞·本神8》: 肝悲哀動中則傷魂 魂傷則狂忘不精 不精則不正當 人陰縮而攣筋 兩脇骨不擧 毛悴色夭死於秋.

38)《素問·靈蘭秘典論8》: 膽者 中正之官 決斷出焉.

4.5. 怒

怒의 정서는 肝氣의 활동에 영향을 미친다. 억울한 심경이나 사리에 맞지 않는 경우에 적당한 분노는 氣를 疏泄시켜 기분전환과 氣鬱의 방지에 도움이 된다.

지나친 분노는 임상적으로 肝氣의 逆上과 藏血의 손상을 초래한다. 藏血기능의 손상으로 혈액이 함께 상역하면 吐血하고, 심하면 두부에 혈액이 울체되어 혈압이 급격하게 상승하고 갑자기 의식을 잃고 쓰러지게 된다. 이를 昏厥(薄厥)이라 하며,[39] 뇌일혈 · 뇌혈관경련 · 지주막하출혈 등에서 볼 수 있다. 또한 肝氣의 逆上으로 肝氣橫逆 · 肝陽上亢 · 肝火上炎의 병태를 초래하여 眩暈 · 頭痛 · 面紅 · 目赤 · 口苦 · 咽乾 · 狂躁 · 昏厥의 증상을 야기하므로 '怒傷肝'이라고 한다.

39) 《素問 · 生氣通天論3》: 大怒則形氣絶 而血菀於上 使人薄厥.

한편 肝氣의 허실은 분노(怒)와 두려움(恐)의 정서변화로 반영되는데, 肝氣가 實하면 쉽게 흥분하거나 분노를 일으키고, 肝氣가 虛하면 두려움을 잘 느끼게 된다.[40] 또 분노는 脾의 소화기능을 손상시켜 飧泄을 야기하기도 하는데, 木克土의 이치이다.[41]

40) 《靈樞 · 本神8》: 肝氣實則怒 虛則恐. 《東醫寶鑑》: 肝實則兩脇下痛 引少腹善怒 虛則目䀮䀮無所見 耳無所聞 善恐如人將捕之.

41) 《素問 · 擧痛論39》: 怒則氣逆 甚則嘔血飧泄 故氣上矣.

4.6. 脇

脇(옆구리)은 肝經이 분포하는 부위로 肝의 생리나 병리를 반영한다. 이를 '其應在脇'이라 한다. 肝氣가 조화롭고 肝經의 기혈 운행이 원활하면 脇部가 두텁고 부드러우나, 肝氣가 鬱結되거나 肝氣의 운행이 不利되면 옆구리에 脹痛 · 刺痛이 있고 돌아눕기가 불편하며, 심하면 腫塊가 나타나기도 한다. 이에 肝질환자의 양쪽 옆구리 아래가 아프고 小腹이 땅기며 잘 怒하는 것은 脇이 肝의 상응 부위임을 시사한다.[42]

42) 《素問 · 臟氣法時論22》: 肝病者 兩脇下痛 引小腹 令人善怒.

5. 肝의 經絡

肝의 經絡은 肝의 氣가 운행 · 분포하는 경로로 足厥陰肝經 · 足厥陰經別 · 足厥陰絡脈 · 足厥陰經筋 및 足厥陰皮部로 구성된다.

5.1. 足厥陰肝經(Liver Meridian)

足厥陰肝經은 馬王堆漢墓의 帛書에서 처음 '足帣陰温' 혹은 '厥陰脈'으

로 기재되었다. 이후《靈樞 · 經脈》에서 '肝足厥陰之脈'이라 했고, 현재 足厥陰肝經이라고 통칭한다.

1 氣化: 厥陰經의 司化經으로 風火相生을 조절한다.

足厥陰肝經(肝經)은 厥陰의 風과 肝의 風木이 결합한 司化經으로 風木의 氣化를 다스린다. 肝經의 氣化에 의한 생리조절은 다음과 같다.

첫째, 肝經의 氣化는 風의 잘 동요하고 木의 條達 · 升發하는 특성으로 肝이 疏泄기능을 발휘하게 하고, 肝의 기질은 굳세고 용감하므로 '剛臟'이라 한다. 한편 厥陰經의 多血少氣와 闔의 氣化는 肝의 藏血기능을 이해하는 근거가 된다.

둘째, 足少陽膽經과 表裏經으로 經氣가 상통하여 膽의 風火相生의 조화를 조절한다. 즉 肝의 風性은 膽經의 火化(風從火化)를 제어하여 膽의 熱을 淸泄시켜 逆上을 막고 담즙의 배설을 도운다. 반대로 膽經의 火化는 생리적으로 肝陽의 발생을 도와 肝의 疏泄기능을 가능케 하고, 肝血을 온난하게 하여 혈류를 원활하게 한다. 이러한 表裏經의 상호관계를

도표 2-6-07. 足厥陰肝經의 기화:

足厥陰肝經은 厥陰風과 肝木이 결합한 司化經으로 체내 風火의 氣化를 주관한다. 또한 表裏經, 同名經과 경기상통으로 風火의 대사를 조절하여 膽과 心包의 생리와 병리에 영향을 미친다.

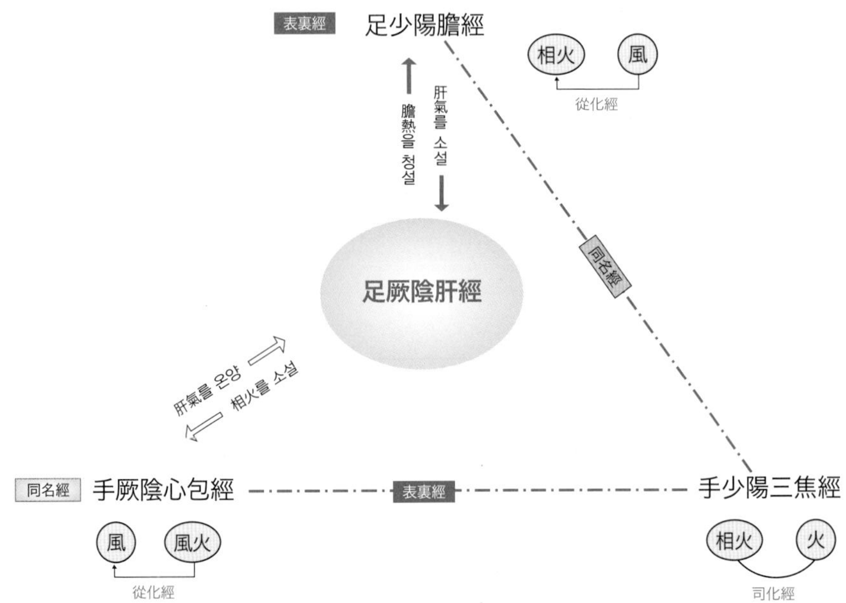

《素問 · 六微旨大論》에서 "厥陰之上 風氣治之 中見少陽"이라 했다.

셋째, 手厥陰心包經과 同名經으로 經氣가 상통하여 心包의 생리를 조절한다. 肝의 風性은 包絡의 相火를 淸泄시켜 相火의 치성과 망동을 막는다. 반대로 包絡의 相火는 肝氣(少陽之氣)의 발생을 도와 升發하게 하고, 肝血을 온난하게 함으로써 혈류의 조절에 관여한다.

이상에서 足厥陰肝經의 氣化는 肝, 膽(表裏經), 心包(同名經)의 風火相生을 제어하여 그 생리를 조절함을 알 수 있다.

[임상적 고찰]

임상적으로 肝經의 병변은 '風火相生'의 실조로 인한 風이나 相火의 편성으로 인한 병증이 나타난다.

風證의 병태는 厥陰經의 氣化가 항진되어 風이 편성한 것으로 風의 好動하는 특성으로 쉽게 肝風內動의 병변을 유발한다. 肝風內動은 熱極生風, 肝陽化風, 血虛生風 등의 병기로 인하여 발생하는 증후이다.

熱極生風은 肝火의 치성으로 인해 수족의 抽搐 · 痙厥[43] · 神昏 · 譫語의 증상이 나타나며 羚角鉤藤湯으로 凉肝熄風한다. 肝陽化風으로 인한 頭痛 · 頭暈 · 失眠 · 수족의 震顫 · 筋惕 · 肉瞤의 증상에는 天麻鉤藤飮으로 平肝熄風한다. 또 血虛生風은 肝의 血虛로 少陽의 相火(肝陽)가 상대적으로 편성하여 발생하며 眩暈 · 眼昏의 風動의 증상과 肢體의 麻木 혹 不仁 · 皮膚瘙痒의 血虛의 증상이 나타나는데, 四物湯으로 養血熄風한다. 이상은 변증은 소위 '諸風掉眩 皆屬於肝'과 '諸暴强直 皆屬于風'의 병태 생리를 잘 반영하고 있다.

43) 痙은 項背强直 · 口噤 · 角弓反張을 主증상으로 하는 질환이며, 厥은 사지의 厥冷을 말한다.

火證은 厥陰과 표리관계에 있는 少陽의 火가 편성으로 다양한 肝火의 병증을 일으킨 것이다. 肝의 火氣가 위로 치솟아 頭痛 · 眩暈 · 耳暴鳴(耳暴聾) · 面紅 · 目赤 · 煩躁 · 易怒 · 咽乾 등의 증상들이 나타나는 肝陽上亢의 경우에는 龍膽瀉肝湯 · 當歸龍薈丸으로 淸肝瀉火한다. 또 肝火가 肺를 침범하는 肝火犯肺의 경우는 脇痛이 있으면서 肺의 血絡을 손상시켜 咳嗽咯血 혹은 衄血 · 耳鳴하고, 표리의 膽腑에 영향을 미치면 膽經의 濕熱로 인한 黃疸이 발생하는데, 茵陳蒿湯으로 膽經의 濕熱을 淸泄한다.

肝火가 胃를 침범하는 肝火犯胃의 脇痛 · 口苦 · 呑酸 · 苔黃에는 左金丸(黃連 · 吳茱萸)으로 淸肝和胃한다. 또한 肝火가 陰血을 손상시켜 潮熱 · 口乾 · 脣燥하면 一貫煎으로 滋陰疏肝하고, 肝火로 血이 動하여 吐血 · 衄血의 출혈 증상이 나타나면 犀角地黃湯으로 凉血止血한다. 肝火가 神明(정신신경)을 동요시키면 神昏 · 心悸 · 失眠 · 煩燥의 증상이 나타난다.

한편 厥陰經의 氣化 불급으로 肝의 疏泄기능이 부진하면 肝氣의 鬱結을 야기한다. 그 증상은 胸脇과 少腹의 창만이나 동통 · 易怒 · 善太息이 나타나며, 여자의 경우 經少 · 經閉의 증상을 유발하기도 한다. 柴胡疎肝散, 逍遙散으로 疏肝理氣한다. 반대로 疎泄기능이 태과하여 胃를 침범하면 降濁의 장애를 초래하여 脘腹痛 · 嘔逆 · 惡心 · 噯氣 · 呑酸의 肝氣犯胃의 증상을 일으키는데, 이러한 경우 疎肝和胃의 치법을 적용한다.[44] 또한 脾를 침범하면 運化장애를 초래하여 飱泄 · 腸鳴 · 腹痛 · 痛必泄瀉하고 설사 후에 증상이 완화되는 肝氣乘脾의 증상을 나타난다. 치료는 痛瀉要方(土炒白朮 · 白芍藥 · 陳皮 · 防風)으로 瀉肝補脾(疏肝健脾)한다.

44) 疏泄의 태과로 腹痛 · 下痢 · 亡汗과 失血의 증상이 발생한다.

2 流注와 생리

足厥陰肝經은 膽 · 肺 · 胃 · 眼球 및 腦를 연락하고, 膕內廉 · 陰股 · 陰

도표 2-6-08. 足厥陰肝經의 병태와 처방:

肝經의 기화실조는 厥陰風의 태과와 少陽火의 편성으로 인한 風證과 熱證의 병태로 나타난다.

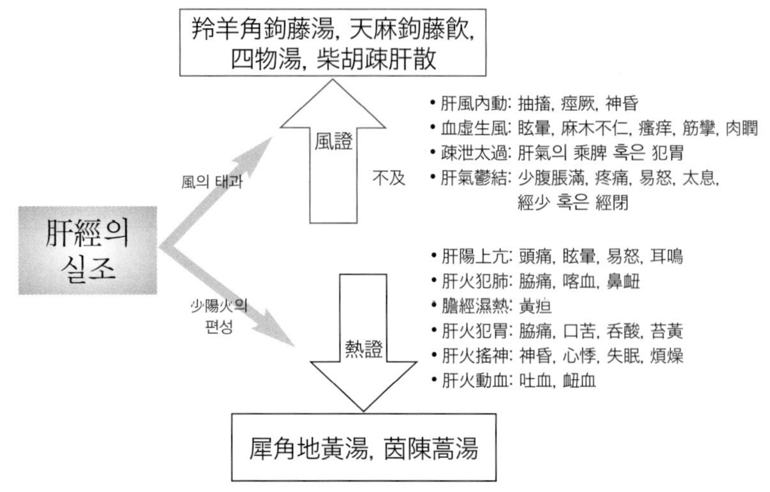

器 · 少腹 · 脇肋 · 喉嚨 · 頏顙 · 額 · 巓頂 · 脣과 연계한다. 이는 肝의 생리 · 병리적 현상이 반영되는 중요한 부위이다.

肝經은 目系를 연락하여 '肝開竅於目'의 관계를 인식할 수 있게 하며, '挾胃屬肝'으로 肝의 疏泄 작용은 胃氣의 降濁에 영향을 미쳐 소화를 돕고 胃氣의 降濁은 肝의 疏泄작용을 이롭게 한다. '屬肝絡膽'의 연계는 肝과 膽의 표리에 의한 情志활동에서의 肝의 謀慮와 膽의 決斷, 담즙의 생성과 저장 · 배설에서의 협력 관계를 인식하는 근거가 된다. 또 '上注肺'

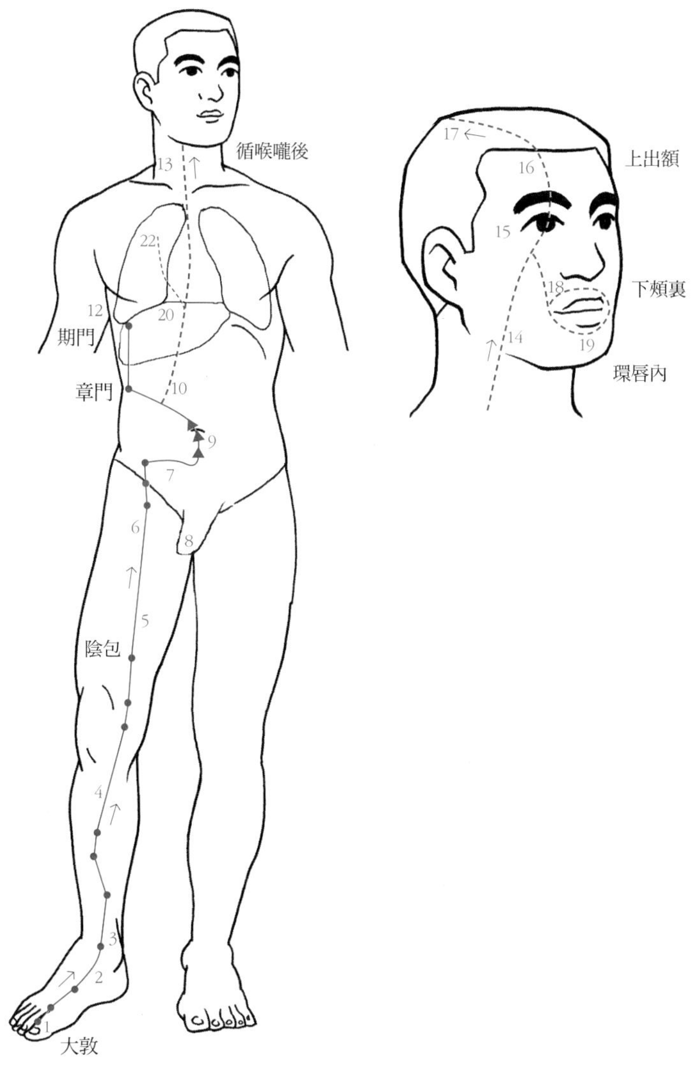

그림 2-6-02. 足厥陰肝經의 유주

에 의한 肝과 肺의 연계는 氣機의 조절에 있어서 肝氣의 升發은 肺氣의 肅降을 제어하고, 肺氣의 肅降은 肝氣의 升發을 조절하는 승강의 평형을 유지하게 된다. 이에 肝과 肺를 升降의 左右 혹은 外輪이라 하고, 또 左肝右肺說을 이해하는 근거가 된다.

한편 '與督脈會於巓'으로 두정부에서 督脈과 만나고 腦를 연계함으로써 肝기능의 이상은 두부에 반영되어 두통 · 현훈의 증상은 물론 분노(怒)와 두려움(恐)의 정서변화로 반영된다. 이외에 肝經은 인후(喉嚨) · 舌 · 唇 · 脇肋 · 小腹 · 前陰 · 睾丸을 연락하여 이들과 유기적인 관계에 있다.

《靈樞 · 經脈》肝足厥陰之脈 起於大趾叢毛之際[1] 上循足跗上廉[2] 去內踝一寸[3] 上踝八寸[4] 交出太陰之後 上膕內廉[5] 循股陰[6] 入毛中[7] 過陰器[8] 抵小腹[9] 挾胃[10] 屬肝 絡膽 上貫膈[11] 布脇肋[12] 循喉嚨之後[13] 上入頏顙[*14] 連目系[15] 上出額[16] 與督脈會於巓[17] 其支者 從目系 下頰裏[18] 環唇內[19] 其支者 復從肝[20] 別貫膈[21] 上注肺[22]

☞足厥陰肝經은 엄지발가락 털이 난 언저리(毛際)의 大敦穴에서 시작하여 발등의 내측을 따라 안쪽 복사뼈(內踝)로부터 1寸거리의 中封穴을 지나 안쪽 복사뼈의 위 8寸 부위에서 足太陰脾經과 교차하여 뒤로 나온 다음, 膝窩의 내측과 大腿의 내측을 따라 陰毛로 진입하고 陰器(外生殖器)를 돌아 少腹에 이르고 胃를 끼고 肝에 귀속하고 膽을 연락한다. 다시 상행하여 횡격막을 통과해서 脇肋에 분포한 다음, 喉嚨의 뒤를 따라 위로 후비도(後鼻道)로 진입해서 目系(안의 주위조직)를 연락하고, 위로 이마(前額)로 나와 督脈과 頭頂에서 만난다. 그 분지는 目系에서 面頰의 안으로 내려가 口唇의 안을 돈다. 또 하나의 분지는 다시 肝에서 분출하여 횡격막을 뚫고 위로 肺에 주입되고 手太陰肺經으로 이어진다.

◎ **注 釋** ◎

*頏顙: 콧구멍 뒤의 후비도(後鼻道)를 가리킨다.

3 肝經의 經穴

肝經은 14개의 經穴이 있다. 그 명칭은 大敦・行間・太衝・中封・蠡溝・中都・膝關・曲泉・陰包・足五里・陰廉・急脈・章門・期門으로 좌우 28穴이다.[45]

[45] 肝의 經穴歌:
一十三穴足厥陰 大敦行間太衝侵
中封蠡溝中都近 膝關曲泉陰包臨
五里陰廉羊矢穴 章門常對期門深.

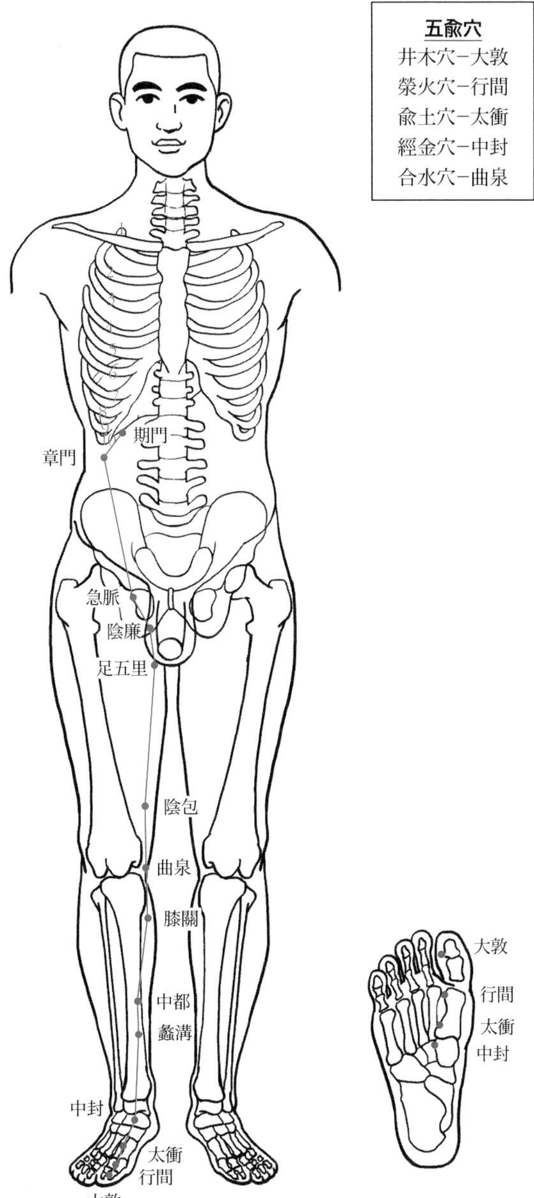

五兪穴
井木穴-大敦
滎火穴-行間
兪土穴-太衝
經金穴-中封
合水穴-曲泉

그림 2-6-03. 足厥陰肝經의 경혈

4 肝經의 효능

肝經은 疏肝理氣(調理脾胃, 調理肺氣, 理氣止痛, 調經止痛) · 平肝熄風 · 潛陽鎭靜 · 瀉肝膽火(明目, 解熱, 解毒) · 主疏泄(利尿消腫, 凉血止血, 生津止渴)의 효능으로 肝 · 膽 · 脾 · 胃 · 비뇨생식 · 정신신경 · 眼 · 인후의 질환 및 요통을 치료한다.

5 肝經의 病態

肝經의 병증은 肝 · 膽 · 胃 · 肺의 질환과 그 經絡이 유주 · 분포하는 頭 · 腦 · 目 · 胸脇 · 少腹 · 陰器에서 관찰할 수 있다. 그 病候는 '是動則病'과 '是肝所生病'으로 개괄되며, 주요 증상은 腰痛 · 㿗疝 · 婦人少腹腫 · 面塵脫色의 外經의 병후와 遺尿 · 小便不通 · 嘔逆 · 飧泄 · 狐疝 · 咽乾의 內臟의 병후가 있다. 肝經의 病機는 風火相生의 실조로 인한 肝氣의 鬱結, 氣鬱化火 및 熱極生風의 肝風內動으로 구분된다.

변증은 肝氣의 鬱結로 胸滿하고, 肝氣가 犯胃하면 飧泄 · 嘔逆, 肝氣가 升發하지 못하면 遺尿의 증상이 나타난다. 또 肝氣의 울체로 水結하면 소변불통하고, 血瘀하면 腰痛과 남자의 㿗疝과 부인의 少腹腫이 발생할 수 있다. 肝氣의 鬱結로 火가 발생하면 陰液을 손상하여 咽乾 · 面塵脫色의 증상이 있고, 肝風이 內動하면 두통 · 현훈 · 易怒 · 筋惕 · 痙厥 등의 증상이 나타난다.

肝經의 氣鬱化火로 인한 陰液의 손상을 반영하는 咽乾 · 面塵脫色의 증상은 '循喉嚨之後 上入頏顙 … 上出額 … 下頰裏 環唇內'의 유주와 관련되고, '入毛中 過陰器'의 유주는 㿗疝 · 狐疝 · 遺溺 · 閉癃 등의 병증과 관계가 있다. 또한 少腹腫은 '抵小腹', 肝氣의 犯胃로 인한 飧泄 · 嘔逆은 '挾胃'의 유주에 기인하며, 肝氣의 울결을 반영하는 胸滿은 '復從肝 別貫膈 上注肺'의 유주로 이해할 수 있다.

> **《靈樞 · 經脈》**是動則病腰痛不可以俯仰 丈夫㿗疝* 婦人少腹腫 甚則嗌乾 面塵 脫色 是主肝所生病者 胸滿 嘔逆 飧泄* 狐疝* 遺溺 閉癃*

☞肝經의 經氣 변동으로 인한 병변은 腰痛으로 허리를 굴신할 수 없으

며, 남자는 陰囊이 붓고 아프며 아래로 처지고(腫痛下墮), 여자는 少腹이 붓고 팽창하며(腫脹) 심하면 목구멍이 마르고(咽乾), 얼굴이 먼지를 뒤집어 썬 것처럼 윤기가 없다. 본 經脈의 腧穴로 치료할 수 있는 肝기능의 실조로 유발된 證候는 胸滿 · 嘔逆 · 飧泄 · 狐疝 · 遺尿 · 癃閉의 증상이다.

◎ 注 釋 ◎

*㿗疝: 肝腎의 兩經에 寒邪가 침범하여 고환이 붓고 혹은 딴딴하며 배까지 땅기면서 쥐어트는 것 같이 아픈 증상을 말한다. 고환염, 부고환염, 고환염, 전립선염 등에서 볼 수 있다.

*飧泄: 소화가 덜된 설사를 가리킨다.

*狐疝: 七疝의 하나로 창자가 고환과 아랫배 사이로 내려왔다 들어갔다 하는 증상이다. 마치 여우(狐)의 出入이 無常한 것과 같음을 형상한다. 張子和는 "狐疝은 형상이 마치 기와와 같아서 누우면 아랫배로 들어가고 걷거나 서 있으면 고환 속으로 들어간다. … 이 疝病은 상하로 오르락내리락 하는 것이 여우(狐)와 비슷하다(狐疝 其狀如瓦 臥則入少腹 行立則出 少腹入囊中 … 此疝出入上下 與狐相類也)."고 했다.

*閉癃: 소변이 막히고 잘 나오지 않는 증상을 말한다. 王肯堂은 "閉란 갑작스럽게 발병하여 소변이 나오지 않는 것이고, 癃이란 오래된 병으로서 소변이 방울방울 떨어지고 하루에 수십 번씩 소변을 보는 것이다(蓋閉者暴病而爲溺閉 点滴不出 癃者久病而溺癃淋瀝点滴而出 一日數十次)."고 했다.

5.2. 足厥陰經別

經別의 유주는 外陰部에 이르러 膽經과 병행한다.

足厥陰之正 別跗上 上至毛際 合於少陽 與別俱行 此爲二合也

☞足厥陰經脈의 正經(經別)은 발등에서 갈라져 상행하여 陰毛의 가장자리에 이르러 足少陽膽經과 상합하고 足少陽經別과 함께 운행한다. 이것이 제2합이다.

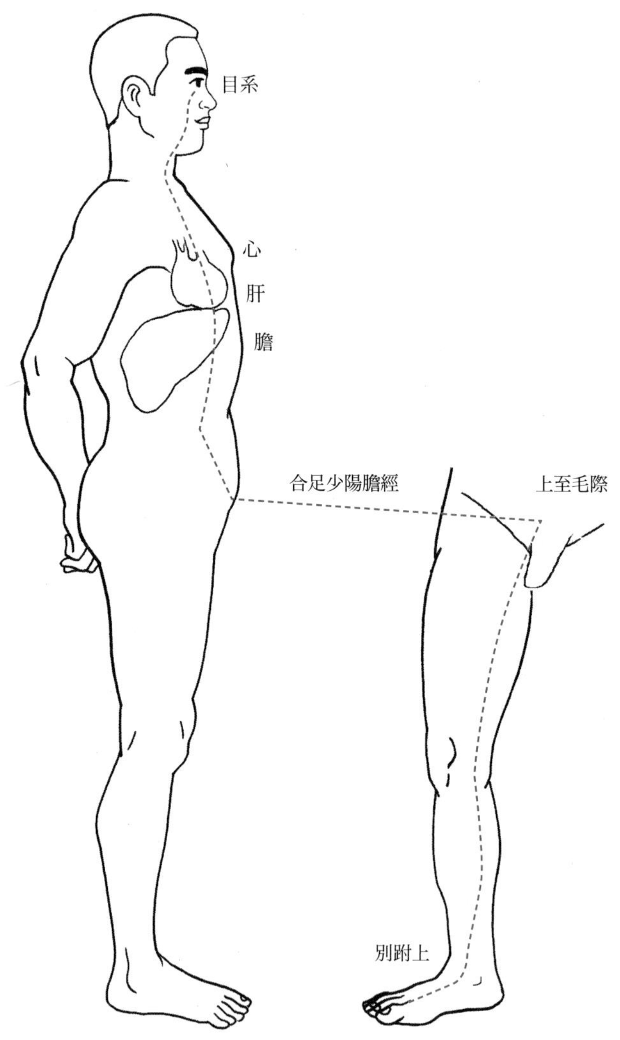

그림 2-6-04. 足厥陰經別의 유주

5.3. 足厥陰絡脈

1 流注

肝의 絡脈은 蠡溝에서 분출하여 '上睾結於莖'으로 고환(睾)과 음경(莖)을 연락한다.

2 病證

絡脈 병증의 睾腫 · 卒疝 · 挺長 및 暴痒은 '上睾結於莖'의 연계에 의한 병증으로 이해할 수 있다.

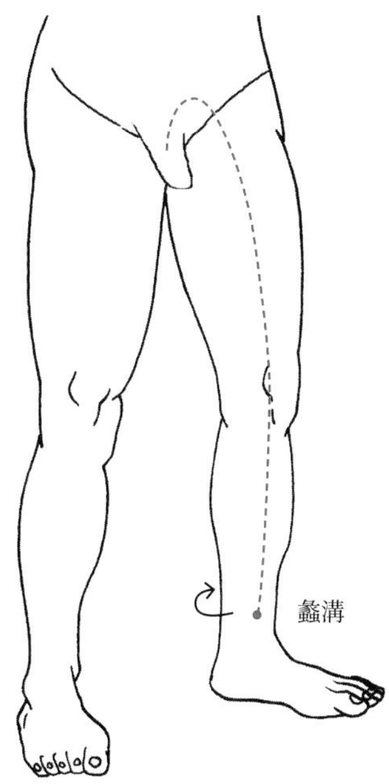

그림 2-6-05. 足厥陰絡脈의 분포

❶足厥陰之別 名曰蠡溝 去內踝五寸 別走少陽 其別者 循經* 上睾結於莖
❷其病氣逆則睾腫卒疝 實則挺長* 虛則暴痒 取之所別也

☞足厥陰肝經의 絡脈이 분출하는 絡穴을 蠡溝라 한다. 內踝(medial malleolus) 위 5寸의 蠡溝穴에서 별도로 足少陽膽經으로 주행하고, 다른 지맥은 足厥陰經脈을 따라 고환에 이르러 음경을 연락한다.

☞氣가 역상하면 고환이 붓고 疝症이 돌발하며, 邪氣가 實하면 음경이 길게 빠져 수축되지 않고, 正氣가 虛하면 음부가 매우 가렵다. 본 絡脈의 蠡溝穴을 치료한다.

◎ 注 釋 과 校 勘 ◎

*循經: '徑脛'을 《脈經》, 《甲乙經》에 근거하여 '循經'으로 수정했다.

*挺長: 陰莖이 길게 빠져 수축하지 않는 것이다.

5.4. 足厥陰經筋

1 분포

經筋은 內踝의 앞, 대퇴골 內踝 아래, 陰器에 結하고, 陰器에서 여러 筋을 연락한다.

> 足厥陰之筋 起於大趾之上 上結於內踝之前[1] 上循脛 上結內輔之下[2] 上循陰股[3] 結於陰器 絡諸筋[4]

☞엄지발가락의 위쪽에서 起하여 안쪽 복사(內踝; medial malleolus)의 전방 中封穴에 結하고, 경골의 내측을 따라 상행하여 대퇴골 안쪽 관절융기(內輔; medial condyle)의 아래에서 結하며, 대퇴의 내측을 따라 음부에 結하고, 여러 筋[46)]을 연락한다.

46) 張志聰曰, 陰器乃宗筋之會 厥陰主筋 故連絡於三陰三陽之筋也; 楊上善注, 足三陰及足陽明筋 皆聚陰器 足厥陰屈絡諸陰 故陰器名曰宗筋也.

2 病證

經筋의 병증은 음기의 위축과 지속 발기증 · 內踝 앞쪽 · 膝關節 내측의 동통 · 대퇴 내측의 동통과 경련이다.

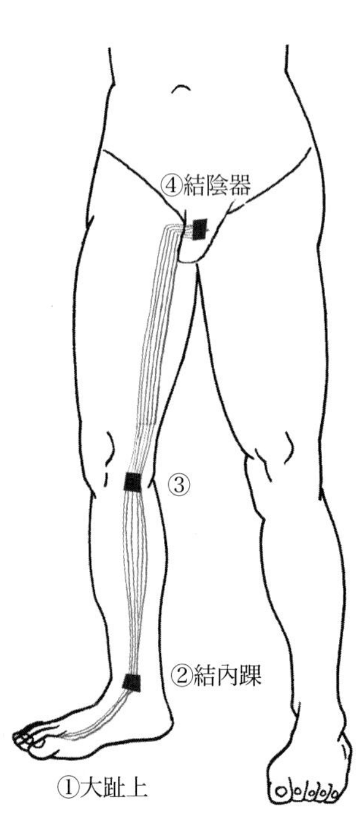

그림 2-6-06. 足厥陰經筋의 분포

其病足大指支 內踝之前痛 內輔痛 陰股痛轉筋 陰器不用 傷於內則不起* 傷於寒則陰縮入 傷於熱則縱挺不收 治在行水淸陰氣* 其病轉筋者 治在燔針劫刺 以知爲數 爲痛爲輸 命日季秋痺也

☞본 經筋에 발생하는 병증은 엄지발가락 및 內踝 앞쪽의 동통, 슬관절 내측(대퇴골 안쪽관절융기)의 동통, 대퇴 내측의 동통과 경련, 성기능 장애가 있다. 또 과도한 성생활로 陰精을 손상하면 陰萎(발기불능)가 되고, 寒氣에 손상되면 陰器가 오그라 들어가고, 熱氣에 손상되면 음경이 지속적으로 발기하게 된다. 치료는 行水하여 厥陰之氣를 淸하게 하고, 轉筋의 치료는 火針을 사용하여 통처(腧穴)에 刺하며 효과가 나타나는 정도에 따라 刺針의 횟수를 정한다. 이를 季秋痺라고 한다.

◎ 注 釋 ◎

*不起: 陽萎이다.

*治在行水淸陰氣: 張志聰은 "厥陰의 木氣는 水에서 근원한 것이므로 치료함에 있어 水의 운행시켜 厥陰의 氣를 맑게 한다(厥陰之木氣本於水 故治在行水 以淸厥陰之氣)."고 했다.

제2절 膽(Gallbladder)

膽은 木의 腑로 少陽의 相火가 내재하고, 肝과 표리를 이룬다. 그 경락인 足少陽膽經으로 少陽相火의 기화를 조절하여 체내 風火相生의 평형을 조절한다.[47)]

47) 《中藏經》: 膽者 中正之腑也 號曰將軍 … 與肝爲表裏 足少陽是其經也.

1. 위치와 形象

膽은 주머니 모양(囊狀)의 기관으로 肝의 우엽 아래에 부착되어 있고, 총담관(common bile duct)을 통해 십이지장과 통한다. 평균 길이가 6.8cm, 너비 3.8cm, 부피 70ml이다. 담즙은 하루에 1,000cc 이상 분비되어 담낭 속에서 50~60cc로 농축된다. 한의학에서 무게는 3兩 3銖이며, 길이는 3寸 3分으로 3合의 담즙을 저장한다고 하였다.[48)]

48) 《難經 · 42難》: 膽在肝之短葉間 重三兩三銖 盛精汁三合. 《千金要方 · 膽腑脈論》: 膽者 … 重三兩三銖 長三寸三分 在肝短葉間下貯水精汁三合.

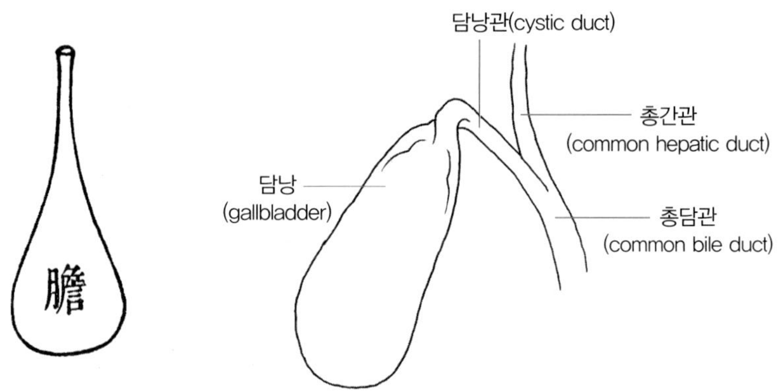

그림 2-6-07. 膽(gallbladder):
담낭은 제9~10 늑연골 아래쪽에서 간의 우엽 아래에 위치한다.

2. 膽의 생리

2.1. 膽의 기능

1 膽汁의 저장과 배설

膽은 肝에서 생성 · 분비된 담즙을 저장하고 배설한다.[49)] 膽이 담즙을 저장함을 '中精之府'라 하고, 그 精汁은 맑고 깨끗하여 다른 傳化之府의

49) 《東醫寶鑑》: 錯肝之餘氣 溢入於膽 積聚而成精.

탁한 물질과 구별되므로 '中淸之府'라 칭하기도 한다.[50] 이처럼 膽은 다른 腑와 달리 음식물을 받아들이거나 노폐물을 운반하지 않고 청정한 담즙을 저장하므로 奇恒之腑에 배속시키기도 한다.

담즙은 肝의 疏泄기능에 의하여 담관을 통하여 십이지장으로 배출되어 주로 지방의 소화를 돕는다. 따라서 肝氣의 울결로 담즙의 배설에 이상이 생기면, 腹脹 · 便溏 · 飧泄의 소화흡수 장애가 발생한다. 이에 대해 李東垣은 "膽氣不化 則飧泄腸澼"이라고 했다. 또한 肝膽의 火가 逆上하여 膽汁이 역류하면 입이 쓰고(口苦), 황록색의 쓴물을 吐하며, 膽汁이 外溢하여 黃疸이 나타나기도 한다.

[50] 《靈樞 · 本輸2》: 肝合膽 膽者 中精之府. 楊上善, 膽不同腸胃受傳糟粕 惟藏精液於中也; 張景岳, 膽爲中正之官 藏淸淨之液 故曰中精之府; 馬蒔, 蓋他腑之所受者 而唯膽則受五臟之精汁也; 張志聰, 膽主藏精汁 故爲中精之腑. 《千金要方》: 膽者 中淸之府.

2 主決斷

決斷은 결정(決)과 판단(斷)을 이르며, 膽氣는 心을 도와 사물의 판단과 결정에 중요한 영향을 미친다.[51] 특히 판단과 결정에 있어서 膽의 공평하고 정대한 역할을 지칭하여 '中正之府'라 한다. 일반적으로 결단은 膽氣의 虛實에 의한 勇怯 즉 용감하거나 겁내고 두려워함의 정서와 밀접한 관계가 있다. 膽氣가 실하면 決斷이 정확하고 과감하며, 놀램과 두려움의 정신자극에 잘 대처하므로 '膽大'하다고 한다. 반대로 膽氣가 허하

[51] 《素問 · 靈蘭秘典論8》: 膽者 中正之官 決斷出焉. 《中藏經》: 膽者 中正之腑也 號曰將軍 決斷出焉. 《素問 · 奇病論47》: 夫肝者 中之將也 取決於膽.

참고

● 凡十一藏取決於膽

《素問 · 六節臟象論》의 "凡十一藏取決於膽也"에 대한 해석은 일반적으로 膽의 決斷기능을 말하나, 이에 대한 아래의 다른 견해도 있다.

①膽의 決斷작용으로 해석하는 경우이다. 곧 膽은 정신활동의 중심이 되는 심장을 도와 판단과 결정에 관여한다. 그러나 膽을 제외한 11개의 장부가 膽에 의존하여 결정을 내린다는 해석은 心을 정신활동의 중심으로 보는 관점과 모순이 된다.

②문맥의 흐름에 기초하여 '… 通於土氣 凡十一藏取決於膽也'에서 '十一藏'을 '土臟'의 錯簡으로 해석하는 경우이다. 이때 '決'은 '틔우다' 혹은 '흐르게 하다'는 뜻으로 脾의 '運化'에 대한 膽의 역할을 말한다. 이는 〈讀素問鈔〉에서 《素問 · 六節臟象論》의 "脾胃大腸小腸三焦膀胱者 倉廩之本 營之居也 名曰器 能化糟粕 轉味而入出者也 其華在脣四白 其充在肌 其味甘 其色黃 此至陰之類 通於土氣"의 기재는 錯簡으로 "脾者 倉廩之本 營之居也 其華在脣四白 其充在肌 其味甘 其色黃 此至陰之類 通於土氣 胃大腸小腸三焦膀胱 名曰器 能化糟粕 轉味而入出者也"로 고쳐야 한다는 것에서 유추할 수 있다.

③運氣論的 해석으로 "凡十一藏取決於膽也"의 '膽'을 陽氣가 시생하는 봄의 少陽之氣로 해석하는 경우이다. 이는 한 해의 기후변화가 春氣의 상황에 의하여 결정되듯 膽이 다른 장부의 생리에 많은 영향을 미침을 의미한다.

면 優柔不斷하여 결단을 잘 내리지 못하고, 의심과 근심이 많으며(多疑慮), 쉽게 놀라고(易驚) 잘 두려워하며(善恐), 꿈을 많이 꾸게(多夢) 되는데, 이를 '膽小'하다고 한다.

임상에서 膽氣가 虛하여 驚悸不安 · 虛怯 · 多夢 · 失眠의 증상이 있으면 十味溫膽湯(반하 · 지실 · 진피 各6g, 백복령 4.5g, 산조인 · 원지 · 오미자 · 숙지황 · 인삼 各3g, 감초 2g, 생강 3쪽, 대추 6개)類의 방제를 적용한다.

3. 膽의 經絡

膽의 經絡은 膽의 氣가 운행 · 분포하는 경로로 足少陽膽經, 足少陽經別, 足少陽絡脈, 足少陽經筋 및 足少陽皮部로 구성된다.

3.1. 足少陽膽經(Gallbladder Meridian)

足少陽膽經은 馬王堆漢墓의 帛書에서 처음 '足少陽溫' 또는 '少陽脈'으로 기재되었다. 《靈樞 · 經脈》에서는 '膽足少陽之脈'이라 했고, 唐代의 《千金方》 이후 현재의 足少陽膽經으로 불리운다.

Ⅰ 氣化: 從化經으로 風火相生을 조절한다.

足少陽膽經(膽經)은 少陽의 相火와 膽의 風木이 결합한 從化經이다. 그 氣化는 膽의 風性이 少陽의 相火를 따라 風從火化(火化)하며, 이에 의한 '風火相生'의 생리는 다음과 같다.

첫째, 膽經의 火化로 膽의 木性은 相火의 溫養을 받아 膽汁을 정상적으로 배설하게 된다.

둘째, 足厥陰肝經과 表裏經으로 經氣가 상통하여 肝의 風火相生의 대사를 조절한다. 즉 膽經의 火化는 肝氣를 溫養(一陽의 始生)함으로써 肝氣의 升發과 疏泄을 원활하게 한다. 반대로 肝의 風性은 膽經의 火化를 제어하여 火氣를 淸泄하여 膽熱의 上騰을 막고, 또 담즙의 배설을 돕는다.

셋째, 手少陽三焦經과 同名經으로 經氣가 상통하여 三焦의 생리에 영향을 미친다. 즉 膽의 風性은 그 소통의 작용으로 三焦의 相火를 전신으로 유행하도록 돕는다. 반대로 三焦의 相火는 膽의 木性을 溫養하여 담

도표 2-6-09. 足少陽膽經의 기화:

足少陽膽經은 少陽의 火와 膽의 木이 결합한 從化經으로 체내 火의 氣化를 주관한다. 또 表裏經, 同名經과 경기상통으로 風火의 대사를 조절하여 肝과 三焦의 생리와 병리에 영향을 미친다.

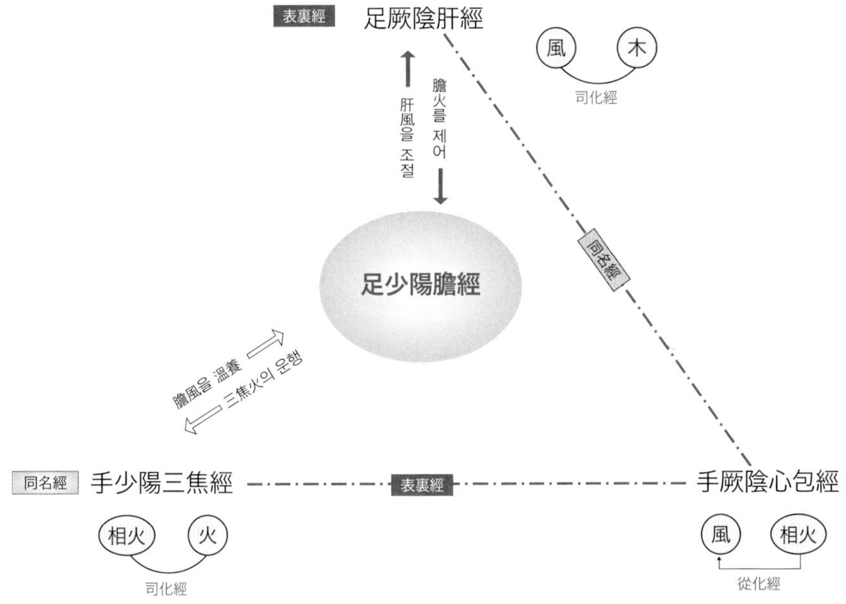

즙의 배설을 촉진한다.

이상에서 足少陽膽經은 風火相生의 氣化를 제어하여 膽, 肝(表裏經), 三焦(同名經)의 생리를 조절함을 알 수 있다.

[임상적 고찰]

足少陽膽經의 병태는 風火相生의 실조로 인한 熱證과 風證으로 구분된다.

熱證은 少陽火의 太過나, 膽木의 기운이 울체하여 내재한 相火가 熱로 나타나는 木鬱化火의 병리기전에 의하여 발생하며 이를 膽熱證이라고 한다. 膽熱은 風木의 속성을 좇아 역상하거나 妄動하는데, 膽熱의 상승으로 담즙이 역류하면 口苦 · 嘔吐苦水 · 咽乾의 증상이 나타나며,[52] 膽熱로 담즙이 肌膚로 발설되면 黃疸이 발생한다. 또 少陽火가 膽經에 울체되면 寒熱往來 · 胸脇苦滿 · 煩躁 · 易怒 · 頭痛 등의 半表半裏證이 나타난다. 또한 膽의 相火가 濕과 결합하여 脾胃의 運化에 장애를 초래하면(木克土), 便溏 · 飧泄 · 腹脹의 소화장애 증상을 일으킨다. 치료는 清熱

52) 《靈樞 · 四時氣19》: 善嘔 嘔有苦 長太息 心中憺憺 恐人將捕之 邪在膽 逆在胃 膽液泄則口苦 胃氣逆則嘔苦 故曰嘔膽 取三里以下 胃氣逆 刺少陽血絡 以閉膽逆 却調其虛實 以去其邪.

도표 2-6-10. 足少陽膽經의 병태와 처방:

膽經의 기화실조는 風火相生의 실조로 인한 熱證, 風證 및 寒證의 병태로 나타난다.

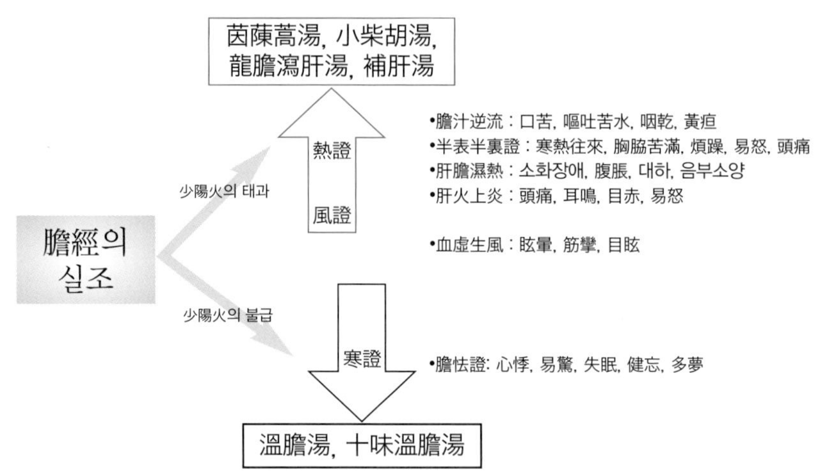

利膽하는 小柴胡湯 · 茵蔯蒿湯 · 痛瀉要方 · 柴胡疏肝散 등의 방제를 적용한다.

한편 少陽火의 기화가 불급하면 膽木을 溫養하지 못하여 膽虛寒證이 나타나는데, 膽氣의 부족으로 쉽게 驚恐하고, 虛煩不眠하며, 의심과 근심이 많고, 怔忡 및 舌苔의 薄滑의 증상이 출현한다. 이를 膽怯이라 하기도 하며 溫膽湯(방약합편 中統94)으로 치료한다. 또한 담즙의 배설에 장애를 초래하면 飧泄 · 腸澼(이질)의 증상이 나타난다.

風證은 少陽相火의 치성으로 체내에 급격한 기류가 형성되는 熱極生風[53]의 이치에 기인한다. 이를 膽風證이라고 하는데, 頭痛 · 目眩 · 耳聾의 증상이 나타난다. 足少陽膽經의 병리가 風과 火의 병태로 나타나는 것은 少陽經의 火는 厥陰經의 風이 中氣(표리의 氣)가 되어 風의 기운을 겸하고 있기 때문이다. 병태 생리적으로 少陽火는 風의 속성을 좇아 妄動하거나 역상하기 쉽다.

53) 少陽經은 風의 기운을 겸하고 있으므로 熱極生風하게 된다.

2 流注와 생리

足少陽膽經은 인체의 측면을 따라 분포하며, 經氣의 운행을 통하여 膽 · 肝 · 心 · 頭角 · 耳 · 目銳眥 · 面 · 缺盆 · 胸中 · 脇 · 氣街 · 陰部 · 髀樞 · 膝外廉 · 足外踝를 연락한다.

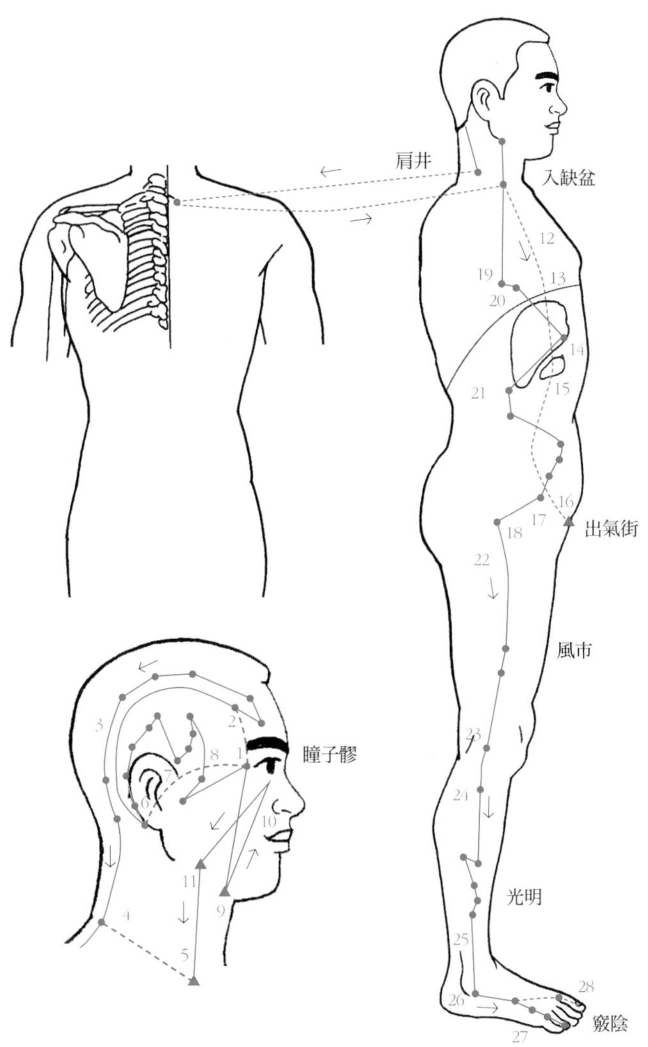

그림 2-6-08. 足少陽膽經의 유주

膽經은 '絡肝屬膽'으로 肝과 膽의 표리관계를 형성한다. 또한 '以下胸中'으로 心을 연락하므로 心의 생리 · 병리와 밀접한 관계에 있다. 膽病의 心悸 · 失眠 · 多夢 · 善恐의 정신신경 증상은 心과의 상관성을 시사하는 것으로 이를 '心膽虛怯證'이라고 한다.

《靈樞 · 經脈》 膽足少陽之脈 起於目銳眥[1] 上抵頭角[*2] 下耳後[3] 循頸行少陽之前 至肩上[4] 却交出[*]手少陽之後 入缺盆[5] 其支者 從耳後入耳中[6] 出走耳前[7] 至目銳眥後[8] 其支者 別銳眥[1] 下大迎[9] 合於手少陽 抵於䪼[10] 下加頰車[*11] 下頸 合缺盆[5] 以下胸中 貫膈[12] 絡肝[13] 屬膽[14] 循脇裏[15] 出氣街[16] 繞毛際[*17] 橫入髀厭中[*18] 其直者 從缺盆[5]下腋[19] 循胸[20] 過季脇[*21] 下合髀厭[*]中[18] 以下循髀陽[*22] 出膝外廉[23] 下外輔骨[*]之前[24] 直下 抵絶骨[*]之端[25] 下出外踝之前 循足跗上[26] 入小趾次趾之間[27] 其支者 別跗上 入大趾之間 循大趾岐骨[*]內出其端 還貫爪甲 出三毛[*28]

☞足少陽膽의 經脈은 外眼角(瞳子髎穴)에서 위로 額角(頭維穴)에 이르고(다시 내려가 耳後에서 꺾어져 額部로 올라가서 眉上의 陽白穴에서 꺾어져서) 耳後로 내려가 頸部의 手少陽三焦經의 앞쪽으로 주행하며 肩上에 이르고 뒤로 후퇴하여, 手少陽三焦經과 교차하고 후면으로 나와 缺盆으로 진입한다. 그 分支는 耳後에서 耳中으로 진입하고 耳前으로 나와 外眼角의 후방에 이른다. 다른 한 분지는 外眼角에서 大迎穴로 내려와 手少陽三焦經과 만나고 眼眶의 아래에 도달한 후 아래로 頰車穴을 지나 頸部로 내려와 缺盆(쇄골상와)에서 본 經脈과 만나 胸中으로 하행하여 횡격막을 통과해서 肝을 연락하고 膽에 귀속한 다음, 脇部의 안쪽을 따라 氣街(氣沖穴)로 나와 陰毛의 주위를 돌아 비스듬히 髀樞(대퇴골 대전자; 環跳穴)로 진입한다. 직행하는 經脈은 缺盆에서 腋部로 내려와 胸側部를 따라 季脇部를 지나서 髀樞에서 앞의 支脈과 만나고 아래로 대퇴의 외측을 따라 膝關節의 외측으로 나오고, 腓骨(fibula)의 앞으로 곧장 내려와 絶骨(腓骨하단)에 도달한 다음 아래로 가쪽복사(外踝; lateral malleolus)의 앞으로 나와서 발등을 따라 넷째 발가락의 외측 끝(竅陰)에 이른다. 또 다른 하나의 분지는 발등의 臨泣穴에서 분출하여 엄지발가락과 둘째발가락의 骨縫을 따라 엄지발가락 끝의 大敦으로 나오고, 되돌아와서 爪甲을 관통하여 叢毛部로 나와 足厥陰肝經에 이어진다.

◎ **注 釋** ◎

*頭角: 額角을 가리킨다.

*却交出: 《素問》의 〈刺腰痛〉, 〈厥論〉 王氷注에 '交'의 앞에 '却'字가 없다.
*下加頰車: 加는 위치에 '머무르다'는 뜻으로, 즉 아래로 頰車를 지남을 말한다.
*毛際: 耻骨部의 陰毛부위를 가리킨다.
*髀厭中: 髀樞의 環跳穴을 가리킨다. 楊上善은 "넓적다리의 외측 고관절을 髀厭이라 한다(股外髀樞 名曰)."고 했다.
*季脇: 胸脇 아래의 軟肋部를 가리킨다. 腋下는 옆구리이다. 肋下 제11늑골부위는 季脇이다.
*髀陽: 大腿의 바깥쪽을 말한다.
*外輔骨: 종아리뼈 즉 腓骨을 말한다.
*絶骨: 外踝上 3寸부위의 穴名이며, 腓骨에서 여기에 이르러 끊어진 것 같다하여 絶骨이라 稱한다.
*岐骨: 骨骼이 連接하여 이루는 각으로 骨縫을 말한다.
*三毛: 叢毛・聚毛라고도 하며, 엄지발가락 위쪽에 털이 난 부위를 말한다.

---

3 膽經의 經穴

膽經은 44개의 經穴이 있다. 그 명칭은 瞳子髎・聽會・上關・頷厭・懸顱・懸釐・曲鬢・率谷・天衝・浮白・竅陰・完骨・本神・陽白・臨泣・目窓・正營・承靈・腦空・風池・肩井・淵腋・輒筋・日月・京門・帶脈・五樞・維道・居髎・環跳・風市・中瀆・膝陽關・陽陵泉・陽交・外丘・光明・陽輔・懸鐘・丘墟・足臨泣・地五會・俠谿・足竅陰으로 좌우 88穴이다.[54)]

4 膽經의 효능

足少陽膽經은 瀉肝膽熱(明目, 利膽, 解毒)・平肝熄風・疏肝理氣(調理脾胃, 調經止帶, 理氣止痛, 開竅聰耳, 宣肺止咳)・清熱・利尿・消腫의 효능으로 膽經의 氣化 이상을 다스린다.

5 膽經의 病態

膽經의 병증은 膽・肝・心・目・耳・咽喉・胸脇의 질환과 그 經脈이 유주하는 頭角・缺盆・面・胸中・脇・氣街・陰部・髀樞・膝外廉・足外踝에 통증이 발생한다. 그 주요 증상은 두통・頷痛・眼外角痛・缺盆痛・腋下腫・胸脇肋痛・瘰癧・瘧疾과 髀樞・膝・脛・足踝의 통증을 위주로 하는 外經의 병후와 口苦・善太息・胸痛의 內臟의 병후가 있다.

足少陽膽經의 '風火相生'의 실조는 木鬱化火의 병태로 膽汁이 外溢하

54) 膽의 經穴歌:
少陽足經瞳子髎 四十四穴行迢迢
聽會上關頷厭集 懸顱懸釐曲鬢翹
率谷天衝浮白次 竅陰完骨本神邀
陽白臨泣目窓闢 正營承靈腦空搖
風池肩井淵腋部 輒筋日月京門標
帶脈五樞維道續 居髎環跳風市招
中瀆陽關陽陵穴 陽交外丘光明宵
陽輔懸鐘丘墟外 足臨泣地五俠谿
第四趾端竅陰畢.

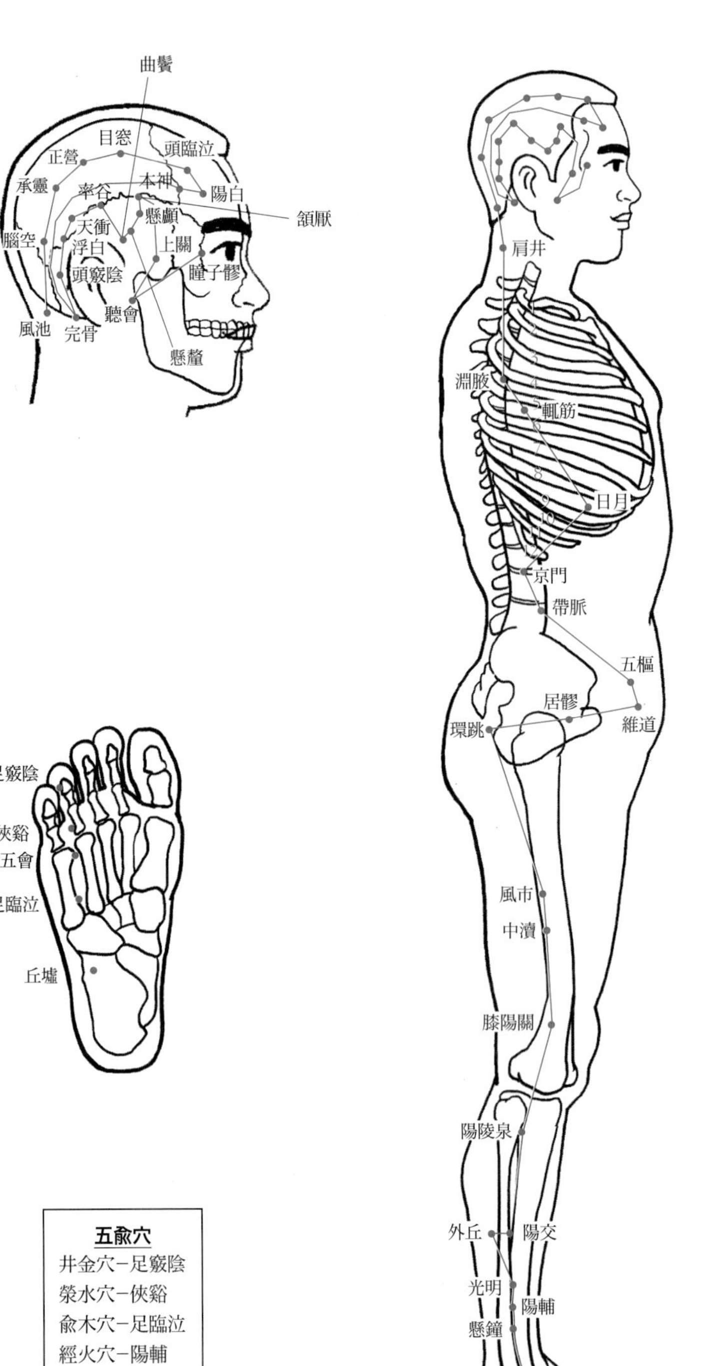

그림 2-6-09. 足少陽膽經의 경혈

면 口苦하고, 膽氣가 舒暢하지 못하고 흉부와 협부에 울체하면 한숨을 자주 몰아쉬고(善太息) 胸脇의 통증으로 돌아눕지 못하고, 津液을 산포하지 못하여 滋潤을 잃어 얼굴이 먼지를 뒤집어 쓴 것 같고 피부는 윤기가 없어진다. 이를 陽厥이라고 한다. 본 經脈이 다스리는 骨과 유관한 증상(是主骨所生病)은 頭・頷・目銳眥의 통증과 缺盆腫痛・腋下腫・목과 겨드랑이의 임파결핵, 胸・脇・肋・髀・膝의 외측과 脛骨・足外側 및 관절의 통증과 4번째 발가락의 운동장애가 있다.

《靈樞・經脈》是動則病口苦 善太息* 心脇痛 不能轉側 甚則面微有塵* 體無膏澤 足外反熱 是爲陽厥* 是主骨所生病*者 頭痛 頷痛 目銳眥痛 缺盆中腫痛 腋下腫 馬刀俠癭* 汗出振寒 瘧 胸 脇 肋 髀 膝外至脛 絶骨 外踝前及諸節皆痛 小趾次趾不用

☞膽經의 經氣 변동으로 인한 병변은 口苦・善太息・胸脇의 동통으로 몸을 회전시킬 수 없고, 심하면 面色이 灰暗하고, 피부가 건조하고 윤기가 없으며, 足외측의 發熱이 있다. 이를 陽厥이라고 한다. 본 經脈이 치료할 수 있는 骨이 生한 바의 증후는 頭痛・頷痛・外眼角痛・缺盆腫痛・腋下腫・瘰癧・汗出・寒戰・虐疾과 胸・脇・肋・髀・膝外側・脛骨・絶骨・外踝前 및 관절의 동통과 넷째발가락을 쓸 수 없는 증상이 있다.

◎ **注 釋** ◎

*口苦 善太息: 張介賓은 "膽에 病이 나면 담즙이 漏泄되어 입이 쓰다. 膽이 울결하면 편치 않으므로 한숨을 쉬게 된다(膽病則液泄 故口苦 膽郁則不舒 故善太息)."고 했다.

*面微有塵: 얼굴색이 먼지를 덮어 쓴 것처럼 어둡고 칙칙함을 형용한 것이다.

*陽厥: 足少陽經의 氣가 上逆하여 발생하는 병증을 가리킨다.

*是主骨所生病: 李中梓은 "膽이나 骨病을 주관하는 것은 乙癸同源이기 때문이다. 膽은 精汁을 저장하고, 精汁은 骨을 기르므로 足少陽經은 骨이 生한 여러 증상을 치료한다(膽而主骨病者 乙癸同源也 膽藏精汁 精汁養骨 故足少陽主骨所生諸病)."고 했다.

*馬刀俠癭: 瘰癧의 古稱, 腋下에 발생하여 형태가 길고 質이 딱딱한 것이 馬刀와 같은 것을 馬刀라 하고, 頸部에 발생하여 結核이 구슬을 꿰맨 것과 같은 것을 俠癭이라고 한다.

3.2. 足少陽經別

經別은 '屬膽 散之上肝 貫心'의 연계로 膽·肝·心을 연락하고, 咽喉·頤·目系·陰部·季脇·面을 연계한다. 특히 膽과 心의 연계는 心膽虛怯의 병태 인식의 근거가 된다.

> 足少陽之正 繞髀 入毛際 合於厥陰 別者 入季脇之間 循胸裏 屬膽 散之上肝 貫心 以上挾咽 出頤頷中 散於面 繫目系 合少陽於外眥也

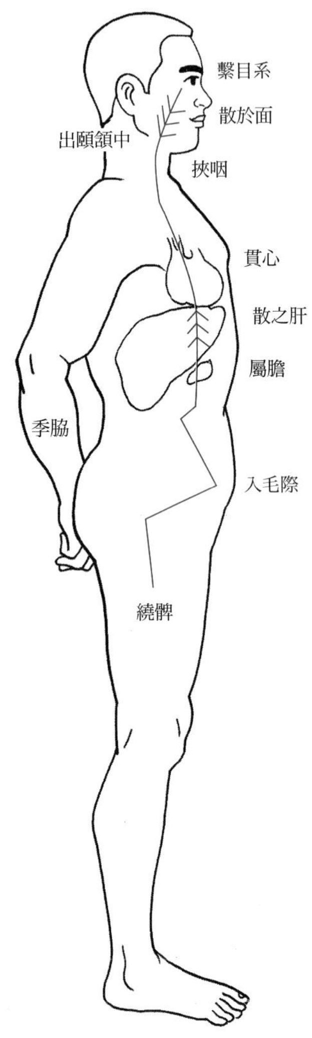

그림 2-6-10. 足少陽經別의 유주

☞足少陽經脈의 正經(經別)이 대퇴의 외측을 둘러서 음부의 毛際로 진입하여 足厥陰經別과 만난다. 別行하는 分支는 季脇의 사이로 들어가서 胸裏를 순행하여 膽에 귀속하고 肝에 산포하며 心을 관통하여 위로 咽喉를 끼고 올라가 아래턱의 가운데로 나와서 面에 산포하고 目系에 연계되어 外眼角에서 足少陽經脈과 합류한다.

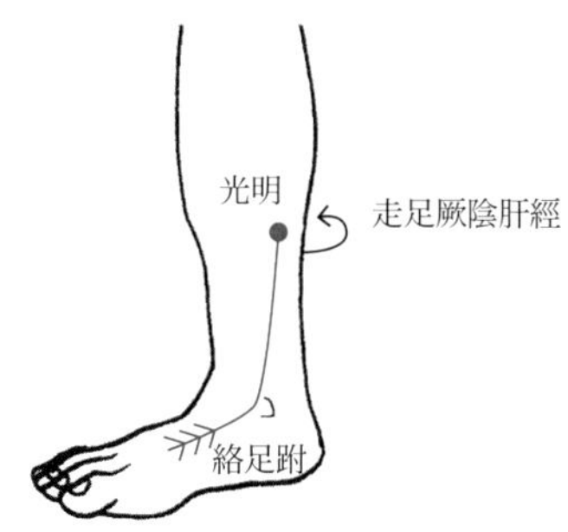

그림 2-6-11. 足少陽絡脈의 분포

3.3. 足少陽絡脈

1 流注

膽의 絡脈은 光明에서 분출하여 '下絡足跗'로 발등을 연계한다.

2 病證

絡脈 병증의 足冷 · 痿躄 · 坐不能起는 經脈의 '下循髀陽 出膝外廉 下外輔骨之前 直下 抵絶骨之端 下出外踝之前 循足跗上'의 순행과 유관하다.

> ❶足少陽之別 名曰光明 去踝五寸 別走厥陰 下絡足跗
> ❷實則厥 虛則痿躄 坐不能起 取之所別也

☞足少陽膽經의 絡脈이 분출되는 絡穴은 光明이다. 外踝 위 5寸의 光明에서 별도로 足厥陰肝經으로 주행하고, 하행하여 足跗(발등)를 연락한다.

☞病邪가 實하면 足이 寒冷해지고, 正氣가 虛하면 하지가 무력해져서

걸을 수 없고 앉았다가 일어날 수 없게 된다. 본 絡脈이 別出한 光明을 치료한다.

3.4. 足少陽經筋

1 분포

經筋은 足外踝 · 膝外廉 · 伏兎 · 尻 · 缺盆 · 頄 · 目에 結하고, 하지의 외측과 脇肋 · 膺乳 · 耳後 · 額角 · 巓頂에 분포한다.

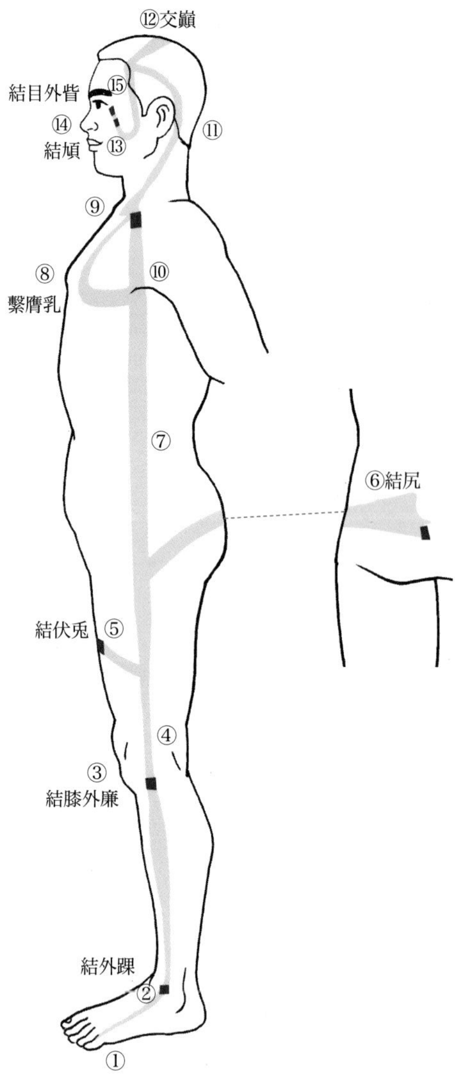

그림 2-6-12. 足少陽經筋의 분포

足少陽之筋 起於小趾次趾[1] 上結外踝[2] 上循脛外廉 結於膝外廉[3] 其支者 別起外輔骨[*4] 上走髀 前者結於伏兎之上[5] 後者結於尻[6] 其直者 上乘䏚[*]季肋[7] 上走腋前廉 繫於膺乳[8] 結於缺盆[9] 直者 上出腋 貫缺盆[9] 出太陽之前 循耳後[11] 上額角[*] 交巓上[12] 下走頷[13] 上結於頄[14] 支者 結於目眥 爲外維[*15]

☞足의 넷째발가락에서 起하여, 위로 가쪽복사(外踝; lateral malleolus)에 結하고, 脛骨의 외측을 따라 膝외측에 結한다. 그 분지는 경골의 가쪽관절융기(外輔骨; lateral condyle)에서 起하여 위로 대퇴로 주행하며 앞쪽의 지맥은 伏兎의 상방에 結하고, 뒤쪽의 분지는 꽁무니(尻)에 結한다. 직행하는 것은 상행하여 脇下에 분포되고 季肋을 지나 상행해서 腋의 앞쪽으로 올라가 유방을 연계하고 缺盆에 結한다. 직행하는 것은 위로 腋으로 나와 缺盆을 지나서 足太陽經筋의 전면으로 出한다. 耳後를 따라 頭角으로 상행하여 頭頂에서 좌우의 經筋이 교차하여 아래로 頷部로 내려와서 위로 顴部에 結한다. 분지는 外眼角에 結하여 眼의 외측을 維系한다.

◎ **注 釋** ◎

*外輔骨: 경골의 가쪽관절융기(lateral condyle), 腓骨의 머리를 말하기도 한다.

*䏚: 王冰은 "䏚는 季脇 아래의 허구리(공허하고 연한 부분)를 말한다(䏚 謂季脇下之空軟處也)."고 했다. 張介賓은 "季脇 아래 양쪽의 연한 부분을 䏚라 한다(季脇下兩旁軟處曰䏚)."고 했다. 즉 腹部 양쪽에 위치하는 것으로 第12肋軟骨 아래쪽 腸骨稜線(crista iliaca) 위쪽에 있는 연조직 부분을 가리킨다.

*額角: 沈彤의 《釋骨》에서 "귀 위 정수리 부근은 頭角이며 額角이 아니므로 額角은 頭角의 잘못된 표현이다(沈彤《釋骨》云, 耳上近巓者乃頭角 非額角 故額角爲頭角之訛)."고 했다.

*外維: 눈의 외측을 維系하여 좌우로 곁눈질하는 經筋을 주관한다. 楊上善은 "太陽經은 上眼瞼이 되고, 陽明經 은 下眼瞼이 되며, 少陽經은 눈 외측을 에워싼다(太陽爲目上網 陽明爲目下網 少陽爲目外維)."고 했다. 張介賓은 "이 分支는 광대뼈에서 비스듬히 눈 바깥쪽 모서리로 올라와 눈의 외측을 에워싼다. 사람이 左右를 볼 수 있는 것은 바로 이 筋의 伸縮 때문이다(此支者 從顴上斜趨結於目外眥 而爲目之外維 凡人能左右盼視者 正以此筋爲之伸縮也)."고 했다.

---

55) 楊上善注, 蹻脈至於目眥 故此筋交巓左右 下於目眥 與之幷行也 筋旣交於左右 故傷左額角 右足不用 傷右額角 左足不用 以此維筋相交故也.

2 病證

足少陽經筋의 병변은 膝외측의 轉筋, 膝의 굴신불리, 膝窩의 구급, 대퇴(髀) 및 꽁무니(尻)의 견인, 維筋相交[55]가 있다. 維筋相交는 좌우의 足少陽經筋은 頭頂部에서 교회하여 각각 반대의 額角과 눈을 연계하므로 좌측의 額角을 손상하면 右足, 우측의 額角을 손상하면 左足을 사용할 수 없는 것을 말한다.

> 其病小指次指支轉筋 引膝外轉筋 膝不可屈伸 膕筋急 前引髀 後引尻 卽上乘䏚 季肋痛 上引缺盆 膺乳*頸維筋急 從左之右 右目不開* 上過右角 幷蹻脈而行 左絡於右 故傷左角 右足不用 命曰維筋相交 治在燔針劫刺 以知爲數 以痛爲輸名曰孟春痺也

☞본 經筋의 병증은 넷째발가락의 경련, 膝외측이 당기고 쥐가 나서 膝關節을 굴신할 수 없다. 膝窩의 근육이 拘急하고 앞으로 대퇴(髀)가 당기고, 뒤로는 꽁무니(尻가) 당긴다. 위로 脇下와 季脇이 아프고, 缺盆 · 胸側 · 頸部를 연결하는 筋이 모두 당긴다. 좌측에서 우측으로 이어지는 경근이 구급하면 우측의 눈을 뜰 수 없다. 본 經筋은 우측의 頭角을 지나 蹻脈과 병행하여 좌측의 筋이 우측의 筋을 연락하므로 좌측의 筋을 손상하면 우측의 발을 사용할 수 없게 되는데, 이를 '維筋相交'라고 한다. 치료방법은 火針을 사용하여 病이 효과를 나타내는 것을 鍼刺의 횟수로 하고, 통처를 鍼刺부위(輸穴)로 한다. 이를 孟春痺라고 한다.

◎ **注 釋** ◎

*膺乳: 가슴의 양옆으로 肌肉이 융기된 젖가슴 부위를 가리킨다.

*從左之右 右目不開: 楊上善은 "足少陽經筋은 새끼발가락에서 시작하여 頭頂部에서 교차한 다음 왼쪽 눈과 오른쪽 눈에 이르므로 왼쪽에 병이 있으면 오른쪽 눈이 땅겨 뜨지 못하고, 오른쪽에 병이 있으면 왼쪽 눈이 땅겨 뜨지 못한다(此筋本起於足 至項上而交至左右目 故左箱有病 引右箱目不得開 右箱有病 引左箱目不得開也)."고 했다.

제3절 肝과 膽의 표리

肝과 膽은 經絡의 屬絡을 통하여 표리를 이루므로 생리 · 병리적으로 밀접한 영향을 미친다. 이를 '肝合膽'이라 하고, 肝膽을 형제 또는 부부의 장부라고 한다.

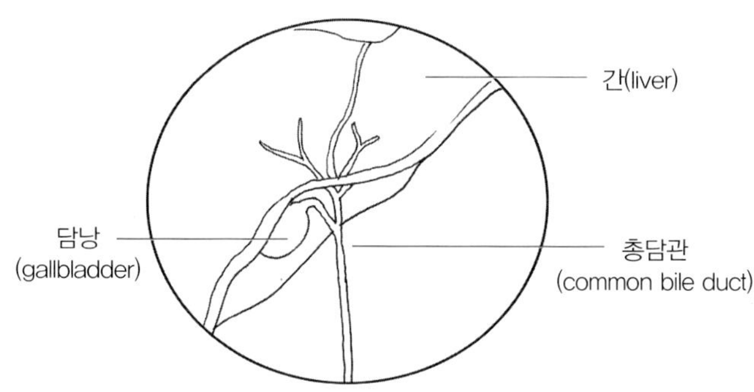

그림 2-6-13. 肝膽의 형상

1. 謀慮와 決斷

肝과 膽은 사유활동에 있어서 불가분의 관계로 智와 勇을 겸비할 수 있다. 膽의 決斷은 肝의 謀慮가 전제되어야 그릇됨이 없고, 肝의 謀慮는 반드시 膽에 의하여 결정을 내릴 수 있게 된다.[56)]

肝膽의 이상은 謀慮와 결단의 장애를 일으키는데, 膽이 虛하면 생각은 꾀하나 결정을 못하여 우유부단하고 肝이 虛하면 결정과 판단이 공평하지 못하고 독단적이 되기 쉽다. 동시에 '膽과 心은 상통(心與膽相通)'하므로 膽病이 心神에 영향을 미치면 心悸 · 失眠 · 癲狂 등의 증상이 나타나고, 肝魂에 영향을 미치면 多夢 · 善恐 · 膽怯 · 易驚 등 증상이 나타난다.

56) 《類經》: 膽附於肝 相爲表裏 肝氣雖强 非膽不斷 肝膽相濟 勇敢乃成. 《素問 · 奇病論47》: 夫肝者 中之將也 取決於膽 … 此人者 數謀慮而不決 故膽虛 氣上溢 而口爲之苦.

2. 疎泄相關

肝은 乙木, 膽은 甲木으로 그 氣는 모두 疎泄을 주관한다. 생리적으로 膽은 膽汁을 저장하고, 肝의 疎泄기능은 膽汁의 배설에 관여한다.

임상에서 肝의 疏泄에 이상이 생기면 담즙 배설의 장애로 지방 등 소화 장애를 초래하고, 반대로 담즙의 울체는 肝의 소설에 영향을 미쳐 肝氣의 鬱結이나 肝血의 瘀阻를 야기한다. 또 膽火가 왕성한 환자에 있어서 肝陽이 동시에 항진되는 현상은 肝膽의 표리에 의한 상호영향으로 肝膽을 동시에 다스린다.

제 7 장

臟腑는 상호 협조 · 통일관계로 정상적인 생명활동을 유지한다.

《素問 · 靈蘭秘典論8》: 凡此十二官者 不得相失也.

臟腑의 상호관계

제1절 五臟의 상호관계

五臟은 생명활동의 중심이며 서로 제약과 의존의 관계로 생리적 평형을 유지하는데, 이를 五臟相通이라 한다.[1)]

1) 《素問 · 玉機眞臟論19》: 五臟相通 移皆有次.

1. 脾와 肺

脾와 肺는 氣의 생성과 수액의 대사에 있어서 상호 협조한다.

1.1. 氣의 생성

氣의 생성은 脾, 肺의 기능과 밀접한 관계가 있다. 脾가 運化하는 水穀의 精微는 氣의 생성원으로 肺氣를 보충하고 영양한다. 따라서 肺氣의 강약은 脾氣의 성쇠에 의존하는 바, 脾氣가 왕성하면 肺氣의 생성이 왕성하게 되므로 "肺爲氣化之源 而寄養於脾也" 또는 "脾爲生氣之源 肺爲主氣之樞"라 하고, 이를 '培土生金'이라고 한다.

임상적으로 脾의 運化기능 실조로 수곡정미의 흡수와 운송이 미흡하면 氣의 생성이 부족하여 少氣 · 懶言 · 乏力 · 語微 · 咳喘痰多의 肺氣虛의 증상을 초래하는데, 이를 '土不生金'이라 한다. 치료는 脾胃를 補함으로써 肺氣를 기르는 '培土生金'의 방법으로 補脾益氣시킨다.

1.2. 水濕의 대사

脾와 肺는 수습대사에 있어서 상호 협조한다. 脾가 운화한 水濕은 肺의 肅降의 작용에 의하여 膀胱으로 보내어져 소변으로 배출되거나, 肺氣의 宣發작용에 의해 호흡을 통한 증발이나 피부를 통한 땀으로 배설된다.

병리적으로 脾의 水濕의 運化장애는 濕濁을 형성하고 한 곳에 엉겨서 痰飮이 되는데, 痰飮이 肺를 침범하면 肺가 宣肅의 작용을 상실하여 咳嗽 · 喘息 · 痰鳴의 증상이 발생한다. 이러한 병태생리를 "脾爲生痰之源 肺爲貯痰之器"라 하고, 또 병의 근본은 脾에 있고 그 標는 肺에 있다고 한다. 반대로 肺가 宣肅의 기능을 실조하여 水道를 소통시키지 못하면 水濕이 정체되고, 이에 의하여 脾陽이 손상을 받으면 水濕의 運化장애로 浮腫 · 痰飮 · 便溏 · 腹脹 · 倦怠의 증상이 나타난다.

2. 肝과 脾

肝과 脾는 消化와 혈액의 운행에 있어서 상호 영향을 미친다.

2.1. 消化

肝의 疏泄은 脾胃의 運化(소화흡수)에 중요하다.《素問 · 寶命全形論》에서 "土得木而達"이라 하여 脾土의 소화작용은 肝木의 疏泄作用의 협조를 받아서 정상적으로 발휘됨을 설명했다.[2] 또 肝의 소설작용은 脾의 運化에 의지함을 '木賴土以培之'라고 한다.

병리적으로 肝氣의 울결하거나 橫逆하면 脾胃를 침범하여 '木旺乘土'로 인한 '肝脾不調'와 '肝胃不和'의 병태를 초래한다. 그 증상은 情緖抑鬱 · 兩脇脹滿 · 眩暈 · 頭痛 · 躁急 · 易怒의 肝氣鬱結의 병증, 噯氣 · 呑酸 · 食慾不振 · 惡心 · 嘔吐를 증상으로 하는 '胃失和降'의 병증, 脘腹脹滿 · 厭食 · 便溏을 주 증상으로 하는 '脾失健運'의 병증이 있다.

치료는 肝氣虛로 疏泄이 부진하여 脾胃의 運化에 영향을 미치는 '木不疏土'의 경우에는 補肝을 위주로 健脾和胃시킨다. 반대로 脾胃의 運化 실조로 水濕이 정체하여 熱이 화생하면 濕熱이 膽을 훈증하여 담즙이 넘쳐 흐르게 되는데, 이로 인해 黃疸(目黃 · 身黃 · 小便黃)이 발생하거나 肝氣의 鬱滯의 병증을 '土壅木郁'이라 하며 運脾疏肝한다.

2) 《醫碥》: 木能疏土而脾滯以行.

2.2. 血液의 운행

肝과 脾는 혈액의 운행에 있어서 상호 협조한다. 肝은 藏血의 기능으로 혈액을 저장하고 혈류를 조절하며, 脾는 統血의 기능으로 혈액을 정상적인 궤도로 운행하게 한다.

병리적으로 脾氣가 統血의 기능을 상실하거나 肝의 藏血 기능에 이상이 생기면 肌衄(피하출혈)이나 崩漏 · 便血 · 尿血 등 출혈의 증상을 야기한다.

3. 肝과 肺

肝과 肺는 氣의 소통과 운행에 있어 상호 협조한다. 肝은 氣의 左 · 溫 · 升 · 발산을 주관하고, 肺는 氣의 右 · 凉 · 降 · 수렴하는 특성으로 상호 左右, 升降, 溫凉, 발산과 수렴의 상반관계를 이루어 氣의 운행과 소통에 있어서 조화를 유지한다.[3)] 이에 肝과 肺를 氣운행에 있어서 升降의 左右/外輪이라 한다.

생리적으로 肝氣의 升發은 肺氣의 肅降을 제어하고, 肺氣의 肅降은 肝氣의 升發을 제어하여 상호 升降의 평형을 조절한다. 병리적으로 肝氣의 울결로 인해 口苦 · 目赤 · 脇痛 · 易怒의 증상이 나타나고, 나아가 肝火가 발생하면 肺陰을 손상시켜 咳嗽 · 咯血의 증상을 초래한다. 이를 '肝陽刑金' 또는 '肝火犯肺'라고 하며, 치료는 주로 肝火를 瀉함으로써 肺熱을 내리고 肺陰을 기른다. 또 肝氣의 升發이 지나쳐 肺氣의 肅降에 장애를 초래하면 胸悶 · 脇痛 · 咳嗽 · 喘息의 병변을 일으킨다. 반대로 肺氣의 肅降의 장애로 肝氣의 升發을 제어하지 못하여 肝火가 상염하면 口苦 · 咽乾 · 眩暈 · 目眩 등의 증상이 나타나는데, 치료는 宣肺淸肝한다.

3) 《臨証指南醫案》: 肝從左而升 肺從右而降 升降得宜 則氣機舒展.

4. 脾와 腎

脾는 後天의 근본이고 腎은 先天의 근본으로 상호 滋生하고, 수액대사에 있어서 협조한다.

4.1. 상호 滋生

脾의 소화흡수에 중요한 脾陽은 腎陽의 溫煦작용을 필요로 하고, 腎精은 脾가 運化한 穀氣의 끊임없는 보충에 의존한다. 이와 같이 腎陽은 脾의 運化를 돕고, 腎精의 화생은 脾의 運化에 의존하는 상호 滋生의 관계에 있다.

임상적으로 腎陽이 虛衰하여 脾陽을 돕지 못하면 脾의 運化에 장애를 초래하여 食少 · 腹脹 · 久瀉不止 · 腹部冷痛 · 五更泄瀉 · 浮腫 등을 증상으로 하는 脾腎陽虛의 병변을 초래한다. 반대로 脾의 運化장애로 腎精의 화생이 부족하면 腰 · 脊 · 膝 · 脛의 酸軟, 骨痿無力, 精冷, 不孕을 증상으로 하는 腎精虛의 병변이 나타난다.

4.2. 水濕의 대사

脾와 腎은 수액대사에 있어서 상호 협력한다. 脾가 運化한 水濕은 肺

의 宣發에 의하여 땀으로 배출되거나, 肅降으로 膀胱에 모이고 腎陽의 氣化를 통하여 소변으로 배출된다. 이러한 과정에서 腎陽의 氣化를 상실하여 水濕이 체내에 저류하면 尿少 · 浮腫의 증상이 나타나고, 腸道에 水濕이 정류하면 설사를 하게 된다. 수액대사에 있어서 이러한 脾와 腎의 생리를 '其本在腎 其制在脾'라고 한다.

한편 腎陽이 虛한데 濕邪가 腎經에 침범하면 몸이 무겁고 허리가 마치 물속에 있는 듯 차고 아프고 무거우며 몸이 부은 것 같다. 또한 갈증이 없고 음식은 제대로 먹으며 소변은 잘 보는데, 이를 '腎着證'이라고 한다. 임상에서 甘薑苓朮湯(감초 · 건강 · 복령 · 백출; 金匱要略)으로 溫脾勝濕하고 寒이 심하면 附子를 加하여 溫腎한다.

5. 肝과 腎

肝과 腎은 精血과 생식의 방면에서 상호 협력한다.

5.1. 肝腎의 同源

肝腎의 同源은 乙癸同源이라고도 한다. 이는 天干의 오행배속에 근거하여 乙은 木에 속하고 肝을 대표하며, 癸는 水에 속하여 腎을 대표하기 때문이다. 乙癸同源은 肝과 腎의 생리, 병리 상 밀접한 관계를 의미한다.

첫째, 肝血과 腎精은 水穀의 精微로부터 화생되어 상호 資生하고 전화하는 관계에 있다. 肝血의 생성은 腎精에 의존하며, 腎精의 충만은 肝血의 자양에 의지한다. 精이 血을 생성할 수 있고, 血이 精으로 변화할 수 있다. 이에 精血同源이라고도 한다.

병리적으로 腎精이 손상되면 肝血이 부족하게 되고, 肝血이 부족하면 腎精의 손상이 일어날 수 있다. 腎陰의 부족으로 肝陰을 자양하지 못하면 肝陽이 편승하여頭痛 · 眩暈 · 耳鳴 · 躁急 · 易怒 · 口苦 · 咽乾 · 腰膝脚의 酸軟 등 上實下虛의 병증이 나타나고, 심하면 肝陽이 風으로 化하여 肢體麻木 · 震顫 등의 '肝風內動'의 병증을 유발하는데, 이를 '水不涵木'이라고 한다. 또 肝陰이 부족하여 腎陰을 자양하지 못하면 腎陰이 부족하게 되어 目眩 · 眼澁 혹은 昏花 · 虛煩不眠 · 失眠 · 多夢 · 腦轉 · 耳

鳴의 肝腎兩虛의 증상이 나타난다.[4)]

둘째, 肝腎은 相火를 관장한다. 肝血과 腎精이 충족하면 相火를 제어하여 肝은 血을 온난하게 하여 疏泄의 기능을 유지하게 되고, 腎은 腎陽으로 일신 陽氣의 근본이 되어 생명활동을 유지하게 한다. 병리상 肝의 相火가 부족하면 즉 肝陽虛의 경우에는 疏泄의 기능을 잃어 氣滯血瘀, 懈惰, 精神不樂, 視物不淸, 腹滿脇脹의 증상이 나타난다.

4) 《聖濟總錄》: 腎藏精 肝藏血 人之精血充和 則腎肝充實 上榮耳目 故耳目視聽不衰 若精血虧耗 二臟虛損 則神水不淸 瞻視乏力 故令目暗.

5.2. 月經과 排精

肝과 腎의 관계는 생식기능으로도 표현된다.[5)] 肝氣의 疏泄은 여자의 월경/배란 및 남자의 排精을 촉진하고, 腎氣의 封藏은 肝氣의 疏泄을 제어한다.

肝의 疏泄과 腎의 藏精의 관계가 실조되면 월경과 排精의 이상을 야기한다. 疏泄의 작용이 태과하면 여자는 月經이 빨라지고 월경량이 과다하거나 하혈(崩漏)이 있으며, 남자는 夢遺 · 滑精이 있을 수 있다. 반대로 疏泄의 작용이 불급하면 閉經, 經少 및 배란이나 사정(射精)의 장애를 초래한다.

5) 《聖濟總錄》: 主閉藏者腎也 主疏泄者肝也 二臟皆有相火 而其系上屬心 心君火也 位物所感則易動 心動則相火亦動 動者精自走 相火翕然而起 雖不交會 亦暗流而疏泄也.

6. 心과 腎

心은 상부에 위치하고 火에 속하며, 腎은 하부에 위치하고 水에 속하는 상대적 관계로 陰陽 · 水火의 균형과 神志의 활동을 조절한다.

6.1. 心腎의 相交

心과 腎은 氣의 운동에 있어 水升火降을 통한 생리적 항상성을 유지한다. 心火는 하강하여 腎水를 溫暖하게 하고, 腎水는 상승하여 心陽을 제어함으로써 心火의 치성을 방지한다. 이에 《傅靑主女科》에서는 "腎水는 心火가 없으면 寒하게 되고 心火는 腎水가 없으면 치성하게 되니, 心은 반드시 腎水로써 滋潤을 얻고, 腎은 반드시 心火로 溫暖하게 된다."고 했다.[6)] 이와 같이 心과 腎은 상호 제약과 의존의 관계로 그 생리적 평형을 유지하는데, 이를 心腎相交 또는 水火旣濟라고 한다.[7)]

心과 腎 사이의 생리적 불균형을 心腎不交 혹 水火未濟라 한다. 心腎

6) 《傅靑主女科》: 腎無心之火則水寒 心無腎之水則火熾 心必得腎水以滋潤 腎必得心火以溫暖.

7) 《千金要方 · 孫思邈》: 夫心者火也 腎者水也 水火相濟. 《格致餘論 · 朱丹溪》: 人之有生 心爲之火居上 腎爲之水 居下 水能升而火能降 一升一降 無有窮也.

의 不交로 腎陰이 부족하여 위로 心陰을 자양하지 못하면 心陽이 偏亢하여 心悸 · 心煩 · 健忘 · 失眠 · 多夢 · 口乾 · 舌紅 · 遺精 · 夢交 · 腰膝酸軟 등의 증상이 나타난다. 치료는 腎陰의 자양을 위주로 하고 겸하여 心火를 淸하게 한다. 知柏地黃丸이나 左歸飮을 처방한다. 반대로 心陽이 虛衰하여 心火가 아래로 腎陽을 溫煦하지 못하면 寒水가 위로 心陽을 능멸하여 心悸 · 心慌 · 浮腫 · 上氣 · 喘咳 · 四肢不溫 등 '水氣凌心'의 병태가 나타난다. 心陽을 溫通시켜 利水시키며 苓桂朮甘湯을 처방한다.

6.2. 神志의 조절

心의 정신활동은 腎精의 자양에 의존한다. 腎精은 心血을 자양하여 心의 정신활동을 왕성하게 하고, 心의 정상적 정신작용은 腎精의 저장에 도움이 된다. 따라서 精을 쌓아서 정신을 온전히 하고, 정신이 온전하면 益精할 수 있다.

임상적으로 心血이나 腎精이 부족하면 虛煩 · 少寐 · 多夢 · 健忘 · 頭暈 · 精神不振 · 遺精 등 神志방면의 병변이 발생하게 된다.

7. 心과 肺

心과 肺의 관계는 氣와 血의 운행으로 표현된다. 心의 혈액운행은 肺氣의 宣肅에 의존하며, 心陽의 부진은 肺氣의 宣肅에 영향을 미친다.

임상적으로 肺氣虛는 心의 혈행에 영향을 미쳐 心悸 · 唇靑紫 · 舌質紫暗 · 脈澁 등의 血瘀證을 일으킨다. 치료는 肺氣를 補益하고 心의 혈액순환을 돕는다. 반대로 心氣의 부족이나 心陽의 부진은 肺氣의 宣肅에 영향을 미쳐 咳嗽 · 氣短 · 胸悶의 병태를 유발한다. 치료는 心陽을 溫通시키고 겸하여 化痰시킨다.

8. 心과 脾

心과 脾는 혈액과 정신의 방면에서 밀접한 관계가 있다. 脾가 運化한 水穀의 精微는 혈액의 근원이 되며, 心主脈에 의한 혈액의 운행은 脾統血의 작용에 의하여 脈外로 이탈하지 않고 정상적으로 혈맥을 따라 운행한다. 또한 心의 정신활동은 脾의 운화에 영향을 주며, 脾의 정상적인 운화는 心의 정신활동에 영향을 미친다.

임상적으로 脾氣虛로 血의 化源이 부족하거나 각종 失血은 心血의 부족을 야기하여 心悸, 失眠, 健忘, 多夢, 脈細 등의 心血虛證과 食少, 腹脹, 便溏, 倦怠, 面黃 등의 脾氣虛證이 동시에 나타나는 '心脾兩虛證'을 형성한다. 또 脾不統血로 혈액이 妄行하면 月經過多, 衄血, 便血 등의 각종 출혈 증상이 발생한다.

9. 心과 肝

心과 肝의 관계는 혈액의 운행과 神志의 활동으로 표현된다.

9.1. 血行의 조절

肝의 疏泄은 心의 혈액 운행에 영향을 미치고, 心主血의 기능은 肝의 藏血에 영향을 미친다. 王冰은 이를 '肝藏血 心行之'라고 했다. 만약 心主血의 기능이상으로 肝의 藏血이 부족하면 頭暈, 目眩, 麻木不仁, 爪甲不榮, 月經量少 혹은 閉經의 肝血虛의 證이 나타나고, 肝의 疎泄의 불리로 心의 혈행에 장애를 초래하면 心悸, 胸悶, 胸痛, 脈結(부정맥)의 心血瘀阻의 證이 나타나는데, 관상동맥질환의 협심증이나 심근경색의 증상에서 볼 수 있다.

9.2. 神志의 조절

肝의 疎泄은 心의 정지활동에 영향을 미친다. 肝의 疎泄기능은 氣의 소통과 血의 운행을 조화롭게 하여 心情을 유쾌하고 神志활동을 편안하게 한다. 만약 疎泄의 실조로 肝氣가 울결하면 抑鬱不樂, 多疑善慮(의심과 근심걱정이 많음)나 흥분의 감정변화가 나타난다. 또 氣鬱이 火로 변하여 痰을 생성하면 心竅[8]를 막아 몽매하고, 心神을 동요시켜 喜怒에 절도가 없으며 罵詈狂躁, 登高而歌, 弃衣而走의 정신착란의 병증을 일으킨다. 반대로 억울과 불안의 정서는 肝氣의 울결을 초래하여 胸悶, 腹脹, 脇肋疼痛의 증상을 일으킨다. 이러한 心과 肝의 밀접한 관계로 神志 이상의 증상은 心과 肝의 질환에서 많이 나타난다.

8) 한의학에서 심장에 생각을 가능하게 하는 구멍(竅)이 있다고 여겨 지혜나 심안(心眼)을 뜻하는 심규(心竅)라는 말이 생겼다.

10. 肺와 腎

肺와 腎은 호흡과 수액대사에 있어서 서로 협력한다.

10.1. 호흡의 조절

호흡은 肺가 주도하지만 肺와 腎의 상호 협조에 의해 呼出과 吸入(一呼一納)의 작용이 완성된다. 곧 호흡에 있어서 肺는 氣의 主로 出氣를 주관하고, 腎은 氣의 根本으로 納氣를 주관한다.[9] 심호흡은 腎의 納氣에 의하여 이루어진다. 만약 腎의 納氣에 이상이 생기면 숨을 깊게 들이마시지 못하여 呼氣가 많아지고 吸氣가 적어 呼吸이 짧고 숨이 가쁘며 움직이면 더욱 심하게 되는데, 이를 腎不納氣라고 한다.

10.2. 水濕의 대사

肺와 腎의 상호 작용은 수액대사의 조절에 중요하다.[10] 水濕은 肺의 宣發작용에 의하여 汗孔을 통하여 땀으로 배설되거나, 肺의 肅降에 의하여 膀胱에 모인 소변은 腎陽의 기화작용에 의하여 체외로 배설된다. 이와 같은 肺와 腎의 작용을《素問 · 水熱穴論》에서는 "그 本은 腎에 있고 그 末은 肺에 있다."고 했다.

임상적으로 肺가 宣肅을 실조하여 水道를 소통시키지 못하면 요량이 감소하고 水濕이 범람하여 부종이 발생한다. 또 腎陽의 부진으로 水濕을 배출시키지 못하면 濕邪가 肺를 침범하여 폐부종과 喘咳로 잠을 자지 못하게 된다. 치료는 眞武湯으로 溫腎利水시키며 필요할 때에는 宣肺의 藥物을 加하여 다스린다.

10.3. 상호 滋生

肺와 腎은 金水相生의 관계로 肺陰과 腎陰은 상호 滋生하고 의존하는데, 이를《時病論》에서 '金能生水 水能潤金'이라 하였다. 병리적으로 肺陰의 허손이 오래되면 腎陰의 부족을 초래하고, 腎陰의 부족은 결국 肺陰을 손상시켜 肺腎陰虛의 병리현상을 초래하게 된다. 그 증상은 乾咳少痰, 口乾, 咽燥, 顴紅, 聲嘶, 潮熱, 盜汗, 腰膝酸軟하고 심하면 喀血하고 남자는 遺精, 여자는 閉經이 된다.

9)《類證治裁》: 肺主出氣 腎主納氣; 明 · 張景岳, 肺爲氣之主 腎爲氣之根.《難經 · 4難》: 呼出心與肺 吸入腎與肝.《醫碥》: 氣根於腎 故曰腎納氣 氣息深深 肺司呼吸 氣之出入於是乎主之 且氣上升至肺而極 升極則降 由肺而降 故曰肺爲氣主 腎主納氣 故曰丹田爲下氣海 肺爲氣主 故胸中爲上氣海.

10)《素問 · 水熱穴論61》: 其本在腎 其末在肺 皆積水也.

제2절 腑와 腑의 관계

六腑는 상호 협조하여 음식물의 소화, 흡수, 배설에 관여한다. 즉 음식은 胃의 受納과 腐熟에 의하여 일차적으로 소화되고 小腸으로 내려가서 小腸의 소화를 거친다. 이 과정에서 膽은 담즙을 배설하여 소화를 돕고, 小腸은 淸濁을 분별하여 영양분과 음식의 찌꺼기를 구분하는데, 흡수된 영양분은 脾氣의 升淸에 의하여 肺로 운수된다. 음식의 찌꺼기 중 쓸모없는 수습은 膀胱으로 보내어져 소변으로 배출되고, 糟粕은 大腸으로 보내어져 대변으로 배출된다.

음식물의 대사과정에서 受納, 腐熟, 吸收 및 노폐물의 배출은 위에서 아래로 진행되고 胃와 腸에서 부단히 運化의 과정이 교체되므로 《素問·五臟別論》에서 "水穀이 입으로 들어오면 胃는 實하고 腸은 虛하며 음식물이 아래로 내려가면 腸은 實하고 胃는 虛해진다."고 하여 虛實이 교체되어 通하되 滯하지 않으므로 '六腑以通爲用'이라고 한다. 이러한 물질대사의 과정에서 三焦는 인체의 氣化를 총괄하여 소화흡수와 수액대사에 관여하므로 三焦를 '決瀆之官으로 水道出焉' 또는 '水穀의 통로로서 氣之終始也'라 한다. 이렇듯 六腑의 전 소화흡수 과정을 《靈樞·本臟》에서는 "六腑는 소위 水穀을 변화시키고 津液을 운행한다."고 했다.

六腑의 기능 이상은 주로 음식물의 소화와 대소변의 상태로 표현된다. 예를 들면 膽汁이 울체하여 배설되지 않으면 小腸의 소화장애를 일으키며, 大腸의 傳導에 이상이 생기면 변비나 설사를 일으키고, 胃氣의 역상하게 되면 噯氣·惡心·嘔吐膽汁의 증상이 나타난다. 小腸이 淸濁을 분별하지 못하면 泄瀉를 하고, 胃氣가 역상하면 오심·구토·식욕부진 및 복부의 창만이 나타나며, 胃中의 濕熱은 담즙을 熏蒸하여 口苦·黃疸의 병변을 초래하고, 營氣의 운행을 방해하면 피부에 종기가 발생하기도 한다.[11]

11) 《靈樞·脈度17》: 五臟不和則七竅不通 六腑不和則留爲癰.

제3절 臟腑相關

臟은 '藏精氣而不瀉'하고 腑는 '傳化物而不藏'의 상이한 생리적 특징이 있으나 서로 협조하고 영향한다. 예를 들면 脾·胃는 공동으로 음식물의 소화에 관여하는데, 胃의 음식물의 受納·腐熟 및 降濁(소화 후의 노폐물을 내려 보냄)과 脾의 運化(영양물의 산포)·升淸(영양물의 흡수)에 의하여 정상적인 소화흡수의 기능이 이루어진다. 이것이 소위 經脈의 屬絡을 통한 臟腑의 表裏·配合의 관계로 肺合大腸·心合小腸·脾合胃·肝合膽·腎合膀胱의 상합관계를 형성한다.

臟腑는 이러한 일반적인 표리배합의 관계 외에 '臟腑相通'이 있다. 臟腑相通의 배합은 三陰三陽의 開闔樞의 배합에 기초한다. 즉 開의 기화를 주관하는 太陽과 太陰의 상통으로 足太陽經인 膀胱은 手太陰經인 肺와 手太陽經의 小腸은 足太陰經의 脾와 상통한다. 陽明과 厥陰은 闔의 기화를 주관하므로 足陽明經인 胃는 手厥陰經인 心包(命門)와 手陽明經의 大腸은 足厥陰經의 肝과 상통한다. 또 少陽과 少陰은 서로 樞의 기화를 주관하므로 足少陽經인 膽이 手少陰經인 心과 상통하고, 手少陽經인 三焦가 足少陰經인 腎과 상통한다.

《入門》의 내용에 기초하면 心은 膽과 상통하므로 心病의 怔忡에 마땅히 溫膽을 위주로 하고 膽病의 전율과 癲狂에 補心을 위주로 한다. 이는 정신방면의 병리에 있어서 心臟의 神明과 膽의 決斷의 상관성을 말한 것으로 '心膽虛怯'의 변증과 치료가 그 대표적인 예이다. "心病의 怔忡에 마땅히 溫膽을 위주로 한다."는 것은 膽이 虛하면 잘 놀라고 또 심계항진이 나타나므로 膽氣를 補하여 心神을 안정시키는 것이며, "膽病의 전율과 癲狂에 補心을 위주로 한다."함은 정신·의식·사유·정서 등을 총괄하는 心神을 補하여 膽氣를 바르게 함이다.[12]

肝은 大腸과 상통하므로 肝病에 마땅히 大腸을 소통하고 大腸病에 肝經의 平定을 위주로 한다. 이는 氣機 방면의 병리에 있어서 肝과 大腸의 상관성을 말한 것으로 "肝病에 大腸을 소통한다."는 것은 肝病은 氣의 鬱

12) 《醫學入門》: 黃帝內經曰 五臟不平 六腑閉塞之所生也. 五臟穿鑿論曰 心與膽相通 心病怔忡宜溫膽爲主 膽病戰慄癲狂 宜補心爲主 肝與大腸相通 肝病宜疏通大腸 大腸病宜平肝經爲主 脾與小腸相通 脾病宜瀉小腸火 小腸病宜潤脾土爲主 肺與膀胱相通 肺病宜淸利膀胱水 膀胱病宜淸肺氣爲主 腎與三焦相通 腎病宜調和三焦 三焦病宜補腎爲主 胃與命門相通 津液胃虛宜大補右腎 此合一之妙也.

結과 逆上, 橫逆이 主가 되니 大腸의 대변소통(傳道)을 촉진함으로서 肝氣를 소통시키고, "大腸病에 肝經의 平定을 위주로 한다."함은 肝氣를 疏泄시키므로서 대장의 傳導를 원활히 하여 병을 치료한다는 것이다. 임상에서 氣鬱(신경성 스트레스)로 인한 지방간이나 과민성 대장증후군의 便秘 · 복부창만 · 易怒 · 躁急의 증상에 疏肝利氣의 치료가 이해 해당된다.

脾臟은 小腸과 상통하므로 脾病에 마땅히 小腸火를 瀉하고 小腸病은 마땅히 脾土를 潤澤하게 함을 위주로 한다. 이는 음식물 소화흡수의 병리에 있어서 脾臟과 小腸의 상관성을 말한 것으로 "脾病에 마땅히 小腸火를 瀉한다."는 것은 중초의 脾熱로 인한 善飢能食에 小腸火를 瀉하므로서 脾熱을 치료하며, "小腸病은 마땅히 脾土를 潤澤하게 함을 위주로 한다."함은 小腸火로 인한 脾陰의 부족에 脾土를 윤택하게 한다.

肺는 膀胱과 상통하므로 肺病에 마땅히 膀胱水를 清利하고 膀胱病에는 肺氣를 淸하게 한다. 수분대사에 있어서 肺臟과 膀胱의 상관성을 말한 것이다. "肺病에 마땅히 膀胱水를 淸利한다."는 것은 肺氣의 肅降이상에 기인한 喘息 · 부종 · 소변불리에 膀胱의 소변 배설을 원활히 함을 말한다. 또 "膀胱病에는 肺氣를 淸하게 한다."함은 膀胱病의 소변불리에 肺氣의 肅降작용을 다스려 水道를 소통 · 조절한다는 것으로 곧 肺氣의 "通調水道 下輸膀胱"의 생리를 적용한 것이다. 小便의 불통에 桔梗 · 紫菀의 약재를 사용하는 것은 바로 肺氣의 肅降에 의한 수도의 소통이다.

腎臟과 三焦는 상통하므로 腎臟의 病에 마땅히 三焦를 조화시키고 三焦의 病에는 補腎을 위주로 한다. 이는 수액대사의 병리에 있어서 腎臟과 三焦의 상관성을 말한 것으로 "腎病에 마땅히 三焦를 조화시킨다."는 것은 腎陽의 氣化 실조로 인한 부종에 三焦의 기화를 다스려 수도를 소통시킨다는 것이며(三焦者 決瀆之官 水道出焉), "三焦病에는 補腎을 위주로 한다."함은 三焦의 氣化는 腎陽이 근본이 됨을 말한 것이다. 곧 三焦의 에너지대사 저하에 元氣인 腎陽을 補함을 의미한다.

胃와 命門은 진액이 상통하므로 胃虛에 右腎을 補한다. "胃虛에 右腎을 補한다"함은 脾胃의 虛寒으로 음식물의 受納과 腐熟에 이상이 생기면 진액을 運化하지 못하여 胃陰이 부족하게 되므로, 腎陽을 補하여 溫中補虛하므로써 소화기능을 원활히 한다는 것이다. 임상에서 脾(胃)腎의 陽虛로 腹脹·溏泄·腸鳴·喜溫喜按의 증상에 附子理中湯(인삼·건강·백출·감초구·부자)을 처방하고, 腎陽虛로 인한 腎泄에 四神丸(파고지·육두구·오미자·오수유)을 처방하는 경우이다.

한편 장부 사이의 상호 유기적인 관계는 이상에서 설명한 表裏配合·臟腑相關의 생리기능 이외에 肝傳之脾病인 '脾風', 脾傳之腎病인 '疝瘕' 등의 병리적인 상호전화가 있다.[13]

五臟穿鑿論의 '穿鑿'이 쓸데없이 한곳에 집착한다는 의미로 보아 '臟腑相關'은 臟腑가 表裏配合 이외에 다양한 관계로 서로 영향하는 일면을 논술한 것으로 보인다. 때문에 臟腑 사이의 관계는 臟腑表裏나 臟腑相關의 관계에만 穿鑿할 것이 아니라 다양한 생리·병리적 상황을 고려하여 인식하여야 할 것이다.

13) 《素問·玉機眞臟論》: 五臟相通 移皆有次 … 肺卽傳而行之肝 病名曰肝痺 一名曰厥 脇痛出食, 肝傳之脾 病名曰脾風 發癉 腹中熱煩心出黃, 脾傳之腎 病名曰疝瘕 少腹冤熱而痛出白 一名曰蠱, 腎傳始心 病筋脈相引而急 病名曰瘛.

제8장

奇恒之腑는 腦 · 髓 · 骨 · 脈 · 膽 · 女子胞의 6개 조직기관을 말한다. 이들은 地(陰)의 기운을 형상하여 五臟의 精氣를 저장하는 작용이 있는데, 天(陽)의 기운을 형상하여 음식물을 소화흡수하고 그 노폐물을 배설하는 胃 · 大腸 · 小腸 · 三焦 · 膀胱의 傳化之府와 구분이 되므로 奇恒之腑라 한다.* 奇恒의 '奇'는 異, '恒'은 常의 뜻이다.

奇恒之腑의 기능은 독자적으로 발휘되는 것이 아니라 五臟의 작용에 의존하므로 그의 생리와 병태는 五臟과 밀접한 관계가 있다.

奇恒之腑

*《素問 · 五臟別論11》: 腦髓骨脈膽女子胞 此六者地氣之所生也 皆藏於陰而象於地 故藏而不瀉 名曰奇恒之腑 夫胃大腸小腸三焦膀胱 此五者 天氣之所生也 其氣象天 故瀉而不藏 此受五臟濁氣 名曰傳化之府 此不能久留轉瀉者也.

제1절 腦

腦는 髓(골수)가 모이는 기관으로 髓海라 한다.[1] 한의학에서 뇌는 정신기능 보다는 운동, 감각과 밀접한 관계가 있다. 즉 뇌는 연계되어 있는 耳目口鼻를 통하여 청각 · 시각 · 미각 · 후각의 신호를 접수하고 처리하여 인식할 수 있도록 한다. 이러한 기능은 髓의 자양에 의존하므로《黃帝內經》에서 髓海가 충만하면 몸이 가볍고 힘이 넘치며, 부족하면 頭暈 · 眼昏 · 耳鳴 · 頭重 · 脛酸 · 懈怠安臥의 증상이 나타남을 설명했다.[2]

일부의 학자는《素問 · 脈要精微論》의 '頭者 精明之府'의 '精明'과《本草綱目》의 '腦爲元神之府'의 '元神'을 정신으로 해석하여 뇌의 정신작용을 주장하기도 한다. 그러나 精明은 ①눈의 시각 ②눈의 광채(眼神) ③精氣神明 즉 臟腑의 精氣가 뇌에 모여 耳目口鼻의 기능을 발휘하게 함을 의미한다. 특히 '元神'의 '元'은 으뜸, '神'은 精의 뜻으로 腦爲元神之府는 腦가 髓의 창고가 됨을 말하는 것이지 뇌의 정신작용을 언급한 것으로 볼 수 없다.[3] 곧《靈樞 · 海論》에 제시한 '腦爲髓之海'의 의미이다. 더구나

1)《靈樞 · 海論33》: 腦爲髓之海.《素問 · 五臟生成10》: 諸髓者 皆屬於腦.

2)《靈樞 · 海論33》: 髓海有餘 則輕勁多力 自過其度 髓海不足 則腦轉耳鳴 脛酸眩冒 目無所見 懈怠安臥.《素問 · 氣厥論37》: 膽移熱於腦 則辛頞鼻淵 鼻淵者 濁涕下不止也; 明代 · 王惠源, 五官居於身上 爲知覺之具 耳目口鼻聚於首 最顯最高 便於接物 耳目口鼻之所導入 最近於腦 必以腦先受其象而覺之 而寄之 而存之也.

3)《本草綱目 · 34卷 · 辛夷》: 鼻氣通於天 天者 頭也 肺也 肺開竅於鼻 而陽明胃脈 環鼻而上行 腦爲元神之府 而鼻爲命門之竅 人之中氣不足 淸陽不升 則頭爲之傾 九竅爲不利 辛夷之辛溫 走氣而入肺 其體輕浮 能宣助胃中淸陽 上行通於天 所以能溫中 治頭面目鼻九竅之病 軒岐之後 能達此理者 東垣李杲 一人而已.

참고 ● 心主神明과 腦主神明

神明은 정신활동을 말하는 것으로 한의학에서는 전통적으로 정신활동의 발현을 心藏神, 肺藏魄, 肝藏魂, 脾藏意, 腎藏志의 五臟에 귀속시켜 파악하고 있다. 그 중에서도 心의 주도적인 역할을 '心主神明'이라 하여 사람의 정신의식과 사유활동을 心이 주도하고 있는 것으로 인식한다. 이는 心이 君主의 官으로서 五臟六腑의 大主가 되어 생명활동을 주도한다는 인식에 근원한 것으로 정신현상 역시 생명활동의 일부로서 생명활동의 주제자인 心臟이 주관한다고 보았다.

혹자는《素問 · 脈要精微論》의 '頭者 精明之府'의 精明을 정신작용으로 해석하여 한의학에서도 정신활동은 腦가 주관한다고 했다. 그러나 여기에서 精明 곧 瞳神 혹은 眼神으로 눈의 精光이나 정기를 의미한다. 王淸任은 서양 해부지식의 영향을 받아 "영감과 기억력은 心에 있는 것이 아니라 腦의 작용에 있다."고하여 心의 정신작용을 부정하고 腦가 정신활동의 중심이 됨을 설명했다.[4]

이처럼 정신작용의 주체에 대한 心과 腦의 관점은 논란이 되고 있으나 體用의 관계로 설명할 수 있다. 心은 體로서 정신활동의 근원이 되고, 腦는 用으로 心의 정신활동을 반영한다. 이는 죽음의 인정을 뇌사로 하느냐 심장사로 인식하느냐 와도 관련이 있다. 뇌사로 인한 식물인간에 있어서 심장이 기능하고 있으나 정신활동이 일어나지 않는 것으로 볼 때 心이 腦에 명령을 내려 정신활동을 수행한다고 할 수 있다.

4)《醫林改錯》: 靈機記性在腦者 因飮食生氣 長肌肉 精汁之淸者 化而爲髓 由脊髓上行入腦 名曰腦髓 盛腦髓者 名曰髓海 其上之骨 名曰天靈盖 … 小兒無記性者 腦髓未滿 高年無記性者 腦髓漸空; 兩耳通腦 所聽之聲歸於腦 兩目系如線長於腦 所見之物歸於腦 鼻通於腦 所聞香臭歸於腦 小兒周歲腦漸生 舌能言一二字; 靈機記性不在心而在腦.

《本草綱目 · 1卷 · 臟腑虛實標本用藥式》에서 '心藏神 爲君火'라고 하여 心의 정신작용을 명확히 제시했다. 따라서 心主神明의 이론은 수천 년의 임상과정을 통하여 정립된 한의학의 독특한 원리로서 腦主神明의 이론으로 대체될 수 없다.

제2절 髓

髓는 뼈 속(骨腔)에 있는 일종의 기름(膏脂)같은 물질로 뼈 사이의 공간을 채우는 骨髓, 척추 속의 脊髓, 두개골 내의 腦髓로 구분된다.

골수는 두 종류로 나눌 수 있는데, 하나는 적색골수(red marrow)이고 나머지 하나는 황색골수(yellow marrow)이다. 적색골수는 적혈구와 백혈구, 혈소판(platelet)을 만들고, 황색골수는 일부의 백혈구를 만든다. 적색골수는 적혈구를 생산하기 때문에 붉은 색을 띠고, 황색골수는 지방세포(fat cell)가 많아 황색으로 보인다. 성인은 평균 2.6kg의 골수를 가지며, 그 중 절반 정도가 적색골수이다.

우리 몸의 髓는 腎이 관장하므로 《素問 · 痿論》에서 '腎主身之骨髓'라 한다. 일반적으로 髓의 생성은 腎精과 수곡의 정미물질에서 유래하는데, 《靈樞 · 經脈》에 "사람이 처음으로 태어남에 먼저 精이 형성되고 精이 형성되고서 腦髓가 생성된다."[5]고 함은 先天의 精으로부터 髓가 화생함을 말한 것이고, 《靈樞 · 五癃津液別》의 "五穀의 津液이 화합하여 膏가 된 것이 뼈 속으로 스며들어 腦髓를 補益한다"[6]고 한 것은 後天의 精에 의한 髓의 생성을 설명한 것이다.

髓의 작용은 養腦, 充骨 및 化血로 구분된다.[7] 즉 髓는 腦를 補益하고 자양하여 운동과 감각기능을 원활히 하고, 骨을 滋養하여 몸의 틀을 잡고 지탱하게 하며, 血을 생성하는 조혈기관이 된다. 임상적으로 髓의 부족은 골격의 滋養을 상실하여 骨痿症을 초래한다.[8] 이는 골다공증(골조송증)에 속하는 증상으로 《靈樞 · 五隆津液別》에서는 "髓가 뼈를 자양하지 못하고 유실이 지나치면 腰背의 동통과 脛痠(정강이가 시큰거림)의 증상이 나타난다."고 했다. 치료는 '腎生骨髓'의 이론에 근거하여 腎精을 補한다.

5) 《靈樞 · 經脈10》: 人始生 先成精 精成而腦髓生. 《類經》注, 精藏於腎 腎通於腦 腦者陰也 髓者骨之充也 諸髓皆屬於腦 故精成而後腦髓生.

6) 《靈樞 · 五隆津液別36》: 五穀之津液 和合而爲膏者 內滲入於骨空 補益腦髓 陰陽不和 則使液溢而下流於陰 髓液皆減而下 下過度則虛 虛故腰背痛而脛痠.

7) 《靈樞 · 海論33》: 髓者 骨之充也. 《素問 · 脈要精微論17》: 骨者髓之府. 《張氏醫通》: 氣不耗 歸氣於腎而爲精 精不泄 歸精於肝而化淸血.

8) 《素問 · 痿論44》: 腎氣熱 則腰脊不擧 骨枯而髓減 發爲骨痿.

제3절 骨

骨은 형체를 유지하고 內臟을 보호하며 몸무게를 지탱하는 작용이 있으므로《靈樞 · 經脈》에서 "骨은 幹이다."고 한다. 또 골수를 간직하고 있으므로 "骨은 髓의 府다."고 한다.

骨의 성장과 발육은 腎精이 化生한 髓에 의하므로 骨은 腎과 밀접한 관계가 있다. 즉 腎精이 充滿하면 骨髓의 생성이 왕성하여 골격이 건장하므로 肢體의 활동이 가볍고 힘이 있다.

임상적으로 腎精으로부터 골수의 생성이 원활하지 못하면 뼈가 軟弱해지고 쉽게 골절을 일으키며 혹은 허리와 무릎(腰膝)이 아프고 힘이 없어 오래 서 있을 수 없게 된다.[9] 현재의 골다공증이 이에 해당된다. 또 노화로 인한 골수의 감소 역시 骨質의 감소를 초래하여 뼈의 조직이 성기고 약해져 쉽게 골절과 치아(骨之餘)의 탈락을 일으킨다.

9)《素問 · 脈要精微論17》: 骨者髓之府 不能久立 行將振掉 骨將憊矣.

제4절 脈

脈은《足臂十一脈灸經》의 温(脈의 古寫)과《陰陽十一脈灸經》의 眽(脈의 假借)에서 근원을 찾을 수 있다. 脈을 破字하면 '月(肉)'字와 '派'字가 합친 것으로 인체에 氣와 血이 흐흐는 정연한 갈래나 줄기로서의 통로를 의미한다. 고로《靈樞 · 脈度》에 "脈道가 통하면 血氣가 이에 행한다."고 한다.

脈은 '筋'이나 '血'과 결합하여 筋脈 또는 血脈으로 불리기도 한다. 筋脈이 血氣의 흐름과 같이 인체에 정연하게 달리고 있으므로《管子 · 水地篇》에 "水(물)은 땅의 血氣로 筋脈이 유통하는 것과 같다."고 하였다. 또한 血脈은《說文解字》에서 "血理分衺(斜)行體者"라 하고,《黃帝內經》에서 血의 창고, 營氣를 제한하여 妄行하지 못하게 하는 통로로서 맥관을 언급하였다.[10]

후에 脈은 經絡과 결합하여 經脈과 絡脈을 의미하게 되었다. 經絡의

10)《素問 · 脈要精微論17》: 脈者血之府.《靈樞 · 五味56》: 血脈者中焦之道也.《靈樞 · 決氣30》: 壅遏營氣 令無所避 是謂脈.

'經'은 '縱絲'를 뜻하므로 經脈은 氣血의 운행이 직행하는 간선을 의미하고, '絡'은 '網羅'의 뜻으로 전신을 그물망처럼 연결함을 의미하므로 絡脈은 氣血이 전신으로 산포하는 연락망을 의미한다.[11)]

11) 《靈樞 · 脈度17》: 經脈爲裏 支而橫者爲絡. 《類經 · 臟象類》注: 壅遏者 堤防之謂 猶道路之封疆 江河之涯岸 卑營氣無所回避 而必行其中者 是謂之脈 然則脈者 非氣非血 而所以通乎氣血者也.

제5절 膽

膽은 六腑의 하나이지만 水穀을 受納하거나 運化하고 대사 후의 노폐물을 배설하는 胃 · 大腸 · 小腸 · 三焦 · 膀胱과는 달리 淸淨한 液(膽汁)을 저장하고 있어 다른 腑와는 다르므로 奇恒之腑의 범주에 귀속시키기도 한다.

제6절 女子胞(胞宮)

女子胞는 자궁을 말하며 胞宮, 胞臟, 子臟이라고도 한다.[12)] 여성의 생식기관으로 월경, 임신 및 태아의 발육이 주요 기능이다.

12) 《醫經精義》: 女子之胞 一名子宮 乃孕子之處. 《神農本草經》: 紫石英: 女子風寒在子宮 絶育十年無子.

월경과 임신은 복잡한 생리과정으로 肝, 腎, 心, 脾의 기능을 종합적으로 고려해야 한다. 이들 장기는 자궁에서의 氣血의 정상적 순환에 영향을 미친다. 구체적으로 肝의 疎泄은 자궁의 기혈순환을 도와 월경이 정기적으로 오게 한다. 脾의 統血은 혈액을 통섭하여 여성의 하혈을 막고, 心의 行血은 자궁의 혈액순환을 원활히 하며, 腎의 藏精은 天癸(성호르몬)를 분비하여 성선의 발육을 촉진시키고 월경이 규칙적으로 이르게 한다. 또한 衝脈, 任脈은 자궁에서 기시하여 자궁의 기혈을 조절함으로써 자궁의 생리에 중요한 영향을 미친다. 衝脈은 血海로서 월경에 관여하고, 任脈은 임신에 관여하므로 '任主胞胎'라고 한다.

병리적으로 肝, 腎, 心, 脾의 기능 실조는 자궁의 기능에 영향을 미쳐 월경(經), 대하(帶), 태아(胎), 출산(産)의 이상을 초래한다. 肝氣의 울결은 기혈의 불순을 초래하여 폐경, 월경통, 癥瘕의 원인이 되며, 脾가 혈액을 통섭하지 못하면 월경이 과다하거나 심하면 하혈이 그치지 않는 崩漏의 증상이 나타나기도 한다. 또 脾의 運化 장애로 血의 생성원이 부족하면 월경의 양이 적고 주기가 일정하지 않으며, 심하면 폐경이 온다. 心血의 손상은 衝脈과 任脈의 실조로 자궁기능의 문란을 초래한다. 이처럼 자궁의 氣血 실조는 월경불순(經少, 經多, 經遲, 經早), 월경통, 폐경, 대하, 난임, 불임, 유산의 원인이 된다.

cf. 精室

精室은 男性 생식기관으로 胞宮이라 하기도 하며, 또 玉房이라고도 한다.[13] 해부학적으로 睾丸・附睾丸・精囊腺・前立腺 등을 지칭한다.

精室은 정액을 생성하고 저장하는 등 생식에 관여한다. 精室의 생식기능은 腎의 精氣와 밀접한 관계가 있다. 男子는 16세를 전후하여 腎의 精氣가 왕성해지면, 天癸가 이르러 정액의 생성이 왕성하여 생식능력을 갖추게 된다. 50~60세가 되면 腎의 精氣가 쇠퇴하여 天癸가 고갈되고 정액이 부족하게 되어 생식능력이 저하된다.[14]

한편 督脈은 胞中에서 起始하고 腎을 연락하여 생식기능과 밀접한 관계가 있다. 다라서 督脈의 기능이 虛衰하면 역시 陽萎, 早泄(조루), 精寒, 精少(정자수 감소) 등 남성불임의 원인이 된다.

13) 《醫經精義》: 女子之胞 男子名爲精室 乃血氣交會 化精成胎之所 最爲緊要. 《諸病原候論》: 精藏於玉房. 《中西匯通》: 胞宮之蒂 發於腎系 … 男子名丹田 於名精室 女子於名子宮.

14) 《素問・上古天眞論1》: 丈夫 … 二八而腎氣盛 天癸至 精氣溢瀉 陰陽和 故能有子 … 七八肝氣衰 筋不能動 天癸竭 精少 腎臟衰 形體皆極.

제 9 장

奇經8脈은 8개의 經脈으로 督脈 · 任脈 · 衝脈 · 帶脈 · 陰蹻脈 · 陽蹻脈 · 陰維脈 · 陽維脈을 말한다. 이들 經脈은 12正經의 구속과 제약을 받지 않고 표리배합의 관계가 없으므로 奇經이라고 한다.*

奇經은《黃帝內經》에서 起止 · 순행 · 기능 · 병증에 관련된 많은 논술을 찾아볼 수 있으나 일치하지 않는다. 따라서《黃帝內經》에서 제시한 奇經의 이론은 통일되지 않은 초기 단계였음을 알 수 있다. 이후《難經》을 거쳐 明代 李時珍의《奇經八脈考》에 이르러 완전하고 체계적인 이론이 형성되었다.

《奇經八脈考》는《素問》,《靈樞》및 역대 의가의 논술과 자신의 견해를 종합하여 奇經8脈을 정리, 고증함으로서 經絡學說의 발전에 중대한 공헌을 했다.

奇經8脈

*《難經 · 27難》: 脈有奇經八脈者 不拘於十二經.《奇經八脈考》: 奇經凡八脈 不拘制於十二正經 無表裏配合故謂之奇.《十四經發揮 · 奇經八脈篇》: 脈有奇常 十二正經者 常脈也 奇經八脈者 則不拘於常 故謂之奇經.

제1절 督脈

督脈의 督은 감독 · 통솔의 뜻이며 전신의 陽經을 총괄하고 감독하므로 '陽脈之海'라 칭한다.

1. 生理

手足의 三陽經은 陽維脈을 통하여 督脈의 大椎에서 교회하므로 督脈은 陽經을 통솔하여 전신의 陽氣와 元氣를 총괄한다. 督脈은 척추의 내로 상행하여 腦에 들어가고, 척추의 내부에서 분출하여 腎에 귀속한다. 그러므로 督脈은 腦 · 脊樞 · 腎(생식)의 생리 및 병리를 반영한다.

2. 病候와 치료

督脈의 병후는 정신신경 · 척추 및 비뇨생식기 · 항문의 증상으로 나타난다. 즉 척주가 강직하고 활처럼 젖혀지며, 氣가 小腹에서 心臟으로 치밀어 아랫배가 아프고 고환이 땅기면서 대소변을 못 보는 衝疝의 증상이 있다. 또 여자는 不孕 · 癃閉 · 痔疾 · 遺尿 · 咽乾의 증상이 발생한다.

본 絡脈의 병변으로 사기가 實하면 脊强하고, 虛하면 頭重 · 頭搖의 증상이 발생하는데 督脈의 絡穴인 長强을 다스린다. 督脈의 병은 曲骨穴을 치료하며 심한 경우에는 臍下 1寸의 陰交穴을 다스린다. 急救(응급치료)에 많이 활용되고, 히스테리(hysteria; 癔病) · 간질(癎病) · 腰背强直 · 角弓反張 · 衝疝 · 遺尿 · 痔疾 · 咽乾 · 頭痛 등을 치료한다.[1)]

3. 督脈의 운행

督脈의 운행 경로는 4가지가 있다.

①하복부의 胞中에서 시작하여 아래로 會陰으로 나온 후 背部의 정중선을 따라 척추를 순행해서 위로 項後의 風府穴에 이르러 腦로 들어가고 동시에 項에서 頭部 정중선을 따라 頭頂, 額部, 鼻柱를 지나 上唇에서 齦交穴에 이른다. ②그 別絡은 하복부에서 直上하여 臍를 통과해서 위로 心臟을 통과하고, 喉部로 진입하여 위로 頤에 이르고 口唇을 돌아 眼의

1) 《素問 · 骨空論60》: 督脈爲病 脊强反折; 此生病 從小腹上衝心而痛 不得前後 爲衝疝 其女子不孕 癃痔遺溺嗌乾 督脈生病 治督脈 治在骨上 甚者臍下營. 《靈樞 · 經脈10》: 督脈之別 … 實則脊强 虛則頭重 高搖之 挾脊之有過者 取之所別也. 《難經 · 29難》: 督之爲病 脊强而厥.

하방 중앙부위에 도달한다. ③足太陽膀胱經과 함께 內眼角에서 시작하여 額部로 상행하여 頭頂部에서 足太陽膀胱經과 교회하고 안으로 들어가 腦를 연락하며, 다시 나와 별도로 項으로 내려가 肩髆의 내측을 따라 척추의 양방을 끼고 하행하여 腰中에 이르러 腎臟과 연계된다. ④그 絡脈은 會陰部에서 꼬리뼈(尾骨; coccyx)의 끝을 거쳐 臀部를 비스듬히 두르고, 大腿의 內後側에서 상행하는 足少陰腎經 및 足太陽膀胱經의 經脈과 회합하고, 다시 척추를 관통하여 신장에 속한다.

《素問·骨空論》 督脈者起於少腹 以下骨中央 女子入系廷孔* 其孔溺孔之端也 其絡循陰器 合纂*間 繞纂後 別繞臀 至少陰與巨陽 中絡者 合少陰上股內後廉 貫脊屬腎 與太陽起於目內眥 上額交巓上 入絡腦 還出別下項 循肩髆內 挾脊抵腰中 下循膂絡腎 其男子循莖下至纂 與女子等 其少腹直上者 貫臍中央 上貫心入喉 上頤環唇 上系兩目之中央

☞督脈은 小腹에서 시작하여 恥骨 중앙으로 내려가 여자는 尿道 外口

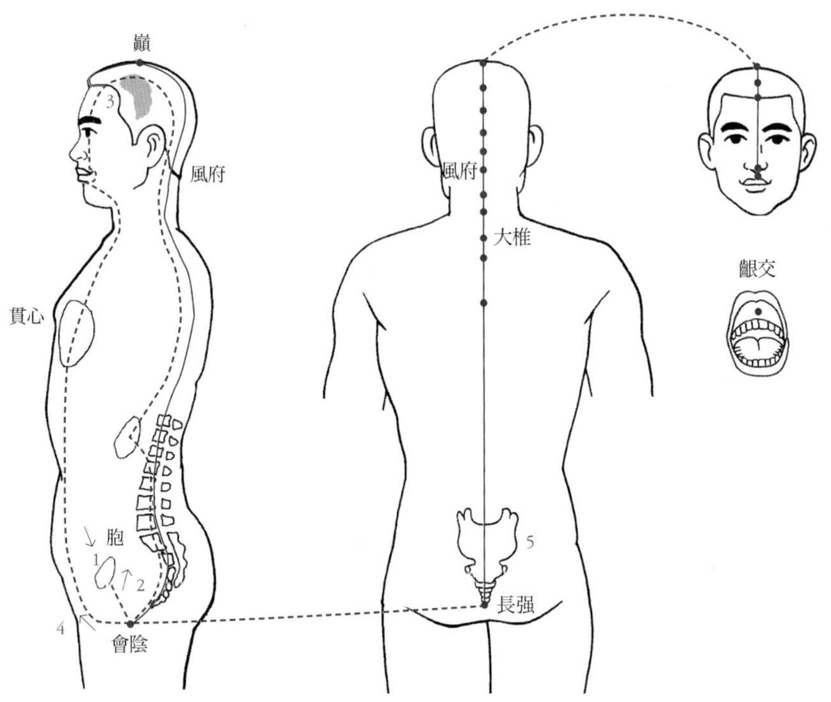

그림 2-9-01. 督脈의 운행

의 끝인 陰廷으로 들어가 이어진다. 絡脈은 前陰을 순행해서 회음부에서 合하고 纂後로 간다. 別絡은 臀部를 돌아 足少陰과 足太陽에 이르고, 中絡은 足少陰經과 회합하여 大腿後 내측으로 상행하여 脊을 관통해서 腎에 속한다. 足太陽經과 함께 內眼角에서 시작해서 額部로 상행해서 두정부에서 교회한 다음 腦에 연락되며 돌아 나와서 項으로 하행하여 肩髆의 내부를 순행한 다음, 脊의 양측을 따라 腰中에 이르고 아래로 膂를 따라 腎에 연락한다. 男子의 督脈은 음경을 따라 하행하여 회음부에 이른 다음에는 여자와 같다. 支脈은 소복부에서 직상하여 臍의 중앙을 관통한 다음, 상행하여 心을 지나 喉嚨으로 들어가서, 頤로 상행한 후 唇을 돌아 상행하여 양쪽 눈의 중앙을 연락한다.

◎ **注 釋** ◎
*廷孔: 溺孔也《類經 · 經絡類》
吳昆: 陰廷之孔也
張志聰: 陰戶也 溺孔之端 陰內之産門也
*纂: 會陰部, 前陰과 後陰의 사이에 위치

起於下極之兪 幷於脊裏 上至風府 入於腦(上巓 循額 至鼻柱: 甲乙經)《難經 · 28難》

☞督脈은 會陰部에서 시작하여 脊裏로 상행해서 風府에 이른 다음 腦에 入屬한다(위로 頭頂部를 지나서 額部를 따라 鼻柱에 이른다).

《奇經八脈考》 督乃陽脈之海 其脈起於腎下胞中 至於少腹 乃下行於腰橫骨 圍之中央 至溺孔之端 男子循莖下至纂 女子絡陰器 合纂間 俱繞纂后屛翳穴 別繞臀至少陰與太陽中絡者 合少陰上股內廉 由會陽貫脊 會於長强穴在骶骨端 與少陰會 幷脊里上行 歷腰兪 陽關 命門 懸樞 脊中 中樞 筋縮 至陽 靈臺 神道 身柱 陶道 大椎 與手足三陽會合 上啞門 會陽維入系舌本 上至風府 會足太陽陽維 同入腦中 循腦戶 强間 後頂 上巓歷百會 前頂 顖會 上星 至神庭 爲足太陽督脈之會 循額中至鼻柱 經素髎 水溝 會手足陽明 至兌端 入齦交 與任脈足陽明 交會而終 凡三十一穴

☞督脈은 腎의 하부에 있는 자궁에서 시작하여 소복부에 이르러 恥骨로 하행하여 그 중앙을 에워싸고 尿孔의 끝에 이어진다. 남자는 음경을 따라 회음부에 이르며 여자는 前陰을 연락하고 회음부에서 합하는데, 모두 회음 뒤쪽의 屏翳穴을 에워싼다. 別絡은 臀部를 돌아 足少陰經에 이르러 足太陽經絡과 함께 少陰經에 합하여 대퇴내측의 뒤쪽가장자리로 상행하여 會陽을 지나 脊을 관통해서 長强穴에 모인다. 꽁무니(骶骨) 끝에서 足少陰과 회합하여 척추 속으로 상행해서 腰兪 · 陽關 · 命門 · 懸樞 · 脊中 · 中樞 · 筋縮 · 至陽 · 靈臺 · 神道 · 身柱 · 陶道를 지나 大椎穴에서 手足三陽經과 會合하며, 瘂門으로 상행하여 陽維脈과 회합하고 舌根에 이어지며, 風府로 상행하여 足太陽經 · 陽維脈과 회합하여 腦로 들어가며 腦戶 · 强間 · 後頂을 순행해서 頭頂으로 상행한 다음, 百會 · 前項 · 顖會 · 上星을 지나 神庭에 이르러 足太陽經과 만나고 額部의 중앙을 순행하여 鼻柱에 이르며 素髎 · 水溝를 지나서 手足陽明經과 만나 兌端에 이른 다음, 齦交로 들어가서 任脈 및 足陽明經과 교회한 후 그친다.

4. 督脈의 經穴

督脈의 經穴은 인체의 배부 정중앙에 長强・腰兪・腰陽關・命門・懸樞・脊中・中樞・筋縮・至陽・靈臺・神道・身柱・陶道・大椎・瘂門・風府・腦戶・强間・後頂・百會・前頂・顖會・上星・神庭・素髎・水溝・兌端・齦交로 28穴이 있다.

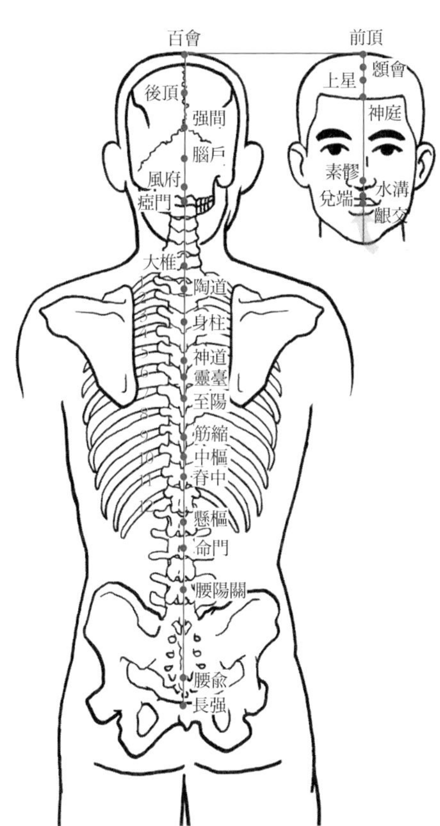

그림 2-9-02. 督脈의 경혈

5. 督脈의 絡脈과 主治

《靈樞 · 經脈》 督脈之別 名日長强 挾膂上項 散頭上 下當肩胛左右 別走太陽 入貫膂 實則脊强 虛則頭重 高搖之 挾脊之有過者 取之所別也

☞督脈의 別絡(絡脈)이 분출되는 부위는 長强穴이다. 척추 양방의 근육을 따라 위로 목덜미(項)로 상행하여 두부에 산포한다. 또 하행하여 肩胛의 좌우에 이르러 足太陽經으로 別走하고 脊膂를 관통한다. 病邪가 實하면 척추가 강되고, 正氣가 虛하면 머리가 무거워 지탱하기가 어렵고 頭搖의 증상이 나타난다. 脊의 양측에 病이 있으면 本絡이 別出한 長强穴을 취하여 치료한다.

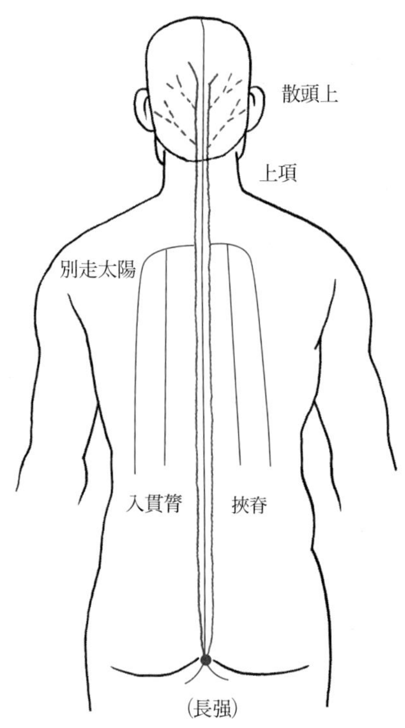

그림 2-9-03. 督脈의 絡脈 분포

제2절 任脈

任脈의 任은 '책임지다, 맡아오다'는 뜻으로 일신의 陰脈을 담임하므로 '陰脈之海'라고도 한다.

1. 生理

일신의 陰經은 임맥으로 교회하므로 任脈은 전신의 陰氣와 精血을 조절한다. 또한 자궁에서 시작하여 婦人의 월경에 관여하고 임신에 관여하므로 '任主胞胎'라 한다.[2)]

2. 病候와 치료

任脈에 병이 생기면 남자는 복부에 七種의 疝病이 발생하고, 여자는 대하, 瘕聚(積聚)가 발생한다. 배꼽 주위에서 아래로 치골이 당기고 陰中이 끊어질 듯이 통증이 심하면 關元穴을 다스린다. 주로 비뇨생식계의 병증을 다스리고, 하복부의 疼痛 · 月經不調 · 子宮出血 · 帶下 · 疝氣 · 積聚를 치료한다.[3)]

3. 任脈의 운행

任脈의 운행 경로는 2가지가 있다.

①下腹部의 中極穴 하방(胞中)에서 시작하여 아래로 會陰으로 나와, 흉복부의 정중선을 따라 올라가 咽喉를 지나 下唇의 아래에 이르러 口唇을 휘두르고 上唇 내의 齦交穴에서 督脈과 교회하고 양쪽으로 나누어져 頰部로 올라가 눈으로 진입한다. ②胞中에서 脊柱를 관통하여 위로 背部를 순행한다.

> **《素問 · 骨空論》** 任脈者 起於中極之下 以上毛際 循腹裏上關元 至咽喉上頤 循面入目

2) 《素問 · 上古天眞論1》: 二七而天癸至 任脈通 太衝脈盛 月事以時下 故有子 … 七七任脈虛 太衝脈衰少 天癸竭 地道不通 故形壞而無子.

3) 《素問 · 骨空論60》: 任脈爲病 男子內結七疝 女子帶下瘕聚. 《難經 · 29難》: 任之爲病 其內苦結 男子爲七疝 女子爲瘕聚. 《脈經》: 少腹繞臍 下引橫骨 陰中切痛 取關元治之.

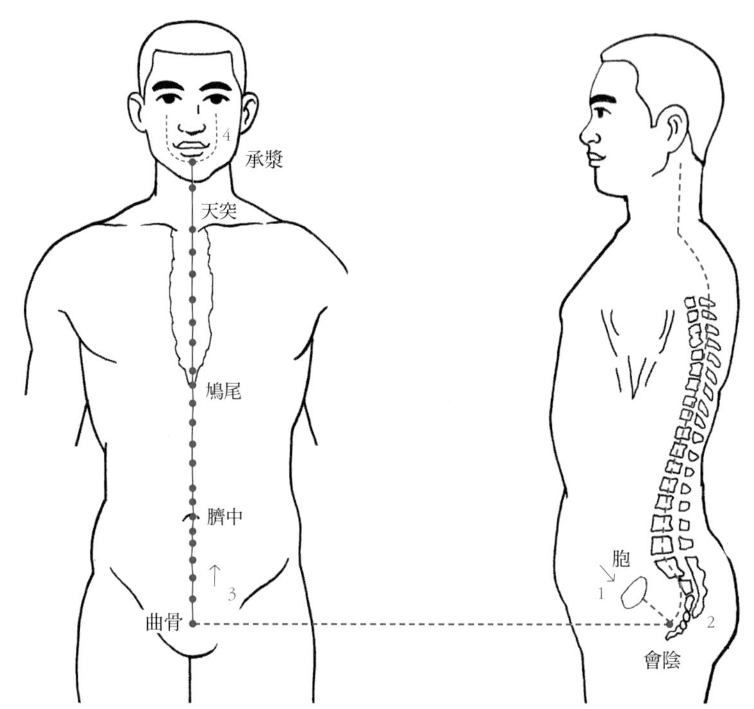

그림 2-9-04. 任脈의 운행

☞任脈은 中極穴의 하방 회음에서 시작하여 毛際로 상행해서 腹內를 따라 關元으로 상행하여 咽喉에 이르고 턱을 지나 頰部를 따라 눈으로 이어진다.

《奇經八脈考》 起於中極之下 少腹之內 會陰之分 上行而外出 循曲骨 上毛際 至中極 同足厥陰 太陰 少陰幷行腹裏 循關元 歷石門 · 氣海 會足少陰衝脈於陰交 循神闕 · 水分 會足太陰於下脘 歷建里 會手太陰 · 少陰 · 足陽明於中脘 上上脘 · 巨闕 · 上喉嚨 會陰維於天突 · 廉泉 上頤 循承漿 與手足陽明 督脈會 環脣上 至下齦交 復出分行 循面 繫兩目之下中央 至承泣而終 凡二十七穴

☞中極의 하부 少腹內의 회음부에서 시작하여 상행해서 曲骨을 순행하고 毛際로 상행하여 中極에 이른다. 足厥陰 · 太陰 · 少陰과 腹裏로 병행해서 關元을 순행하고 石門(丹田, 臍下2寸) · 氣海를 지나 陰交에서 足

少陰·衝脈과 會合한 후 神闕·水分을 순행하며 下腕에서 足太陰과 회합한 다음, 建裏를 지나 中脘에서 手太陰·少陽·足陽明과 會合하며, 상행하여 上脘·巨闕·鳩尾·中庭·膻中·玉堂·紫宮·華蓋·璇璣를 지나서 喉嚨으로 상행하며 天突·廉泉에서 陰維脈과 회합한 후 이로 상행해서 承漿을 순행하며, 手足陽明經및 督脈과 회합한 다음 唇을 돌아 올라가 아래로 齦交에 이르며, 다시 나누어져 面部를 순행하여 양쪽 目下의 중앙에 이어진 다음 承泣에 이르러서 그친다.

《難經·28難》 任脈者 起於中極之下 以上毛際 循腹裏 上關元 至咽喉(上頤循面入目: 素問·骨空論)

☞任脈은 中極穴 아래에서 起始하여 毛際로 上行하고 腹裏를 따라 關元으로 상행하여 咽喉에 이른다.

《校注, 十四經發揮》 ※滑伯仁, "任督二脈 一源而二岐 一行於身之前 一行於身之後 人身之有任督 猶天地之有子午 可以分可以合 分之以見陰陽之不離 合之以見渾淪之無間 一而二 二而一者也"《校注十四經發揮》
"任與督一源而二岐 督則由會陰而行背 任則由會陰而行腹 夫人身之有任督 猶天地之有子午也 人身之任督以腹背言 天地之子午以南北言"
張潔古, "督者都也 爲陽脈之都綱 任者妊也 爲陰脈之妊養"

4. 任脈의 經穴

任脈의 經穴은 인체의 전면 정중앙에 會陰·曲骨·中極·關元·石門·氣海·陰交·神闕·水分·下脘·建里·中脘·上脘·巨闕·鳩尾·中庭·膻中·玉堂·紫宮·華蓋·璇璣·天突·廉泉·承漿의 24穴이 있다.

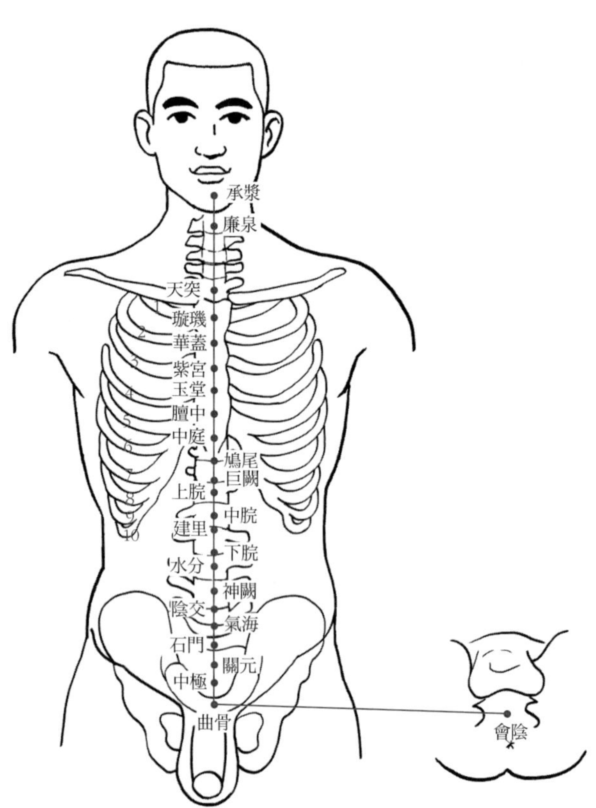

그림 2-9-05. 任脈의 경혈

5. 任脈의 絡脈과 主治

> **《靈樞 · 經脈》** 任脈之別 名曰尾翳 下鳩尾 散於腹 實則腹皮痛 虛則痒搔 取之所別也

☞任脈의 絡脈이 분출되는 부위는 胸骨下의 尾翳(鳩尾穴)이다. 鳩尾穴에서 아래로 복부에 산포한다. 病邪가 實하면 腹皮가 아프며, 正氣가 虛하면 腹皮가 가렵다. 본 絡脈이 別出한 尾翳穴을 취하여 치료한다.

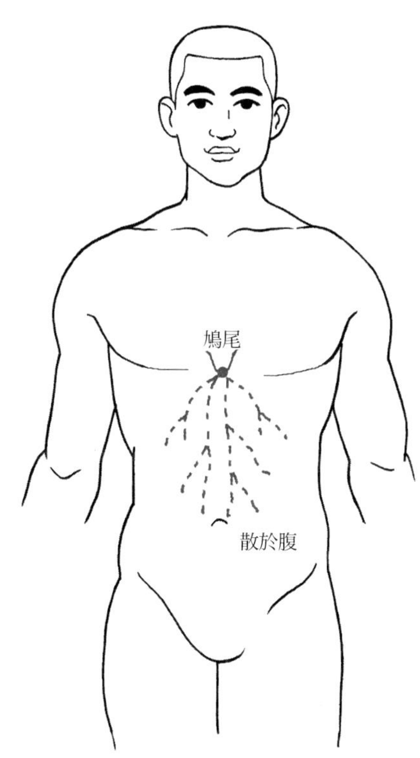

그림 2-9-06. 任脈의 絡脈 분포

제3절 衝脈

衝脈의 衝은 요충의 뜻으로 12經脈의 氣血을 총괄하는 요충이 되므로 '經脈之海' 또는 '五臟六腑之海'라 하고, 월경을 조절하므로 '血海'라고도 한다.[4)]

1. 生理

衝脈은 12經脈의 氣血을 조절하며, 여자의 월경 및 임신과 밀접한 관계가 있다. 월경의 근본으로 衝脈이 盛하면 월경이 시작되고 생식능력을 갖게 되며 衝脈이 衰하면 월경과 생식능력이 없어진다. 또한 피부를 충실하게 하고 肌肉을 溫養하게 하는 작용이 있다.[5)]

2. 病候와 치료

衝脈의 병증은 氣의 역상으로 인한 上衝과 부인의 經 · 帶 · 胎 · 産에 관련된 생식기 질환이 발생한다. 氣逆하면 腹痛拘急 · 心煩 · 面熱 · 痿厥(四肢痿軟과 四肢如火 혹은 如氷)이 발생하는데, 치료는 氣街穴을 다스린다. 肺의 氣가 逆하면 呼吸困難 · 氣喘 및 咳嗽의 증상이 나타난다. 胃의 氣가 逆하면 惡心 · 嘔吐하고, 肝의 氣가 逆하면 頭痛 · 眩暈 · 胸脇脹滿의 증상이 나타난다. 또한《臨證指南醫案》에서는 "불임과 월경의 부조는 衝脈의 病이다."고 했다.[6)]

4)《素問 · 痿論44》: 衝脈者 經脈之海也 主滲灌溪谷.《靈樞 · 動輸62》: 衝脈者 十二經之海也.《靈樞 · 逆順肥瘦38》: 夫衝脈者 五臟六腑之海也.

5)《素問 · 上古天眞論1》: 二七而天癸至 任脈通 太衝脈盛 月事以時下 故有子 … 七七任脈虛 太衝脈衰少 天癸竭 地道不通 故形壞而無子.《靈樞 · 逆順肥瘦38》: 夫衝脈者 … 滲諸絡而溫肌肉.《臨證指南醫案 · 調經》: 衝脈爲月事之本也.

6)《素問 · 骨空論60》: 衝脈爲病 逆氣里急. 逆氣 肺氣逆: 喘促 · 咳嗽; 胃氣逆: 嘔吐 · 呃逆; 肝氣逆: 頭痛 · 眩暈 · 昏倒 · 吐血; 里急: 腹痛拘急, 難經譯釋.《難經 · 29難》: 衝之爲病 逆氣而里急.《奇經八脈考》: 衝脈也 動苦小腹痛 上搶心 有瘕疝 遺溺 脇支滿煩 女子絶孕.《臨證指南醫案 · 調經》: 不孕 經不調 衝脈病也.

참고

● 婦人無髭鬚

《靈樞 · 五音五味》, "衝脈任脈 皆起於胞中 上循背(脊)裏 爲經絡之海 其浮而外者 循腹上行 會於咽喉 別而絡唇口 血氣盛則充膚熱肓 血獨盛則澹滲皮膚 今婦人之生 有餘於氣 不足於血 以其數脫血也 衝任之脈 不榮口唇 故鬚不生焉"

《奇經八脈考》, "婦人有餘於氣 不足於血 月下數脫血 任衝幷傷 脈不營其口唇 故髭鬚不生"

3. 衝脈의 운행

衝脈의 운행 경로에 3가지가 있다.

①下腹의 내부의 자궁에서 기시하여 鼠蹊部(氣街)로 나와 足少陰經과 足陽明經 사이로 나란히 상행해서 足少陰腎經의 橫骨穴에 이르고 足少陰腎經을 따라 臍傍의 5分되는 곳을 지나 胸中에 도달한 후에 사방으로 산포된다. 다시 위로 올라가 喉嚨에서 회합하고 口唇을 돌아 鼻의 內竅인 頏顙部에 산포된다. ②아래로 輸注되는 脈氣는 腎下에서 기시하여 氣

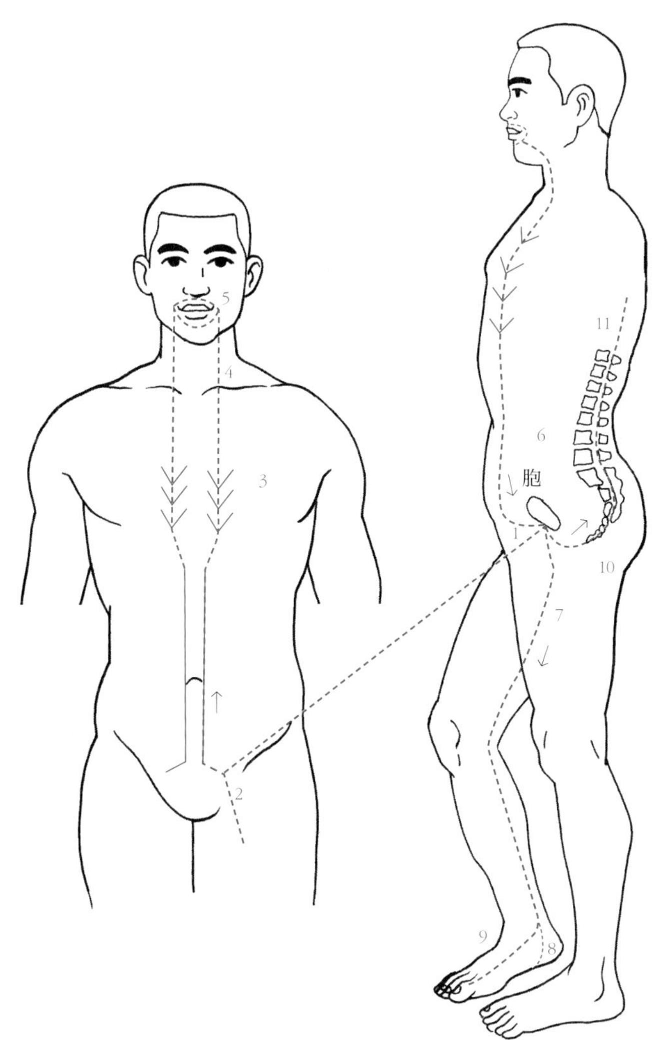

그림 2-9-07. 衝脈의 운행

街로 나와 大腿의 내측을 따라서 무릎오금(膝窩)에 진입하고, 脛骨의 內緣을 지나 足少陰經과 병행하여 內踝의 후면에 이르고 足底에 도달한다. 그 別脈은 內踝後에서 분출하여 발등을 따라 엄지발가락에 분포된다. ③ 下腹의 胞中에서 분출하여 안으로 腹腔 후벽을 따라 脊柱內를 상행하여 背部를 순행한다.

《靈樞 · 逆順肥瘦》 夫衝脈者 五臟六腑之海也 五臟六腑皆稟焉 其上者 出於頏顙 滲諸陽 灌諸精 其下者 主少陰之大絡 出於氣街 循陰股內廉 入膕中 伏行骭骨內 下至內踝之後屬*而別 其下者 幷於少陰之經 滲三陰 其前者 伏行出跗屬 下循跗 入大指間 滲諸絡而溫肌肉 故別絡結 則跗上不動 不動則厥 厥則寒矣

☞衝脈은 五臟六腑의 海로 五臟六腑는 衝脈으로 부터 氣血을 받는다. 상행하는 支脈은 頏顙(후비도)으로 나와 陽經으로 스며들어 精氣를 공급한다. 하행하는 支脈은 少陰의 大絡으로 들어가서 氣街에서 체표로 나와, 大腿의 내측을 순행해서 무릎오금(膕)으로 들어간 후 脛骨의 內緣을 따라 아래로 內踝後에 이르고 內踝後에서 별출한다. 하행하는 支脈은 足少陰經과 병행해서 肝 · 脾 · 腎經으로 유주하여 足三陰經에 精氣를 灌注한다. 앞쪽으로 운행하는 지맥은 內踝의 뒤에서 나와 발등을 따라 엄지발가락으로 들어간다.

衝脈者 十二經之海也 與少陰之大絡 起於腎下 出於氣街 循陰股內廉 邪(斜)入膕中 循脛骨內廉 幷少陰之經 下入內踝之後 入足下 其別者 邪入踝出屬跗上 入大指之間《靈樞 · 動輸》

☞衝脈은 十二經脈의 氣血의 海이며 足少陰經의 大絡과 함께 腎下에서 시작해서 氣街에서 체표로 浮上하여, 대퇴의 내측을 순행해서 膕中으로 비스듬히 들어간다. 脛骨內廉을 순행해서 足少陰經과 함께 內踝의 뒤로 하행하여 발바닥으로 들어간다. 別行하는 지맥은 內踝로 斜行하여 足背를 지나 엄지발가락으로 들어간다.

◎ **注 釋** ◎

*屬: 楊上善曰; 脛骨與跗骨相連之處曰屬也

《靈樞 · 五音五味》“衝脈 … 起於胞中 上循背裏 爲經絡之海”

☞衝脈은 胞中에서 起하여 背裏를 따라 상행한다.

《素問 · 骨空論》 衝脈者 起於氣街 幷少陰(陽明: 難經, 甲乙經)之經 挾臍上行 至胸中而散

☞衝脈은 氣街에서 시작하여 足少陰經과 함께 臍의 양측을 따라 상행하여 胸中에 이른 후 산포한다.

《奇經八脈考》 衝爲經脈之海 又曰血海 其脈與任脈 皆起於少腹之內胞中 其浮而外者 起於氣衝 幷足陽明少陰二經之間 循腹上行至橫骨 挾臍左右各五分 上行歷大赫 氣穴 四滿 中注 肓兪 商曲 陰都 通谷 幽門 至胸中而散

☞少腹內의 胞中에서 시작하며, 체표로 浮上하는 지맥은 氣街에서 시작하여 足陽明 · 足少陰의 사이를 지나 복부를 순행하여 橫骨에 이르고 腹部의 足少陰腎經을 따라 臍에서 양측으로 5分되는 곳으로 상행하면서 大赫 · 氣穴 · 四滿 · 中注 · 肓兪 · 商曲 · 陰都 · 通谷 · 幽門을 지나 胸中에 이른 후 散布한다.

4. 衝脈의 經穴

衝脈의 經穴은 氣衝·橫骨·大赫·氣穴·四滿·中注·肓兪·商曲·石關·陰都·通谷·幽門의 12혈이 있다.

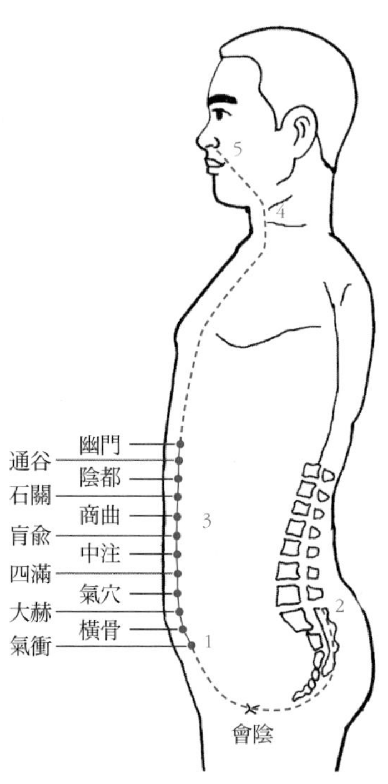

그림 2-9-08. 衝脈의 경혈

제4절 帶脈

帶脈의 帶는 요대의 뜻으로, 허리를 두르는 것이 허리띠와 같으므로 帶脈이라고 한다.

1. 生理

帶脈은 허리를 둘러 縱行하는 여러 經脈을 묶고 胎兒를 고정하며, 婦人의 帶下(腰以下)를 주관하는 작용이 있다. 고로《傅青主女科 · 帶下》에서 "帶脈은 胞胎를 묶는 끈이다. 帶脈이 무력하면 胞胎를 묶기 어려워 반드시 胞胎가 견고하지 못하게 된다."고 했다.[7)]

2. 病候와 치료

帶脈의 병증은 쉽게 유산이 되고, 복부의 脹滿, 허리에 힘이 없고 늘어나 느슨한 것이 물속에 앉아있는 것 같다. 부인의 小腹痛 · 裏急後重 · 瘛瘲 · 月經不調 · 赤白帶下에는 帶脈穴에 針灸로 다스린다.

3. 帶脈의 운행

帶脈은 季肋에서 일어나는데, 제2요추 아래 肝經의 章門穴에서 시작하여 帶脈穴로 나와 비스듬히 少腹의 五樞 · 維道로 내려와 허리를 휘두른다.[8)]

4. 帶脈의 經穴

帶脈의 경혈은 帶脈 · 五樞 · 維道가 있다.

> **《奇經八脈考》** 帶脈者 起於季脇 足厥陰之章門穴 同足少陽循帶脈穴 圍身一周 如束帶然 又與足少陽會於五樞 維道 凡八穴

☞帶脈은 季脇에 있는 足厥陰肝經의 章門穴에서 시작하여, 足少陽經과 함께 帶脈穴을 지나 몸을 한 바퀴 도는데 허리띠가 腰部를 묶는 것 같다.

7)《傅青主女科 · 帶下》: 帶脈者 所以約束胞胎之系也 帶脈無力 則難以提系 必然胞胎不固 故曰帶弱則胎易墜.《素問 · 痿論44》: 陽明虛則宗筋縱 帶脈不仁 故足痿不用也.

8)《難經 · 29難》: 帶之爲病 腹滿 腰溶溶若坐水中.《奇經八脈考》: 明堂曰 帶脈二穴 主腰腹縱 溶溶如囊水之狀 婦人少腹痛 裏急後重 瘛瘲月事不調 赤白帶下 可針六分 灸七壯; 帶脈爲病 左右繞臍腰脊痛衝陰股也.

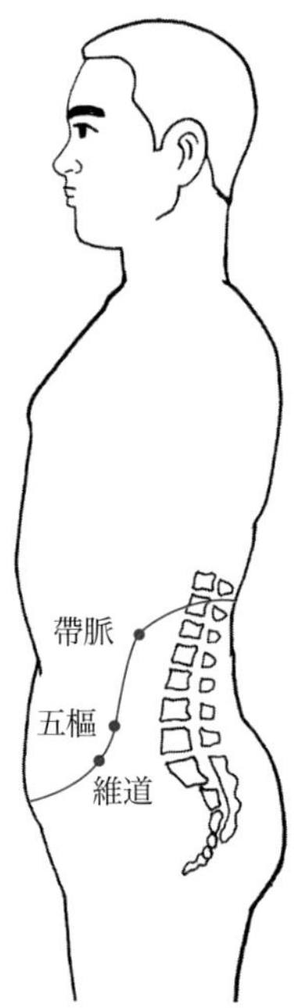

그림 2-9-09. 帶脈의 운행과 經穴

《難經 · 28難, 甲乙經》 帶脈者 起於季脇 回身一周

☞帶脈은 季脇에서 시작하여 허리 부위를 한 바퀴 돈다.

《奇經八脈考》 張子和曰: 十二經與奇經七脈皆上下周流 惟帶脈起少腹之側 季脇之下 環身一周 絡腰而過如束帶之狀 而衝任二脈循腹脇夾臍旁 傳流於氣衝 屬於帶脈 絡於督脈 衝任督三脈同起而異行 一源而三岐 皆絡帶脈 因諸經 上下往來 遺熱於帶脈之間 客熱鬱抑 百物滿溢 隨溲而下 綿綿不絶 是爲百帶

제5절 陽蹻脈과 陰蹻脈

蹻脈의 '蹻'는 '민첩하다, 빠르다'는 뜻으로 보행과 하지의 움직임이 이로 말미암는 고로 '蹻脈'이라고 한다.[9)]

9)《難經集注》: 蹻捷疾也 言此脈是人行走之機要 動足之所由 故曰蹻脈焉.

1. 生理

陽蹻脈은 일신의 陽氣을 주관하고, 陰蹻脈은 일신의 陰氣을 주관한다. 蹻脈은 모두 目內眥에서 교회하여 눈을 濡潤하고 안검의 開闔을 주관하며, 하지의 운동기능을 담당한다.[10)]

10)《靈樞 · 寒熱病21》: 足太陽有通入於腦者 … 入腦乃別陰蹻陽蹻 陰陽相交 陽入陰出 陰陽交於目銳眥 陽氣盛則瞋目 陰氣盛則瞑目. 《靈樞 · 脈度17》: 蹻脈者 … 氣幷相還則爲濡目 氣不營則目不合.

2. 病候와 치료

蹻脈의 병증은 하지의 拘急과 이완 · 足內反 · 운동장애 · 癲癎 · 불면 · 目內眥痛 · 요통 등이 있다. 癲癎으로 인한 신체의 강직, 인사불성에 陽蹻脈의 跗陽穴을 取하고, 目內眥痛에 陽蹻脈의 申脈穴, 陰蹻脈의 交信穴을 다스린다. 또 요통이 심하여 허리를 들 수 없으면 申脈과 僕參穴을 다스리고, 요통의 발작 시에 땀이 물 흐르듯 하며 갈증이 있을 때는 承筋穴을 취한다.[11)]

11)《難經 · 28難》: 陰蹻爲病 陽緩而陰急 陽蹻爲病 陰緩而陽急; 사지의 내외측 筋이 구급하여 足의 內反 혹은 外反 현상이 나타나는 것을 말한다.

3. 陽蹻脈의 운행과 經穴

陽蹻脈은 足太陽膀胱經의 別脈으로 足太陽膀胱經의 申脈에서 기시하여 外踝의 뒤로 발뒤꿈치(跟)을 돌아 하지의 외측의 뒤쪽으로 상행하여 脇肋 · 肩髆 및 頸部를 따라 위로 입가를 지나서 內眼角에 이르러 陰蹻脈 · 足太陽經과 회합하고, 太陽經을 따라서 額部로 상행하고, 耳後로 하행하여 足少陽膽經의 風池로 들어가 그친다.

陽蹻脈의 經穴은 申脈 · 僕參 · 跗陽 · 居髎 · 臑兪 · 肩髃 · 巨骨 · 地倉 · 居髎 · 承泣 · 睛明 · 風府 · 風池의 13穴이 있다.

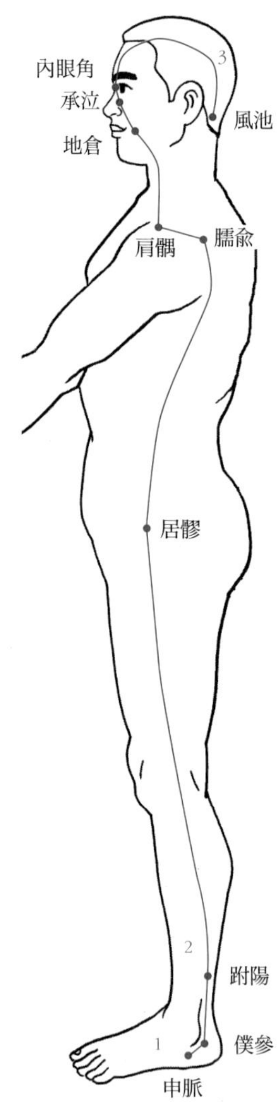

그림 2-9-10. 陽蹻脈의 운행

《奇經八脈考》 陽蹻者 足太陽之別脈 其脈起於跟中 出於外踝下 足太陽申脈穴 當踝後繞跟 伏參爲本 上外踝上三寸 以跗陽爲郄 直上循股外廉 循脇後胛 上會手太陽陽維於臑兪 上行肩髆外廉 會手陽明於巨骨 會手陽明少陽於肩髃 上人迎夾口吻 會手足陽明任脈於地倉 同足陽明上而行巨髎 復會任脈於承泣 至目內眥 與手足太陽 足陽明 陰蹻五脈會於睛明穴 從睛明上行入髮際 下耳後 入風池而終

☞陽蹻脈은 足太陽經의 別脈이며, 跟中에서 시작하여 外踝 아래 足太陽經의 申脈穴에서 나와, 外踝 뒤를 지나 跟을 돌아, 僕參을 根本으로 하여 外踝上 3寸으로 상행해서 郄穴인 跗陽을 지나, 직상하여 대퇴 외측과 脇部의 후방과 肩胛을 지나서 상행하여 臑兪에서 手太陽經 · 陽維脈과 회합하며, 肩髆의 바깥으로 상행한 후 巨骨에서 手陽明經과 회합한다. 肩井에서 手陽明 · 手少陽과 회합한 후, 人迎으로 상행하여 口唇의 양측을 순행한다. 地倉에서 手陽明經 · 足陽明經 · 任脈과 회합한 후 足陽明經과 함께 상행하여 巨髎(絲竹空)를 지난다. 承泣에서 다시 任脈과 회합한 다음, 內眼角의 睛明穴에서 手太陽經 · 足太陽經 · 足陽明經 · 陰蹻脈이 회합한다. 睛明穴에서 상행해서 髮際로 들어간 다음, 耳後로 하행하여 風池로 들어가서 그친다.

4. 陰蹻脈의 운행과 經穴

陰蹻脈은 足少陰腎經의 別脈으로 足少陰腎經의 然谷에서 시작하여 內踝의 뒤를 따라 하지 내측의 후방으로 상행하여 陰部를 지나고 腹胸을 따라 缺盆으로 진입한다. 인후(咽喉)의 양방을 따라 人迎穴의 앞으로 나와 顴部의 내측을 지나, 內眼角에 도달하여 手足太陽經 · 足陽明胃經 · 陽蹻脈과 교회한다.

陰蹻脈의 經穴은 然谷 · 照海 · 太谿 · 交信 · 缺盆 · 人迎 · 睛明의 7穴이 있다.

《奇經八脈考》 陰蹻者 足少陽之別脈 其脈起於跟中 足少陰然谷穴之後 同足少陰循內踝下照海穴 上內踝之上二寸 以交信爲郄 直上循陰股入陰 上循胸里入缺盆 上出人迎之前 至咽喉嚨交貫衝脈 入頄內廉 上行屬目內眥 與手足太陽 足陽明陽蹻五脈 會於睛明而上行

☞陰蹻脈은 足少陰經의 別脈으로, 跟中에 있는 足少陰經의 然谷穴 후면에서 시작하여 足少陰經과 함께 內踝下의 照海穴을 지나서 內踝 위 2寸으로 상행하여, 郄穴인 交信을 지나 위로 大腿의 내측을 따라 陰器로

들어가서 胸裏로 상행한 다음 缺盆으로 들어가며, 人迎穴의 앞으로 상행하여 咽喉로 가서 衝脈과 상호 관통한다. 顴骨 내부로 들어가서 상행하여 內眼角(睛明穴)에 귀속하여 精明穴에서 手太陽經 · 足太陽經 · 足陽明經 · 陽蹻脈과 회합한 후 상행한다.

《難經 · 28難》 陽蹻脈者 起於跟中 循外踝上行 入風池
陰蹻脈者 亦起於跟中 循內踝上行 至咽喉 交貫衝脈

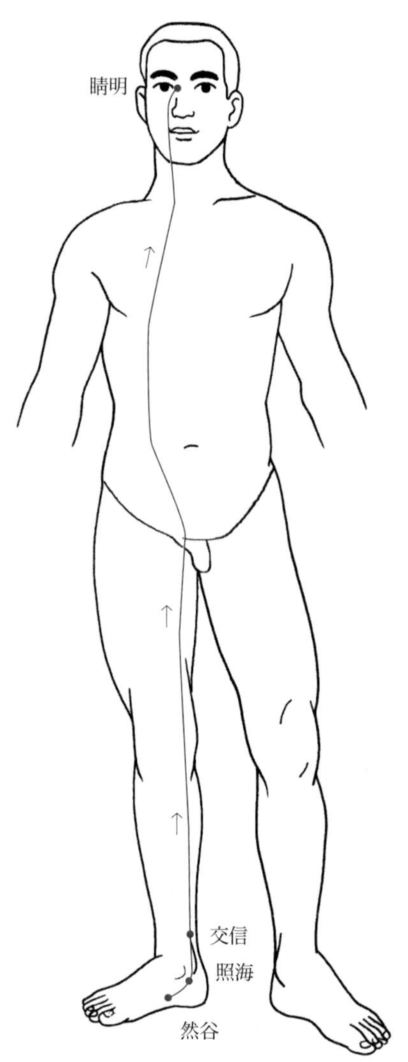

그림 2-9-11. 陰蹻脈의 운행

☞陽蹻脈은 跟中에서 시작하여 外踝를 따라 올라가 風池로 들어간다. 陰蹻脈 또한 跟中에서 시작하여 內踝를 따라 올라가 咽喉에서 衝脈과 서로 관통한다.

《難經 · 28難》 蹻脈者 少陰之別 起於然谷之後 上內踝之上 直上循陰股入陰 上循胸裏入缺盆 上出人迎之前入頄 屬目內眥 合於太陽 陽蹻而上行 氣幷相還 則爲濡目 氣不營則目不合

☞陰蹻脈은 足少陰腎經의 別脈으로 然谷의 後緣에서 시작하여 內踝의 상부로 직상하여 大腿의 내측을 따라 腹內로 들어가서 胸裏로 상행한 다음, 缺盆으로 들어가며 人迎穴의 전면으로 상행하여 顴骨部로 들어간다. 內眼角에서 足太陽經 · 陽蹻脈과 회합하여 상행한다.

제6절 陽維脈과 陰維脈

維脈의 '維'는 '연계 · 연락'의 뜻으로 維脈은 陰陽의 經脈을 연락한다.

1. 生理

陽維脈은 일신의 陽經을 연계하여 表(陽)를 주관하므로 衛에 屬하고, 陰維脈은 일신의 陰經을 연계하여 裏(陰)를 주관하므로 營에 屬한다. 따라서 維脈은 營衛의 기능을 조절한다.

2. 病候와 치료

陽維脈이 병들면 惡寒發熱로 고생하고, 陰維脈이 병들면 心痛으로 고생하니 內關과 三陰交를 다스린다. 부녀의 陰中痛에는 築賓과 三陰交를 치료한다. 維脈의 병에 肌肉의 痺癢 · 皮膚痛 · 下部不仁 · 汗出 · 惡寒 · 癎疾로 手足이 拘攣하고 심하면 失音하게 되는데, 陰維의 병이면 客主人(上關穴)을 다스리고 陽維의 병이면 陽白 · 金門 · 僕參을 다스린다. 또 요통이 오면서 부종이 있으면 承筋을 취한다.[12]

3. 陽維脈의 운행과 經穴

陽維脈은 여러 陽經이 교회하는 足太陽膀胱經의 金門穴 부위에서 시작하며, 외과 상 7寸 부위의 陽交穴에서 足少陽膽經과 병행하여 하지의 외측을 따라 髀樞部(環跳穴)에 이르고, 軀幹의 측면을 따라 위로 肩의 후면과 項部을 지나 상향하여 耳의 후방에 분포되고, 額部의 후에 이르러, 다시 耳의 상방으로 순행하여 項後로 향하여 風府穴에 달한다. 순행 과정 중 手足三陽經 및 陽蹻脈과 교회한다.

陽維脈의 經穴은 金門 · 陽交 · 居髎 · 臂臑 · 臑兪 · 天髎 · 肩井 · 頭維 · 本神 · 陽白 · 臨泣 · 目窓 · 正營 · 承靈 · 腦空 · 風池 · 風府 · 啞門의 18穴이 있다.

12) 《難經 · 29難》: 陽維爲病苦寒熱 陰維爲病苦心痛. 《奇經八脈考》: 是陽維脈也 動苦肌肉痺癢 皮膚痛 下部不仁 汗出而寒 又苦顚仆羊鳴 手足相引 甚者失音不能言 宜取客主人; 是陰維脈也 動苦癲癎僵仆羊鳴 又苦僵仆失音 肌肉痺癢 應時自發汗出 惡風身洗洗然也 取陽白金門僕參; 診得陽維脈浮者 暫起目眩 陽盛實者 苦肩息 洒洒如寒 診得陰維脈 沈實而實者 苦胸中痛 脇下支滿 心痛 其脈如貫珠者 男子兩脇下實 腰中痛 女子陰中痛如 有瘡狀; 陽維之脈 令人腰痛 痛上怫然腫 刺陽維之脈與太陽合腨間; 肉裏之脈 令人腰痛不可以欬 欬則筋縮急刺肉里之脈 二痏 在太陽之外 少陽絶骨之後.

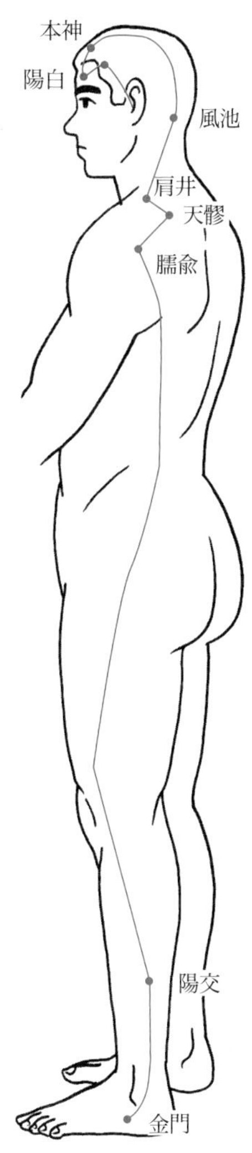

그림 2-9-12. 陽維脈의 운행

《奇經八脈考》 陽維起於諸陽之會 其脈發於足太陽金門穴 在足外果下一寸五分 上外果七寸 會足少陽於陽交 爲陽維之郄 循膝外廉 上髀厭 抵少腹側會足少陽於居髎 循脇肋 斜上肘上 會手陽明 手足太陽於臂臑 過肩前 與手少陽會於臑會 天髎 却會手足少陽 足陽明於肩井 入肩後 會手太陽 陽蹻於臑兪 上循耳後 會手足少陽於風池 上腦空 承靈 正靈 目窓 臨泣 下額與手足少陽 陽明五脈會於陽白 循頭入耳 上至本神而止

☞陽維脈은 陽經이 교회하는 足外踝의 前下方의 1寸 5分에 있는 足太

陽經의 金門穴에서 출발한다. 外踝上 七寸의 陽交에서 足少陽經과 교회하는데, 陽交는 陽維脈의 郄穴이다. 陽交에서 회합한 후, 膝의 外緣을 따라 대퇴골 대전자(環跳穴)로 상행하여 少腹의 측부에 이른다. 居髎에서 足少陽과 교회한 다음, 脇肋을 따라 비스듬히 상행하여 臂臑에서 手陽明·手太陽·足太陽과 교회하고, 肩前을 지나서 手少陽과 臑會·天髎에서 교회한다. 肩井에서 手足少陽·足陽明과 교회하고, 肩後로 들어가 臑兪에서 手太陽·陽蹻脈과 교회한다. 위로 耳後의 風池에서 手足少陽과 교회하고, 腦空·承靈·正營·目窓·臨泣으로 상행하고, 額部로 하행해서 陽白에서 手少陽·足少陽·手陽明·足陽明·本脈의 五脈이 교회한 후, 頭部를 순행하여 耳로 들어간 다음 상행하여 本神에서 그친다.

4. 陰維脈의 운행과 經穴

陰維脈은 여러 陰經이 교회하는 足少陰腎經의 築賓穴에서 기시하여, 하지의 내측을 따라 상행하여 하복부 이르러 足太陰脾經과 함께 衝門·府舍·大橫·腹哀로 순행한다. 협늑부에 이르러 期門에서 足厥陰肝經과 합하여 위로 흉격을 관통하고, 인후의 양방에 도달해서 天突·廉泉에서 任脈과 만난다.

陰維脈의 經穴은 築賓·衝門·府舍·大橫·腹哀·期門·天突·廉泉의 8穴이 있다.

> 陰維起於諸陰之交 其脈發於足少陰筑賓穴 爲陰維之郄 在內果上五寸腨肉分中 上循股內廉 上行人小腹 會足太陰 厥陰 少陰 陽明於府舍 上會足太陰於大橫 腹哀 循脇肋會足闕陰於期門 上胸膈挾咽 與任脈會於天突 廉泉上至頂前而終 凡一十四穴《奇經八脈考》

☞陰維脈은 陰經이 교회하는 內踝 위 5寸의 장딴지 근육의 紋理 가운데 있는 陰維脈의 郄穴인 足少陰經의 築賓穴에서 출발한다. 大腿의 내측을 따라 상행하여 少腹으로 들어가며, 府舍에서 足太陰·足厥陰·足少陰·足陽明과 회합한 후 상행하여 大橫·腹哀에서 足太陰과 회합한다. 脇肋을 순행하여 期門에서 足厥陰과 교회하고, 胸膈으로 상행해서 咽喉

를 끼고 天突 · 廉泉에서 任脈과 회합하고 위로 頭頂의 앞에서 그친다.

《難經 · 28難》 陰維 起於諸陰交*也 陽維 起於諸陽會*也

☞陰維脈은 陰經이 交會하는 곳에서 시작하며, 陽維脈은 陽經이 교회하는 곳에서 시작한다.

◎ 注 釋 ◎

*諸陰交: 腎經의 '築賓穴'을 가리키며 足內踝 위의 5寸 부위(太溪穴 위 5寸)로 陰維의 郄穴.

*諸陽會: 膀胱經의 '金門穴' 부위로 足外踝의 아래 申脈穴과 京骨穴의 중간.

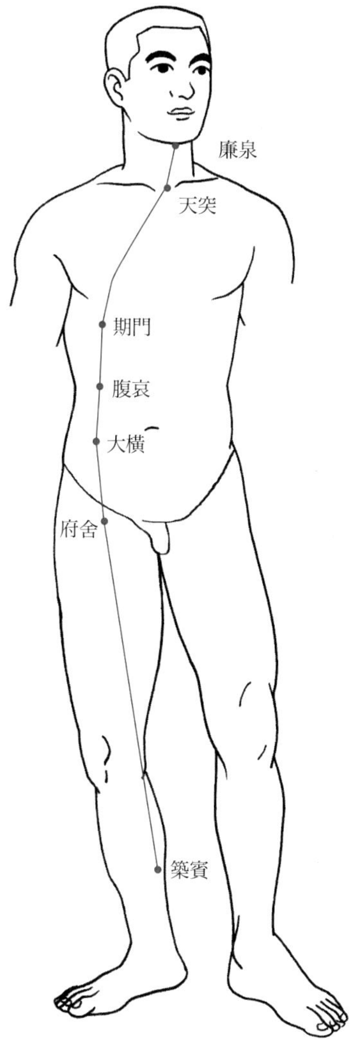

그림 2-9-13. 陰維脈의 운행

국제표준경맥경혈명

14경맥

경맥명	영어	부호	혈수
手太陰肺經	Lung Meridian	**LU**	11穴
手陽明大腸經	Large Intestine Meridian	**LI**	20穴
足陽明胃經	Stomach Meridian	**ST**	45穴
足太陰脾經	Spleen Meridian	**SP**	21穴
手少陰心經	Heart Meridian	**HT**	9穴
手太陽小腸經	Small Intestine Meridian	**SI**	19穴
足太陽膀胱經	Bladder Meridian	**BL**	67穴
足少陰腎經	Kidney Meridian	**KI**	27穴
手厥陰心包經	Pericardium Meridian	**PC**	9穴
手少陽三焦經	Triple Energizer Meridian	**TE**	23穴
足少陽膽經	Gallbladder Meridian	**GB**	44穴
足厥陰肝經	Liver Meridian	**LR**	14穴
督脈	Governor Vessel	**GV**	28穴
任脈	Conception Vessel	**CV**	24穴

361경혈

번호	경락	혈명	경혈부호
1	手太陰肺經	中府 / 중부 / Zhongfu	LU_1
2	手太陰肺經	雲門 / 운문 / Yunmen	LU_2
3	手太陰肺經	天府 / 천부 / Tianfu	LU_3
4	手太陰肺經	俠白 / 협백 / Xiabai	LU_4
5	手太陰肺經	尺澤 / 척택 / Chize	LU_5
6	手太陰肺經	孔最 / 공최 / Kongzui	LU_6
7	手太陰肺經	列缺 / 열결 / Lieque	LU_7
8	手太陰肺經	經渠 / 경거 / Jingqu	LU_8
9	手太陰肺經	太淵 / 태연 / Taiyuan	LU_9
10	手太陰肺經	魚際 / 어제 / Yuji	LU_{10}
11	手太陰肺經	少商 / 소상 / Shaoshang	LU_{11}
12	手陽明大腸經	商陽 / 상양 / Shangyang	LI_1
13	手陽明大腸經	二間 / 이간 / Erjian	LI_2
14	手陽明大腸經	三間 / 삼간 / Sanjian	LI_3
15	手陽明大腸經	合谷 / 합곡 / Hegu	LI_4
16	手陽明大腸經	陽谿 / 양계 / Yangxi	LI_5
17	手陽明大腸經	偏歷 / 편력 / Pianli	LI_6
18	手陽明大腸經	溫溜 / 온류 / Wenliu	LI_7
19	手陽明大腸經	下廉 / 하렴 / Xialian	LI_8
20	手陽明大腸經	上廉 / 상렴 / Shanglian	LI_9
21	手陽明大腸經	手三里 / 수삼리 / Shousanli	LI_{10}
22	手陽明大腸經	曲池 / 곡지 / Quchi	LI_{11}
23	手陽明大腸經	肘髎 / 주료 / Zhouliao	LI_{12}
24	手陽明大腸經	手五里 / 수오리 / Shouwuli	LI_{13}
25	手陽明大腸經	臂臑 / 비노 / Binao	LI_{14}
26	手陽明大腸經	肩髃 / 견우 / Jianyu	LI_{15}
27	手陽明大腸經	巨骨 / 거골 / Jugu	LI_{16}
28	手陽明大腸經	天鼎 / 천정 / Tianding	LI_{17}
29	手陽明大腸經	扶突 / 부돌 / Futu	LI_{18}
30	手陽明大腸經	禾髎 / 화료 / Heliao	LI_{19}
31	手陽明大腸經	迎香 / 영향 / Yingxiang	LI_{20}
32	足陽明胃經	承泣 / 승읍 / Chengqi	ST_1

번호	경락	혈명	경혈부호
33	足陽明胃經	四白 / 사백 / Sibai	ST_{2}
34	足陽明胃經	巨髎 / 거료 / Juliao	ST_{3}
35	足陽明胃經	地倉 / 지창 / Dicang	ST_{4}
36	足陽明胃經	大迎 / 대영 / Daying	ST_{5}
37	足陽明胃經	頰車 / 협거 / Jiache	ST_{6}
38	足陽明胃經	下關 / 하관 / Xiaguan	ST_{7}
39	足陽明胃經	頭維 / 두유 / Touwei	ST_{8}
40	足陽明胃經	人迎 / 인영 / Renying	ST_{9}
41	足陽明胃經	水突 / 수돌 / Shuitu	ST_{10}
42	足陽明胃經	氣舍 / 기사 / Qishe	ST_{11}
43	足陽明胃經	缺盆 / 결분 / Quepen	ST_{12}
44	足陽明胃經	氣戶 / 기호 / Qihu	ST_{13}
45	足陽明胃經	庫房 / 고방 / Kufang	ST_{14}
46	足陽明胃經	屋翳 / 옥예 / Wuyi	ST_{15}
47	足陽明胃經	膺窓 / 응창 / Yingchuang	ST_{16}
48	足陽明胃經	乳中 / 유중 / Ruzhong	ST_{17}
49	足陽明胃經	乳根 / 유근 / Rugen	ST_{18}
50	足陽明胃經	不容 / 불용 / Burong	ST_{19}
51	足陽明胃經	承滿 / 승만 / Chengman	ST_{20}
52	足陽明胃經	梁門 / 양문 / Liangmen	ST_{21}
53	足陽明胃經	關門 / 관문 / Guanmen	ST_{22}
54	足陽明胃經	太乙 / 태을 / Taiyi	ST_{23}
55	足陽明胃經	滑肉門 / 활육문 / Huaroumen	ST_{24}
56	足陽明胃經	天樞 / 천추 / Tianshu	ST_{25}
57	足陽明胃經	外陵 / 외릉 / Wailing	ST_{26}
58	足陽明胃經	大巨 / 대거 / Daju	ST_{27}
59	足陽明胃經	水道 / 수도 / Shuidao	ST_{28}
60	足陽明胃經	歸來 / 귀래 / Guilai	ST_{29}
61	足陽明胃經	氣衝 / 기충 / Qichong	ST_{30}
62	足陽明胃經	髀關 / 비관 / Biguan	ST_{31}
63	足陽明胃經	伏兎 / 복토 / Futu	ST_{32}
64	足陽明胃經	陰市 / 음시 / Yinshi	ST_{33}
65	足陽明胃經	梁丘 / 양구 / Liangqiu	ST_{34}
66	足陽明胃經	犢鼻 / 독비 / Dubi	ST_{35}
67	足陽明胃經	足三里 / 족삼리 / Zusanli	ST_{36}
68	足陽明胃經	上巨虛 / 상거허 / Shangjuxu	ST_{37}
69	足陽明胃經	條口 / 조구 / Tiaokou	ST_{38}

번호	경락	혈명	경혈부호
70	足陽明胃經	下巨虛 / 하거허 / Xiajuxu	ST_{39}
71	足陽明胃經	豊隆 / 풍륭 / Fenglong	ST_{40}
72	足陽明胃經	解谿 / 해계 / Jiexi	ST_{41}
73	足陽明胃經	衝陽 / 충양 / Chongyang	ST_{42}
74	足陽明胃經	陷谷 / 함곡 / Xiangu	ST_{43}
75	足陽明胃經	內庭 / 내정 / Neiting	ST_{44}
76	足陽明胃經	厲兌 / 여태 / Lidui	ST_{45}
77	足太陰脾經	隱白 / 은백 / Yinbai	SP_{1}
78	足太陰脾經	大都 / 대도 / Dadu	SP_{2}
79	足太陰脾經	太白 / 태백 / Taibai	SP_{3}
80	足太陰脾經	公孫 / 공손 / Gongsun	SP_{4}
81	足太陰脾經	商丘 / 상구 / Shangqiu	SP_{5}
82	足太陰脾經	三陰交 / 삼음교 / Sanyinjiao	SP_{6}
83	足太陰脾經	漏谷 / 누곡 / Lougu	SP_{7}
84	足太陰脾經	地機 / 지기 / Diji	SP_{8}
85	足太陰脾經	陰陵泉 / 음릉천 / Yinlingquan	SP_{9}
86	足太陰脾經	血海 / 혈해 / Xuehai	SP_{10}
87	足太陰脾經	箕門 / 기문 / Jimen	SP_{11}
88	足太陰脾經	衝門 / 충문 / Chongmen	SP_{12}
89	足太陰脾經	府舍 / 부사 / Fushe	SP_{13}
90	足太陰脾經	腹結 / 복결 / Fujie	SP_{14}
91	足太陰脾經	大橫 / 대횡 / Daheng	SP_{15}
92	足太陰脾經	腹哀 / 복애 / Fuai	SP_{16}
93	足太陰脾經	食竇 / 식두 / Shidou	SP_{17}
94	足太陰脾經	天谿 / 천계 / Tianxi	SP_{18}
95	足太陰脾經	胸鄉 / 흉향 / Xiongxiang	SP_{19}
96	足太陰脾經	周榮 / 주영 / Zhourong	SP_{20}
97	足太陰脾經	大包 / 대포 / Dabao	SP_{21}
98	手少陰心經	極泉 / 극천 / Jiquan	HT_{1}
99	手少陰心經	青靈 / 청령 / Qingling	HT_{2}
100	手少陰心經	少海 / 소해 / Shaohai	HT_{3}
101	手少陰心經	靈道 / 영도 / Lingdao	HT_{4}
102	手少陰心經	通里 / 통리 / Tongli	HT_{5}
103	手少陰心經	陰郄 / 음극 / Yinxi	HT_{6}
104	手少陰心經	神門 / 신문 / Shenmen	HT_{7}
105	手少陰心經	少府 / 소부 / Shaofu	HT_{8}
106	手少陰心經	少衝 / 소충 / Shaochong	HT_{9}

번호	경락	혈명	경혈부호
107	手太陽小腸經	少澤 / 소택 / Shaoze	SI_1
108	手太陽小腸經	前谷 / 전곡 / Qiangu	SI_2
109	手太陽小腸經	後谿 / 후계 / Houxi	SI_3
110	手太陽小腸經	腕骨 / 완골 / Wangu	SI_4
111	手太陽小腸經	陽谷 / 양곡 / Yanggu	SI_5
112	手太陽小腸經	養老 / 양로 / Yanglao	SI_6
113	手太陽小腸經	支正 / 지정 / Zhizheng	SI_7
114	手太陽小腸經	小海 / 소해 / Xiaohai	SI_8
115	手太陽小腸經	肩貞 / 견정 / Jianzhen	SI_9
116	手太陽小腸經	臑俞 / 노수 / Naoshu	SI_{10}
117	手太陽小腸經	天宗 / 천종 / Tianzong	SI_{11}
118	手太陽小腸經	秉風 / 병풍 / Bingfeng	SI_{12}
119	手太陽小腸經	曲垣 / 곡원 / Quyuan	SI_{13}
120	手太陽小腸經	肩外俞 / 견외수 / Jianwaishu	SI_{14}
121	手太陽小腸經	肩中俞 / 견중수 / Jianzhongshu	SI_{15}
122	手太陽小腸經	天窓 / 천창 / Tianchuang	SI_{16}
123	手太陽小腸經	天容 / 천용 / Tianrong	SI_{17}
124	手太陽小腸經	顴髎 / 권료 / Quanliao	SI_{18}
125	手太陽小腸經	聽宮 / 청궁 / Tinggong	SI_{19}
126	足太陽膀胱經	睛明 / 정명 / Jingming	BL_1
127	足太陽膀胱經	攢竹 / 찬죽 / Zanzhu	BL_2
128	足太陽膀胱經	眉衝 / 미충 / Meichong	BL_3
129	足太陽膀胱經	曲差 / 곡차 / Quchai	BL_4
130	足太陽膀胱經	五處 / 오처 / Wuchu	BL_5
131	足太陽膀胱經	承光 / 승광 / Chengguang	BL_6
132	足太陽膀胱經	通天 / 통천 / Tongtian	BL_7
133	足太陽膀胱經	絡却 / 낙각 / Luoque	BL_8
134	足太陽膀胱經	玉枕 / 옥침 / Yuzhen	BL_9
135	足太陽膀胱經	天柱 / 천주 / Tianzhu	BL_{10}
136	足太陽膀胱經	大杼 / 대저 / Dazhu	BL_{11}
137	足太陽膀胱經	風門 / 풍문 / Fengmen	BL_{12}
138	足太陽膀胱經	肺俞 / 폐수 / Feishu	BL_{13}
139	足太陽膀胱經	厥陰俞 / 궐음수 / Jueyinshu	BL_{14}
140	足太陽膀胱經	心俞 / 심수 / Xinshu	BL_{15}
141	足太陽膀胱經	督俞 / 독수 / Dushu	BL_{16}
142	足太陽膀胱經	膈俞 / 격수 / Geshu	BL_{17}
143	足太陽膀胱經	肝俞 / 간수 / Ganshu	BL_{18}

번호	경락	혈명	경혈부호
144	足太陽膀胱經	膽俞 / 담수 / Danshu	BL_{19}
145	足太陽膀胱經	脾俞 / 비수 / Pishu	BL_{20}
146	足太陽膀胱經	胃俞 / 위수 / Weishu	BL_{21}
147	足太陽膀胱經	三焦俞 / 삼초수 / Sanjiaoshu	BL_{22}
148	足太陽膀胱經	腎俞 / 신수 / Shenshu	BL_{23}
149	足太陽膀胱經	氣海俞 / 기해수 / Qihaishu	BL_{24}
150	足太陽膀胱經	大腸俞 / 대장수 / Dachangshu	BL_{25}
151	足太陽膀胱經	關元俞 / 관원수 / Guanyuanshu	BL_{26}
152	足太陽膀胱經	小腸俞 / 소장수 / Xiaochangshu	BL_{27}
153	足太陽膀胱經	膀胱俞 / 방광수 / Pangguangshu	BL_{28}
154	足太陽膀胱經	中膂俞 / 중려수 / Zhonglushu	BL_{29}
155	足太陽膀胱經	白環俞 / 백환수 / Baihuanshu	BL_{30}
156	足太陽膀胱經	上髎 / 상료 / Shangliao	BL_{31}
157	足太陽膀胱經	次髎 / 차료 / Ciliao	BL_{32}
158	足太陽膀胱經	中髎 / 중료 / Zhongliao	BL_{33}
159	足太陽膀胱經	下髎 / 하료 / Xialiao	BL_{34}
160	足太陽膀胱經	會陽 / 회양 / Huiyang	BL_{35}
161	足太陽膀胱經	承扶 / 승부 / Chengfu	BL_{36}
162	足太陽膀胱經	殷門 / 은문 / Yinmen	BL_{37}
163	足太陽膀胱經	浮郄 / 부극 / Fuxi	BL_{38}
164	足太陽膀胱經	委陽 / 위양 / Weiyang	BL_{39}
165	足太陽膀胱經	委中 / 위중 / Weizhong	BL_{40}
166	足太陽膀胱經	附分 / 부분 / Fufen	BL_{41}
167	足太陽膀胱經	魄戶 / 백호 / Pohu	BL_{42}
168	足太陽膀胱經	膏肓 / 고황 / Gaohuang	BL_{43}
169	足太陽膀胱經	神堂 / 신당 / Shentang	BL_{44}
170	足太陽膀胱經	譩譆 / 의희 / Yixi	BL_{45}
171	足太陽膀胱經	膈關 / 격관 / Geguan	BL_{46}
172	足太陽膀胱經	魂門 / 혼문 / Hunmen	BL_{47}
173	足太陽膀胱經	陽綱 / 양강 / Yanggang	BL_{48}
174	足太陽膀胱經	意舍 / 의사 / Yishe	BL_{49}
175	足太陽膀胱經	胃倉 / 위창 / Weicang	BL_{50}
176	足太陽膀胱經	肓門 / 황문 / Huangmen	BL_{51}
177	足太陽膀胱經	志室 / 지실 / Zhishi	BL_{52}
178	足太陽膀胱經	胞肓 / 포황 / Baohuang	BL_{53}
179	足太陽膀胱經	秩邊 / 질변 / Zhibian	BL_{54}
180	足太陽膀胱經	合陽 / 합양 / Heyang	BL_{55}

번호	경락	혈명	경혈부호
181	足太陽膀胱經	承筋 / 승근 / Chengjin	**BL_{56}**
182	足太陽膀胱經	承山 / 승산 / Chengshan	**BL_{57}**
183	足太陽膀胱經	飛揚 / 비양 / Feiyang	**BL_{58}**
184	足太陽膀胱經	跗陽 / 부양 / Fuyang	**BL_{59}**
185	足太陽膀胱經	崑崙 / 곤륜 / Kunlun	**BL_{60}**
186	足太陽膀胱經	僕參 / 복삼 / Pucan	**BL_{61}**
187	足太陽膀胱經	申脈 / 신맥 / Shenmai	**BL_{62}**
188	足太陽膀胱經	金門 / 금문 / Jinmen	**BL_{63}**
189	足太陽膀胱經	京骨 / 경골 / Jinggu	**BL_{64}**
190	足太陽膀胱經	束骨 / 속골 / Shugu	**BL_{65}**
191	足太陽膀胱經	足通谷 / 족통곡 / Zutonggu	**BL_{66}**
192	足太陽膀胱經	至陰 / 지음 / Zhiyin	**BL_{67}**
193	足少陰腎經	湧泉 / 용천 / Yongquan	**KI_{1}**
194	足少陰腎經	然谷 / 연곡 / Rangu	**KI_{2}**
195	足少陰腎經	太谿 / 태계 / Taixi	**KI_{3}**
196	足少陰腎經	大鐘 / 대종 / Dazhong	**KI_{4}**
197	足少陰腎經	水泉 / 수천 / Shuiquan	**KI_{5}**
198	足少陰腎經	照海 / 조해 / Zhaohai	**KI_{6}**
199	足少陰腎經	復溜 / 부류 / Fuliu	**KI_{7}**
200	足少陰腎經	交信 / 교신 / Jiaoxin	**KI_{8}**
201	足少陰腎經	築賓 / 축빈 / Zhubin	**KI_{9}**
202	足少陰腎經	陰谷 / 음곡 / Yingu	**KI_{10}**
203	足少陰腎經	橫骨 / 횡골 / Henggu	**KI_{11}**
204	足少陰腎經	大赫 / 대혁 / Dahe	**KI_{12}**
205	足少陰腎經	氣穴 / 기혈 / Qixue	**KI_{13}**
206	足少陰腎經	四滿 / 사만 / Siman	**KI_{14}**
207	足少陰腎經	中注 / 중주 / Zhongzhu	**KI_{15}**
208	足少陰腎經	肓俞 / 황수 / Huangshu	**KI_{16}**
209	足少陰腎經	商曲 / 상곡 / Shangqu	**KI_{17}**
210	足少陰腎經	石關 / 석관 / Shiguan	**KI_{18}**
211	足少陰腎經	陰都 / 음도 / Yindu	**KI_{19}**
212	足少陰腎經	腹通谷 / 복통곡 / Futonggu	**KI_{20}**
213	足少陰腎經	幽門 / 유문 / Youmen	**KI_{21}**
214	足少陰腎經	步廊 / 보랑 / Bulang	**KI_{22}**
215	足少陰腎經	神封 / 신봉 / Shenfeng	**KI_{23}**
216	足少陰腎經	靈墟 / 영허 / Lingxu	**KI_{24}**
217	足少陰腎經	神藏 / 신장 / Shencang	**KI_{25}**

번호	경락	혈명	경혈부호
218	足少陰腎經	彧中 / 욱중 / Yuzhong	KI_{26}
219	足少陰腎經	俞府 / 수부 / Shufu	KI_{27}
220	手厥陰心包經	天池 / 천지 / Tianchi	PC_{1}
221	手厥陰心包經	天泉 / 천천 / Tianquan	PC_{2}
222	手厥陰心包經	曲澤 / 곡택 / Quze	PC_{3}
223	手厥陰心包經	郄門 / 극문 / Ximen	PC_{4}
224	手厥陰心包經	間使 / 간사 / Jianshi	PC_{5}
225	手厥陰心包經	內關 / 내관 / Neiguan	PC_{6}
226	手厥陰心包經	大陵 / 대릉 / Daling	PC_{7}
227	手厥陰心包經	勞宮 / 노궁 / Laogong	PC_{8}
228	手厥陰心包經	中衝 / 중충 / Zhongchong	PC_{9}
229	手少陽三焦經	關衝 / 관충 / Guanchong	TE_{1}
230	手少陽三焦經	液門 / 액문 / Yemen	TE_{2}
231	手少陽三焦經	中渚 / 중저 / Zhongzhu	TE_{3}
232	手少陽三焦經	陽池 / 양지 / Yangchi	TE_{4}
233	手少陽三焦經	外關 / 외관 / Waiguan	TE_{5}
234	手少陽三焦經	支溝 / 지구 / Zhigou	TE_{6}
235	手少陽三焦經	會宗 / 회종 / Huizong	TE_{7}
236	手少陽三焦經	三陽絡 / 삼양락 / Sanyangluo	TE_{8}
237	手少陽三焦經	四瀆 / 사독 / Sidu	TE_{9}
238	手少陽三焦經	天井 / 천정 / Tianjing	TE_{10}
239	手少陽三焦經	淸冷淵 / 청랭연 / Qinglengyuan	TE_{11}
240	手少陽三焦經	消濼 / 소락 / Xiaoluo	TE_{12}
241	手少陽三焦經	臑會 / 노회 / Naohui	TE_{13}
242	手少陽三焦經	肩髎 / 견료 / Jianliao	TE_{14}
243	手少陽三焦經	天髎 / 천료 / Tianliao	TE_{15}
244	手少陽三焦經	天牖 / 천유 / Tainyou	TE_{16}
245	手少陽三焦經	翳風 / 예풍 / Yifeng	TE_{17}
246	手少陽三焦經	瘈脈 / 계맥 / Qimai	TE_{18}
247	手少陽三焦經	顱息 / 노식 / Luxi	TE_{19}
248	手少陽三焦經	角孫 / 각손 / Jiaosun	TE_{20}
249	手少陽三焦經	耳門 / 이문 / Ermen	TE_{21}
250	手少陽三焦經	和髎 / 화료 / Heliao	TE_{22}
251	手少陽三焦經	絲竹空 / 사죽공 / Sizhukong	TE_{23}
252	足少陽膽經	瞳子髎 / 동자료 / Tongziliao	GB_{1}
253	足少陽膽經	聽會 / 청회 / Tinghui	GB_{2}
254	足少陽膽經	上關 / 상관 / Shangguan	GB_{3}

번호	경락	혈명	경혈부호
255	足少陽膽經	頷厭 / 함염 / Hanyan	GB_{4}
256	足少陽膽經	懸顱 / 현로 / Xuanlu	GB_{5}
257	足少陽膽經	懸釐 / 현리 / Xuanli	GB_{6}
258	足少陽膽經	曲鬢 / 곡빈 / Qubin	GB_{7}
259	足少陽膽經	率谷 / 솔곡 / Shuaigu	GB_{8}
260	足少陽膽經	天衝 / 천충 / Tianchong	GB_{9}
261	足少陽膽經	浮白 / 부백 / Fubai	GB_{10}
262	足少陽膽經	頭竅陰 / 두규음 / Touqiaoyin	GB_{11}
263	足少陽膽經	完骨 / 완골 / Wangu	GB_{12}
264	足少陽膽經	本神 / 본신 / Benshen	GB_{13}
265	足少陽膽經	陽白 / 양백 / Yangbai	GB_{14}
266	足少陽膽經	頭臨泣 / 두임읍 / Toulinqi	GB_{15}
267	足少陽膽經	目窓 / 목창 / Muchuang	GB_{16}
268	足少陽膽經	正營 / 정영 / Zhengying	GB_{17}
269	足少陽膽經	承靈 / 승령 / Chengling	GB_{18}
270	足少陽膽經	腦空 / 뇌공 / Naokong	GB_{19}
271	足少陽膽經	風池 / 풍지 / Fengchi	GB_{20}
272	足少陽膽經	肩井 / 견정 / Jianjing	GB_{21}
273	足少陽膽經	淵腋 / 연액 / Yuanye	GB_{22}
274	足少陽膽經	輒筋 / 첩근 / Zhejin	GB_{23}
275	足少陽膽經	日月 / 일월 / Riyue	GB_{24}
276	足少陽膽經	京門 / 경문 / Jingmen	GB_{25}
277	足少陽膽經	帶脈 / 대맥 / Daimai	GB_{26}
278	足少陽膽經	五樞 / 오추 / Wushu	GB_{27}
279	足少陽膽經	維道 / 유도 / Weidao	GB_{28}
280	足少陽膽經	居髎 / 거료 / Juliao	GB_{29}
281	足少陽膽經	環跳 / 환도 / Huantiao	GB_{30}
282	足少陽膽經	風市 / 풍시 / Fengshi	GB_{31}
283	足少陽膽經	中瀆 / 중독 / Zhongdu	GB_{32}
284	足少陽膽經	足陽關 / 족양관 / Zuyangguan	GB_{33}
285	足少陽膽經	陽陵泉 / 양릉천 / Yanglingquan	GB_{34}
286	足少陽膽經	陽交 / 양교 / Yangjiao	GB_{35}
287	足少陽膽經	外丘 / 외구 / Waiqiu	GB_{36}
288	足少陽膽經	光明 / 광명 / Guangming	GB_{37}
289	足少陽膽經	陽輔 / 양보 / Yangfu	GB_{38}
290	足少陽膽經	懸鐘 / 현종 / Xuanzhong	GB_{39}
291	足少陽膽經	丘墟 / 구허 / Qiuxu	GB_{40}

번호	경락	혈명	경혈부호
292	足少陽膽經	足臨泣 / 족임읍 / Zulinqi	GB_{41}
293	足少陽膽經	地五會 / 지오회 / Diwuhui	GB_{42}
294	足少陽膽經	俠谿 / 협계 / Xiaxi	GB_{43}
295	足少陽膽經	足竅陰 / 족규음 / Zuqiaoyin	GB_{44}
296	足厥陰肝經	大敦 / 대돈 / Dadun	LR_{1}
297	足厥陰肝經	行間 / 행간 / Xingjian	LR_{2}
298	足厥陰肝經	太衝 / 태충 / Taichong	LR_{3}
299	足厥陰肝經	中封 / 중봉 / Zhongfeng	LR_{4}
300	足厥陰肝經	蠡溝 / 여구 / Ligou	LR_{5}
301	足厥陰肝經	中都 / 중도 / Zhongdu	LR_{6}
302	足厥陰肝經	膝關 / 슬관 / Xiguan	LR_{7}
303	足厥陰肝經	曲泉 / 곡천 / Ququan	LR_{8}
304	足厥陰肝經	陰包 / 음포 / Yinbao	LR_{9}
305	足厥陰肝經	足五里 / 족오리 / Zuwuli	LR_{10}
306	足厥陰肝經	陰廉 / 음렴 / Yinlian	LR_{11}
307	足厥陰肝經	急脈 / 급맥 / Jimai	LR_{12}
308	足厥陰肝經	章門 / 장문 / Zhangmen	LR_{13}
309	足厥陰肝經	期門 / 기문 / Qimen	LR_{14}
310	督脈	長强 / 장강 / Changqiang	GV_{1}
311	督脈	腰俞 / 요수 / Yaoshu	GV_{2}
312	督脈	腰陽關 / 요양관 / Yaoyangguan	GV_{3}
313	督脈	命門 / 명문 / Mingmen	GV_{4}
314	督脈	懸樞 / 현추 / Xuanshu	GV_{5}
315	督脈	脊中 / 척중 / Jizhong	GV_{6}
316	督脈	中樞 / 중추 / Zhongshu	GV_{7}
317	督脈	筋縮 / 근축 / Jinsuo	GV_{8}
318	督脈	至陽 / 지양 / Zhiyang	GV_{9}
319	督脈	靈臺 / 영대 / Lingtai	GV_{10}
320	督脈	神道 / 신도 / Shendao	GV_{11}
321	督脈	身柱 / 신주 / Shenzhu	GV_{12}
322	督脈	陶道 / 도도 / Taodao	GV_{13}
323	督脈	大椎 / 대추 / Dazhui	GV_{14}
324	督脈	瘂門 / 아문 / Yamen	GV_{15}
325	督脈	風府 / 풍부 / Fengfu	GV_{16}
326	督脈	腦戶 / 뇌호 / Naohu	GV_{17}
327	督脈	强間 / 강간 / Qiangjian	GV_{18}
328	督脈	後頂 / 후정 / Houding	GV_{19}